急重症救治与护理技术

主　编　李　岩　宋琳琳　张瑞云　叶新燕
　　　　赵金城　王　欢　于民善

四川科学技术出版社

图书在版编目（CIP）数据

急重症救治与护理技术/李岩等主编. —成都：
四川科学技术出版社,2023.8
ISBN 978 - 7 - 5727 - 1094 - 0

Ⅰ.①急…　Ⅱ.①李…　Ⅲ.①急性病—诊疗②险症—
诊疗③急性病—护理④险症—护理　Ⅳ.①R459.7
②R472.2

中国国家版本馆 CIP 数据核字（2023）第 144463 号

急重症救治与护理技术
JIZHONGZHENG JIUZHI YU HULI JISHU

主　　编　李　岩　宋琳琳　张瑞云　叶新燕　赵金城　王　欢　于民善

出 品 人　程佳月
责任编辑　吴晓琳
助理编辑　王天芳
封面设计　刘　蕊
责任出版　欧晓春
出版发行　四川科学技术出版社
　　　　　成都市锦江区三色路 238 号　邮政编码 610023
　　　　　官方微博:http://weibo.com/sckjcbs
　　　　　官方微信公众号：sckjcbs
　　　　　传真：028 - 86361756
成品尺寸　185mm×260mm
印　　张　21.75
字　　数　510 千
印　　刷　成都博众印务有限公司
版　　次　2023 年 8 月第 1 版
印　　次　2023 年 8 月第 1 次印刷
定　　价　88.00 元

ISBN 978 - 7 - 5727 - 1094 - 0

邮　　购：成都市锦江区三色路 238 号新华之星 A 座 25 层　邮政编码：610023
电　　话：028 - 86361770

本书编委会

主　编　李　岩　宋琳琳　张瑞云　叶新燕　赵金城
　　　　　王　欢　于民善
副主编　周陆敏　张彩霞　王桂兰　唐文海　周丽丽
　　　　　龙晓燕　毕苗苗
编　委（排名不分先后）
　　　　　李　岩　泰安市中心医院
　　　　　宋琳琳　枣庄市胸科医院（枣庄市肿瘤医院）
　　　　　张瑞云　枣庄市胸科医院（枣庄市肿瘤医院）
　　　　　叶新燕　曹县人民医院
　　　　　赵金城　庆云县人民医院
　　　　　王　欢　山东大学齐鲁医院（青岛）
　　　　　于民善　山东省军区济南第二离休所门诊部
　　　　　周陆敏　泰安市中心医院
　　　　　张彩霞　滨州医学院附属医院
　　　　　王桂兰　菏泽市第六人民医院
　　　　　唐文海　单县中心医院
　　　　　周丽丽　桓台县人民医院
　　　　　龙晓燕　威海市中医院
　　　　　毕苗苗　威海市中医院
　　　　　马　丽　海军青岛特勤疗养中心
　　　　　王立香　泰安市中心医院
　　　　　宋　雪　海军青岛特勤疗养中心
　　　　　王梦璐　海军青岛特勤疗养中心
　　　　　刘雅伟　海军青岛特勤疗养中心
　　　　　徐红艳　海军青岛特勤疗养中心

前　言

急重症医学是基础医学、临床医学、生物医学工程和药物学互相渗透的边缘学科，其任务是运用最新的研究成果、最先进的医用设备和技术，为急重症患者提供最得力的医疗和护理。近年来，急重症医学发展迅速，重症监护病房（ICU）在医院的医疗工作中成为不可缺少的部门。因此，我们参阅大量国内外的文献而编写了本书，以更好地提高及推广急重症医学领域的诊断、治疗与护理水平。

全书共分11章，内容包括临床各学科急重症的病因和发病机制、病情评估、救治与护理进展，还突出介绍了近年来一些新的医学检查诊断技术。其内容既有现代重症研究的深度和广度，又有实际临床应用的价值；既有前人研究的成果和总结，又有编者自己的学术见解。

本书在编写过程中，从临床需要出发，注重各个专科常见急重症的救治与护理实践的经验总结，同时，运用新理论、新观点、新方法及新技术，针对急重症日常工作中的重点、难点、疑点和热点进行简明扼要地阐述。

由于我们水平有限，加上当代急重症诊治技术日新月异，难免有不足之处，期望同人及广大读者给予指正。

编　者

2023 年 2 月

目 录

第一章　呼吸系统急重症

第一节 呼吸衰竭

呼吸衰竭是指各种原因引起的肺通气和（或）换气功能严重障碍，以致在静息状态下也不能维持足够的气体交换，导致低氧血症伴（或不伴）高碳酸血症，进而引起一系列病理生理改变和相应临床表现的综合征。其临床表现缺乏特异性，明确诊断有赖于动脉血气分析：在海平面、静息状态、呼吸空气条件下，动脉血氧分压（PaO_2）< 60 mmHg[①]，伴或不伴动脉血二氧化碳分压（$PaCO_2$）> 50 mmHg，并排除心内解剖分流和原发于心排血量降低等致低氧因素，可诊断为呼吸衰竭。呼吸衰竭按起病急缓可分为急性和慢性。急性呼吸衰竭多在数小时内迅速发生，慢性呼吸衰竭则因病情缓慢发展，机体已产生一系列代偿性改变。

呼吸衰竭的发病率和病死率随年龄增长而升高。从与呼吸衰竭关系最密切的慢性阻塞性肺疾病（COPD）、肺源性心脏病（简称肺心病）来看，我国 40 岁以上患者占总患者数的 85%，40 岁以上患者占总患者数的 2%，而 61~70 岁患者占 23%。病死率 40~49 岁为 33/10 万，50~59 岁为 149/10 万，60~69 岁为 450/10 万，70~79 岁为 992/10 万，80 岁以上高达 1 581/10 万。

一、病因和发病机制

（一）病因

完整的呼吸过程由相互衔接并同时进行的外呼吸、气体运输和内呼吸三个环节来完成。参与外呼吸即肺通气和肺换气的任何一个环节有严重病变，都可导致呼吸衰竭。

1. 气道阻塞性病变

气管和支气管的炎症、痉挛、肿瘤、异物、纤维化瘢痕，如 COPD、重症支气管哮喘等引起气道阻塞和肺通气不足，或伴有通气血流比例失调，导致缺氧伴或不伴二氧化碳（CO_2）潴留，发生呼吸衰竭。

2. 肺组织病变

各种累及肺泡和（或）肺间质的病变，如肺炎、肺气肿、严重肺结核、弥漫性肺纤维化、肺水肿、硅沉着病等，均可使肺泡减少、有效弥散面积减少、肺顺应性降低及通气血流比例失调，导致缺氧，伴或不伴 CO_2 潴留。

3. 肺血管疾病

肺栓塞、肺血管炎等可引起通气血流比例失调，或部分静脉血未经过氧合直接流入肺静脉，导致呼吸衰竭。

[①] 1 mmHg≈0.133 kPa。

4. 胸廓与胸膜病变

胸部外伤造成连枷胸及严重的自发性或外伤性气胸、脊柱畸形、大量胸腔积液或伴有胸膜肥厚与粘连、强直性脊柱炎、类风湿性脊柱炎等，均可影响胸廓活动和肺扩张，造成通气减少及吸入气体分布不均，导致呼吸衰竭。

5. 神经肌肉疾病

脑血管疾病、颅脑外伤、脑炎以及镇静催眠剂中毒可直接或间接抑制呼吸中枢。脊髓颈段或高位胸段损伤（肿瘤或外伤）、脊髓灰质炎、多发性神经炎、重症肌无力、有机磷中毒、破伤风以及严重的钾代谢紊乱均可累及呼吸肌，造成呼吸肌无力、疲劳、麻痹，导致呼吸动力下降而引起肺通气不足。

（二）发病机制

缺氧和 CO_2 潴留的发生机制主要有肺泡通气不足、通气血流比例失调和气体弥散障碍。

1. 肺泡通气不足

进入肺泡能进行气体交换的气体量称为肺泡通气量，又称为有效通气量。阻塞性和限制性通气障碍时均使肺泡通气量降低，影响气体交换，使肺泡氧分压（PO_2）降低和 CO_2 分压（PCO_2）增高。

2. 通气血流比例失调

正常人肺泡通气量为 4 L/min，肺血流量为 5 L/min，通气（V）/血流（Q）约为 0.8。若通气良好而血流量减少，即 V/Q > 0.8，呈无效腔样通气或称"死腔"效应。若通气不足而血流量正常，即 V/Q < 0.8，部分血流不能获得氧和排出 CO_2 即进入动脉，造成生理性动静脉分流。通气血流比例失调的后果主要是缺氧，严重时有 CO_2 潴留。

3. 气体弥散功能障碍

机体新陈代谢不断消耗氧，产生 CO_2。氧从肺泡进入肺毛细血管，而 CO_2 为一相反过程。肺泡毛细血管膜对氧和 CO_2 的通透能力相差较大，据两者的分子量和在液体中的溶解度计算，氧的弥散力仅为 CO_2 的 1/20，故弥散障碍时，首先影响氧的交换而出现缺氧。

二、病情评估

（一）临床表现

原来肺脏是健康的，有突发原因，如溺水、电击、外伤、药物中毒或物理化学刺激及急性呼吸窘迫综合征（ARDS）等病史。急性呼吸衰竭主要表现为缺氧，部分有 CO_2 潴留，对机体威胁程度前者比后者重要。临床表现与缺氧发生速度、持续时间和严重程度等密切相关，而心、脑、肺对缺氧极为敏感。临床上缺氧和 CO_2 潴留的表现有许多相似之处，两者常同时存在。

1. 呼吸困难

呼吸困难是呼吸衰竭最早出现的症状。多数患者有明显的呼吸困难，可表现为频率、节律和幅度的改变。较早表现为呼吸频率增快，病情加重时出现呼吸困难、辅助呼吸肌活动加强，如三凹征。中枢性疾病或中枢神经抑制性药物所致的呼吸衰竭表现为呼吸节律改变，如潮式呼吸、比奥呼吸等。

2. 发绀

发绀是缺氧的典型表现。当动脉血氧饱和度低于90%时，可在口唇、指甲处出现发绀；另应注意，因发绀的程度与还原型血红蛋白含量相关，所以红细胞增多者发绀更明显，贫血者则发绀不明显或不出现。严重休克等原因引起末梢循环障碍的患者，即使PaO_2尚正常，也可出现发绀，称为外周性发绀；而真正由于动脉血氧饱和度降低引起的发绀，称为中央性发绀。发绀还受皮肤色素及心功能的影响。

3. 精神神经症状

急性缺氧可出现精神错乱、躁狂、昏迷、抽搐等症状。如合并急性CO_2潴留，可出现嗜睡、淡漠、扑翼样震颤，甚至呼吸骤停。

4. 循环系统表现

多数患者有心动过速。严重低氧血症、酸中毒可引起心肌损害，亦可引起周围循环衰竭、血压下降、心律失常、心脏停搏。

5. 消化和泌尿系统表现

严重呼吸衰竭对肝、肾功能都有影响，部分病例可出现丙氨酸氨基转移酶与血尿素氮升高，个别病例可出现尿蛋白、红细胞和管型。胃肠道黏膜屏障功能损伤可引起胃肠道黏膜充血水肿、糜烂渗血或发生应激性溃疡，甚至引起上消化道出血。

（二）实验室及其他检查

1. 动脉血气分析

血气分析可以很好地判断呼吸衰竭的类型和酸碱失衡。Ⅰ型呼吸衰竭表现为$PaO_2 < 60$ mmHg，$PaCO_2$降低或正常，后者是机体为提高PO_2代偿性增强呼吸的结果，可以出现呼吸性碱中毒，严重者可有代谢性酸中毒。Ⅱ型呼吸衰竭主要特征为$PaO_2 < 60$ mmHg，同时伴有$PaCO_2 > 50$ mmHg，常出现呼吸性酸中毒、代谢性酸中毒。

2. 肺功能检查

肺功能检查可以判断通气功能障碍的性质和是否存在换气功能障碍，同时可以对其严重程度进行评估。

3. 胸部X线检查

胸部X线检查有助于明确病因。

4. 纤维支气管镜检查

纤维支气管镜（简称纤支镜）检查可以明确病理学改变和气道情况，对病因诊断具有意义。

（三）诊断

呼吸衰竭的诊断主要依靠低氧血症、高碳酸血症以及原发病的临床表现、动脉血气分析，同时可以结合肺功能、影像学、纤支镜等检查进行病因诊断。

（四）鉴别诊断

呼吸衰竭的鉴别诊断主要是对产生低氧血症和高碳酸血症的病理生理机制和病因的鉴别。应根据基础疾病、患者症状和体征及实验室相关检查进行综合判断。

三、治疗措施

急性呼吸衰竭的治疗以改善通气、纠正缺氧、防止重要脏器功能的损害为主。

（一）改善通气

急性呼吸衰竭大多突然发生，故应及时采取抢救措施，防止和缓解严重缺氧、CO_2 潴留和酸中毒，注意保护心、脑、肾等重要脏器的功能。纠正缺氧的主要方法是改善通气，迅速清理口腔分泌物，保持呼吸道通畅，并立即开始人工呼吸，可行口对口人工呼吸、胸外按压人工呼吸、经面罩或气管插管接简易人工呼吸器，必要时行气管插管进行机械通气，如发生心搏骤停，还应采取有效的体外心脏按压等有关心肺复苏的抢救措施。

（二）氧疗

通过增加吸氧浓度来纠正患者缺氧状态的治疗方法即为氧疗。对于急性呼吸衰竭患者，应给予氧疗。

1. 吸氧浓度

确定吸氧浓度的原则是在保证 PaO_2 迅速提高到 60 mmHg 或经皮动脉血氧饱和度（SpO_2）达 90% 的前提下，尽量降低吸氧浓度。

Ⅰ型呼吸衰竭的主要问题为氧合功能障碍而通气功能基本正常，较高浓度（>35%）给氧可以迅速缓解低氧血症而不会引起 CO_2 潴留。对于伴有高碳酸血症的急性呼吸衰竭，往往需要低浓度给氧。

2. 吸氧装置

1）鼻导管或鼻塞：主要优点为简单、方便，不影响患者咳痰、进食；缺点为氧浓度不恒定，易受患者呼吸的影响。高流量时对局部黏膜有刺激，氧流量不能大于 7 L/min。吸氧浓度与氧流量的关系：吸氧浓度（%）＝21＋4×氧流量（L/min）。

2）面罩：主要包括简单面罩、带储气囊无重复呼吸面罩和文丘里（Venturi）面罩。主要优点为吸氧浓度相对稳定，可按需调节，该方法对鼻黏膜刺激小；缺点为在一定程度上影响患者咳痰、进食。

（三）高压氧治疗

高压氧治疗在急性呼吸衰竭中应用机会较少，而在一氧化碳中毒中应用较多，在肺部厌氧菌感染引起的低氧血症中偶有应用。

（四）体外膜肺氧合

以膜式氧合器在体外进行气体交换，替代严重损害的肺，为组织提供氧。但由于操作较复杂，花费较大，目前尚不能广泛开展。

（五）监测血气

监测血气以此指导临床呼吸机的各种参数调整和酸碱失衡的处理。

（六）肾上腺皮质激素

在急性呼吸衰竭中应用较广泛，能有效防止诱发 ARDS 的补体激活、中止白细胞裂解、防止氧自由基的产生和释放、避免毛细血管损伤导致渗漏等裨益，但在复杂创伤、严重感染时需同时采取有效抗感染措施，防止二重感染。故肾上腺皮质激素剂量要适当，使用时间宜短。

（七）一般支持疗法

电解质紊乱和酸碱失衡的存在，可以进一步加重呼吸系统及其他系统器官的功能障碍，并可干扰呼吸衰竭的治疗效果，因此应及时加以纠正。急性呼吸衰竭较慢性呼吸衰竭更易合并代谢性酸中毒，应积极纠正。

（八）其他重要脏器功能的监测与支持

重症患者常需转入重症监护室（ICU），集中人力、物力积极抢救。危重患者应监测血压、心率，记录液体出入量。采取各种对症治疗，预防和治疗肺动脉高压、肺心病、肺性脑病、肾衰竭和消化道功能障碍等。特别要注意防治多器官功能障碍综合征（MODS）。

四、护理要点

（一）一般护理

1. 急性呼吸衰竭

急性呼吸衰竭应绝对卧床休息。慢性呼吸衰竭代偿期，可适当下床活动。

2. 给予富有营养、高蛋白质、易消化食品

原则上少食多餐，不能自食者，给予鼻饲，以保证足够的热量及水的摄入。

3. 病情观察

除定时测体温、脉搏、呼吸、血压以及观察瞳孔变化、唇和指（趾）甲发绀外，应特别注意以下几项指标。

1）神志：对缺氧伴 CO_2 潴留患者，在吸氧过程中应密切观察神志的细微变化，注意有无呼吸抑制。

2）呼吸：注意呼吸的节律，观察快慢深浅变化。如发现异常，应及时通知医生。

3）痰液：观察痰量及性状，痰量多、黄稠，表示感染加重，应及时通知医生，留标本送检。

4. 氧气疗法

依病情及病理生理特点，采用不同给氧方式，争取短时间内使 PO_2 高于 50 mmHg，氧饱和度在 80% 以上。

5. 保持呼吸道通畅

神志清楚患者，鼓励患者咳痰，被动变换体位，翻身叩背，促使痰液引流。不能自行排痰者，及时吸痰，每次吸痰时间不超过 15 秒，防止缺氧窒息。

6. 观察呼吸兴奋剂使用效果

如给药过快、过多，可出现呼吸过快、面色潮红、出汗、呕吐、烦躁不安、肌肉颤动、抽搐和呼吸中枢强烈兴奋后转入抑制，此时应减药或停药。

7. 纠正酸中毒

使用 5% 碳酸氢钠时，注意患者有无 CO_2 潴留表现。

8. 纠正肺水肿

应用脱水剂、利尿剂时，注意观察疗效。心力衰竭时，静脉滴注不宜过快、过多。

9. 做好各种护理

病情危重、长期卧床者应做好皮肤护理、生活护理，做好护理记录，准确记录出入量。

10. 备好抢救物品

备好抢救物品如气管插管、气管切开包、人工呼吸器、吸痰器、氧气、强心剂、呼吸兴奋剂等。

11. 应用呼吸器患者的护理

1）熟悉呼吸器性能，在呼吸器发生故障或患者病情发生变化时，采取有效的应急措施。

2）严密观察

（1）观察患者自主呼吸的恢复和均匀程度，以便适当调节呼吸频率、潮气量、呼吸比。

（2）观察患者有无自主呼吸，与呼吸器是否同步。是否因通气不足、呼吸道阻塞引起烦躁不安，注意管道衔接处是否漏气。

（3）观察体温、脉搏、呼吸、血压、神志、瞳孔的变化。正压吸气时使心排血量减少，血压下降。如心功能改善，心率平稳，四肢暖，皮肤红润、无汗，说明呼吸器使用得当。

3）保持呼吸道通畅，掌握适宜的吸氧浓度，一般在40%以下。及时吸痰，防止痰栓形成，注意防止套囊脱落。

4）预防并发症：①注意呼吸道湿化，防止异物阻塞而窒息。②监测血气及电解质变化，注意缺氧、低血压、休克的发生。

（二）出院指导

1）注意休息，生活规律，戒烟、酒，少去人多的场所。

2）进行适当的体育锻炼，避免剧烈运动。

3）加强营养，进食高蛋白、高热量、低脂肪的食物。

4）坚持呼吸锻炼，改善肺功能。

（张瑞云）

第二节　支气管哮喘

支气管哮喘，简称哮喘，是由多种细胞（如嗜酸性粒细胞、肥大细胞、T 淋巴细胞、中性粒细胞、气道上皮细胞等）和细胞组分参与的气道慢性炎症性疾病。这种慢性炎症与气道高反应性相关，通常出现广泛多变的可逆性气流受限，并引起反复发作性喘息、气急、胸闷或咳嗽等症状，常在夜间和清晨发作、加剧，多数患者可自行缓解或经治疗缓解。支气管哮喘如诊治不及时，随病程的延长可产生气道不可逆性缩窄和气道重塑。而当哮喘得到控制后，多数患者很少出现哮喘发作，严重哮喘发作则更少见。来自全球哮喘负担的数据表明，尽管从患者和社会的角度来看，控制哮喘的花费似乎很高，但不正确的治疗可导致哮喘反复发作，治疗费用将会更高。因此，合理的防治至关重要。为此，世界各国的哮喘防治专家共同起草，并不断更新了全球哮喘防治倡议（GINA）。目前 GINA 已成为防治哮喘的重要指南。

一、病因

哮喘的病因还不十分清楚，患者个体过敏体质及外界环境的影响是发病的危险因素。哮喘与多基因遗传有关，同时受遗传因素和环境因素的双重影响。

许多调查资料表明，哮喘患者亲属患病率高于群体患病率，并且亲缘关系越近，患病率越高；患者病情越严重，其亲属患病率也越高。目前，哮喘的相关基因尚未完全明确，但有研究表明存在与气道高反应性、IgE 调节和特应性反应相关的基因，这些基因在哮喘的发病中起着重要作用。

环境因素主要包括：①某些激发因素，如尘螨、花粉、真菌、动物毛屑、二氧化硫、氨气等各种特异和非特异性吸入物；②感染，如细菌、病毒、原虫、寄生虫等；③食物，如鱼、虾、蟹、蛋类、牛奶等；④药物，如普萘洛尔、阿司匹林等；⑤气候变化、运动、妊娠等都可能是哮喘的激发因素。

二、病情评估

（一）症状

症状为发作性伴有哮鸣音的呼气性呼吸困难或发作性胸闷和咳嗽。严重者被迫采取坐位或呈端坐呼吸，干咳或咳大量白色泡沫痰，甚至出现发绀等，有时咳嗽可为唯一的症状。哮喘症状可在数分钟内发作，经数小时至数日，可用支气管舒张剂或自行缓解。某些患者在缓解数小时后可再次发作。在夜间及凌晨发作和加重常是哮喘的特征之一。有些青少年，其哮喘症状表现为运动时出现胸闷、咳嗽和呼吸困难。

（二）体征

发作时胸部呈过度充气状态，有广泛的哮鸣音，呼气音延长。但在轻度哮喘或非常严重的哮喘发作时，哮鸣音可不出现，后者称为寂静胸。严重哮喘患者可出现心率增快、奇脉、胸腹反常运动和发绀。非发作期体格检查可无异常。

（三）实验室及其他检查

1. 痰液检查

如患者无痰可通过高渗盐水超声雾化诱导痰方法进行检查。涂片在显微镜下可见较多嗜酸性粒细胞。

2. 呼吸功能检查

1）通气功能检测：在哮喘发作时呈阻塞性通气功能障碍，呼气流速指标显著下降，第 1 秒用力呼气容积（FEV_1）、第 1 秒用力呼气容积占用力肺活量比值、最大呼气中期流速以及呼气流量峰值（PEF）均减少。肺容量指标见用力肺活量减少、残气量增加、功能残气量和肺总量增加，残气量占肺总量百分比增高。

2）支气管激发试验：用以测定气道反应性。常用吸入激发剂为乙酰甲胆碱、组胺。吸入激发剂后其通气功能下降、气道阻力增加。运动亦可诱发气道痉挛，使通气功能下降。激发试验只适用于 FEV_1 在正常预计值的 70% 以上的患者。在设定的激发剂量范围内，如 FEV_1 下降 >20%，可诊断为激发试验阳性。通过剂量反应曲线计算使 FEV_1 下降 20% 的吸入药物累积剂量或累积浓度，可对气道反应性增高的程度做出定量判断。

3）支气管舒张试验：用以测定气道气流受限的可逆性。常用吸入型的支气管舒张剂有沙丁胺醇、特布他林等。如 FEV_1 较用药前增加 ≥12%，且其绝对值增加 ≥200 ml，可诊断为舒张试验阳性。

4）PEF 及其变异率测定：PEF 可反映气道通气功能的变化，哮喘发作时 PEF 下降。此外，由于哮喘有通气功能时间节律变化的特点，常于夜间或凌晨发作或加重，使其通气功能下降。若昼夜 PEF 变异率 >20%，则符合气道气流受限可逆性改变的特点。

3. 动脉血气分析

哮喘发作时由于气道阻塞且通气分布不均，通气血流比例失调，可致肺泡—动脉血氧分压差（$P_{A-a}O_2$）增大，严重发作时可有缺氧，PaO_2 降低。由于过度通气可使 $PaCO_2$ 下降，pH 值上升，表现为呼吸性碱中毒。若病情进一步发展，气道阻塞严重，缺氧加重并出现 CO_2 潴留，$PaCO_2$ 上升，表现为呼吸性酸中毒。如缺氧明显，可合并代谢性酸中毒。

4. 胸部 X 线检查

在哮喘发作早期可见两肺透亮度增加，呈过度充气状态，缓解期多无明显异常。如并发呼吸道感染，可见肺纹理增加及炎性浸润阴影。同时要注意肺不张、气胸或纵隔气肿等并发症的存在。

5. 特异性过敏原的检测

哮喘患者大多数为过敏性体质，对众多的过敏原和刺激物敏感。测定过敏性指标结合病史有助于对患者的病因诊断和减少或避免对该致敏因素的接触。

1）体外检测：可检测患者的特异性 IgE，过敏性哮喘患者血清特异性 IgE 可较正常人明显增高。

2）在体试验

（1）皮肤过敏原测试：用于指导避免过敏原接触和脱敏治疗，临床较为常用。需根据病史和当地生活环境选择可疑的过敏原进行检查，可通过皮肤点刺等方法进行。皮试阳性提示患者对该过敏原过敏。

（2）吸入过敏原测试：验证过敏原吸入引起的哮喘发作，因过敏原制作较为困难，且该检验有一定的危险性，目前临床应用较少。在体试验应尽量防止发生过敏反应。

（四）诊断

1. 诊断标准

1）反复发作喘息、气急、胸闷或咳嗽，多与接触过敏原、冷空气、理化性刺激、病毒性上呼吸道感染、运动等有关。

2）发作时在双肺可闻及散在或弥漫性、以呼气相为主的哮鸣音，呼气相延长。

3）上述症状可经治疗缓解或自行缓解。

4）除外其他疾病所引起的喘息、气急、胸闷和咳嗽。

5）临床表现不典型者，至少应有下列三项中的一项：①支气管激发试验或运动试验阳性；②支气管舒张试验阳性；③昼夜 PEF 变异率 >20%。

符合1）~4）条或4）、5）条者，可以诊断为支气管哮喘。

2. 支气管哮喘的分期及病情严重程度分级

支气管哮喘可分为急性发作期、慢性持续期和临床缓解期。

1）急性发作期：是指气促、咳嗽、胸闷等症状突然发生或加剧，常有呼吸困难，以呼气流量降低为其特征，常为接触过敏原等刺激物或治疗不当所致。哮喘急性发作时其程度轻重不一，病情加重可在数小时或数日出现，偶尔可在数分钟内即危及生命，故应对病情做出正确评估，以便给予及时有效的紧急治疗。

2）慢性持续期：许多哮喘患者即使没有急性发作，但在相当长的时间内仍有不同频度和不同程度的症状。治疗前根据其临床表现和肺功能可将慢性持续期的病情程度分为4级。当患者已经处于规范化分级治疗，其病情严重程度分级则应根据当前临床表现、肺功能和目前治疗方案综合判断。例如，患者未治疗前分级已为轻度持续，经正规治疗后症状仍为轻度持续，则应分级为中度持续；若经正规治疗后症状呈现中度，则应视为重度持续。

3）临床缓解期：系指经过治疗或未经治疗症状、体征消失，肺功能恢复到急性发作前水平，并维持4周以上。

三、治疗措施

目前尚无特效的治疗方法，但长期规范化治疗可使哮喘症状得到控制，减少复发乃至不发作。长期使用少量或不用药物能使患者活动不受限制，并能与正常人一样生活、工作和学习。

（一）脱离过敏原

部分患者能找到引起哮喘发作的过敏原或其他非特异刺激因素，立即使患者脱离过敏原的接触是防治哮喘最有效的方法。

（二）药物治疗

治疗哮喘的药物主要分为两类

1. 缓解哮喘发作的药物

此类药物主要作用为舒张支气管，故也称支气管舒张剂。

1）β₂肾上腺素受体激动剂（简称 β₂ 受体激动剂）：β₂ 激动剂主要通过激动呼吸道的 β₂ 受体，激活腺苷酸环化酶，使细胞内的环磷酸腺苷（cAMP）含量增加，游离钙离子（Ca^{2+}）减少，从而松弛支气管平滑肌，是控制哮喘急性发作的首选药物。常用的短效 β 受体激动剂有沙丁胺醇、特布他林和非诺特罗，作用时间为 4~6 小时。长效 β₂ 受体激动剂有福莫特罗、沙美特罗及丙卡特罗，作用时间为 10~12 小时。长效 β₂ 受体激动剂尚具有一定的抗气道炎症、增强黏液—纤毛运输功能的作用。不主张长效 β₂ 受体激动剂单独使用，须与吸入激素联合应用。但福莫特罗可作为应急缓解气道痉挛的药物。肾上腺素、麻黄碱和异丙肾上腺素，因其心血管副作用多而已被高选择性的 β_2 受体激动剂所代替。

用药方法：

可采用吸入用药，包括定量气雾剂吸入、干粉吸入、持续雾化吸入等，也可采用口服或静脉用药。

（1）吸入用药：吸入法，因药物吸入气道直接作用于呼吸道，局部浓度高且作用迅速，所用剂量较小，全身不良反应少。常用剂量为沙丁胺醇或特布他林，每喷 100 μg，每日 3～4 次，每次 1～2 喷，通常 5～10 分钟即可见效，可维持 4～6 小时。长效 β_2 受体激动剂如福莫特罗 4.5 μg，每日 2 次，每次 1 喷，可维持 12 小时。应教会患者正确掌握定量气雾剂吸入方法。儿童或重症患者可在定量吸入器上加储雾瓶，雾化释出的药物在瓶中停留数秒，患者可从容吸入，并可减少雾滴在口咽部沉积引起刺激。干粉吸入法较易掌握。持续雾化吸入法多用于重症和儿童患者，使用方法简单，易于配合。如沙丁胺醇 5 mg 稀释在 500 ml 溶液中雾化吸入。

（2）口服用药：沙丁胺醇或特布他林一般口服用法为 2.4～2.5 mg，每日 3 次，15～30 分钟起效，但心悸、骨骼肌震颤等不良反应较多。β_2 受体激动剂的缓释型及控制型制剂疗效维持时间较长，用于防治反复发作性哮喘和夜间哮喘。

（3）静脉用药：用于严重哮喘。一般每次用量为沙丁胺醇 0.5 mg，滴速为 2～4 μg/min，易引起心悸，只在其他疗法无效时使用。

2）抗胆碱药：吸入抗胆碱药，如异丙托溴铵，为胆碱能受体——M 受体拮抗剂，可以阻断节后迷走神经通路，降低迷走神经兴奋性而起舒张支气管作用，并有减少痰液分泌的作用，与 β_2 受体激动剂联合吸入有协同作用，尤其适用于夜间哮喘及多痰的患者。可用定量气雾剂吸入法，每日 3 次，每次 25～75 μg；或用 100～150 μg/ml 的溶液持续雾化吸入。约 10 分钟起效，维持 4～6 小时。不良反应少，少数患者有口苦或口干感。近年发展的选择性 M_1、M_2' 受体拮抗剂作用更强，持续时间更久（可达 24 小时），不良反应更少。

3）茶碱类：茶碱类除能抑制磷酸二酯酶，提高平滑肌细胞内的 cAMP 浓度外，还能拮抗腺苷受体，刺激肾上腺分泌肾上腺素，增强呼吸肌的收缩，增强气道纤毛清除功能和抗炎作用，是目前治疗哮喘的有效药物。茶碱与糖皮质激素合用具有协同作用。

口服给药：包括氨茶碱和控（缓）释茶碱。后者因其昼夜血药浓度平稳，不良反应较少，且可维持较好的治疗浓度，平喘作用可维持 12～24 小时，故可用于控制夜间哮喘。一般剂量每日 6～10 mg/kg，用于轻中度哮喘。静脉注射氨茶碱首次剂量为 4～6 mg/kg，注射速度不宜超过 0.25 mg/(kg·min)，静脉滴注维持量为 0.6～0.8 mg/(kg·h)。每日注射量一般不超过 1.0 g。静脉给药主要应用于重症、危重症哮喘。

茶碱的主要副作用为胃肠道症状（如恶心、呕吐）、心血管症状（如心动过速、血压下降）及尿多，偶可兴奋呼吸中枢，严重者可引起抽搐乃至死亡。最好在用药中监测其血药浓度，其安全有效浓度为 6～15 μg/ml。发热、妊娠、小儿或老年，患有肝、心、肾功能障碍及甲状腺功能亢进（简称甲亢）者尤须慎用。合用西咪替丁、喹诺酮类、大环内酯类药物等可影响茶碱代谢而使其排泄减慢，应减少用药量。

2. 控制或预防哮喘发作的药物

此类药物主要治疗气道炎症而使哮喘得到控制，亦称抗炎药。

1）糖皮质激素：由于哮喘的病理基础是慢性非特异性炎症，糖皮质激素是目前控制哮喘发作最有效的药物。其主要作用机制是抑制炎症细胞的迁移和活化；抑制细胞因子的生成；抑制炎症介质的释放；增强平滑肌细胞 β_2 受体的反应性。可通过吸入、口服和静脉用药。

吸入用药是目前推荐长期抗炎治疗哮喘最常用的方法，常用吸入药物有倍氯米松、布地奈德、氟替卡松、莫米松等，后二者生物活性更强，作用更持久。通常需规律吸入一周以上方能生效。根据哮喘病情，吸入剂量（倍氯米松或等效量其他糖皮质激素）在轻度持续者一般为 200 ~ 500 μg/d，中度持续者一般为 500 ~ 1 000 μg/d，重度持续者一般 >1 000 μg/d（不宜超过 2 000 μg/d），氟替卡松剂量减半。吸入药物全身不良反应少，少数患者可引起口咽念珠菌感染、声音嘶哑或呼吸道不适，吸药后用清水漱口可减轻局部反应和胃肠吸收。长期使用较大剂量糖皮质激素（>1 000 μg/d）者应注意预防全身不良反应，如肾上腺皮质功能抑制、骨质疏松等。为减少吸入大剂量糖皮质激素的不良反应，可与长效 β_2 受体激动剂、控释茶碱或白三烯调节剂联合使用。

口服剂：有泼尼松、泼尼松龙。用于吸入糖皮质激素无效或需要短期加强的患者。起始剂量为 30 ~ 60 mg/d，症状缓解后逐渐减量至 ≤10 mg/d，然后停用或改用吸入制剂。

静脉用药：重度或严重哮喘发作时应及早应用琥珀酸氢化可的松注射后 4 ~ 6 小时起作用，常用量为 100 ~ 400 mg/d；或甲泼尼龙，常用量为 80 ~ 160 mg/d 起效时间更短（2 ~ 4 小时）。地塞米松因在体内半衰期较长、不良反应较多，宜慎用，常用量为 10 ~ 30 mg/d。症状缓解后逐渐减量，然后改口服和吸入制剂维持。

2）白三烯调节剂：通过调节白三烯的生物活性而发挥抗炎作用，同时具有舒张支气管平滑肌的作用。可以作为轻度哮喘的一种控制药物。常用半胱氨酰白三烯受体拮抗剂，如孟鲁司特 10 mg，每日 1 次，或扎鲁司特 20 mg，每日 2 次。不良反应通常较轻微，主要是胃肠道症状，少数有皮疹、血管性水肿、转氨酶升高，停药后可恢复正常。

3）其他药物：酮替酚和新一代组胺 H_1 受体拮抗剂阿司咪唑、曲尼斯特、氯雷他定对轻症哮喘和季节性哮喘有一定效果，也可与 β_2 受体激动剂联合用药。

（三）急性发作期的治疗

急性发作的治疗目的是尽快缓解气道痉挛，纠正低氧血症，恢复肺功能，预防进一步恶化或再次发作，防止并发症。一般根据病情的分度进行综合性治疗。

1. 轻度

每日定时吸入 200 ~ 500 μg 倍氯米松；出现症状时吸入短效 β_2 受体激动剂，可间断吸入。效果不佳时可加用 β_2 受体激动剂控释片口服或小量茶碱控释片 200 mg/d 口服，或加用抗胆碱药（如异丙托溴铵气雾剂）吸入。

2. 中度

吸入剂量一般为每日 500 ~ 1 000 μg 倍氯米松，规则吸入 β_2 受体激动剂或联合抗胆碱药吸入或口服长效 β_2 受体激动剂。亦可加用白三烯调节剂口服，若不能缓解，可持续雾化吸入 β_2 受体激动剂（或加用抗胆碱药吸入），或口服糖皮质激素（＜60 mg/d）。必要时可用氨茶碱静脉注射。

3. 重度至危重度

持续雾化吸入 β_2 受体激动剂，或合并抗胆碱药，或静脉滴注氨茶碱或沙丁胺醇。加用白三烯调节剂口服、糖皮质激素（如琥珀酸氢化可的松或甲泼尼龙或地塞米松，剂量见前）静脉滴注。待病情得到控制和缓解后（一般 3～5 日）改为口服给药。注意维持水、电解质平衡，纠正酸碱失衡，当 pH 值 ＜7.20 且合并代谢性酸中毒时，应适当补碱。可给予氧疗，如病情恶化缺氧不能纠正时，进行无创通气或插管机械通气。若并发气胸，在胸腔引流气体下仍可机械通气。此外，应预防下呼吸道感染等。

（四）哮喘非急性发作期的治疗

一般哮喘经过急性期治疗症状得到控制，但哮喘的慢性炎症病理生理改变仍然存在。因此，必须制订哮喘的长期治疗方案。根据哮喘的控制水平选择合适的治疗方案。

对哮喘患者进行哮喘知识教育和环境控制、避免诱发因素贯穿于整个治疗阶段。

其他可供选择的缓解用药包括：吸入型抗胆碱药、短效或长效口服 β_2 受体激动剂、短效茶碱等。除非规律地联合使用吸入型糖皮质激素，否则不建议规律使用短效和长效 β_2 受体激动剂。

由于哮喘的复发性以及多变性，需不断评估哮喘的控制水平，治疗方法则依据控制水平进行调整。如果目前的治疗方案不能够使哮喘得到控制，治疗方案应该升级直至哮喘控制为止。当哮喘控制维持至少 3 个月后，治疗方案可以降级。通常情况下，患者在初诊后 1～3 个月随访，以后每 3 个月随访 1 次。如出现哮喘发作时，应在 2 周至 1 个月内进行随访。对大多数哮喘控制的患者来说，最大的治疗效果可能要在治疗后 3～4 个月才能显现，只有在这种治疗策略维持 3～4 个月，仍未达到哮喘控制，才考虑增加剂量。对所有达到控制的患者，必须通过常规跟踪及阶段性地减少剂量来寻求最小控制剂量。大多数患者可以达到并维持哮喘控制，但一部分难治性哮喘患者可能无法达成同样水平的控制。

以上方案为基本原则，但必须个体化，联合应用，以最小量、最简单的联合、不良反应最少、达到最佳控制症状为原则。

（五）免疫疗法

免疫疗法分为特异性和非特异性两种，前者又称脱敏疗法（或称减敏疗法）。由于有 60% 的哮喘发病与特异性过敏原有关，采用特异性过敏原（如螨、花粉、猫毛等）做定期反复皮下注射，剂量由低至高，以产生免疫耐受性，使患者脱（减）敏。例如采用标化质量（SQ）单位的过敏原疫苗，起始浓度为 100 SQ - U/ml，每周皮下注射一次，15 周达到维持量，治疗 1～2 年，若治疗反应良好，可坚持 3～5 年。脱敏治疗的局部反应发生率为 5%～30%（皮肤红肿、风团、瘙痒等），全身反应包括荨麻疹、结膜炎、鼻炎、喉头水肿、支气管痉挛以及过敏性休克等，有个别报道死亡者（死亡率在 1/10 万以下），因而脱敏疗法需要在有抢救措施的医院进行。

除常规的脱敏疗法外，还有季节前免疫法，对于一些季节性发作的哮喘患者（多为花粉致敏），可在发病季节前 3～4 个月开始治疗，除皮下注射以外，目前已发展了口服或舌下（过敏原）免疫疗法，但尚不成熟。

非特异性疗法，如注射卡介苗、转移因子、疫苗等生物制品抑制过敏原反应的过程，有一定的辅助疗效。目前采用基因工程制备的人工重组抗 IgE 单克隆抗体治疗中、重度过敏性哮喘，已取得较好效果。

四、哮喘的教育与管理

哮喘患者的教育与管理是提高疗效，减少复发，提高患者生活质量的重要措施。在医生指导下患者要学会自我管理，学会控制病情。应为每个初诊哮喘患者制订防治计划，应使患者了解或掌握以下内容：

1）相信通过长期、适当、充分的治疗，完全可以有效地控制哮喘发作。

2）了解哮喘的激发因素，结合每个人的具体情况，找出各自的促激发因素，以及避免诱因的方法。

3）简单了解哮喘的本质和发病机制。

4）熟悉哮喘发作先兆表现及相应处理办法。

5）学会在家中自行监测病情变化，并进行评定，重点掌握峰流速仪的使用方法，有条件的应记录哮喘日记。

6）学会在哮喘发作时进行简单的紧急自我处理方法。

7）了解常用平喘药物的作用、正确用量、用法、不良反应。

8）掌握正确的吸入技术。

9）知道什么情况下应去医院就诊。

10）与医生共同制订出防止复发、保持长期稳定的方案。

在此基础上采取一切必要措施对患者进行长期系统管理，包括鼓励哮喘患者与医护人员建立伙伴关系，通过规律的肺功能监测（包括 PEF）客观地评价哮喘发作的程度，避免和控制哮喘激发因素，减少复发，制订哮喘长期管理的用药计划，制订发作期处理方案和长期定期随访保健，改善患者的依从性，并根据患者病情变化及时修订防治计划。

五、预后

哮喘的转归和预后因人而异，与正确的治疗方案关系密切。儿童哮喘通过积极而规范的治疗，临床控制率可达 95%。轻症容易恢复；病情重，气道反应性增高明显，或伴有其他过敏性疾病者不易控制。若长期发作而并发 COPD、肺心病者，预后不良。

六、护理要点

（一）一般护理

1. 环境与休息

1）避免接触环境中的过敏原，室内不宜摆放花草及使用羽绒枕头，避免尘埃飞扬。

2）发作时，协助患者取半卧位或坐位，并给予床旁小桌伏案休息以减轻体力消耗。

3）教会、鼓励患者缩唇呼吸或缓慢深呼吸，以改善通气量，缓解症状和有利于痰液排出。

2. 饮食护理

1）提供清淡、易消化、热量足够的饮食，避免进食硬、冷、油煎食物。

2）若能确定与哮喘发作有关的食物，如鱼、虾、蟹、蛋类、牛奶等，应避免食用。某些食物添加剂如酒石黄和亚硝酸盐可诱发哮喘发作，应引起注意。

3）有烟酒嗜好者应戒酒、戒烟。

4）哮喘发作的患者，应注意补充液体，有利于痰液的稀释和补充水分，应鼓励患者每日饮水 2 500 ~ 3 000 ml。

（二）病情观察

注意观察哮喘发作的前驱症状，如鼻咽痒、打喷嚏、流涕、眼痒等黏膜过敏症状。哮喘发作时，应注意观察患者意识状态及呼吸频率、节律、深度及辅助呼吸肌是否参与呼吸运动等。监测呼吸音、哮鸣音、动脉血气分析和肺功能情况，了解病情、治疗和护理效果。加强对急性期患者的监护，哮喘在夜间和凌晨易发作，应严密监测病情变化。

（三）对症护理

1. 低氧的护理

重症哮喘患者常伴有不同程度的低氧血症，应遵医嘱给予鼻导管或面罩吸氧，吸氧流量为 1 ~ 3 L/min，若哮喘严重发作，经一般药物治疗无效，或患者神志改变，$PaO_2 < 60$ mmHg，$PaCO_2 > 50$ mmHg 时，应准备进行机械通气。

2. 咳嗽、咳痰的护理

教会患者掌握深呼吸和有效咳嗽、咳痰的技巧，协助患者叩背。遵医嘱给予痰液稀释剂或雾化治疗，以促进痰液排出。必要时经鼻腔或口腔吸痰，出现呼吸困难、严重发绀、神志不清时，做好气管插管或气管切开的准备，建立人工气道以清除痰液。

（四）心理护理

新近发生哮喘和重症哮喘发作的患者，通常会出现紧张，甚至惊恐不安的情绪，应多巡视患者，耐心解释病情和治疗措施，给予心理疏导和安慰，消除过度紧张情绪，对减轻哮喘发作的症状和控制病情有重要意义。通过医护人员、患者和家属的合作，使患者对本病有较正确的认识，增强信心，自觉与医生配合。

（五）健康教育

1. 疾病预防指导

帮助患者确定、控制并避免接触各种过敏原、职业致敏物和其他非特异性刺激因素，学会有效的环境控制，如减少与空气中过敏原的接触、戒烟，避免冷空气刺激，注意保暖，避免被动吸烟和预防呼吸道感染，避免摄入引起过敏的食物，避免精神刺激和剧烈运动，避免接触宠物。

2. 学会评估哮喘控制情况

1）坚持记录哮喘日记，为疾病预防和治疗提供参考资料。

2）指导患者认识哮喘发作的先兆，如出现胸部发紧、呼吸不畅、喉部发痒、打喷嚏、咳嗽等症状，应及时告诉医护人员，及时采取预防措施。

3）学会利用峰流速仪来监测自我的最大呼气流量峰值（PEFR）。峰流速仪的使用方法是：患者取站立或坐位（尽可能使用同一种体位），尽可能深吸一口气，然后用唇齿部分包住口含器后，以最快的速度，用1次最有力的呼气吹动游标滑动，游标最终停止的刻度，就是此次峰流速值。如果PEFR经常有规律地保持在80%～100%则为安全区，说明哮喘控制理想；PEFR在50%～80%则为警告区，说明哮喘加重，需及时调整治疗方案；PEFR<50%则为危险区，说明哮喘严重，需要立即到医院就诊。

4）了解哮喘控制评估工具，如哮喘控制测试（ACT）、哮喘控制问卷（ACQ）、哮喘治疗评估问卷（ATAQ），学会使用ACT。

ACT仅通过回答有关哮喘症状和生活质量5个问题的评分进行综合判定，25分为完全控制、20～24分为部分控制、20分以下为未控制，并不需要患者检查肺功能，适用于患者自我评估哮喘控制（患者可以在家庭或医院，就诊前或就诊期间完成哮喘控制水平的自我评估），有助于增进医患双向交流，提供反复使用的客观指标，以便长期监测。

（宋琳琳）

第三节　肺　炎

肺炎是指终末气道、肺泡和肺间质的炎症，是严重危害人民健康的呼吸系统常见病，在我国发病率及病死率高，尤其是老年人或免疫功能低下者，在各种致死病因中已居第5位。近年来尽管已经应用强力抗生素和有效疫苗，总的病死率仍未降低，甚至有所上升。

肺炎可按解剖、病因或病情程度等分类。按解剖分类，可分为大叶性、小叶性、间质性肺炎；按病因分类，可分为细菌性、病毒性、支原体性、立克次体性、真菌性、化学性、放射性和过敏性肺炎；按病情程度分类，可分为轻型、普通型、中毒型和休克型肺炎。

目前细菌性肺炎出现一些新特点，由于病原谱的变迁和细菌耐药菌株的频繁出现，难治性肺炎的比例明显增加，促使病情加重。

治疗困难甚至死亡的原因主要有：①感染同时并发败血症、脓胸、心包炎、脑膜炎、呼吸窘迫综合征；②近年来，由于抗生素的广泛应用，肺炎的病原体发生了很大变化，过去95%以上由肺炎球菌引起，目前虽肺炎球菌仍是重要病菌，但由其他细菌引起肺炎的比例在逐步增加，如金黄色葡萄球菌、肺炎杆菌、大肠杆菌、铜绿假单胞菌、流感杆菌、变形杆菌、军团菌及一些厌氧菌等。肺炎的临床表现变化大，不少患者被误诊为流行性感冒（简称流感），而典型的由肺炎球菌引起的大叶性肺炎现已少见。

对肺炎患者进行病情程度的评估可以决定治疗措施和判断预后。判断的基本因素包括局部炎症程度、肺部炎症的播散和全身炎症反应程度，入住 ICU 的重症肺炎病死率可达 40%。

一、病因和发病机制

正常的呼吸道防御机制使气管隆凸以下的呼吸道保持无菌。肺炎的发生取决于两个因素：病原体和宿主因素。如果病原体数量多，毒力强和（或）宿主呼吸道局部和全身免疫防御系统损害，即可发生肺炎。病原体可通过下列途径引起社区获得性肺炎：①空气吸入；②血行播散；③邻近感染部位蔓延；④上呼吸道定植菌的误吸。医院获得性肺炎可通过误吸胃肠道的定植菌（胃食管反流）以及通过人工气道吸入环境中的致病菌引起。病原体直接抵达下呼吸道，滋生繁殖，引起肺泡毛细血管充血、水肿，肺泡内纤维蛋白渗出及细胞浸润。除了金黄色葡萄球菌、铜绿假单胞菌和肺炎克雷伯菌等可引起肺组织的坏死性病变易形成空洞外，肺炎治愈后多不遗留瘢痕，肺的结构与功能均可恢复。

二、病情评估

（一）临床表现

1. 一般症状与体征

寒战、高热，但亦有体温不升者。可伴头痛，全身肌肉酸痛，口鼻周围出现疱疹。恶心、呕吐、腹胀、腹痛。体温在 39～41℃，脉搏细数，血压下降为 90/60 mmHg 以下，神志模糊，烦躁不安，嗜睡、谵妄、抽搐和昏迷。四肢厥冷，出冷汗，少尿或无尿。

2. 呼吸系统症状与体征

1）咳嗽、咳痰、咯血：可为干咳、咳黏痰或脓性痰，有时咳铁锈色痰或血痰，甚至咯血。伴发肺脓肿（厌氧菌感染）时可出现恶臭痰。

2）胸痛：多为尖锐的刺痛，咳嗽在吸气时加重。

3）呼吸困难：表现为气促、进行性呼吸困难、呼吸窘迫等。

4）体征：呼吸急促无力或为深大呼吸，呼吸频率 >30 次/分，鼻翼扇动，口唇及肢端发绀，肺病变部位语颤增强，叩诊呈浊音或实音，肺泡呼吸音减弱，可闻及干湿啰音，部分患者可闻及胸膜摩擦音。

3. 并发症

炎症反应进行性加重，可导致其他器官功能的损害。常并发：①脓毒症；②感染性休克，是重症肺炎患者较常出现的临床征象，也是患者需进入 ICU 监护的常见原因之一；③MODS。

（二）实验室及其他检查

1. 血常规

白细胞计数 $>10 \times 10^9/L$，或 $<4 \times 10^9/L$，中性粒细胞多在 0.8 以上，并有中毒颗粒，核左移。累及血液系统时，可有血小板计数进行性下降，导致凝血功能障碍。

2. 胸部 X 线片

早期表现为肺纹理增多或某一个肺段有淡薄、均匀阴影，实变期肺内可见大片均匀致密阴影。严重急性呼吸综合征（SARS）肺部有不同程度的片状、斑片状浸润性阴影或呈网状改变，部分患者病情进展迅速，呈大片状阴影；常为多叶或双侧改变，阴影吸收消散较慢；肺部阴影与症状、体征可不一致。

3. 胸部 CT

计算机断层扫描（CT）主要表现为多叶、多段高密度病灶，在病灶内有时可见空气支气管征象，于肺段病灶周围可见斑片状及腺泡样结节病灶，病灶沿支气管分支分布。

4. 病原学

1）痰液：痰培养在 24~48 小时可确定病原体。也可痰涂片做革兰染色，革兰染色镜检如发现优势菌，特别是细胞内细菌应考虑为致病菌，某些特殊染色如吉曼尼兹染色，可见巨噬细胞内呈紫红色，此类细菌应考虑为军团杆菌。

2）血培养：严重感染伴血流感染者，于抗菌药物使用前，可在血液中培养出致病菌。

3）经纤支镜防污染样本毛刷（PSB）、支气管肺泡灌洗（BAL）标本培养：两者的敏感性和特异性均较高，PSB 者分别为 69% 和 95%；BAL 者敏感性为 72%~100%、特异性为 69%~100%。两者的操作技术要求较高，需技术熟练人员操作。

4）真菌血清学检测：由于痰培养阳性较低，近年来研究发现通过测定真菌的细胞壁成分半乳甘露聚糖和代谢产物 G－（1－3）－β－D 葡聚糖可提高对真菌感染的诊断能力。临床上的作用还有待更进一步观察。

5. 血气分析

PaO_2 下降，$PaO_2/FiO_2 < 250$ mmHg，早期出现呼吸性碱中毒，晚期出现代谢性酸中毒及高碳酸血症。

6. 心电图

心电图可显示心肌损伤、传导阻滞、心动过速等改变。

（三）诊断与鉴别诊断

1. 肺炎诊断要点

1）新近出现的咳嗽、咳痰或原有呼吸道疾病加重并出现脓性痰，伴或不伴胸痛。

2）发热。

3）肺部可闻及干湿啰音以及有实变体征。

4）白细胞计数 $> 10 \times 10^9/L$ 或 $< 4 \times 10^9/L$，伴或不伴中性粒细胞核左移。

5）胸部 X 线片见片状、斑片状浸润性阴影或间质性改变，伴或不伴胸腔积液。

以上 1）~4）项中任何 1 项加第 5）项，并排除肺结核、肺肿瘤、非感染性间质性肺水肿、肺不张、肺栓塞、肺嗜酸性粒细胞浸润症、肺血管炎等，可建立肺炎诊断。

2. 重症肺炎的诊断标准

1）出现意识障碍。

2）呼吸频率 ≥ 30 次/分。

3）呼吸空气时，$PaO_2 < 60$ mmHg，$PaO_2/FiO_2 < 250$ mmHg，需行机械通气治疗。

4）血压 $< 90/60$ mmHg，并发脓毒性休克。

5）胸部 X 线片显示双侧或多肺叶受累，或入院 48 小时内病变扩大 ≥50%。

6）血尿素氮 ≥7.14 mmol/L，少尿，尿量 < 20 ml/h，或 < 80 ml/4 h，或并发急性肾衰竭需要透析治疗。

晚发性发病（入院 >5 天、机械通气 >4 天）和存在高危因素者（如高龄、慢性肺部疾病或其他基础疾病、恶性肿瘤、免疫受损、昏迷、误吸、近期呼吸道感染等），即使不完全符合重症肺炎规定标准，亦视为重症。

3. 鉴别诊断

1）肺结核：与急性干酪性肺炎与大叶性肺炎的临床表现、X 线特征颇相似，但肺结核患者的病程较长，对一般抗生素无效，痰中可找到结核分枝杆菌，以资鉴别。

2）非感染性呼吸系统急症：由于本节主要讨论的是感染引起的重症肺炎。因此，在鉴别诊断时，亦需与一些非感染原因引起的呼吸系统急症进行鉴别，如吸入性损伤、非感染原因引起的 ARDS、急性放射性肺炎等。

三、治疗措施

（一）抗生素治疗

应尽早应用抗生素，首选青霉素类药物，以后根据细菌培养结果选用对致病菌敏感的抗生素。重症患者还可选用头孢菌素类，如头孢唑啉、头孢孟多、头孢美唑、头孢哌酮、头孢噻肟等。对青霉素过敏者可选用红霉素或林可霉素。

1. 肺炎球菌肺炎

首选青霉素 G，青霉素过敏者可选用红霉素或林可霉素，对青霉素耐药者可用头孢噻吩或头孢唑啉。

2. 溶血性链球菌肺炎

青霉素 G 仍为首选，对青霉素过敏者可选用红霉素、林可霉素。此种肺炎好发于儿童，易并发脓胸，此时必须予以引流。

3. 金黄色葡萄球菌肺炎

治疗首选苯唑西林，耐苯唑西林者可用万古霉素、头孢噻吩、头孢唑啉、头孢曲松及氟喹诺酮类（如环丙沙星、氧氟沙星等）。

4. 厌氧菌肺炎

首先青霉素 G，亦可用甲硝唑或氯霉素，但厌氧菌感染者往往并发金黄色葡萄球菌或铜绿假单胞菌感染，宜同时应用抗生素。

5. 肠源杆菌科细菌性肺炎

致病菌有大肠杆菌、肺炎杆菌、产气荚膜梭菌等。治疗可选用氨苄西林、羧苄西林、哌拉西林，并加用一种氨基糖苷类抗生素，病情危重者可选用氟喹诺酮类（如环丙沙星、氧氟沙星）或头孢菌素类（如头孢唑啉、头孢哌酮、头孢曲松等）。

6. 流感嗜血杆菌肺炎

首选氨苄西林或氯霉素。

7. 军团菌肺炎

首选红霉素，重症者加用利福平（REP），总疗程不少于 3 周。目前认为第三代喹诺酮类（如培氟沙星、环丙沙星等）亦有较好疗效。

（二）感染性休克的治疗

由于感染性休克的主要原因是严重感染，其病理生理变化比较复杂，血流动力学又有不同，治疗比较困难。确诊后应立即采用综合措施治疗休克和感染。一般在休克未纠正之前，主要着重治疗休克，同时控制感染；在休克纠正之后，主要着重治疗感染，同时注意巩固治疗休克的疗效。在治疗过程中应积极进行一般监测和一切特殊监测，密切观察病情，注意及时调整治疗方案。

1. 血流动力学的监测

血流动力学的监测是感染性休克治疗中不可缺少的部分。动脉置管可准确地测定血压，同时又可作为实验室检查（血气、电解质、血糖、肌酐、血尿素氮、肝功能、乳酸等）取血样品的途径。有条件者可放置心脏漂浮导管，一方面可根据肺动脉楔压（又称肺毛细血管楔压，PCWP）指导输液，了解心功能情况，还可以测定心排血量，了解供氧和耗氧的情况。

2. 补充血容量

感染性休克患者在发生休克之前，常由于有发热、进食减少或呕吐等症状，已有血容量减少的情况存在。发生休克时，因微血管的扩张，血容量减少更多。因此，治疗休克的关键是尽快恢复足够的循环血量。一般宜按先胶体液或血液，后晶体液，先快后慢的速度，同时调整酸碱失衡的原则输液。液体以平衡盐溶液为主，配合适量的血浆和全血。一般先输入低分子右旋糖酐每日 1 000 ml 左右，有出血倾向及心肾功能不全者慎用，当用量达 1 500 ml 而血容量仍不足时，可考虑用血浆、白蛋白或全血。一般开始 1 ~ 2 小时输液 800 ~ 1 000 ml，12 小时输液 2 000 ml 左右，休克改善后输入含钾、高糖配合胰岛素、三磷酸腺苷（ATP）液体，成人每日总量约 3 000 ml。有心功能不全者酌减。由于感染的因素，患者常可有心肌损害和肾损害，过多的补液将导致不良后果，而补液不足又难以纠正休克。因此，通常应做中心静脉压的测定，根据其测定结果来调节输液的量和速度。

3. 纠正酸碱失衡

感染性休克时经常伴有严重的酸中毒，而且发生较早，须及时纠正。可在补充血容量的同时，从另一静脉途径滴注 5% 碳酸氢钠 200 ml。约 1 小时后复查动脉血气分析，根据结果再决定是否需追加用量。

4. 心血管药物的应用

当补充血容量、纠正酸中毒后，若休克仍未见好转，应加用血管扩张剂。有时还可联合应用以 α 受体兴奋为主、兼有轻度兴奋 β 受体的血管收缩剂和兼有兴奋 β 受体作用的 α 受体阻滞剂，以抵消血管收缩作用，保持、增强 β 受体兴奋作用，而又不致使心率过于增速，例如山莨菪碱、多巴胺等。或者合用间羟胺、去甲肾上腺素，或去甲肾上腺素和酚妥拉明的联合应用。

感染性休克时，心功能常受损害。改善心功能可给予强心苷（毛花苷 C）、β 受体激动剂（多巴酚丁胺）等。

5. 糖皮质激素治疗

糖皮质激素是促炎细胞因子产生的重要自然抑制体，可在所有层次上调节宿主的防御反应，能抑制多种炎性递质的释放和稳定溶酶体膜，缓解全身炎症反应综合征（SIRS）。糖皮质激素应尽量在病程的早期使用。用量宜大，可为正常用量的 10～20 倍。一般主张短期使用，不超过 48 小时。但也有人认为延长用药时间可提高治疗效果。

6. 控制感染

加大抗生素剂量，并联合用药，2～3 种广谱抗生素同时使用。

（三）氧气吸入

重症肺炎患者均伴低氧血症，须做氧疗。但对 COPD 患者，避免用高浓度的氧吸入，否则会引起 CO_2 潴留。

（四）心功能不全治疗

出现心功能不全征象时，应严格控制静脉输液量和速度，限制含钠液输入，酌情给予强心剂治疗。大剂量肾上腺素亦有一定作用。水肿、尿少时可酌情给利尿剂治疗。

（五）保持气管通畅

原有 COPD 患者，体弱无力、咳嗽，易使通气受阻。休克型肺炎则可并发呼吸衰竭、呼吸窘迫综合征，必须保持呼吸道通畅。

（六）对症支持疗法

重症肺炎患者应卧床休息，注意保暖，加强护理，进食易消化的流质或半流质饮食。高热者用物理降温或药物降温。

四、护理要点

（一）一般护理

1）卧床休息，减少活动，以减少组织对氧的需要，帮助机体组织修复。应尽量将治疗和护理集中在同一时间内完成，以保证患者有足够的休息时间。

2）给予高热量、高蛋白和富含维生素的流质或半流质饮食，并鼓励患者进食。对不能进食者，必要时用鼻饲补充营养，以弥补代谢的消耗。鼓励患者多饮水，每日摄入量在 1～2 L。需静脉补液者，滴速不宜过快，以免引起肺水肿。

3）高热患者，唾液分泌减少，口腔黏膜干燥，口腔内食物残渣易发酵，促使细菌繁殖。同时机体抵抗力下降及维生素缺乏，易引起口唇干裂、口唇疱疹、口腔炎症、溃疡。应在清晨、餐后及睡前协助患者漱口，或用漱口液清洁口腔，口唇干裂者可涂润滑油保护。

（二）病情观察

观察患者的神志、生命体征、皮肤、黏膜、尿量等变化，尤其是关注儿童、老人、久病体弱者的病情变化。及时发现早期休克征象，协助医生及时采取救治措施。准确记录出入液量，估计患者的组织灌流情况。按医嘱执行导尿术及做中心静脉压测定。

（三）对症护理

1）高热时一般先用物理降温，如枕部冷敷、温水擦浴，若体温未下降可给予药物降温，用药半小时后测体温。患者寒战时注意保暖，适当增加盖被，大量出汗者应及时更换衣服和盖被，并注意保持皮肤的清洁干燥。

2）根据血气分析结果给予吸氧，维持 $PaO_2 > 60$ mmHg 有助于改善组织器官的缺氧状态。常用的吸氧方法包括鼻导管吸氧法、面罩吸氧法、正压给氧法。高浓度（>60%）长时间给氧可损害脑、心、肺、肾等器官，在肺部可引起肺泡间质水肿、肺泡上皮增生、肺透明膜形成、肺出血等，也可引起早产儿视网膜病变综合征，影响视力，所以吸氧时应注意防止氧中毒。

3）咳嗽、咳痰的护理

（1）有效咳嗽：适用于清醒且配合的患者。有效咳嗽的方法：患者尽可能采用坐位，先进行深而慢的腹式呼吸 5~6 次，深吸气至膈肌完全下降，屏气 3~5 秒，身体前倾，从胸腔进行 2~3 次短促有力的咳嗽，同时收缩腹肌，或用手按压上腹部或双手环抱一个枕头于腹部，有利于膈肌上升帮助痰液咳出。此外，也可取俯卧屈膝位，借助膈肌、腹肌收缩，增加腹压，咳出痰液。指导患者经常变换体位有利于痰液咳出。对于胸痛患者，可用双手或枕头轻压伤口两侧以减轻伤口带来的疼痛。疼痛剧烈时可遵医嘱给予镇痛药，30 分钟后指导患者进行有效咳嗽。

（2）气道湿化：适用于痰液黏稠不易咳出者。气道湿化的注意事项：①湿化时间不宜过长，一般以 10~20 分钟为宜，湿化时间过长可引起黏膜水肿和气道狭窄，甚至诱发支气管痉挛，加重水钠潴留。②湿化温度宜在 35~37℃，温度过高易灼伤呼吸道，损害气道黏膜纤毛运动；温度过低可诱发哮喘、寒战反应。③吸入过程中避免降低吸入氧浓度。④治疗后及时鼓励患者咳嗽、咳痰或协助翻身、叩背。⑤湿化器应按照规定消毒，专人专用，以预防呼吸道疾病的交叉感染。

（四）用药的护理

1. 用药的一般护理

1）用药前询问药物过敏史，严格遵药品说明书进行药物敏感试验（简称药敏试验）。

2）应严格遵医嘱及药品说明书配制和使用抗生素，避免发生药物不良反应：如发热、皮疹、胃肠道不适、肝肾毒性、耳毒性等，发现异常及时报告。

3）用药过程中密切观察有无过敏反应，对于从未使用过抗生素的患者，首次输液速度宜慢，以免发生过敏反应，如患者突然出现呼吸困难、血压下降、意识障碍，应立即停药并报告医生，做好抢救准备。

4）长期、大量使用抗生素的患者应监测肝肾功能。

2. 感染性休克患者治疗用药的护理

1）扩充有效循环血量

（1）根据患者生命体征、年龄、基础疾病、心功能情况、出入液量及中心静脉压水平决定补液速度及补液量。若血压低，中心静脉压 <5 cmH_2O① 应迅速补液；中心静脉压达到或超过 10 cmH_2O 时，输液速度不宜过快，以免诱发急性心力衰竭。

---

① 1 $cmH_2O \approx 0.1$ kPa。

（2）下列证据提示血容量已经补足：口唇红润、肢端温暖、收缩压 > 90 mmHg、脉压 > 30 mmHg、尿量 > 30 ml/h。

（3）若血容量已经基本补足，但尿比重 < 1.018 及尿量 < 20 ml/h 应及时报告医生，警惕急性肾衰竭的发生。

2）纠正酸中毒：酸中毒是组织缺氧所致。纠正酸中毒可以加强心肌收缩力，增强血管对升压药的反应，改善微循环。常用 5% 碳酸氢钠静脉滴注，因其配伍禁忌较多，应单独输入。

3）血管活性药物的应用：应用血管活性药物应根据血压的变化调整滴速，维持收缩压在 90~100 mmHg 为宜，注意控制输液速度。输液过程中要防止药液外渗，以免引起局部组织缺血坏死。

（五）心理护理

高热、咳嗽、咳痰、呼吸困难等症状会给患者带来很大的精神压力。因此，要注意评估肺炎对患者日常生活、工作或学习的影响，以及患者能否适应疾病所带来的角色转变，观察其情绪变化，向患者讲解肺炎的患病及治疗过程、预后及防治知识，并列举成功的治疗案例，使患者树立康复的信心。

（六）健康教育

1）向患者宣传有关肺炎的基本知识。

2）保证充足的休息时间，增加水和营养的摄入，以增强机体对感染的抵抗能力。

3）体温高或需要痰液引流的患者应给予相应的护理指导。

4）指导使用抗生素者，若有不适应及时通知医护人员，以免发生过敏反应。

5）为减少唾液污染，指导患者漱口后采集深咳痰液，室温下 2 小时内送检。

6）出院后继续用药者，应嘱其遵医嘱按疗程服药，若更换抗生素应注意迟发过敏反应，出现发热、心率增快、咳嗽、咳痰、胸痛等症状时，应及时就诊。

7）指导患者病情好转后，注意锻炼身体，加强耐寒锻炼，天气变化时随时增减衣服，避免受凉、淋雨、酗酒以及吸烟，预防上呼吸道感染。

8）接种肺炎链球菌疫苗和（或）流感疫苗可减少某些特定人群罹患肺炎的机会。

（宋琳琳）

第四节　自发性气胸

胸膜腔是不含气体的密闭的潜在性腔隙。当气体进入胸膜腔造成积气状态时，称为气胸。气胸可分成自发性、外伤性和医源性三类。自发性气胸又可分成原发性和继发性，前者发生在无基础肺疾病的健康人，后者常发生在有基础肺疾病的患者，如 COPD 患者。外伤性气胸系胸壁的直接或间接损伤所致，医源性气胸由诊断和治疗操作所致。气胸是常见的内科急症，男性多于女性，原发性气胸的发病率在男性为（18~28）/10

万人，女性为（1.2～6）/10 万人。发生气胸后，胸膜腔内负压可变成正压，致使静脉回心血流受阻，产生程度不同的心肺功能障碍。本节主要叙述自发性气胸。

一、病因和发病机制

（一）原发性气胸

原发性气胸指常规胸部 X 线检查肺部无明显病变者所发生的气胸，多见于瘦高体型的青壮年男性。气胸的发生多为脏层胸膜下肺泡先天发育缺陷或非特异性炎症瘢痕引起肺表面细小气泡破裂所致。常有反复发作的倾向。

（二）继发性气胸

继发性气胸多数是在慢性肺部疾病基础上发生的气胸，如 COPD、支气管哮喘、肺结核等，由于病变引起细支气管炎性狭窄，形成肺泡内压升高，导致肺气肿、肺大疱破裂而形成自发性气胸。另外，也见于肺组织坏死（如肺癌、金黄色葡萄球菌肺炎等引起）病灶导致脏层胸膜的破溃，形成气胸、血气胸或脓气胸。

月经来潮前后发生的气胸称为月经性气胸，可能是胸膜上存在的异位子宫内膜结节破裂所致。航空、潜水作业，从高压环境突然进入低压环境而无适当防护措施时也可发生气胸。

气胸的诱因常与抬举重物、剧烈运动、剧咳、打喷嚏、屏气等使气管内压力突然增高有关。机械通气时压力过高也可诱发气胸。但也有一些患者无明显诱因。

二、临床类型

气胸可根据胸膜裂口的情况及胸腔压力的不同分类。

（一）闭合性（单纯性）气胸

胸膜破裂口较小，随肺萎陷而关闭，空气不再继续进入胸膜腔，故胸膜腔积气量较少，胸膜腔内压接近或稍超过大气压。当胸腔穿刺抽气后胸膜腔内压下降而不复升，表明其破裂口不再漏气。胸膜腔内残余气体将自行吸收，压力即可维持负压，肺随之复张。

（二）交通性（开放性）气胸

胸膜破裂口较大或因两层胸膜间有粘连和牵拉而不能关闭，随吸气和呼气活动气体自由进出胸膜腔，使胸膜腔内压接近大气压，测压时多维持在 0 cmH_2O 位上下波动，抽气后观察数分钟压力仍无变化。

（三）张力性（高压性）气胸

胸膜破裂口呈单向活瓣或活塞作用，吸气时活瓣开放，气体进入胸膜腔，呼气时活瓣关闭。这样每次呼吸运动均有空气进入胸膜腔而不能排出，故而使胸腔内气体愈积愈多，胸膜腔内压力迅速升高为较高正压，形成高压性气胸。抽气后胸膜腔内压可下降，但不久又迅速复升。胸膜腔内高压可使肺脏受压，并使纵隔向健侧移位，静脉回心血流受阻，造成呼吸、循环功能障碍，甚至危及生命，故需紧急治疗。

三、病情评估

（一）病史

详细询问病史，患者发病前常有用力排便、大笑、搬举重物等重要诱因。

（二）身体状况

气胸症状的轻重与有无肺基础疾病及其肺功能状态、气胸发生的速度、胸膜腔内积气量及其压力大小三个因素有关。若原已存在严重的肺功能减退，即使气胸量小，也可有明显的呼吸困难；年轻人即使肺压缩80%以上，有的症状亦可以很轻。

1. 症状

发病前部分患者可能有持重物、屏气、剧烈体力活动等诱因，也有一些患者在正常活动或安静休息时发生，偶有在睡眠中发病者。大多数起病急骤，患者突感一侧胸痛，呈针刺样或刀割样，持续时间短暂，继之胸闷和呼吸困难，可伴有刺激性咳嗽，系气体刺激胸膜所致。少数患者可发生双侧气胸，以呼吸困难为突出表现。积气量大或原已有较严重的慢性肺疾病者，呼吸困难明显，患者不能平卧。如果侧卧，则患者被迫健侧卧位，以减轻呼吸困难。

张力性气胸时胸膜腔内压力骤然升高，肺被压缩，纵隔移位，迅速出现严重呼吸循环障碍，患者多有表情紧张、胸闷、挣扎坐起、烦躁不安、发绀、冷汗、脉速、虚脱、心律失常，甚至发生意识不清、呼吸衰竭。

2. 体征

体征取决于积气量的多少和是否伴有胸腔积液。少量气胸的体征不明显，尤其是肺气肿患者更难确定，听诊呼吸音减弱具有重要意义。大量气胸时，气管向健侧移位，患侧胸部隆起，呼吸运动减弱，触诊时语颤减弱，叩诊呈过清音或鼓音，心或肝浊音界缩小或消失，听诊呼吸音减弱或消失。左侧少量气胸或纵隔气肿，有时可在左心缘处听到与心跳一致的气泡破裂音，称 Hamman 征。液气胸时，胸内有振水声。血气胸如失血量过多，可使血压下降，甚至发生失血性休克。

为了便于临床观察和处理，根据临床表现把自发性气胸分成稳定型和不稳定型，符合下列所有表现者为稳定型，否则为不稳定型：呼吸频率 <24 次/分；心率为 60～120 次/分；血压正常；呼吸室内空气时动脉血氧饱和度 >90%；两次呼吸间说话成句。

（三）实验室及其他检查

1. 胸部 X 线

胸部 X 线可见外凸弧形的细线条形阴影，线外透亮度增强，肺纹理消失，不同程度的肺萎陷，纵隔可推向健侧。可伴有少量积液，健侧肺可见代偿性肺气肿。气胸容量的大小可依据胸部 X 线判断：侧胸壁与肺边缘的距离 ≥2 cm 为大量气胸，<2 cm 为小量气胸。从肺尖气胸线至胸腔顶部估计气胸大小，距离 ≥3 cm 为大量气胸，<3 cm 为小量气胸。

2. CT

CT 表现为胸膜腔内出现极低密度的气体影，伴有肺组织不同程度的萎缩改变。CT 对于小量气胸、局限性气胸以及肺大疱与气胸的鉴别比胸部 X 线更敏感和准确。

四、治疗措施

自发性气胸的治疗原则在于根据气胸不同类型及肺压缩情况适当排气，解除胸腔积气对呼吸循环造成的不良影响，使肺尽早复张，同时治疗原发病及并发症。

（一）一般治疗

一般治疗包括限制活动、止痛、镇咳、吸氧等。症状不明显、积气低于 20% 的闭合性气胸，经上述治疗胸腔气体可自行吸收，每日吸收 1% ~ 1.5%。对无禁忌证的患者可吸入高浓度氧，以加快积气吸收。每周复查胸片，观察气体吸收情况直至完全吸收。

（二）排气减压治疗

一般情况下闭合性气胸肺压缩小于 20%，症状轻或无症状，经 12 小时观察无气体增加者，需限制活动，但不必完全卧床休息，也不需抽气，气体在短期内（即 2 ~ 4 周）可自行吸收，但仍须观察呼吸循环状况。如闭合性气胸肺压缩大于 20%，有明显症状或开放性气胸者，尤其是高压性气胸者须排气治疗。

1. 紧急简易排气法

病情严重，无专用设备条件时，可用 50 ml 或 100 ml 注射器，在患侧锁骨中线第 2 肋间或腋前线 4 ~ 5 肋间穿刺排气，直至症状缓解后再行其他处理。另一急救处理可用粗注射针，在其尾部扎上橡皮指套，并在指套末端剪一小口，插入胸膜腔排气，高压气体从小口排出，迅速使胸膜腔减压至负压时，橡皮指套即行塌陷，小口关闭，外界空气不能进入胸膜腔。

2. 人工气胸器抽气

在高压性气胸紧急情况下，用气胸器抽气直至胸膜腔内压力减低后即予插胸管。对于闭合性或开放性气胸，如肺萎陷 >20%，有明显呼吸困难者，也可用气胸器抽气。先测定胸膜腔内压力，然后逐渐抽除胸膜腔内气体，使胸膜腔内压力降为 0 ~ 4 cmH$_2$O，夹管观察压力变化后拔针。根据胸膜腔内气体情况，可反复多次抽气。抽气过程不宜太快，且随时观察患者情况，避免发生肺复张后肺水肿。高压性气胸和开放性气胸常需行胸腔闭式引流排气。

3. 胸腔闭式引流

适用于不稳定型气胸、呼吸困难明显、肺压缩程度较重、交通性或张力性气胸、反复发生气胸的患者。无论其气胸容量多少，均应尽早行胸腔闭式引流。插管部位一般多取锁骨中线外侧第 2 肋间或腋前线第 4 ~ 5 肋间，如为局限性气胸或需引流胸腔积液，则应根据 X 线胸片或在 X 线透视下选择适当部位进行插管排气引流。

插管前，在选定部位先用气胸箱测压以了解气胸的类型，然后在局部麻醉（简称局麻）下沿肋骨上缘平行做 1.5 ~ 2 cm 皮肤切口，用套管针穿刺进入胸膜腔，拔去针芯，通过套管将灭菌胶管插入胸腔。亦可在切开皮肤后，经钝性分离肋间组织达胸膜，再穿破胸膜将导管直接送入胸膜腔。一般选用胸腔引流专用的硅胶管或外科胸腔引流管。16 ~ 22 F 导管适用于大多数患者，如有支气管胸膜瘘或机械通气的患者，应选择24 ~ 28 F 大导管。导管固定后，另一端可连接 Heimlich 单向活瓣或置于水封瓶的水面下 1 ~ 2 cm，使胸膜腔内压力保持在 2 cmH$_2$O 以下，插管成功则导管持续逸出气泡，呼吸困难迅速缓解，压缩的肺可在几小时至数日复张。对肺压缩严重、时间较长的患者，插管后应夹住引流管分次引流，避免胸腔内压力骤降产生肺复张后肺水肿。如未见气泡溢出 1 ~ 2 日，气急症状消失，可夹管 24 ~ 48 小时，复查胸片，肺全部复张后可以拔除导管。有时虽未见气泡溢出，但患者症状缓解不明显，应考虑为导管不通畅或部分滑出胸膜腔，需及时更换导管或行其他处理。

原发性气胸经导管引流后，即可使肺完全复张；继发性者常因气胸分隔，单导管引流效果不佳，有时需在患侧胸腔插入多根导管。两侧同时发生气胸者，可在双侧胸腔做插管引流。若经水封瓶引流后未能使胸膜破口愈合，肺仍不能复张，可在引流管加用负压吸引装置。常用低负压可调节吸引机，如吸引机形成负压过大，可用调压瓶调节，一般负压为 − 20 ~ − 10 cmH$_2$O，如果负压超过设置值，则空气由压力调节管进入调压瓶，因此胸腔所承受的吸引负压不会超过设置值，可避免过大的负压吸引对肺的损伤。

闭式负压吸引宜连续开动吸引机，如经 12 小时后肺仍未复张，应查找原因。如无气泡冒出，表示肺已复张，停止负压吸引，观察 2 ~ 3 日，经透视或胸片证实气胸未再复发后，即可拔除引流管，用凡士林纱布覆盖手术切口。

（三）胸膜粘连术

由于自发性气胸复发率高，为了预防复发，用单纯理化剂、免疫赋活剂、纤维蛋白补充剂、医用黏合剂及生物刺激剂等引入胸膜腔，使脏层和壁层两层胸膜粘连，从而消灭胸膜腔间隙，使空胸膜腔内的氮气向血液转递（氮—氧交换），加快肺复张。

（四）外科治疗

经内科治疗无效的气胸可考虑手术治疗。手术方式为肺大疱切除术、折叠缝合术、肺段切除术和胸膜固定术、胸膜粘连带烙断术、胸膜摩擦术（即用纱布擦拭胸腔上部壁层胸膜）等。术前应进行全面检查，包括肺功能检查。

（五）治疗原发病

对引起气胸的原发病要做出相应处理。气胸患者要积极防治继发细菌感染，可用青霉素和链霉素（SM）。

（六）并发症的处理

1. 脓气胸

由金黄色葡萄球菌、肺炎克雷伯菌、铜绿假单胞菌、结核分枝杆菌以及多种厌氧菌引起的坏死性肺炎、肺脓肿以及干酪样肺炎可并发脓气胸，也可因胸膜腔穿刺或肋间插管引流医源性感染所致。病情多危重，常有支气管胸膜瘘形成。脓液中可查到病原体。除积极使用抗生素外，应插管引流，胸腔内用生理盐水冲洗，必要时应根据具体情况考虑手术。

2. 血气胸

气胸伴有胸膜腔内出血常与胸膜粘连带内血管断裂有关，肺完全复张后，出血多能自行停止。若出血不止，除抽气、排液及适当输血外，应考虑开胸结扎出血的血管。

3. 纵隔气肿与皮下气肿

由于肺泡破裂逸出的气体进入肺间质，形成间质性肺气肿。肺间质内的气体沿着血管鞘进入纵隔，甚至进入胸部或腹部皮下组织，导致皮下气肿。张力性气胸抽气或闭式引流后，亦可沿针孔或切口出现胸壁皮下气肿，或全身皮下气肿及纵隔气肿。大多数患者并无症状，但颈部可因皮下积气而变粗。气体积聚在纵隔间隙可压迫纵隔大血管，出现干咳、呼吸困难、呕吐及胸骨后疼痛，并向双肩或双臂放射。疼痛可因呼吸运动及吞咽动作而加剧。患者发绀、颈静脉怒张、脉速、低血压、心浊音界缩小或消失、心音遥远、心尖部可听到清晰的与心跳同步的"咔嗒"声（Hamman 征）。X 线检查于纵隔旁或心缘旁（主要为左心缘）可见透明带。皮下气肿及纵隔气肿随胸腔内气体排出减压而自行吸收。吸入较高浓度的氧气可增加纵隔内氧浓度，有利于气肿消散。若纵隔气肿张力过高影响呼吸及循环，可行胸骨上窝切开排气。

五、护理要点

1）按呼吸系统疾病患者的一般护理。

2）休息与体位：绝对卧床休息，取端坐或半卧位。避免用力和屏气。

3）饮食护理：给予营养丰富、易消化饮食。

4）病情观察：观察胸闷、胸痛等，如患者呼吸困难进行性加重、发绀明显、大汗淋漓、四肢厥冷、脉搏细速、血压下降、大小便失禁等应立即告知医生并协助抢救。

5）遵医嘱给予氧气吸入。

6）协助医生行胸腔抽气或胸腔闭式引流术的准备和配合工作，做好术后观察与护理。

7）心理护理：精神安慰，消除紧张情绪，安静休息，必要时遵医嘱给予镇咳药和镇静药。

8）健康指导：避免剧烈运动，稳定情绪，保持大便通畅，劝其戒烟。

（宋琳琳）

第五节　急性肺损伤与急性呼吸窘迫综合征

多种急性致病原因可以导致肺等器官的损伤，严重时可引起急性肺损伤（ALI）/ARDS 和（或）MODS。ALI/ARDS 往往是 MODS 中最先出现的器官功能障碍，在 MODS 的整个发展过程中居重要甚至决定性的地位。

ALI/ARDS 是指由心源性以外的各种肺内外致病因素所导致的急性、进行性呼吸衰竭。ALI/ARDS 具有性质相同的病理改变，严重的 ALI 或 ALI 的最终严重阶段被定义为 ARDS。ALI/ARDS 主要病理特征为肺微血管通透性增高而导致肺泡渗出液中富含蛋白质的肺水肿及透明膜形成，可伴有肺间质纤维化。病理生理改变以肺顺应性降低、肺内分流增加及通气血流比例失调为主。临床表现为呼吸窘迫和顽固性低氧血症。

ALI 和 ARDS 为同一疾病过程的两个阶段，ALI 代表早期和病情相对较轻的阶段，而 ARDS 代表后期病情较严重的阶段，55% 的 ALI 在 3 天内会进展成为 ARDS。ALI 概念的提出主要有三个意义：①强调了 ARDS 的发病是一个动态过程。致病因子通过直接损伤肺泡膜，或通过机体炎症反应过程中细胞和相应递质间接损伤肺毛细血管内皮和肺泡上皮，形成 ALI，逐渐发展为典型的 ARDS。②可在 ALI 阶段进行早期治疗，提高临床疗效。③按不同发展阶段对患者进行分类（严重性分级），有利于判断临床疗效。

在第二次世界大战的伤员中，人们首次认识了 ARDS，当时被称为"创伤性湿肺"。自从 1967 年 *The Lancet* 杂志发表了一篇关于 12 名 ARDS 患者的描述性报道以来，ARDS 受到了重视。1972 年开始将这种综合征称为成人呼吸窘迫综合征，以便与新生儿的呼吸窘迫综合征相区别。然而多年的临床实践表明，该综合征绝不仅限于成人，已有大量儿童和青少年患病的报道，故已将这种呼吸衰竭按其发病特点正式改称为急性呼吸窘迫综合征。

一、病因

常见病因可分为如下几类：

（一）肺误吸胃内容物

34% 的 ARDS 是因肺误吸入胃内容物所致。胃液 pH 值低于 2.5 时特别容易导致 ARDS。

（二）溺水

溺水是很重要的原因，其 10% 可发生喉痉挛，90% 是因为溺水时水进入肺泡使肺泡表面活性物质损伤所致。

（三）毒性气体吸入

毒性气体如二氧化氮、氨气、氯气、二氧化硫等均能诱发 ARDS。长期吸入高浓度的氧（50%）也可发生氧中毒，高浓度的氧在细胞代谢中产生过多的氧自由基及过氧化氢，过氧化氢虽不是氧自由基，但却是毒性氧，这些物质可诱发脂质过氧化，破坏 DNA 的结构而造成组织损伤，进而发生 ARDS。

（四）组织损伤

严重肺内和肺外创伤、大手术、大面积灼伤及长骨骨折所致肺脂肪栓塞等。

（五）休克

脓毒性、失血性、创伤性及心源性休克等。

（六）严重感染与脓毒症

细菌性感染尤以革兰阴性杆菌感染多见，肠道菌群紊乱引起的内源性菌血症及内毒素血症也是重要因素。此外尚有病毒感染、真菌感染及粟粒性结核等。

（七）药物过量

如巴比妥类、美沙酮、秋水仙碱过量等。

（八）血液系统疾病

多次大量输血、弥散性血管内凝血（DIC）、严重输血反应及体外循环等。

（九）妇产科疾病

子痫及子痫前期、羊水栓塞等。

（十）其他

急性胰腺炎、糖尿病酮症酸中毒、结缔组织病、尿毒症、放射性损伤及高山病等。

综上可见，有些病因可直接作用于肺，如肺挫伤、误吸、各种重症肺炎等；多数则间接作用于肺，如休克、脓毒症、肺外创伤等。

二、发病机制

ALI 的发病机制至今尚未完全阐明。肺损伤的过程除与基础疾病的直接损伤有关外，更重要的是炎症细胞及其释放的递质和细胞因子的作用，这两个因素在 ALI 的发病中起关键性作用。参与反应的效应细胞中，粒细胞、单核巨噬细胞、肺泡上皮细胞和血管内皮细胞对 ARDS 的发生发展起重要作用。导致 ALI 的递质有氧自由基、花生四烯酸代谢产物（如白三烯）、白介素、肿瘤坏死因子、血小板活化因子等。它们的作用使肺毛细血管损伤、通透性增加和微血栓形成；肺泡Ⅱ型上皮细胞受损使肺表面活性物质减少或消失，导致肺水肿、肺泡内透明膜形成和肺不张。随着 ALI 的发生发展，患者肺内氧合功能障碍，导致进行性呼吸窘迫和顽固性低氧血症。

三、病理形态和病理生理

ARDS 的病理组织学改变可分为三期。

（一）急性期（渗出期）

发病后第 4~9 天。肺组织外观见充血、水肿、实变，有散在出血灶。镜下主要表现为肺毛细血管充血，间质和肺泡水肿，大量炎细胞（主要是中性粒细胞）浸润。水肿液蛋白含量很高，肺泡毛细血管膜通透性增加。肺泡上皮损伤十分明显，肺泡Ⅰ型上皮细胞呈不同程度退行性变，部分坏死脱落，裸露出基底膜，呼吸性细支气管和肺泡可见透明膜形成。微血管内可见由白细胞、血小板、纤维蛋白等形成的微血栓。病变严重处呈出血性坏死。通过连续测定肺泡水肿液蛋白含量来判断肺泡上皮功能是评估预后的重要指标。如水肿液在机械通气后 12 小时内开始吸收，蛋白含量降低，表明上皮功能尚完好，预后较佳。如此期水肿液蛋白含量无改变，则表明病死率很高。约 40% 患者有胸膜腔渗液，肺渗出总量的 20%~40% 引流至胸膜腔，再经胸膜淋巴管吸收。

（二）亚急性期（增生期）

始于发病后第 5~10 天。病变主要累及肺间质，出现进行性加重的纤维性肺泡炎。超微结构可见肺泡Ⅱ型上皮细胞显著增生，以修复急性期严重损伤的肺泡Ⅰ型上皮细胞；间质中成纤维细胞和胶原形成明显增加。现认为这与肺泡巨噬细胞或其他肺组织细胞释放大量成纤维细胞和上皮细胞生长因子有关。肺间质变厚，毛细血管减少，血液和淋巴回流受阻，肺泡萎陷，小气道内充满细胞碎屑和水肿液，感染将接踵而至。

（三）慢性期（纤维化期）

始于发病后第 10~14 天。此期特点为肺泡间隔和透明膜处纤维组织沉积和纤维化，不同程度的肺结构毁损，可形成肺气肿和肺血管阻塞，严重者可波及全肺。

由于肺毛细血管内皮细胞和肺泡上皮细胞损伤，肺泡毛细血管膜通透性增加，引起肺间质和肺泡水肿；肺表面活性物质减少，导致小气道陷闭和肺泡萎陷不张。通过 CT

观察发现，ALI/ARDS 肺形态改变具有两个特点：一是肺水肿和肺不张在肺内呈"不均一"分布，即在重力依赖区（仰卧位时靠近背部的肺区）以肺水肿和肺不张为主，通气功能极差，而在非重力依赖区（仰卧位时靠近胸前壁的肺区）的肺泡通气功能基本正常；二是由于肺水肿和肺泡萎陷，使功能残气量和有效参与气体交换的肺泡数量减少，因而称 ALI/ARDS 肺为"婴儿肺"或"小肺"。上述病理和肺形态改变可引起严重通气血流比例失调、肺内分流增加和弥散障碍，造成顽固性低氧血症和呼吸窘迫。

呼吸窘迫的发生机制主要有：①低氧血症刺激颈动脉体和主动脉体化学感受器，反射性刺激呼吸中枢，产生过度通气；②肺充血、水肿刺激肺毛细血管旁感受器，反射性使呼吸加深、加快，导致呼吸窘迫。由于呼吸的代偿，$PaCO_2$ 最初可以表现降低或正常。极端严重者，由于肺通气量减少以及呼吸窘迫加重呼吸肌疲劳，可发生高碳酸血症。

四、病情评估

（一）病史

一般在原发病起病或复苏治疗后 24 ~ 48 小时发生，在 24 小时内发生者占 80%，继发于脓毒症者可在 6 小时内发病（即"暴发型"）。

（二）身体状况

ALI/ARDS 多于原发病起病后 5 天内发生，约半数发生于 24 小时内。除原发病的相应症状和体征外，最早出现的症状是呼吸加快，并呈进行性加重的呼吸困难、发绀，常伴有烦躁、焦虑、出汗等。其呼吸困难的特点是呼吸深快、费力，患者常感到胸廓紧束、严重憋气，即呼吸窘迫，不能用通常的吸氧疗法改善，亦不能用其他原发心肺疾病（如气胸、肺气肿、肺不张、肺炎、心力衰竭）解释。早期体征可无异常，或仅在双肺闻及少量细湿啰音；后期多可闻及水泡音，可有管状呼吸音。

（三）实验室及其他检查

1. 血液气体分析

呼吸空气时，$PaO_2 < 60$ mmHg，$P_{A-a}O_2 > 30$ mmHg，早期 $PaCO_2 \leqslant 35$ mmHg，晚期 $PaCO_2 > 50$ mmHg。吸纯氧后，$PaO_2 < 350$ mmHg，$P_{A-a}O_2 > 100$ mmHg。

2. 胸部 X 线片表现

ARDS 胸部 X 线片的改变是具特征性而非特异性的，它很少反映 ARDS 的病因，胸部 X 线片上尽管与心源性肺水肿很难鉴别，但 ARDS 通常缺乏肺血管重新分布、胸腔积液、心脏扩大的表现，随时间的推进，胸部 X 线片中见弥漫性小斑点片状浸润影，可融合并出现大片肺实变。如患者病情好转后，胸部 X 线片可转正常。如正压通气出现气压伤时胸部 X 线片可有皮下、纵隔、后腹膜、腹腔内气肿或气胸征象。

3. CT 改变

有些 ARDS 患者虽然胸部 X 线片正常，但 CT 检查常常能发现斑片状的浸润阴影，CT 还能显示肺部气压伤或局部的感染。CT 的应用还使临床上发现 ARDS，尽管双肺广泛受累，但重力依赖区肺水肿和肺泡萎陷最显著，肺损伤分布具有"不均一性"的特点，其具体机制尚不清楚。

4. 肺活检和支气管肺泡灌洗术应用

对某些 ARDS 患者基础疾病的诊断具有一定的临床价值，尤其是对非特异性急性肺损伤、不常见肺部感染（如真菌、支原体等）及肺血管炎等。但检查前，应仔细考虑其对患者的利弊关系。

五、治疗措施

ARDS 治疗的目标包括：改善肺氧合功能，纠正缺氧，保护器官功能，以及基础病和并发症的治疗。常规治疗包括：监护、氧疗、机械通气及水、电解质紊乱的治疗等。

（一）加强监护

应对 ARDS 患者进行特别监护。动态监测生命体征的变化，包括呼吸、血压、脉搏、体温以及神志的改变等。

（二）积极治疗原发疾病

原发疾病是 ARDS 发生发展最重要的病因，必须及时治疗。

1）积极控制感染：严重感染是引起 ARDS 的首位高危因素，又是影响 ARDS 的首要原因。因此，在危重患者抢救过程中，应严格执行无菌操作，撤除不必要的血管内导管和尿管，预防皮肤溃疡，寻找并处理外科感染，以减少医院内感染。对 ARDS 并发感染征象的患者，应加快对感染部位的寻找，并结合血、尿、痰细菌培养和临床情况，选择强有力的抗生素治疗。

2）积极抢救休克。

3）静脉输液避免过多过快，晶体液与胶体液以 1∶1 为宜，参考中心静脉压、血压、肺动脉楔压、脉压与尿量，随时调整输入液体量。

4）尽量少用库存血。

5）及时行骨折复位、固定。

6）危重患者抢救应吸氧，但应避免长时间高浓度的氧吸入，一般吸氧浓度为 40%～50%，维持 PaO_2 为 60 mmHg。

（三）氧疗

氧疗是有效纠正缺氧的重要措施。需要高浓度给氧，才能使 $PaO_2 \geqslant 60$ mmHg 或动脉血氧饱和度 $\geqslant 90\%$。一般多用面罩给氧，部分患者可在机械通气的同时给氧。

（四）机械通气

1. 呼气末正压通气

呼气末正压通气（PEEP）对 ARDS 患者来说是一种支持疗法，单纯使用间歇正压机械呼吸效果不大，采用 PEEP 治疗可提高 PaO_2，疗效较好。PEEP 系在呼气末增加气管和肺泡压力，扩张小气道和肺泡，阻止肺泡关闭，使萎陷的肺泡复张，减少肺内分流；同时 PEEP 可使肺泡内液体变为扁平，有利于气体交换，以上作用可提高氧合效果，纠正低氧血症。经用 PEEP 治疗后，当临床病情稳定，吸氧浓度为 40%，$PaO_2 \geqslant 70$ mmHg 时，可试行逐步撤离 PEEP。先降低 PEEP 值 5 cmH_2O，10 分钟后复测动脉血气，如 PaO_2 稳定不变或较原值降低 <20%，即可根据病情逐步予以撤离；如 PaO_2 明显降低，则需恢复原 PEEP 值继续治疗。使用 PEEP 时应注意有无充血性心力衰竭、低血压、

尿量减少、气胸、纵隔气肿等并发症发生，加强护理，密切监测呼吸和循环情况。

2. 反比通气

反比通气（IRV）即机械通气吸（Ⅰ）与呼（E）的时间比≥1∶1。延长正压吸气时间，有利气体进入阻塞所致时间常数较长的肺泡使之复张，恢复换气，并使快速充气的肺泡发生通气再分布，进入通气较慢的肺泡，改善气体分布、通气血流比例，增加弥散面积，缩短呼气时间，使肺泡容积保持在小气道闭合的肺泡容积之上，具有类似PEEP 的作用；IRV 可降低气道峰压和 PEEP，升高气管平均压，并使 PaO_2/FiO_2 随气管平均压的增加而增加。同样延长吸气末的停顿时间有利于血红蛋白的氧合。所以当ARDS 患者在 PEEP 疗效差时，可加试 IRV。要注意气管平均压过高仍有发生气压伤和影响循环功能、减少心排血量的不良反应，故气管平均压以不超过 14 cmH_2O 为宜。应用 IRV 时，患者感觉不适难受，可加用镇静或麻醉药。

3. 膜式氧合器

ARDS 患者经人工气管机械通气、氧疗效果差，呼吸功能在短期内又无法纠正的情况下，有人应用体外膜肺氧合机（ECMO）维持生命，采用静脉→膜肺→静脉的模式，经双侧大隐静脉根部用扩张管扩张后分别插入导管深达下腔静脉。现发展了血管内氧合器 IVOX，以具有氧合和二氧化碳排除功能的中空纤维膜经导管从股静脉插至下腔静脉，用负压吸引使氧通过 IVOX，能改善气体交换。配合机械通气可降低机械通气治疗的一些参数，减少机械通气并发症的发生。

（五）改善微循环

ARDS 患者多有肺小静脉痉挛、组织灌注不良、组织缺氧等微循环障碍，故应使用血管扩张剂及改善微循环的药物。

1. 肾上腺皮质激素

应用原则：早期、大量、早撤。具体方法：地塞米松每日 20～40 mg 静脉滴注，2～3 日为 1 个疗程或氢化可的松每日 300～500 mg 静脉滴注，疗程同前。

2. α 受体阻滞剂

酚妥拉明 20～80 mg 加入 10% 葡萄糖液 500 ml 内，静脉滴注，滴速每分钟 0.5～1.0 mg；亦可小剂量静脉推注，每次 1 mg，每 15～20 分钟重复 1 次。用药过程中应注意监测血压的变化，以收缩压不低于 90 mmHg 为宜。

3. 抗胆碱药

东莨菪碱每次 40 mg，必要时加大剂量静脉注射或静脉滴注，5 分钟后酌情重复使用。主要适用于微循环痉挛阶段，患者处于休克状态，四肢潮冷。

4. 肝素和低分子右旋糖酐

ARDS 患者，尤其并发感染的患者，DIC 发生率高，如鱼精蛋白副凝固试验（3P 试验）阳性，或血小板减少至 $70 \times 10^9/L$ 以下，凝血时间少于 5 分钟应立即使用肝素。第 1 次用 50 mg 静脉滴注，以后每 6 小时用半量，直到血小板、凝血时间、3P 试验恢复正常，再维持 2～3 天。右旋糖酐有防止红细胞凝集的功能，与肝素并用有预防 DIC 作用。

5. 双嘧达莫

双嘧达莫是较温和的防血小板聚集和黏附的药，可抗血栓形成。可用 50 mg 溶于溶液中静脉滴入，每 6 小时 1 次。与肝素合用可引起出血倾向。

6. 前列腺素 E_1

前列腺素 E_1（PGE_1）可扩张肺血管，降低肺静脉及其阻力，抑制白细胞及血小板聚集，抑制氧自由基，防止溶酶体释放等。剂量为每分钟 100 ng/kg。

（六）消除肺间质水肿

1. 控制输液量，限制入水量

每日输液量不超过 2 000 ml，保持液体轻度负平衡。早期以晶体为主，晚期可用胶体液，如白蛋白每日 100～200 g。

2. 应用利尿剂

应用利尿剂可提高 PaO_2，减轻肺间质水肿，尤适用于输液诱发 ARDS 及肺水肿而尿少者。一般用呋塞米 40～60 mg，每日 2～4 次，静脉注射，以不减少心排血量为度。

（七）并发症的治疗

ARDS 在发病过程中，可发生脏器功能衰竭，最常见的并发症部位是肾、胃肠、中枢神经、肝等。

1. 控制感染

ARDS 患者的免疫功能低下，气管防卫功能降低，气管插管、气管切开、频繁吸痰等因素易诱发肺部感染。可做痰、支气管肺泡分泌物、血、尿培养，寻找致病菌。及时应用抗生素或进行相应治疗。

2. 预防氧中毒

避免持久吸入 50% 以上氧浓度的氧气。

3. 预防胃出血

由于应用肾上腺皮质激素及严重缺氧而引起消化道应激性溃疡，导致胃、十二指肠大出血，急诊临床多应用西咪替丁 1.0～1.2 g，静脉滴注，或口服氢氧化铝凝胶，去甲肾上腺素＋冰盐水口服等。

4. 纠正酸碱失衡

ARDS 早期可由于通气过度发生呼吸性碱中毒；继而可由于输入含枸橼酸的血、肾小球滤过率减少和肾排碱功能减退及低钾低氯等并发代谢性碱中毒；如有严重缺氧、创伤和休克可出现代谢性酸中毒；后期可由于呼吸衰竭导致高碳酸血症，出现呼吸性酸中毒和高乳酸血症的代谢性酸中毒。以上情况必须及时合理纠正，并注意血气监护。

5. 强心剂的应用

在无明显心力衰竭时，不必常规应用洋地黄类药物。由于感染、休克可给心肌造成损害，大量输液也能加重心脏负担，故小剂量、短期应用，对治疗 ARDS 有效。

6. 纠正心律失常

因缺氧、酸碱失衡、水和电解质紊乱等因素导致心律失常，应针对发生原因及时纠正。

7. 预防弥散性血管内凝血

血小板计数如逐日降低，要警惕 DIC 发生并做相应的抗凝治疗。

ARDS 的死亡率在 50% 左右，与其严重程度有关。常死于基础疾病、多器官功能衰竭和顽固性低氧血症。康复者部分能完全恢复，部分遗留下肺纤维化病灶，但多不影响生活质量。

六、护理要点

（一）一般护理

1）设专人守护，进行加强护理。

2）保持环境清洁，防止交叉感染。

3）定时开窗通风，避免受凉感冒。

4）定时翻身叩背，及时吸痰，保持呼吸道通畅。

5）做好皮肤护理，避免局部受压，防止出现压力性溃疡。

6）做好口腔护理，避免口腔感染。

7）对清醒患者应给予生活上的关心和照顾以及精神上的安慰，以使其配合治疗。

（二）机械通气护理

1）严格消毒隔离制度，防止加重感染。

2）定期留取痰液等各种标本，监测细菌学和病原学的改变。

3）定时听诊肺呼吸音，判断气管插管位置，防止其移位或脱出。

4）加强气管湿化，监测雾化罐水温，防止呼吸道损伤，计算每日湿化量，保证日湿化量为 250 ml 左右。

5）定时清理呼吸道和口咽部分泌物，保持人工气管通畅，减少隐性误吸。

6）随时检查气囊压力，使气囊充气压保持在 25 mmHg 左右。

7）正确设置报警限，发现报警，立即查找原因，及时处理。

（三）病情观察与护理

1）观察生命体征，尤其是呼吸频率的变化，如呼吸频率大于 25 次/分，常提示有呼吸功能不全，有可能是 ALI 先兆期的表现。观察意识状态、发绀、皮肤的温湿度、皮肤黏膜的完整性、出血倾向、球结膜有无充血及水肿、两侧呼吸运动的对称性、肺部叩诊音、呼吸音及啰音，心率、心律，腹部有无胀气及肠鸣音的情况。昏迷患者要检查瞳孔大小及对光反应、肌张力、腱反射及病理反射。

2）准确记录出入量，必要时监测每小时尿量，有条件时要监测 ARDS 患者每日体重的变化，注意电解质尤其是血钾的变化。

3）观察血气分析，血气分析是判断病情、指导治疗的重要指标，临床常采用以下方法：

（1）动脉血气分析：最常用的采血部位是桡动脉，也可用肱动脉或股动脉。通过血气分析可获得血液气体和酸碱平衡两方面的分析数据，它是呼吸衰竭诊治中最常用、最可靠的指标。

（2）监测 SpO_2：SpO_2 可通过脉搏血氧仪直接测得，即将血氧仪的换能器夹在患者的耳垂或指端，在荧屏上直接显示患者的 SpO_2 及脉搏。血氧仪是根据氧合和还原血红蛋白的色泽光谱不同的原理设计的。它是一种无创性连续监测，对评估缺氧程度、考核氧疗效果及调整吸氧浓度有一定的参考价值，但由于氧离曲线的特点及局部血液循环状态会影响 SpO$_2$ 的测值，使其在 ARDS 抢救中的作用受到一定限制。

（四）并发症护理

1）ARDS 患者极易并发肺部感染，这是在抢救治疗中进行气管切开、气管插管、反复吸痰及患者免疫功能低下所致。感染对患者的预后有很大影响，甚至成为致死的重要原因。故在护理 ARDS 患者时一开始就要采取措施来预防感染的发生，如严格执行消毒灭菌制度、保持呼吸道引流通畅等，并随时观察体温及痰颜色、性状和量的变化，发现感染征象及时通知医生，随即送检验细菌培养和药敏试验，以便选择有效的抗生素。

2）如患者发生 DIC 应用肝素等治疗时，应严格掌握剂量和滴速，以防因过量、过快引起出血。

（宋琳琳）

第六节　急性肺水肿

急性肺水肿是指肺血管内的液体快速向血管外转移而在肺间质或肺泡腔内有过量液体蓄积的病理状态，可在多种系统疾病的基础上发生。临床表现为突发性呼吸困难、发绀、咳嗽，咳血色或粉红色泡沫痰，两肺有弥漫性湿啰音或哮鸣音。急性暴发性肺水肿是临床急症之一，常可威胁生命。但临床上以亚急性肺水肿多见，及时有效的治疗可逆转病情。

一、病因

引起肺水肿的原因很多，有心源性与非心源性之分，如心血管疾病、脑部疾患、肺部病变、头部或胸部外伤、过敏性疾患、吸入化学性毒物以及尿毒症等。

（一）急性心源性肺水肿

1. 左室功能障碍

如急性心肌梗死、急性心肌炎和肥厚型心肌病等。

2. 心脏负荷过重

如前负荷过重常见于某些病因引起的急性主动脉瓣关闭不全或二尖瓣关闭不全，以及某些有分流的先天性心脏病。亦可见于某些血容量过多或循环速度加快使回心血量增加的心外疾患，如甲亢、脚气病、严重贫血、动静脉瘘和嗜铬细胞瘤等。后负荷过重常见于高血压、主动脉狭窄及肥厚型心肌病伴左室流出道梗阻等。

3. 心脏机械性障碍

心脏机械性障碍见于左心房黏液瘤、风湿性心脏病二尖瓣狭窄患者病情加重时、限制型心肌病、缩窄性心包炎、大量心包渗液或心包液体不多但积聚迅速致心脏压塞时。

（二）急性非心源性肺水肿

急性非心源性肺水肿的病因，按其性质可分五类，每类又与许多疾病有关。

1. 肺毛细血管渗透性增高

肺毛细血管渗透性增高常见于感染（如肺炎球菌肺炎和流感嗜血杆菌肺炎）、吸入有毒气体（如光气、氯气、一氧化氮、臭氧等可致中毒性肺水肿）、溺水、DIC、尿毒症、放射性肺炎、ARDS 等。

2. 血浆胶体渗透压减低

如肝硬化、肾病、蛋白损失性肠炎和营养障碍等。

3. 胸腔负压增高

大量胸腔积液和气胸抽液或抽气过速，萎缩的肺突然复张，可发生肺不张后肺水肿。

4. 肺淋巴阻塞

在肺血管周围和肺泡壁有许多淋巴管网，当淋巴管阻塞、淋巴液引流不畅时，可发生肺水肿。

5. 复合因素或机制尚未明了者

如高原性肺水肿（从平原急速到高原者）、中枢性肺水肿（如脑血管意外、颅外伤、颅内压升高等）、海洛因过量（患者常有严重低氧血症，可能与肺毛细血管壁受损、渗透性增加等多种因素有关）、肺栓塞、妊娠中毒症、有机磷中毒等。

二、病情评估

（一）病史

有发生肺水肿的原发病因，如急性左心衰竭，高度二尖瓣狭窄，过多输液、输血或肾衰竭，感染性肺炎，各种中毒，ARDS 和颅外伤，脑出血等。

（二）临床表现

急性肺水肿在其发生发展的不同阶段有不同的临床表现，可分为五个阶段。

1）肺水肿早期即肺充血期，患者可有胸闷、心慌、失眠、烦躁不安、血压升高和劳力性呼吸困难等现象。

2）间质性肺水肿期临床多表现为咳嗽、呼吸急促、心率加快，夜间阵发性呼吸困难和端坐呼吸；可有轻度发绀；肺部听诊可无异常或有哮鸣音。

3）肺泡水肿期症状加重，迅速出现严重呼吸困难（如鼻翼扇动、喘鸣、三凹征）、皮肤苍白、全身出汗、明显发绀、剧烈咳嗽和咳大量白色或血性泡沫样痰，从双肺中下部开始，尔后波及全肺的湿啰音。血气分析显示低氧血症、低碳酸血症和（或）代谢性酸中毒。

4）休克期由于严重缺氧，液体大量外渗引起血容量减少及心肌收缩力减退而发生呼吸循环衰竭和代谢功能紊乱，此时有神志改变、血压下降、皮肤湿冷等现象，血气分析示严重低氧、混合性酸中毒。

5）休克恶化后即进入终末期，病情不可逆转，出现多脏器衰竭，患者死亡。

（三）实验室及其他检查

1. 血液检查

急性感染者，周围血中白细胞计数升高，肝肾疾病所致者，可出现低蛋白、低血浆胶体渗透压。

2. 血气分析

PaO_2 下降，$PaCO_2$ 正常或降低，晚期则增高；肺泡性肺水肿时，肺内分流率增高，$P_{A-a}CO_2$ 亦增高。

3. 肺动脉楔压

肺动脉楔压在急性心肌梗死并发肺水肿时升高，血浆胶体渗透压则降低。

4. 胸部 X 线检查

胸部 X 线检查对急性肺水肿的临床诊断十分重要，因引起肺水肿的基础疾病很多，其 X 线表现也呈多样性。

1）肺充血期 X 线表现为两上肺静脉分支增粗，而两下肺野的血管纹理相对较细，这是肺静脉压力升高引起肺血流重新分配所致。

2）间质性肺水肿期的特征性 X 线表现为肺血管纹理增多、变粗，肺野透光度降低，肺门阴影增大，模糊不清楚；肺小叶间隔增宽形成 Kerley A 线和 B 线（间隔线）；支气管和血管周围模糊，形成袖套征；胸膜下水肿。在间质性肺水肿期的 X 线征象中，肺纹理模糊及间隔线最为主要。

3）肺泡水肿期 X 线主要表现为肺腺泡状增密阴影，相互融合呈不规则片状模糊影，弥漫分布，或局限于一侧或一叶，或见于肺门两侧，由内向外伸展，渐渐变淡，形成典型的蝴蝶状阴影。蝴蝶状典型表现多见于心脏病和尿毒症所致的肺水肿，但后者密度较深，边缘较清楚。有时 X 线表现弥漫性粟粒状阴影，多见于毒气吸入所致的肺水肿。阴影可发生动态变化，最初发生在肺脏的下部、内侧及后部，很快向肺脏上部、外侧及前部发展。X 线阴影常表现为下比上多、内比外多、后比前多的特点，并可在 1～2 日或数小时内呈现显著变化。少数患者可见少量胸腔积液。

（四）诊断和鉴别诊断

肺水肿发展至严重程度或出现肺泡性肺水肿，临床表现都很典型，诊断并不困难。但病情发展至危重程度，治疗就事倍功半，故要争取在轻度间质水肿阶段做出早期诊断。治疗上需警惕，严密和细致的临床观察、实验室检查及其他检查（如血气分析、X 线检查等）都可为早期诊断提供有价值的线索。

1. 诊断标准

1）有发生肺水肿的原发病因。

2）患者出现极度呼吸困难、咳嗽，咳大量白色或粉红色泡沫痰。

3）查体见端坐呼吸、烦躁不安、大汗淋漓、皮肤湿冷、面色苍白、口唇青紫、心率快、两肺湿啰音、休克、昏迷等。

4）胸部 X 线表现肺门阴影加深增宽，肺纹理增多。

5）心电图可有心脏原发性或继发性改变。

6）血气分析 PaO_2 下降，$PaCO_2$ 正常或降低，晚期则增高。

2. 鉴别诊断

1）间质性肺水肿：早期呼吸困难、浅速，但发绀较轻，可闻哮鸣音或干啰音，无湿啰音。胸部 X 线为诊断重要根据：①肺纹理增多变粗，边缘模糊不清。②肺野透亮度低而模糊。③肺门阴影模糊。④Kerley B 线征。

2）肺泡性肺水肿：呼吸困难更为严重，剧烈刺激咳嗽，咳大量白色或血性泡沫样痰。肺有湿啰音、哮鸣音。胸部 X 线呈多样性改变。大小不等的片状模糊阴影，广泛散布于两侧或一侧肺野。典型表现为肺门蝴蝶状阴影，多见于心脏病和尿毒症性肺水肿。

肺水肿还应与支气管哮喘和肺部感染等病相鉴别。支气管哮喘对支气管扩张剂（如氨茶碱、肾上腺皮质激素）治疗有良好反应；强心剂、利尿剂对心源性哮喘有效。X 线和心电图检查可区别两者。肺部感染伴有感染的征象，如发热、脓痰、用抗菌药物有效等，以资区别。

三、治疗措施

急性肺水肿多来势凶猛，变化多端。治疗应果断、迅速，以免病情恶化。

（一）体位

根据病情轻重，采取床头抬高，半卧位；或坐位两腿下垂，以减少静脉回流。

（二）氧疗

1）立即吸氧，其目的是使 PaO_2 提高为 50 ~ 60 mmHg 的安全水平。经鼻导管或面罩吸氧，氧流量 6 ~ 10 L/min，氧浓度 45% ~ 60%。如吸纯氧 2 ~ 3 小时出现呼吸加速、胸骨后疼痛、咳嗽加重、呕吐，应注意可能为氧中毒。通常吸入高于 60% 浓度氧 1 ~ 2 日、100% 浓度氧 3 ~ 30 小时可产生氧中毒。

2）如吸纯氧后，PaO_2 仍低于 70 mmHg 或病情危重者，应迅速做气管插管或气管切开，进行机械加压通气。

3）间歇正压通气，采用吸气压高于 30 cmH_2O、供氧浓度 60% 是提高 PaO_2 的有效方法。

（三）消泡剂

消泡剂旨在消除肺泡和支气管内严重阻碍通气的大量泡沫。在湿化瓶中加入70% ~ 95%乙醇，通过鼻导管，面罩供氧吸入；20% 乙醇超声雾化吸入或 95% 乙醇 5 ml 置入鸭嘴壶中雾化吸入。低浓度乙醇吸入适用于昏迷患者，高浓度乙醇适合于清醒患者。1% 二甲硅油或 10% 硅酮适用于各种原因的肺水肿。

（四）吗啡制剂

吗啡的主要作用为：扩张周围静脉，减少静脉回流，有强镇静作用，减轻惊恐与焦躁，使呼吸变深慢，并减少内源性儿茶酚胺的分泌；通过中枢性交感抑制作用降低周围血管的阻力，使血液从肺循环转移到周围循环；松弛呼吸道平滑肌，有利于改善通气。吗啡制剂对心源性肺水肿有良好效果，但对昏迷、休克、呼吸抑制、肺内感染或原有 COPD 的肺水肿患者禁用；对神经源性肺水肿也应慎用。从小剂量开始，5 ~ 20 mg，皮下注射、肌内注射或静脉缓注。

（五）利尿剂

常规应用快速强利尿剂，其作用为：迅速减少血流量，降低肺动静脉压和左心室充盈压，缓解肺水肿。对已有血容量不足者，因利尿剂会造成血容量的进一步下降并影响心排血量，故一般不宜使用。心源性休克时也不宜使用。常用呋塞米 40～80 mg，或依他尼酸钠 50～100 mg，静脉注射。

（六）血管扩张剂

用于治疗肺水肿的血管扩张剂多为受体阻滞剂，可阻断儿茶酚胺、组胺、5－羟色胺等血管活性物质对血管的收缩作用，解除肺部及外周小动静脉痉挛，降低周围循环阻力，减轻心脏前后负荷，增加心排血量，使肺循环内血液转向体循环，降低肺毛细血管压，减轻肺水肿。此外，增加冠状动脉灌注量，降低心肌耗氧量，改善左心室功能，增加心排血量，减轻肺淤血。常用药有：①硝酸甘油 0.3～0.6 mg，舌下含服；或 10 mg加入 250～500 ml 液体中，从 10 μg/min 开始，逐渐增加到 50 μg/min，静脉滴注。②酚妥拉明先 10～20 mg 静脉推注，后 20～30 mg 加入液体 250～500 ml 中以 0.1～0.3 μg/min 的速度静脉滴注维持，也可用酚苄明 0.5～1 mg/kg 稀释于 5% 葡萄糖液500 ml 中静脉缓滴，两者都需先补足血容量。③哌唑嗪 5～10 mg 长期滴注。近年来使用硝普钠治疗肺水肿，该药对小动脉和小静脉有同等强度的平衡扩张作用，而且毒性小、作用快且强，用后几乎立即起效。用法为 50 mg 加入 500 ml 液体，由 15 μg/min 开始，根据疗效与血压变化情况，每隔 3～5 分钟增加速率一次，最后以 20～60 μg/min（平均 40 μg/min）的速度滴注。

（七）轮替缚扎肢体

用气囊袖带轮替缚扎于四肢（即在肩及腹股沟以下），每 15～20 分钟轮流将一肢的袖带松开，袖带内压力大约充气至舒张压以下 10 mmHg 为度。此方法可减少静脉回心血量，降低心脏前负荷。休克患者不宜用此法。静脉放血 300～500 ml 亦可达到同样效果，尤适用于高血压、主动脉瓣关闭不全患者，或由于输血、输液过量诱发的肺水肿的患者。贫血患者忌用。

（八）肾上腺皮质激素

对肺水肿的治疗价值存在分歧。主要作用机制是改善心肌代谢，减轻肺毛细血管通透性，纠正肾上腺皮质功能不全。可用氢化可的松 100～200 mg，溶于 10% 葡萄糖液100～200 ml 中静脉滴注，每日 1～2 次；或地塞米松 5～10 mg 静脉注射，每日 1～2 次。

（九）抗胆碱药

东莨菪碱和山莨菪碱能对抗儿茶酚胺引起的血管痉挛，亦能对抗乙酰胆碱分泌亢进造成的血管扩张，解除支气管痉挛，同时兴奋呼吸中枢。东莨菪碱常用剂量为每次0.3～1.5 mg 静脉注射，儿童每次 0.006 mg/kg 静脉注射，必要时剂量加大，每隔 5～30 分钟重复给药，视病情而定，原则上先足量给药，见效后给予维持量。山莨菪碱每次 10～40 mg 静脉注射，儿童每次 0.2 mg/kg 静脉注射，必要时加大剂量，15～30 分钟重复 1 次。

（十）强心剂

可选用洋地黄类、非洋地黄类药物，洋地黄类药物用法参阅"急性心力衰竭"一节。

对不能应用洋地黄类药物的患者，下列药物可供选用：多巴酚丁胺（每分钟 5～

10 μg/kg)、多巴胺（每分钟 3～5 μg/kg）、对羟苯心安（每分钟 15 μg/kg）、氨联吡啶酮（每分钟 6～10 μg/kg）、米力农（每分钟 0.25～1 μg/kg）等静脉滴注。上述药物除对羟苯心安仅有增强心肌收缩力的作用外，其他药物均同时有扩张周围血管、降低心脏负荷的有利效应。另外，胰高血糖素目前应用较多，此药能激活心肌的腺苷酸环化酶系统，增强心肌收缩力，扩张周围血管，增加心排血量和尿量。首剂 3～5 mg 加入 5% 葡萄糖液内静脉注射，如无不良反应，以后可 2.5～10 mg/h 静脉滴注。糖尿病患者禁用。

（十一）氨茶碱

氨茶碱对大多数肺水肿有益，它可松弛支气管平滑肌痉挛，轻度扩张小血管和支气管，轻度利尿；但它又有呼吸兴奋作用，可引起反射性呼吸困难，加快心率。用法为 0.25 g 溶 20 ml 葡萄糖液中，5～10 分钟缓慢静脉注射。快速给药可发生血管扩张、室性心律失常、晕厥。

（十二）能量合剂

应用 ATP、辅酶 A、细胞色素 C、肌苷及辅酶 Q_{10} 等可增加能量，促进代谢，改善心功能，起到辅助治疗作用。心肌机械性收缩需要心肌线粒体的氧化磷酸化作用来供应能量，镁具有这种兴奋心肌线粒体的氧化磷酸化作用的功能，并对心肌细胞膜上的钠钾 ATP 酶具有激活作用。还有资料报道，低镁状态下心肌摄入洋地黄量增加，所以血镁过低时易诱发洋地黄中毒。因此，在无禁忌的情况下，在能量合剂中加入适量钾、镁，对改善心肌能量代谢、防止激动差异传导或折返激动等而引起的心律失常、防止洋地黄中毒均有益处。

（十三）维生素 C

大量维生素 C 可使组织内 cAMP 含量增高，增强心肌收缩力；参与胶原蛋白和组织细胞间质的合成，使血管壁的通透性及脆性降低，有利于减少肺毛细血管壁的渗出和泡沫痰的形成；有解毒和抗感染作用。可用于急性肺水肿的抢救。一般用量为 3～5 g 加入葡萄糖液内静脉注射或静脉滴注。

（十四）颈交感神经节封闭

用 0.25%～0.5% 普鲁卡因阻断星状神经节，从而保护神经系统，阻断病理反射过程和对神经系统的强烈刺激，因而可改善肺毛细血管的通透性。

（十五）机械辅助循环

对各种药物治疗无效的顽固性肺水肿患者，或伴有低血压及休克者，可考虑实施机械辅助循环。应用主动脉内球囊反搏效果较好，如仍无效，可植入左心室辅助泵，若并发右心衰竭，则采用双室辅助装置，以改善泵功能。

（十六）去除病因及对症处理

如有心律失常、高血压、心肌梗死、中毒、DIC 等应及时针对病因采取相应措施。对于并发感染、电解质紊乱者，亦不能忽视其治疗。

四、护理要点

（一）一般护理

1）绝对卧床休息，取舒适的坐位或半坐位，两腿下垂。

2）发作期间禁食，症状缓解后给流质或半流质饮食。

3）病室内保持温暖、安静，空气流通，但要避免使患者受凉而并发呼吸道感染。

4）做好口腔护理，可用复方硼酸液或氯己定液漱口，每日 3～4 次，以防继发肺部感染。

5）急性肺水肿患者多有恐惧、紧张心理，应做好精神护理，安慰患者，使患者情绪安定，配合治疗。

（二）病情观察与护理

1）密切观察呼吸、脉搏、血压、心率、心律、神志的变化；安慰患者不要紧张、恐惧，以消除顾虑；如无血压下降、神志不清或呼吸减慢等情况，患者烦躁应用吗啡或哌替啶时，应观察是否有呼吸抑制、神志不清、休克及呕吐等。发现上述情况需立即通知医生。注意药物治疗效果及反应。

2）按医嘱准确且及时应用强心剂和血管扩张剂。静脉推注毒毛花苷 K 或毛花苷 C、氨茶碱时，需将一次剂量加入 25%～50% 葡萄糖液 20～40 ml，缓慢推注，一次不得少于 5 分钟。应用利尿剂如呋塞米时，应观察利尿效果，记录尿量，注意药物不良反应，如腹泻、药疹、瘙痒、视物模糊、眩晕、肌肉痉挛、多型性红斑等，发现上述情况及时通知医生。

3）加压、去泡沫给氧，使肺泡内压力增高，从而阻止或减少肺泡内毛细血管渗出液的产生，同时降低肺泡内泡沫的表面张力，使泡沫破碎消失，从而改善肺部气体交换，迅速减轻缺氧症状。

4）在采用上述处理方法的同时，可四肢加扎止血带，以减少静脉回心血量。每 5～10 分钟轮流放松一个肢体上的止血带。无贫血和休克的患者，可行静脉放血治疗，但应密切观察血压变化，以防止休克。

5）严格控制输液速度及用量，在补液过程中，要勤加巡视，严密观察有无输液、输血反应，并应保证输液通道通畅。

6）在静脉滴注血管扩张剂时，应有专人护理，定时测量血压、心率，适时调整滴速，同时观察有无其他不良反应，如恶心、呕吐、厌食、嗜睡等，随时与医生联系，报告治疗效果。

（三）健康教育

1）指导患者及家属适当掌握有关的医学知识，以便进行自我保健。针对病因或诱因及时采取相应的预防措施。如抗生素用于控制感染，肾上腺皮质激素用于心肌炎，治疗甲亢、中止妊娠、尿毒症患者应用腹膜透析或人工肾透析，毒气中毒者应立即脱离现场、消除毒物、给相应的解毒剂（如有机磷中毒时用解磷定等）并于早期应用肾上腺皮质激素等。

2）加强心理指导，安慰和稳定患者情绪，消除其焦虑和恐惧。

3）指导患者饮食以高蛋白、高维生素、易消化的饮食为宜，适量增加纤维素，限制钠盐摄入，且应少量多餐，避免过饱。

4）指导患者好好休息，良好的休息能减轻心脏负荷，待症状缓解、病情好转后再逐渐增加活动量。

5）教会患者识别药物的不良反应。如洋地黄中毒反应，利尿剂引起的水、电解质紊乱等。

6）指导患者出院后注意休息和适当活动。教会患者正确的用药方法，出院带药。发现病情变化及时就诊。

7）戒烟、酒、浓茶。

（宋琳琳）

第七节　肺结核

肺结核是由结核分枝杆菌引起的肺部慢性传染病，占各器官结核病总数的 80% ~ 90%，是慢性传染病导致人类死亡第一位的死亡原因。临床上多呈慢性病程，常有低热、盗汗、消瘦、咳嗽、咯血等症状。尽管结核病总发病率有所下降，但仍是当前重要的公共卫生问题之一。世界卫生组织（WHO）积极推行全程督导短程化学治疗（DOTS）策略作为世界各国结核病防治规划的核心内容。

一、病因和发病机制

结核分枝杆菌为分枝杆菌属，具有抗酸性，分人型、牛型、鸟型、鼠型和冷血动物型五个类型，其中只有人型和牛型对人体致病。肺结核主要由人型结核分枝杆菌引起，占 96% 以上；由牛型结核分枝杆菌引起者占 0 ~ 4%。传染源是痰菌呈阳性的肺结核患者，结核分枝杆菌通过患者咳嗽、打喷嚏、大笑所喷射到空气中的极小的潮湿飞沫痰粒子经过蒸发剩下飞沫核，飞沫核浮悬在空气中像烟雾一样随气流播散，这些带菌的飞沫核被吸入，接触到易感的肺泡组织生长、繁殖，才能建立感染。结核分枝杆菌的传播主要为室内污染空气，室外一般不传染。

结核分枝杆菌由类脂质、蛋白质和多糖物质组成，侵入并感染机体后产生免疫反应和超敏反应。超敏反应是人体经受结核分枝杆菌感染后，再接触结核分枝杆菌或其代谢产物所产生的一种反应，由 T 淋巴细胞、巨噬细胞和它们所释放的活性物质引起的迟发型超敏反应。初次感染结核分枝杆菌后，4 ~ 8 周便形成了超敏反应，结核菌素试验呈阳性，表现为局部红肿。结核病的特异性免疫是一种细胞免疫，主要依靠致敏的淋巴细胞与特异性抗原结合后释出各种细胞介质，引起巨噬细胞、单核细胞及淋巴细胞集聚在结核分枝杆菌周围，形成结节。感染结核分枝杆菌后是否发病及病变的类型，均取决于免疫反应和超敏反应孰占优势。

结核的基本病理改变为渗出、增生（结核结节形成）和干酪样坏死。干酪坏死组织发生液化经支气管排出形成空洞，其内含有大量结核分枝杆菌。

二、病情评估

（一）临床表现

1. 全身症状

低热、乏力、食欲缺乏、消瘦、盗汗、午后颧红等，通常称为结核中毒症状。当肺部病灶急剧进展播散时，可出现高热。另外，育龄期女性患者可有月经失调或闭经。

2. 呼吸系统症状

1）咳嗽：多为干咳，无痰。肺组织发生干酪样坏死或并发感染时，痰量增加并成脓性。并发支气管内膜结核时，可有剧烈的刺激性咳嗽。

2）咯血：可呈痰中带血、中等量咯血、大量咯血，甚至出现失血性休克。血块阻塞大支气管时，可发生窒息，出现咯血停止、烦躁不安、神色紧张，并伴有胸闷、气急、发绀等严重表现。

3）胸痛：炎症波及壁层胸膜时，患侧可出现胸痛，随咳嗽和呼吸运动而加重。

4）呼吸困难：慢性重症肺结核时，由于肺组织广泛破坏，或并发肺不张、肺气肿、广泛胸膜增厚、气胸、大量胸腔积液等，可出现呼吸困难。

早期病灶小而局限，多无异常体征。若病变范围扩大，局部叩诊呈浊音，听诊可闻及支气管呼吸音和细湿啰音。因肺结核好发于上叶尖后段和下叶背段，故锁骨上下、肩胛间区闻及湿啰音，对诊断有较大的意义。空洞性病变位置表浅而引流支气管通畅时，有支气管呼吸音或伴湿啰音；巨大空洞可出现带金属调的空瓮音。少数患者可出现风湿热样表现，四肢大关节疼痛伴结节性红斑或环形红斑，称为结核性风湿症。

3. 并发症

自发性气胸、脓气胸、支气管扩张、肺心病。结核分枝杆菌随血液播散可并发脑膜、心包、泌尿生殖系统或骨结核。

4. 临床类型

临床上将肺结核分为5个类型。

1）Ⅰ型肺结核（原发型肺结核）：此型包括原发综合征和胸内淋巴结结核，此型多见于儿童。

2）Ⅱ型肺结核（血行播散型肺结核）：此型包括急性、亚急性或慢性血行播散型肺结核。急性血行播散型肺结核多见于婴幼儿和青少年。当机体免疫力十分低下时，结核分枝杆菌一次性或短期大量进入血液循环引起肺内广泛播散，常伴结核性脑膜炎和其他脏器结核。表现为起病急骤，全身中毒症状严重，胸部X线片见粟粒样大小的病灶，其分布和密度十分均匀。当机体免疫力较强时，小量结核分枝杆菌多次、间歇经血液进入肺时形成慢性或亚急性血行播散型肺结核。

3）Ⅲ型肺结核（浸润型肺结核）：此型为最常见的继发性肺结核，干酪性肺结核和结核球也属此型。可出现以增生病变为主、浸润病变为主、干酪病变为主或空洞为主等多种病理改变。临床上结核球往往症状不明显。干酪性肺炎则是重症结核的一种，好发于右上肺叶，中毒症状多十分严重，很快衰竭，有"奔马痨"之称；慢性纤维空洞型肺结核是继发性肺结核的一种慢性类型，空洞长期不愈、洞壁厚、周围有纤维化组织，病情的好转与恶化反复交替出现，常有反复的支气管播散和痰中带菌。

4）Ⅳ型肺结核（结核性胸膜炎）：为临床上已排除其他病因的胸膜炎。根据结核性胸膜炎发展的不同阶段，分为结核性干性胸膜炎、结核性渗出性胸膜炎、结核性脓胸。

5）Ⅴ型肺结核（其他肺外结核）：其他肺外结核按发病部位及脏器命名，如骨结核、结核性脑膜炎、肾结核、肠结核等。

（二）实验室及其他检查

1. 血液检查

一般无异常，但急性血行播散型肺结核时，白细胞计数可减少或异常增高。红细胞沉降率（简称血沉，ESR）升高与肺结核的活动相关。

2. 痰结核分枝杆菌检查

其为确诊肺结核最特异的方法。

1）痰涂片法：快捷、简便、易行，但敏感性不足。可采用齐—内染色法或荧光显微镜检测法。如痰涂片检查阳性则诊断可基本成立。

2）培养法：虽较费时，但更为精确，特异性高，除了解结核分枝杆菌有无生长外，还能做药敏试验和菌型鉴定。有条件时涂片法与培养法均应进行。结核分枝杆菌生长缓慢，使用改良罗氏培养法，一般需 2～8 周。采用液体培养基和测定细菌代谢产物法，10 日可报出结果。

3）其他方法：聚合酶链反应（PCR）法、核酸探针检测特异性 DNA 片段、色谱技术、免疫学方法、基因芯片法等。

3. 结核菌素试验

最常使用结核菌素纯蛋白衍生物（PPD），皮内注射 5 U，48～72 小时检测试验结果，以注射部位的皮肤硬结测量反应大小。阳性反应的判断标准是，20 U/ ml 制剂硬结反应平均直径大于或等于 6 mm，50 U/ ml 制剂硬结反应平均直径大于或等于 5 mm。前者限于流行病学调查时使用。

4. 非结核分枝杆菌试验

可以使用的纯蛋白衍生物有：PPD - A（鸟分枝杆菌制成）、PPD - B（胞内分枝杆菌制成）、PPD - G（瘰疬分枝杆菌制成）、PPD - Y（堪萨斯分枝杆菌制成），用来诊断不同分枝杆菌感染。这些制剂之间可出现交叉反应，但强度不同。

5. 支气管镜检查

痰液中没有检测到分枝杆菌的患者，支气管镜下的刷检、活检、经支气管镜肺活检术、无菌毛刷刷检、支气管冲洗或肺泡灌洗液等标本采集，可获得细菌学、细胞学、病理学、免疫学等诊断依据。

肺结核并发气管、支气管结核时，镜检所见主要有两种改变，即支气管内膜炎症和肿大淋巴结压迫所引起的支气管扭曲。支气管内膜的结核改变可分为：①浸润型，黏膜水肿充血明显，呈鲜红色，有肥厚感，软骨环不甚清晰，分泌物多；②溃疡型，溃疡凹入黏膜内，周围充血明显，软骨环不清晰或有破坏，溃疡底部有肉芽组织，或有灰白色分泌物覆盖；③肉芽型，肉芽组织（有时呈息肉样）突入管腔，触之极易出血，开口狭窄，有脓性分泌物；④瘢痕型，支气管管腔失去正常结构并为放射状瘢痕组织所代替，表面呈灰白色，坚硬，无光泽，亦无弹性。

6. 活检

活检包括浅表淋巴结、肺、胸膜活检以及经纵隔镜、胸腔镜的活检。病理组织学检查可见含上皮样细胞、朗汉斯巨细胞的结核结节及肉芽肿改变，还可发现抗酸杆菌。

7. 血清学诊断

血清学诊断是检测患者的血清、胸腔积液、腹腔积液及脑脊液的结核分枝杆菌抗原、抗体及抗原抗体复合物，应用最多的为检测抗体，对活动性肺结核有一定的辅助诊断意义。

8. 分子生物学诊断

随着分子生物学技术的发展，结核病的诊断取得长足的进步，可采用 PCR 检测标本中特异性 DNA 片段。理论上说，分子生物学诊断是快速、敏感、特异的检查方法，但实际上仍存在敏感性不高、特异性不强等问题，并用核酸探针或定量 PCR 可减少其假阳性。

9. 肺结核胸部 X 线表现

肺结核胸部 X 线表现可有如下特点：①肺结核多发生在肺上叶尖后段、肺下叶背段；②病变可局限也可多肺段侵犯；③X 线影像可呈多形态表现（即同时呈现渗出、增生、纤维和干酪性病变），也可伴有钙化；④易合并空洞；⑤可伴有支气管播散灶；⑥可伴胸腔积液、胸膜增厚与粘连；⑦呈球形病灶时（结核球）直径多在 3 cm 以内，周围可有卫星病灶，内侧端可有引流支气管征；⑧病变吸收慢（1 个月以内变化较小）。

（三）诊断

1. 咳嗽

咳痰 3 周以上，有时还有胸痛、咯血、呼吸困难、发热、盗汗、疲乏、体重减轻，女性患者可有月经不调，儿童可有生长发育迟缓。体检可有啰音、胸膜增厚或胸腔积液体征，有时可有疱疹性结膜 – 角膜炎、结节性红斑、关节肿痛而无其他可能表现者。

2. 胸部 X 线片

胸部 X 线片可显示肺上叶尖后段及（或）下叶背段为主的混合性多态性病变，常伴有局限性胸膜粘连增厚。原发型肺结核常于上肺野下部、下肺野上部有片絮状阴影伴肺门、纵隔淋巴结肿大。

3. 痰或支气管分泌物或经支气管镜刷检、活检

抗酸杆菌阳性，培养及菌种鉴定证明为结核分枝杆菌。

4. PPD 皮肤试验

PPD 皮肤试验可呈阳性或强阳性反应，血清抗结核抗体阳性、痰和（或）血PCR – DNA （＋）。

5. 纤维支气管镜检查

纤支镜检查可发现与肺部病变相应的支气管病变和活动性或陈旧性淋巴结支气管瘘。

6. 活检

活检可见含上皮样细胞及朗汉斯巨细胞的结核结节及肉芽肿和（或）抗酸杆菌阳性。

7. 对抗结核试验性治疗有效

尤其采用不含 SM 的氨基糖苷类抗生素、RFP、氟喹诺酮类抗菌药物者，尤有临床诊断意义。

凡符合上述 1～3 项者可明确诊断，对痰菌检查阴性者，则可借助上述第 4、5、6、7 项，对近期 PPD 皮试转阳或转阳 6～24 个月者、糖尿病、硅沉着病、人类免疫缺陷病毒（HIV，+）/AIDS、长期免疫抑制剂使用者、器官移植、肾衰竭行血液透析等易感人群，尤应注意有并发肺结核的可能性，应进一步检查。

（四）诊断记录程序

按病变范围及部位、分类类型、痰菌情况、化学治疗（简称化疗）史顺序书写。如：双上继发性肺结核，涂（＋），复治；左侧结核性胸膜炎，涂（－）、培（－），初治。如认为必要，可在类型后加括弧说明，如血行播散型肺结核可注明（急性）或（慢性）、继发型性核可注明（空洞性）或（干酪性）等。并发症（如自发性气胸、肺不张等）、合并症（如硅沉着病、糖尿病等）及手术（如肺切除术后、胸廓成形术后等）可在化疗史后按并发症、合并症、手术等顺序表示。

1. 病变范围及部位

肺结核病变范围按左、右侧，每侧以上、中、下肺野记述。上肺野：第 2 前肋下缘内端水平以上；中肺野：上肺野以下，第 4 前肋下缘内端水平以上；下肺野：中肺野以下。

2. 痰结核分枝杆菌检查

痰菌阳性或阴性，分别以（＋）或（－）表示，以"涂""集"或"培"分别代表涂片、集菌和培养法。患者无痰或未查痰时，注明"无痰"或"未查"。

3. 治疗状况

分初治与复治。初治：凡既往未用过抗结核药物治疗或用药时间少于 1 个月的新发病例。复治：凡既往应用抗结核药物 1 个月以上的新发病例、复发病例、初治治疗失败病例等。

4. 活动性及转归

在判定肺结核的活动性及转归时，可综合患者的临床表现、肺部病变、空洞及痰菌等情况决定。

1）进展期：新发现的活动性病变，病变较前增多、恶化；新出现空洞或空洞增大；痰菌转阳。凡具备上述一项者，即属进展期。

2）好转：病变较前吸收好转；空洞缩小或闭合；痰菌减少或转阴。凡具备上述一项者，即属好转期。

3）稳定期：病变无活动性，空洞关闭，痰菌连续阴性（每月至少查痰 1 次），均达 6 个月。若空洞仍然存在，则痰菌需连续阴性 1 年以上。

进展期或好转期均属活动性肺结核，需要治疗，并按其痰菌是否阳性，分别登记为

Ⅰ组（传染性）或Ⅱ组（非传染性）患者，以便管理。稳定期为非活动性肺结核，登记为Ⅲ组，需要随访观察。稳定期两年仍无活动性者，作为临床痊愈，取消登记。

（五）鉴别诊断

1. 肺癌

多见于40岁以上患者，可有长期吸烟史，常有刺激性咳嗽、明显胸痛和进行性消瘦而无毒性症状。胸部X线检查可有特征性改变。痰脱落细胞检查、纤支镜检查及病灶活检有助于鉴别诊断。

2. 慢性支气管炎

多于中老年起病，慢性反复咳嗽、咳痰，常无明显的全身中毒症状，很少咯血；痰液检查无结核分枝杆菌，胸部X线检查仅见肺纹理改变，一般抗感染治疗有效。老年肺结核患者常与之共存，应注意鉴别。

3. 肺炎链球菌肺炎

发病急骤，以高热、寒战、咳嗽、胸痛等表现为主，咳铁锈色痰为其特征性表现，X线检查可见以肺段或肺叶为范围的密度均匀一致的阴影，血白细胞计数及中性粒细胞增多，痰涂片检查可见肺炎链球菌，青霉素治疗有效，病程较短。

4. 支气管扩张症

以慢性咳嗽、咳痰和反复咯血为特征，痰结核分枝杆菌阴性。轻者胸部X线检查无异常或仅见肺纹理增粗，典型者可见卷发样改变。胸部高分辨CT检查可发现支气管腔扩大。

5. 肺脓肿

起病较急，多有高热，咳大量脓臭痰，痰中无结核分枝杆菌，血白细胞计数及中性粒细胞增多，一般抗生素治疗有效。

三、治疗措施

DOTS策略是当今结核病控制的首要策略，合理的化疗可使病灶全部灭菌、痊愈。传统的休息和营养疗法只起辅助作用。

（一）化疗

抗结核药物合理运用对结核病的控制起决定性作用。凡是活动性肺结核（有结核毒性症状、痰菌阳性、X线显示病灶进展或好转阶段）患者均需进行抗结核药物治疗。

1. 抗结核药物的适应证

临床上有结核毒性症状、痰结核分枝杆菌检查阳性、X线示病灶具有炎症成分、病灶处于进展期及好转阶段，均为活动性肺结核，是化疗的适应证。

2. 化疗的基本原则

早期、规律、全程、联用、适量。早期治疗，抗结核药物可以发挥最大的杀菌或抑菌作用，可以免除组织破坏过重、修复困难。规律地全程用药，不过早停药也是化疗的关键。联合用药及用药剂量适当是保证疗效、减少耐药性产生的基础。

3. 常用的抗结核药物

1）异烟肼（INH，H）：每日3~8 mg/kg，成人一般用300 mg，1次或分2~3次

口服。大剂量使用易发生周围神经炎，宜加用维生素 B_6。

2）链霉素（SM，S）：成人每日 1 g 或隔日 1 g，1 次或分 2 次肌内注射，50 岁以上或肾功能减退者每日 0.75 g；小儿每日 20 ~ 30 mg/kg。长期应用可发生听神经和前庭支的损害。

3）对氨基水杨酸钠（PAS，P）：成人每日 8 ~ 12 g，分 2 ~ 4 次饭后服。本品用量较大，疗效较小，与其他抗结核药物配合，有延缓结核分枝杆菌对其他药物产生耐药性的作用。不良反应以胃肠刺激多见。

4）吡嗪酰胺（PZA，Z）：成人剂量 1.0 ~ 2.0 g，分 2 ~ 3 次口服，对慢性病例可提高痰菌阴转率。应定期查肝功能。

5）乙硫异烟胺（Eto）：疗效尚可，但胃肠刺激症状较多，不少患者难以坚持用药。每日 0.75 ~ 1.5 g，分 2 ~ 3 次口服。

6）卷曲霉素（CPM，Cp）、卡那霉素（KM，K）和硫酸紫霉素：疗效与 SM 相似，对 SM 耐药者，可以选用。不良反应是对听神经和肾有损害。

7）乙胺丁醇（EMB，E）：疗效与 PAS 相似，可作为该药的代用药。剂量每日 15 mg/kg（成人 0.75 ~ 1.0 g），1 次或分 2 ~ 3 次口服。不良反应是可引起视力障碍。

8）利福平（RFP，R）：疗效与 INH 相似，毒性小，对其他抗结核药物均耐药的结核分枝杆菌对本品皆敏感。成人每日 450 ~ 600 mg，早餐前 1 次口服。治疗前和治疗过程中应检查谷丙转氨酶。

4. 抗结核新药

1）利福定：本品对结核分枝杆菌有相似于或稍强于 RFP 的制菌作用，两者有交叉耐药性。文献报道 332 例肺结核患者，每日给利福定 150 ~ 200 mg 治疗，6 个月后在症状解除、X 线检查及痰菌阴转方面都取得良好的效果。

2）利福喷汀（RFT）：全国利福喷汀临床协作研究证明，每周只需服药 1 次（顿服 500 ~ 600 mg）。用于治疗肺结核初、复治患者，疗程（9 个月）结束时痰菌阴转率、病变有效率和空洞关闭率与 RFP 每日联用组相比疗效一致。

3）利福布汀（RBU）：为利福霉素 S 的螺旋哌啶衍生物。其最大特点是对耐 RFP 菌的作用，对结核分枝杆菌和鸟分枝杆菌有较高活性。其不足之处是口服吸收不完全，血清峰值浓度低。目前已在临床试用。

4）氧氟沙星（OFX）：该药在日本试用于耐多种抗结核药物的慢性空洞型肺结核，用量每日 0.3 ~ 0.6 g（分 1 ~ 3 次），并取得肯定疗效，且无严重不良反应。目前我国对耐药结核分枝杆菌感染亦在试用 OFX。

5）环丙沙星（CFX）：本品对结核分枝杆菌的最低抑菌治疗（MIC）稍优于 OFX，两者均可高度杀灭结核分枝杆菌活性，口服剂量为每次 250 mg，每日 2 次。

6）斯巴沙星：本品对结核分枝杆菌的 MIC 为 0.1 mg/L，优于 OFX 数倍，在小鼠体内的抗结核活性比 OFX 强 6 ~ 8 倍。其剂量 50 ~ 100 mg/kg，相当于 INH 25 mg/kg，毒性亦小。专家们认为它是第一个像 INH 那样能防止小鼠结核分枝杆菌感染的喹诺酮类药物。目前正在进一步进行临床试验。

5. 化疗方法

1）两阶段疗法：开始 1～3 个月为强化阶段，每日用药。常同时用两种或两种以上的杀菌剂，以迅速控制结核分枝杆菌繁殖，控制病情，防止或减轻耐药菌株的产生。第二阶段维持治疗或称巩固治疗，时间 12～18 个月，每周 3 次间歇用药。常以两种或两种以上药物联合使用，直至疗程结束，以彻底杀灭结核分枝杆菌，预防复发。

2）间歇疗法：用于维持治疗阶段，采用有规律地每周给药 2～3 次，可获得与每日给药相同的效果。并且因减少给药次数而使毒副反应和药费均降低，既方便了患者，又有利于监督用药，保证全程化疗。

6. 化疗方案

1）长程化疗：指联合采用 INH、SM 及 PAS 等药物，疗程为 12～18 个月的治疗方案。如 2HSP/10HP、2HSE/10H$_3$E$_3$，前 2 个月为强化阶段，后 10 个月为巩固阶段，H$_3$E$_3$ 表示每周 3 次的间歇用药。

2）短程化疗：指联合用两种或两种以上杀菌剂，总疗程为 6～9 个月。常用方案如 2SHR/7HR、2HRZ/4HR、2HRZ/4H$_3$R$_3$ 等。可取得与长程化疗同样的治疗效果。

7. 复治肺结核的治疗

复治是指：①初治失败的患者；②规则用药满疗程后痰菌又复阳的患者；③不规律化疗超过 1 个月的患者；④慢性排菌患者。

复治方案：强化期 3 个月/巩固期 5 个月。常用方案：2SHRZE/1HRZE/5HRE；2SHRZE/IHRZE/5H$_3$R$_3$E$_3$；2S$_3$H$_3$R$_3$Z$_3$E$_3$/S$_3$Z$_3$E$_3$/5H$_3$R$_3$E$_3$。

复治患者应做药敏试验，对于上述方案化疗无效的复治排菌病例可参考耐多药肺结核化疗方案并根据药敏试验加以调整，慢性排菌者一般认为用上述方案疗效不理想，具备手术条件者可行手术治疗，对久治不愈的排菌者要警惕非结核分枝杆菌感染的可能性。

8. 耐多药肺结核的治疗

对至少包括 INH 和 RFP 两种或两种以上药物产生耐药的结核病为 MDR-TB（至少耐 INH 和 RFP），所以耐多药肺结核必须要有痰结核分枝杆菌药敏试验结果才能确诊。

耐多药肺结核化疗方案：主张采用每日用药，疗效要延长至 21 个月为宜，WHO 推荐一线和二线抗结核药物可混合用于治疗 MDR-TB，一线药物中除 INH 和 RFP 已耐药外，仍可根据敏感情况选用：①SM，因 SM 应用减少，耐 SM 的病例可能减少；②PZA，多在标准短程化疗方案强化期中应用，故对该药可能耐药频率低，虽然药敏试验难以证实结核分枝杆菌对 PZA 的药敏敏感性（因无公认可靠的敏感性检测方法），但目前国际上治疗 MDR-TB 化疗方案中常用它；③EMB，抗菌作用与 SM 相近，结核分枝杆菌对其耐药频率低。

二线抗结核药物是耐多药肺结核治疗的主药包括：①氨基糖苷类，阿米卡星（AMK）和多肽类卷曲霉素等；②硫胺类，Eto、丙硫异烟胺；③氟喹诺酮类，OFX 和左氧氟沙星（LFX），与 PZA 联用杀灭巨噬细胞内结核菌有协同作用，长期应用安全性和肝耐受性也较好；④环丝氨酸，对神经系统毒性大，应用范围受到限制；⑤PAS，为抑菌药，用于预防其他药物产生耐药性；⑥RBU，耐 RFP 菌株部分对它仍敏感；⑦帕司星肼（PSNZ），是老药，但耐 INH 菌株部分对它敏感，国内常用于治疗 MDR – TB。

（二）肾上腺皮质激素

为减轻中毒症状改善全身情况，加速渗出病变吸收和防止粘连，对急性粟粒性结核、结核性脑膜炎、浆膜结核等，在使用强有力抗结核药物的同时，短期应用肾上腺皮质激素有一定好处。一般给泼尼松每日 20 ~ 30 mg，分 3 ~ 4 次口服，2 ~ 3 周渐减量，共用 4 ~ 6 周。亦可用促肾上腺皮质腺素（ACTH），每日 40 U，静脉注射，4 ~ 6 日为 1 个疗程。

（三）对症治疗

1. 发热

干酪性肺炎或急性粟粒性结核高热持续不退时，且在有强有力抗结核药物应用的同时，可短期应用肾上腺皮质激素治疗。长期不规则低热可适当选用解热药。

2. 咳嗽、咳痰

刺激性干咳者可选用镇静药，如喷托维林 25 mg，每日 3 次；咳嗽剧烈者可用可卡因 15 mg，每日 3 次；痰液黏稠者可用氯化铵 0.3 ~ 0.6 g 或棕色合剂（复方甘草合剂）10 ml，每日 3 次；黏痰不易咳出者可选用 α – 糜蛋白酶 5 mg，雾化吸入。

3. 咯血

详见相关内容。

（四）手术治疗

疑有结核球不能排除肺癌者、未闭的空洞经规律化疗后仍排菌者、支气管结核致支气管狭窄并引起远端肺不张者、反复大咯血者均可考虑手术治疗。

四、护理要点

1）有条件的患者应单居一室；痰涂片阳性的肺结核患者住院治疗时需进行呼吸道隔离，室内保持良好通风，每日用紫外线消毒。

2）注意个人卫生，严禁随地吐痰，不可面对他人打喷嚏或咳嗽，以防飞沫传播。在咳嗽或打喷嚏时，用双层纸巾遮住口鼻，纸巾按传染性废物处理。

3）餐具煮沸消毒或用消毒液浸泡消毒，同桌共餐时使用公筷，以防传染。被褥、书籍在烈日下暴晒 6 小时以上。患者外出时戴口罩。

4）有计划、有目的地向患者及家属逐步介绍有关药物治疗的知识，如借助科普读物帮助患者加深理解。

5）强调早期、联合、适量、规律、全程化疗的重要性，使患者树立治愈疾病的信心，积极配合治疗。督促患者按医嘱服药，建立按时服药的习惯。

6）解释药物不良反应时，重视强调药物的治疗效果，让患者认识到发生不良反应的可能性较小，以激励患者坚持全程化疗，防止治疗失败而产生耐药结核分枝杆菌，增加治疗的困难和经济负担。如出现巩膜黄染、肝区疼痛、胃肠不适、眩晕、耳鸣等不良反应要及时与医生联系，不要自行停药，大部分不良反应经相应处理可以完全消失。

7）恢复期可适当增加活动，如户外散步、打太极拳、做保健操等，加强体质锻炼，充分调动人体内在的自身康复能力，提高机体免疫力和抗病能力。症状较轻患者在坚持化疗的同时，可进行正常工作，但应避免劳累和重体力劳动，保证充足的睡眠和休息，做到劳逸结合。

8）痰涂片阴性和经有效抗结核治疗4周以上的患者，一般来说没有传染性或只有极低的传染性，应鼓励患者过正常的家庭和社会生活，有助于减轻肺结核患者因隔离而产生的孤独感和焦虑情绪。

9）为肺结核患者提供高热量、高蛋白、富含维生素的饮食。蛋白质不仅能提供热量，还可增加机体的抗病能力及机体修复能力，患者饮食中应有鱼、肉、蛋、牛奶、豆制品等动、植物蛋白，成人每日蛋白质为 1.5~2.0 g/kg，其中优质蛋白应占一半以上；食物中的维生素 C 有减轻血管渗透性的作用，可以促进渗出病灶的吸收；维生素 B 对神经系统及胃肠神经有调节作用，可促进食欲。每日摄入一定量的新鲜蔬菜和水果，以补充维生素。

10）健康教育

（1）控制传染源：早期发现患者并登记管理，及时给予合理化疗和良好护理，是预防结核病疫情的关键。肺结核病程长、易复发和具有传染性，必须长期随访。掌握患者从发病、治疗到治愈的全过程。

（2）保护易感人群：①给未受过结核分枝杆菌感染的新生儿、儿童及青少年接种卡介苗（活的无毒力牛型结核分枝杆菌疫苗），使人体产生对抗结核分枝杆菌的获得性免疫力。卡介苗不能预防感染，但可减轻感染后的发病率与病情。②密切接触者应定期到医院进行有关检查，必要时给予预防性治疗。③对受结核分枝杆菌感染易发病的高危人群，如 HIV 感染者、硅沉着病、糖尿病等，可应用预防性化疗。

（3）日常生活调理：①嘱患者戒烟、戒酒；保证营养的补充；合理安排休息，避免劳累；避免着凉感冒及呼吸道感染；住处应尽可能保持通风、整洁、干燥，有条件可选择空气新鲜、气候温和处疗养，以促进身体的康复，增强抗病能力。②用药指导：强调坚持规律、全程、合理用药的重要性，取得患者与家属的主动配合，使 DOTS 能得到顺利完成。③定期复查：定期复查胸片和肝、肾功能，了解治疗效果和病情变化。

（张瑞云）

第八节　恶性胸腔积液

恶性胸腔积液（MPE）即胸膜腔积液是晚期恶性肿瘤的常见并发症，其中肺癌占第 1 位，第 2、3 位分别为乳腺癌和淋巴瘤，75% 的 MPE 由上述 3 种肿瘤引起。临床上常表现为进行性呼吸困难、咳嗽和（或）胸痛，显著影响患者生活质量，确诊后中位生存时间为 3~12 个月（取决于原发肿瘤的类型和分期）。针对 MPE，适当而有效的局部处理是整个治疗过程中重要的组成部分，可缓解症状、提高患者生活质量并改善其功能状态。

一、病因及发病机制

（一）淋巴系统引流障碍

淋巴系统引流障碍是肿瘤性胸腔积液产生的主要机制。累及胸膜的肿瘤无论是原发于胸膜还是转移至胸膜者均可堵塞胸膜表面的淋巴管，使正常的胸腔积液循环被破坏，从而产生胸腔积液。另外，壁层胸膜的淋巴引流主要进入纵隔淋巴结，恶性肿瘤细胞在胸膜小孔和纵隔淋巴结之间的任何部位引起阻塞，包括在淋巴管内形成肿瘤细胞栓塞、纵隔淋巴结转移，均可引起胸腔内液体重吸收障碍，导致胸腔积液。

（二）肿瘤细胞内蛋白大量进入胸腔

胸膜上的肿瘤组织生长过快，细胞容易脱落，进入胸膜腔的肿瘤细胞由于缺乏血运而坏死分解，细胞内蛋白进入胸腔，使胸膜腔内的胶体渗透压增高，产生胸腔积液。

（三）胸膜的渗透性增加

恶性肿瘤侵犯脏层和壁层胸膜、肿瘤细胞种植在胸膜腔内均能引起胸膜的炎症反应，使毛细血管通透性增加，液体渗入胸膜腔。

（四）胸膜腔内压降低、胸膜毛细血管静水压增高

肺癌引起支气管阻塞，出现远端肺不张，导致胸内压降低，当胸膜腔内压由 $-12~cmH_2O$ 降至 $-48~cmH_2O$ 将有大约 200 ml 的液体积聚在胸膜腔内。肺部恶性肿瘤可以侵犯腔静脉或心包，引起静脉回流障碍，胸膜表面的毛细血管静水压增高，从而产生胸腔积液。

（五）其他

原发性肺癌或肺转移性肿瘤引起阻塞性肺炎，产生类似肺炎的胸腔积液；肿瘤细胞侵入血管形成瘤栓，继而产生肺栓塞，胸膜渗出；胸腔或纵隔放射治疗（简称放疗）后，可产生胸膜腔渗出性积液；恶性肿瘤消耗引起低蛋白血症，血浆胶体渗透压降低，也可导致胸腔积液。

肿瘤性胸腔积液的产生往往是多种因素综合导致的。肿瘤对胸膜的直接侵犯或原发于胸膜的肿瘤引起的胸腔积液常为血性，胸腔积液中多能找到肿瘤细胞，胸膜活检的阳性率高。由阻塞性肺不张、阻塞性肺炎、肺栓塞、低蛋白血症、放疗后以及肺门淋巴结肿大等引起的继发性胸腔积液，在查明胸膜未被肿瘤侵犯的情况下，非外科手术绝对禁忌证。

二、病理生理

异常胸液的产生可以是单一病因，也可以是多种病因共同作用的结果。目前认为：壁层胸膜是胸液和蛋白进出的主要部位，在胸液的产生和吸收中起主要作用；淋巴引流的改变是造成 MPE 的主要原因，其机制为肿瘤阻塞壁层胸膜小孔，或肿瘤淋巴播散造成壁层胸膜通透性增加，或纵隔淋巴结受累合并淋巴管受损。此外，胸腔积液也可由胸膜腔以外的因素造成，如心脏、心包疾患或上腔静脉综合征引起静水压增高；纵隔或胸部放疗损伤淋巴管；阻塞性肺不张可改变胸膜腔内压；恶性腹腔积液通过膈肌淋巴管引起继发性 MPE；肝硬化、结缔组织病、低蛋白血症等影响胸腔积液生成速率，在制订治疗方案时应考虑到以上因素的存在。

三、病情评估

（一）临床表现

大约 1/3 肿瘤性胸腔积液患者临床上无明显症状，仅在查体时发现胸腔积液。其余 2/3 患者主要表现为进行性加重的呼吸困难、胸痛和干咳。

呼吸困难主要由于胸腔内液体占据一定空间，肺不能充分膨胀，肺通气受到限制。在大量胸腔积液时，患侧肺被压迫萎陷，肺循环不能进行气体交换，从而出现动静脉短路；同时，大量胸腔积液还将纵隔压向健侧，限制了健侧肺通气，加重呼吸困难。呼吸困难的程度与胸腔积液量的多少、胸腔积液形成速度和患者本身的肺功能状态有关。当积液量少或形成速度缓慢时，呼吸困难较轻，仅有胸闷、气短等。若积液量大，肺受压明显，临床上呼吸困难加重，甚至出现端坐呼吸、发绀等。有的积液量虽然不是很大，但在短期内迅速形成，临床上亦可表现为较重的呼吸困难，尤其是在肺功能代偿能力较差的情况下更是如此。大量胸腔积液的患者喜取患侧卧位，这样可以减轻患侧的呼吸运动，有利于健侧肺的代偿呼吸，缓解呼吸困难。

胸痛与肿瘤侵犯胸膜、胸膜炎和大量胸腔积液引起壁层胸膜牵张有关。持续性胸痛多是壁层胸膜被侵犯的结果；膈面胸膜受侵时，疼痛向患侧肩部放射；大量胸腔积液牵拉壁层胸膜引起胀满感和隐痛。咳嗽多为干咳，因胸腔积液刺激压迫支气管壁所致。其他症状均为晚期肿瘤的表现，如体重下降、乏力、恶病质等。

体格检查可发现患侧呼吸运动减弱，肋间隙饱满，气管向健侧移位，积液区叩诊为浊音，呼吸音消失。另外，消瘦、贫血貌等随病情的进展而出现。

（二）实验室及其他检查

1. X 线检查

小量胸腔积液 X 线显示肋膈角变钝；中等量积液显示有上缘斜凹外高内低的阴影，平卧时整个肺野透亮度降低；大量积液时则整个患侧呈致密影，纵隔推向健侧，包裹性胸腔积液其液体不随体位变动，位于叶间、肺与膈之间。

2. 胸腔积液检查

胸腔积液患者应进行胸腔穿刺抽液，做胸腔积液常规、病原体、生化、脱落细胞及胆固醇、甘油三酯、癌胚抗原、乳酸脱氢酶（LDH）等检查。

1）渗出液：渗出液可由炎症或肿瘤引起。外观呈草黄色、半透明，比重 >1.018，黏蛋白试验阳性，蛋白定量在 30 g/L 以上，胸腔积液蛋白含量/血清蛋白含量 >0.5，渗出液细胞数 $>500 \times 10^6/L$，脓胸时白细胞计数可为 $(10 \sim 15) \times 10^9/L$。中性粒细胞增多提示急性炎症；淋巴细胞为主时多为结核性；而红细胞在 $5 \times 10^9/L$ 以上时，外观呈淡红色，可由结核或肿瘤引起。胸腔积液 LDH/血清 LDH <0.6。

2）漏出液：由心力衰竭、低蛋白血症引起。胸腔积液呈淡黄色，透明，比重 <1.018，黏蛋白试验阴性，蛋白定量低于 30 g/L，胸腔积液蛋白含量/血清蛋白含量 <0.5，漏出液细胞数 $<100 \times 10^6/L$，以淋巴细胞和间皮细胞为主，胸腔积液 LDH/血清 LDH <0.6。

MPE 多为血性，亦有黄色积液，且特别黏稠，易凝固。其为胸膜间皮细胞分泌透明质酸所致。继发性胸液早期为黄色，以后转为血性，亦可早期即为血性胸水。细胞学检查时，间皮细胞 >5% 者可考虑为间皮瘤。肿瘤细胞在血性胸水中的检出率高达85%，在非血性胸水中则为 37.5%。肿瘤细胞检出率高低与肿瘤的类型也有一定关系。

3. 胸膜活检

经皮胸膜活检对鉴别有无肿瘤及判定胸膜肉芽肿病变有一定帮助。拟诊结核病时，活检标本除做病理检查外，尚可做结核分枝杆菌培养。脓胸或有出血倾向者不宜做胸膜活检。必要时可经胸腔镜进行活检。

4. 超声检查

超声检查可鉴别胸腔积液、胸膜增厚、液气胸等。对包裹性积液可提供较准确的定位诊断，有助于胸腔穿刺抽液。

根据上述临床表现及 X 线和胸腔积液检查可明确诊断。有时胸液原因不明，应先鉴别系渗出液还是漏出液。通常漏出液应寻找全身因素，渗出液多为胸膜本身病变所致；最常见是结核性胸膜炎，青壮年多见，结核菌素试验阳性，胸液中以淋巴细胞为主。但中年以上患者有胸腔积液，尤其是大量血性渗出液，抽液后又迅速生长者仍考虑肿瘤的可能。

（三）鉴别诊断

结核性与 MPE 常需认真鉴别，两者在临床上均较常见，但治疗与预后迥然不同。恶性肿瘤侵犯胸膜引起胸腔积液称为 MPE，胸液多呈血性、大量、增长迅速、pH 值 >7.4，癌胚抗原超过 10 μg/L，LDH >500 U/L，常由肺癌、乳腺癌转移至胸膜所致。结核性胸膜多有发热，pH 值多低于 7.3，腺苷脱氢酶（ADA）活性明显高于其他原因所致的胸腔积液，癌胚抗原及铁蛋白通常并不增高。若临床难以鉴别时，可予抗结核治疗，监测病情及随访化疗效果。老年结核性胸膜炎患者可无发热，结核菌素试验亦常为阴性，应予注意。若试验阴性且抗结核化疗无效，仍应考虑由肿瘤所致，结合胸腔积液脱落细胞检查、胸膜活检、胸部影像［CT、磁共振成像（MRI）］、纤支镜及胸腔镜等，有助于进一步鉴别。CT 检查诊断胸腔积液的准确性在于能正确鉴别肺癌的胸膜侵犯或广泛转移，对 MPE 的病因诊断、肺癌分期与选择方案至关重要。MRI 在胸腔积液诊断方面，尤其在 MPE 的诊断上，可补充 CT 的不足，其特征性显然优于 CT。胸膜针刺活检具有简单、易行、损伤性较小的优点，阳性诊断率为 40%～75%。胸腔镜检查对MPE 的病因诊断率最高，为 70%～100%，可为拟定治疗方案提供依据。

四、治疗措施

MPE 系最常见的胸腔积液之一。其中肺癌、乳腺癌、淋巴瘤、卵巢癌的转移是MPE 最常见的病因。

（一）全身性抗肿瘤化疗

MPE 病变局限于胸腔局部（除原发胸膜恶性肿瘤外），因此，对于全身性抗肿瘤化疗较为敏感的恶性肿瘤，如小细胞肺癌、恶性淋巴瘤、乳腺癌等经全身性化疗约 1/3 患者胸腔积液消失。

（二）局部治疗

主要包括胸腔积液引流、向胸腔内注药、放疗、手术治疗及胸腹分流术等。

1. 排除胸腔积液

原则是在机体能耐受的情况下，尽可能 1 次将胸腔积液排除干净，以使药物能充分与胸膜接触，发挥抗肿瘤作用。排除胸腔积液的方法包括胸腔穿刺抽液和胸腔闭式引流。由于后者能够比较缓慢、彻底地将胸腔积液引流干净，故临床应用越来越广泛。

2. 胸腔局部用药

1）抗肿瘤药：常用的有顺铂（DDP）、卡铂（CBDCA）、博来霉素、阿霉素（ADM）等。DDP 是一种广谱抗肿瘤药，不经肝脏分解代谢，可直接杀伤胸膜表面及胸腔积液中游离的肿瘤细胞，被广泛用于各种 MPE 的治疗，有效率在 80% 以上。DDP 是一种细胞周期非特异性药物，疗效与剂量成正相关，即浓度越高，抗肿瘤作用越强，为进一步提高 DDP 治疗 MPE 的疗效。近年来应用"双路疗法"，即在胸腔内注入大剂量 DDP（$80 \sim 100 \ mg/m^2$）的同时，全身静脉应用硫代硫酸钠（STS）解毒。STS 活泼的巯基和 DDP 共价结合，使经胸膜吸收入血的 DDP 灭活，从而大大减轻 DDP 的全身不良反应而不影响 DDP 的局部抗肿瘤作用。据文献报道，"双路疗法"治疗 MPE 的有效率为 85% ~96%，DDP 的主要不良反应为肾脏损害和消化道反应，采用水化利尿和应用 STS 能明显减轻肾毒性的发生率。在注入 DDP 之前 15 分钟静脉注射恩丹西酮 8 mg，可大大降低 DDP 呕吐的发生率。CBDCA 为第二代铂金化合物，与 DDP 相比，抗肿瘤谱相似，其优点是肾毒性和消化道反应轻，不需水化利尿及应用解毒剂，使用方便，用法为 400 ~500 mg 胸腔内注入，每周 1 次。此外，博来霉素、足叶乙苷也可用于 MPE 的治疗。

2）胸膜硬化剂：胸膜硬化剂能使脏层和壁层胸膜发生无菌性炎症，使胸膜腔粘连闭锁，从而达到控制胸腔积液的目的，常用药物如下：

（1）四环素：四环素是目前最常用的硬化剂。可使胸液的 pH 值显著降低，胸膜间皮细胞破坏、胸膜纤维化粘连。用法为 0.5 ~1.0 g/50 ~100 ml 生理盐水，在胸腔插管胸腔积液完全引流后注入胸腔，其有效率达 80%。注药时疼痛较著者，可用 1% 普鲁卡因 10 ml 或利多卡因 100 mg 稀释后注射，以减轻疼痛。

（2）阿的平：100 ~200 mg/20 ~40 ml 生理盐水，胸腔内注入，每日 1 次，连续 2 ~5 天（或单次剂量 1 500 mg），总量达 400 ~2 000 mg。

（3）滑石粉：滑石粉 10 g/250 ml 生理盐水 1 次注入胸腔，或以滑石粉 2 ~5 g 直接从胸腔镜喷于胸膜表面。缺点是疼痛较剧，有时需在全身麻醉（简称全麻）下进行。

3）胸腔内注入灭活的细菌或病毒制成的生物反应调节剂（BRM）：此为近年来探索使用于治疗 MPE 较为成功的方法。其及共同作用为使胸膜产生化学性炎症，纤维性粘连，使胸腔闭锁；以嗜中性粒细胞为中心，其他如巨噬细胞、自然杀伤细胞等效应细胞的诱导，产生抗肿瘤作用。目前常用制剂如下。

（1）短小棒状杆菌（CP）疫苗：CP 是一种厌氧的革兰阳性杆菌，其细菌壁的类脂质有显著的免疫刺激作用。对 MPE 的有效率为 70% ~100%。用法为 7 ~14 mg + 生理盐水 20 ml，每周 1 次，胸腔内注入。待胸腔积液减少或包裹时也可改为肌内注射（以

0.5~2 ml 注射用水溶解）。

（2）溶血性链球菌制剂（OK-432）：此系溶血性链球菌制备的一种免疫制剂。常用剂量为 5~10 kE/生理盐水 40~100 ml 胸腔内注入。有报告，OK-432 与其他抗肿瘤药物［如阿糖胞苷、丝裂霉素（MMC）］使用，其疗效显著，比单用抗癌药物为佳。

（3）沙培林：沙培林是一种经青霉素处理的 β 溶血性链球菌低毒株冷冻干燥剂。类似 OK-432。常用剂量为 5~10 kE/生理盐水 10~20 ml，宜从小剂量开始逐渐递增。沙培林对 MPE 的缓解率达 85%。

（4）其他：用于胸腔内注射的免疫制剂尚有干扰素、白细胞介素-3、卡介苗、细胞壁骨架及诺卡氏菌细胞壁骨架等。

4）放射性核素：放射性核素一方面能直接作用在浆膜表面，使纤维增厚、局部微小血管及小淋巴管闭塞，另一方面能直接杀死胸腔积液中游离的肿瘤细胞。常用的放射性核素有 ^{32}P（磷）。由于使用放射性核素需要特殊的防护措施，同时对引流出来的胸腔积液也要做相应处理并存在骨髓抑制等不良反应，故放射性核素的应用越来越少。

（三）放疗

对放射线敏感的肿瘤（恶性淋巴瘤、中心型肺癌）所引起的中央性胸腔积液，特别是气道被肿瘤阻塞者应采用局部姑息性放疗，据统计，有效率达 80%。

（四）手术治疗

对于胸腔闭式引流及胸腔内药物注射治疗措施仍不能控制症状者，肺萎陷或剖胸探查、肺肿瘤切除时发现胸腔积液者，可行胸膜剥离切除术。

1. 外科胸膜融合及胸膜切除术

采用开放性胸膜切除或胸膜划痕方法可控制胸腔积液复发，有效率达 95%，但由于需要开胸手术，存在 23% 的并发症发生率和 6%~18% 的死亡率，故较少采用。对于预期生存期较长，其他消除胸腔积液的方法无效，并有胸膜增厚、肺脏膨胀受限的患者，可以采用这种术式。

2. 胸腹分流

Denver 胸腹分流装置是由一个带有瓣膜的泵腔和有孔的胸腔、腹腔硅胶管组成。用人工挤压方法，使胸腔积液逆向腹腔—胸腔压力梯度转运，瓣膜保证液体不能反向流动。胸腹分流适用于化学粘连术后反复胸腔积液或因心、肺功能不全无法承受开胸术的患者。Ponn 等曾对 17 例顽固性胸腔积液患者应用胸腹分流装置，其中 15 例为恶性肿瘤患者，所有患者的临床症状均得到不同程度缓解。胸腹分流装置容易被胸液内的沉渣和脱落的组织堵塞，另外，应用胸腹分流装置最棘手的问题是随胸腔积液引流入腹腔形成肿瘤的种植。

（王欢）

第二章　循环系统急重症

第一节 急性心力衰竭

心力衰竭是由多种原因引起的心脏泵功能不全综合征。从广义而言，心力衰竭所指的是在适当的静脉回心血量的情况下，心排血量不能满足机体代谢的需求。通常有两种情况：一是机体代谢虽正常，但心排血量下降，从而产生一系列供不应求的情况，此称为低排血量衰竭；二是机体代谢亢进或机体对氧的需求增加，虽然心排血量正常或高于正常，但仍不能满足需要，如甲亢或严重贫血等，此称为高排血量衰竭。下面就急性心力衰竭的几个基本问题进行阐述。

一、病因和发病机制

下列各种原因，使心排血量在短时间内急剧下降，甚至丧失排血功能，即引起急性心力衰竭。

（一）急性弥漫性心肌损害

如急性广泛性心肌梗死、急性重症心肌炎等，由于功能性心肌数量的锐减，使心肌收缩力明显降低，同时心肌组织由于炎症、水肿、出血和坏死，顺应性显著降低，使右室排血量急剧减少，导致急性心力衰竭。

（二）心脏机械性障碍

左房黏液瘤可引起急性二尖瓣口狭窄，严重阻碍血流通过二尖瓣口，致左房压急剧升高。常见的风湿性二尖瓣狭窄患者，在出现某些诱因时，如情绪激动、劳累、感染（尤其是肺部感染）、妊娠、分娩、输液量过多、心律失常等，右心排血量突然增加，而因二尖瓣狭窄使左室的血量增加受限，至左房压急剧升高，促进肺水肿的形成。限制型心肌病、缩窄性心包炎、大量心包积液或心包液体不多但积聚迅速致心脏压塞时，均可使心室顺应性降低，心脏舒张功能障碍，严重妨碍心脏舒张期血液充盈，心脏排血量降低，心肌耗氧量增加。此外，左室心内膜心肌纤维化，左室舒张末压升高，二尖瓣反流，这些疾患亦常引起严重的肺动脉高压，出现急性左心衰竭。

（三）急性容量负荷过重

如急性心肌梗死、感染性心内膜炎或外伤所致乳头肌功能不全、腱索断裂、瓣膜穿孔、室间隔穿孔和主动脉瘤破裂等。静脉输血、输入含钠液体过快或过多时也可导致急性心力衰竭。

在上述各种病因和诱因的作用下，心肌收缩力突然明显降低或心脏负荷突然明显增加，致使心排血量急骤降低，心室充盈压显著升高，此与慢性心力衰竭不同，各种代偿机制的作用均不明显。

肺泡内液体与气体混合形成泡沫，后者表面张力很大，可阻碍通气和肺毛细血管自肺泡内摄取氧，引起缺氧，同时肺水肿可降低肺顺应性，引起换气不足和肺内动静脉分流，导致动脉血氧饱和度减低。缺氧又很快使组织产生过多的乳酸，致发生代谢性酸中毒，从而使心力衰竭进一步加重，最后可引起严重的心律失常或休克，重者可导致死亡。在上述过程中，肺淋巴管引流、肺泡表面活性物质、血浆白蛋白浓度和毛细血管通透性等因素的改变，均可影响肺水肿产生的速度。

二、病情评估

（一）临床表现

常见于原有心脏器质性疾病，如急性心肌梗死、高血压心脏病、重度二尖瓣狭窄、急进性肾小球肾炎等。常有过度体力活动、肺部感染、妊娠、分娩、心动过速、过量过快输液等诱因。

根据心排血量下降的急剧程度、持续时间的长短以及机体发挥代偿功能的状况，可有晕厥、休克、急性肺水肿、心搏骤停等表现。

1. 晕厥

晕厥指心排血量减少致脑部缺血而发生的短暂性意识丧失。若持续数秒钟时可有四肢抽搐、呼吸暂停、发绀等表现，称为阿-斯综合征。

2. 休克

心排血功能低下导致心排血量不足而引起的休克，称为心源性休克。临床上除休克表现外，多伴有心力衰竭、体循环静脉淤血，如静脉压升高、颈静脉怒张等表现。

3. 急性肺水肿

突然发作、高度气急、呼吸浅速、端坐呼吸、咳嗽，咳白色或粉红色泡沫样痰，面色灰白、口唇及肢端青紫、大汗、烦躁不安、心悸、乏力等。体征为双肺满布湿性啰音或（和）哮鸣音，心率增快，心尖区奔马律及收缩期杂音，心界向左下扩大，可有心律失常和交替脉。

4. 心搏骤停

心搏骤停为严重心力衰竭的表现，见心搏骤停和心肺复苏部分内容。

（二）实验室及其他检查

1. 胸部 X 线

如有基础疾病导致的心脏扩大，可见心胸比例增高。心力衰竭的早期可见肺间淤血产生的 Kerley A 线和 B 线。病情进展至肺泡水肿，两肺出现广泛分布的斑片状阴影，融合成片，聚集于以肺门为中心的肺野中心部分，呈蝴蝶状或翼状，肺尖、肺底及肺野外围部分清晰。

2. 动脉血气分析

肺间质淤血、肺泡水肿使肺泡毛细血管膜增厚，影响气体弥散。因二氧化碳的弥散力是氧的 20 倍，故病情早期血气为低氧血症及微循环不良导致的代谢性酸中毒，PCO_2 因呼吸频率快、过度通气反而降低；病情晚期，患者呼吸肌无力或发生神志改变时，才出现 PCO_2 升高。

3. 血流动力学

如能应用漂浮导管在床边进行血流动力学监测，有利于临床明确诊断、指导治疗。

急性左心衰竭时，PCWP、心室舒张期末压升高，心排血量、心脏指数、射血分数降低。其中 PCWP 和左室舒张末压是监测左心功能的敏感指标。

4. 心电图

对急性心力衰竭，心电图无特征性改变，常表现为窦性心动过速以及急性心肌梗死、心律失常等原发病的表现。其价值在于提示急性心力衰竭的某些促发因素（如心律失常、心肌梗死等），提供基础心脏病的心电图线索。

5. 超声心动图

超声心动图可以评价衰竭心室的收缩功能和舒张功能变化的程度；证实结构性改变，协助病因诊断；评价治疗效果等。心力衰竭的患者往往出现左房、左室扩张，室壁运动幅度减弱，左室射血分数降低等。

（三）诊断

根据典型症状和体征，一般不难做出诊断。

诊断标准：

1. 左心衰竭

有累及左心的心脏病基础，出现肺循环淤血的表现。

1）呼吸困难、咳嗽、咳血，咳粉红色泡沫痰。

2）发绀、端坐呼吸、左室扩大、心率增快、心尖部第一心音减弱、心尖区收缩期杂音、肺动脉瓣区第二心音亢进、舒张期第三心音奔马律、闻及肺底部或广泛性湿啰音等。

3）X 线检查示肺门阴影增大、肺纹理增粗等肺淤血及左室增大征象。

4）PCWP 大于 18 mmHg。

具备第1）、2）项或兼有第3）项即可诊断，兼有第4）项可确诊。

2. 右心衰竭

有引起急性右心衰竭的病因，出现体循环淤血征象。

1）腹胀、上腹疼痛、恶心等肝及胃肠道淤血症状。

2）水肿、发绀、颈静脉怒张、三尖瓣区可听到收缩期杂音、肝大且压痛、肝颈静脉反流征阳性。

3）X 线检查示右室增大，上腔静脉增宽。心电图示右室肥厚。

4）心导管检查示右室充盈压明显增高，而左室充盈压正常或偏低，或两者增高不成比例（右室充盈压:左室充盈压 >0.65）。

具备1）、2）或有3）项即可诊断，兼有第4）项可确诊。

（四）鉴别诊断

心力衰竭的某些症状如呼吸困难、水肿、肝肿大、肺底啰音等并非心力衰竭所特有的表现，应与有类似症状的疾病相鉴别。急性左心衰竭所致的劳力性呼吸困难，应与阻塞性肺气肿、肥胖、神经性呼吸困难、身体虚弱相鉴别；夜间呼吸困难心源性哮喘应与支气管哮喘相鉴别；肺底湿啰音应与慢性支气管炎、支气管扩张、肝炎相鉴别；急性右心衰竭应与心包积液或缩窄性心包炎相鉴别。

三、治疗措施

治疗目标是改善症状，稳定血流动力学状况。另一治疗客观目标是减轻心力衰竭时的临床表现。有效的治疗可以改善预后，提示预后改善的指标包括静脉持续血管扩张剂应用时间的缩短、住院时间的缩短、再次入院率的下降以及需再次入院治疗的间期延长。治疗的主要目标还包括住院期间和远期死亡率的下降。

到达急诊室后，急性心力衰竭患者应尽快接受监护，同时应进行相关的检查以尽早明确原发病因。监测的内容与严密程度取决于患者的病情、治疗反应和急诊室的条件。

所有危重患者常规监测内容包括：体温、呼吸、心搏、血压及心电图。有些实验室检查应反复重复，动态观察，如电解质、肌酐、血糖、感染指标或其他代谢性疾病指标。必须严格控制高血钾或低血钾，这些指标都可通过自动检测仪快速准确的监测。监测的频率应随病情变化调整。

（一）减少静脉回流

立即使患者取坐位，两腿下垂，或四肢结扎止血带。方法：用软的橡胶止血带或气囊袖带（血压计袖带）扎束四肢躯干部（肩及腹股沟以下），袖带内压力大约充气至舒张压以下 10 mmHg 为度（或用触诊法，止血带远端动脉搏动仍存在，而静脉充盈怒张），使四肢静脉回流受阻，而保持动脉供血畅通。每 15 ~ 20 分钟按一定顺序（顺钟向或逆钟向）将一肢止血带放松，即每个肢体加压 45 分钟，放松 15 分钟，以免局部组织的血流过分淤滞，引起不良后果。

（二）高流量氧气吸入

高流量氧气吸入（10 ~ 20 ml/min 纯氧或鼻管吸入 6 ~ 8 ml/min）是治疗急性肺水肿的有效措施。面罩吸氧可将 30% ~ 40% 乙醇放入湿化瓶内，以使肺泡内泡沫的表面张力降低而破裂，以利改善肺泡通气。一次使用时间不宜超过 20 分钟。鼻导管吸氧，乙醇浓度为 70% ~ 80%，若患者不能耐受，可选用 20% ~ 30% 的乙醇，以后逐渐增加，或开始用低流量吸氧，待患者适应后再逐渐提高氧流量，此法适用于清醒患者，如以 95% 乙醇 5 ml 置鸭嘴喷雾管中，用氧雾化吸入，或用 20% ~ 40% 乙醇，经超声雾化吸入，疗效比上述两种方法更为可靠。

（三）吗啡

吗啡 5 ~ 10 mg 静脉缓注不仅可以使患者镇静，减少躁动所带来的额外的心脏负担，同时也具有舒张小血管的功能而减轻心脏的负荷。必要时每间隔 15 分钟重复 1 次，共 2 ~ 3 次。老年患者可酌减剂量或改为肌内注射。

（四）快速利尿

呋塞米 20 ~ 40 mg 静脉注射于 2 分钟内推完，10 分钟内起效，可持续 3 ~ 4 小时，4 小时后可重复 1 次。除利尿作用外，本药还有静脉扩张作用，有利于肺水肿缓解。

（五）血管扩张剂

硝普钠、硝酸甘油或酚妥拉明静脉滴注。

1. 硝普钠

一般起始剂量 20 μg/min，根据血压每 5 分钟调整用量，收缩压维持在 100 mmHg

左右，原有高血压患者收缩压降低幅度不得超过 80 mmHg，否则会引起心、脑、肾等重要器官灌流不足。维持量多为 50～100 μg/min，但应根据个体情况而定。

2. 硝酸甘油

起始剂量 10 μg/min，根据血压每 10 分钟调整 1 次，每次增加 5～10 μg/min，以血压达上述水平为度。维持量多为 50～100 μg/min，但该药个体差异大，故应根据具体情况而定。

3. 酚妥拉明

酚妥拉明为 α 受体阻滞剂，静脉滴注以 0.1 mg/min 开始，每 5～10 分钟调整 1 次，维持量一般为 1.5～2.0 mg/min，监测血压同硝普钠。

（六）氨茶碱

0.25 g 加入 50% 葡萄糖液 20～40 ml 中缓慢静脉注射，以减轻呼吸困难。

（七）强心剂

如发病 2 周内未用过洋地黄或洋地黄毒苷，1 周内未用过地高辛，可予速效洋地黄制剂，以加强心肌收缩力和减慢心率，此对伴有房性快速性心律失常的急性肺水肿特别有效，但对重度二尖瓣狭窄而伴有窦性心律的急性肺水肿忌用。如发病 2 周内曾用过洋地黄，则强心剂的应用需根据病情小剂量追加，用法同慢性心力衰竭。

（八）糖皮质激素

地塞米松 10～20 mg 加入 5% 葡萄糖液 500 ml，静脉滴注。糖皮质激素可扩张外周血管，增加心排血量，解除支气管痉挛，改善通气，促进利尿，降低毛细血管通透性，减少渗出。对急性肺水肿和改善全身情况有一定价值。

（九）氯丙嗪

国外报告氯丙嗪治疗急性左心衰竭有迅速改善临床症状的作用，国内亦有人用小剂量氯丙嗪治疗急性左心衰竭。用法：5～10 mg 肌内注射，仅有左心衰竭者用 5 mg，伴有急性肺水肿者用 10 mg，肌内注射后 5～10 分钟见效，15～30 分钟疗效显著，作用持续 4～6 小时。氯丙嗪扩张静脉作用大于扩张动脉，因此更适合以前负荷增高为主的急性左心衰竭；其镇静作用能很好地解除患者焦虑。

（十）急性右心衰竭的治疗

1. 病因治疗

右心衰竭是由多种病因如急性心脏压塞、肺栓塞等引起的心力衰竭综合征。因此，其治疗的关键首先是快速认识并纠正病因和稳定血流动力学状况。

2. 控制右心衰竭

治疗的基本措施是：①维持正常的心脏负荷，特别是前负荷。②增强心肌收缩力，使心排血量增加。③维持心肌供氧和耗氧的平衡。④由于一氧化氮能选择性的降低肺血管阻力，近年来已被广泛用于治疗右心衰竭。⑤上述治疗效果不佳时，有条件的情况下可考虑肺动脉内球囊反搏或右心辅助治疗。

3. 注意事项

①只要没有明显的体液负荷过量的表现，一般应维持合理的补液速度。②颈静脉压并不能很好地表示左室充盈压，颈静脉压升高并不排除体液量的缺乏。③没有右室壁的

特征性心电图改变并不能排除右室心肌梗死。④肺动脉漂浮导管对右室心肌梗死诊断很有帮助，表现为右房压及右室压＞肺动脉楔压。⑤利尿剂和血管扩张剂对右室心肌梗死患者无益而有害。⑥在负荷量充足的情况下，多巴胺 4～5 μg/（kg·min）通常可维持血压平稳，如需要可增加至 15 μg/（kg·min），或与肾上腺素复合使用。

四、护理要点

1）安置患者于危重监护病房，监测心电图、呼吸、血压、尿量等变化，并做详细记录；同时测量脉搏、心率的变化（不能以脉率代替心率）。

2）立即协助患者取坐位，双腿下垂，以利于呼吸和减少静脉回心血量。

3）给予高流量（6～8 L/min）经 30%～50% 乙醇湿化的氧气鼻导管吸入。使用乙醇吸氧可使肺泡内泡沫的表面张力降低而破裂，有利于改善通气。必要时可加压吸氧，以增高肺泡内压力，减少浆液的渗出，但吸氧时间不宜过长，应间歇吸入。如给予机械通气辅助呼吸，采用 PEEP。

4）宜用低钠、低脂肪、低盐、富含维生素、富于营养、易消化的低热量饮食。采用低热量（每日 1 200～1 500 kcal①）饮食可降低基础代谢率，减轻心脏负荷，但时间不宜过长。低盐饮食可控制水钠潴留，从而减轻心脏负荷，根据水肿程度忌用或少用含钠量高食物，如发酵面食、咸肉、咸菜、海鱼虾、含钠饮料、调味品和含盐的罐头等。进食量少或利尿明显者可适当放宽钠盐的限制。心力衰竭时因胃肠道淤血、呼吸困难、疲乏、焦虑而影响食欲和消化功能，应给予易消化食物，少食多餐，可减少胃肠消化食物所需的血液供应，使心脏负荷减轻。

5）因急性心力衰竭起病急，患者无思想准备，病情较重，所以患者易出现烦躁、紧张、焦虑、恐惧、失望等心理现象。应加强对患者的心理护理，对患者态度和蔼、诚恳热情，耐心细致地做好思想工作，体贴入微地帮助患者增强信心及配合治疗。

6）观察体温、脉搏、呼吸、血压的变化。注意心力衰竭的早期表现，夜间阵发性呼吸困难是左心衰竭的早期症状，应予警惕。当患者出现血压下降、脉率增快时，应警惕心源性休克的发生，并及时报告医生处理。

7）观察神志变化，由于心排血量减少，脑供血不足、缺氧及二氧化碳增高，可导致头晕、烦躁、迟钝、嗜睡、晕厥等症状，及时观察以利于医生综合判断及治疗。

8）观察心率和心律，注意心率快慢、节律规则与否、心音强弱等。有条件时最好能做心电监护并及时记录，以利及时处理。出现以下情况应及时报告医生：①心率＜40次/分或＞130次/分。②心律不规则。③心率突然加倍或减半。④患者有心悸或心前区痛的病史而突然心率加快。

9）注意判断治疗有效的指标，如自觉气急、心悸等症状改善，情绪安定，发绀减轻，尿量增加，水肿消退，心率减慢，原有的期前收缩减少或消失，血压稳定。

10）注意观察药物治疗的效果及不良反应，如使用洋地黄类药物时，应注意观察患者心率、心律的变化，观察药物的毒性反应，并协助医生处理药物的不良反应。此

---

① 1 kcal＝4.18 kJ。

外，迅速建立良好的静脉通道，以保证药物的顺利应用，严格控制静脉输液速度。做好各种记录，发现异常及时报告医生，配合处理。备好一切抢救药品、器械。洋地黄类药物毒性反应的处理：

（1）立即停用洋地黄类药物，轻度毒性反应，如胃肠道、神经系统和视觉症状，一度房室传导阻滞，窦性心动过缓及偶发室性期前收缩等心律失常表现，停药后可自行缓解。中毒症状消失的时间，地高辛为 24 小时内，洋地黄毒苷需 7～10 日。

（2）酌情补钾，钾盐对治疗由洋地黄毒性反应引起的各种房性快速心律失常和室性期前收缩有效，肾性衰竭和高血钾患者忌用。

（3）苯妥英钠：是治疗洋地黄中毒引起的各种期前收缩和快速性心律失常最安全有效的常用药物，但有抑制呼吸和引起短暂低血压等不良反应，应注意观察。

（叶新燕）

第二节　重症心律失常

重症心律失常可以导致心搏骤停的严重心律失常，心电图常见有：室性心动过速、心室颤动、窦性停搏、高度房室传导阻滞、室内阻滞和心室静止。绝大多数致命性心律失常并发于器质性心脏病，只有少数特殊类型为原发，如先天性 QT 延长综合征、Brugada 综合征、特发性心室颤动等。

一、病因和发病机制

心律失常的主要病因包括：①各种原因的器质性心脏病，如冠状动脉粥样硬化性心脏病（简称冠心病）、风湿性心瓣膜病、心肌病，尤其是发生心力衰竭、心肌梗死和心肌炎时。②内分泌代谢病与电解质紊乱，以甲亢、血钾过高或缺乏多见。③药物的不良反应，如洋地黄、胺碘酮等抗心律失常药物及咪康唑等。④房室旁道引起的预激综合征。⑤心脏手术或诊断性操作。⑥其他，如脑血管病、感染、自主神经功能紊乱等。心律失常也可发生于无明显心脏疾患和健康者，原因常不完全明确。

心律失常的发病机制包括心脏激动起源异常或传导异常，以及起源和传导均异常。激动起源异常包括窦性心律失常、异位心律和主动性异位心律等，其中以各种窦性心律失常、期前收缩和心房颤动最为常见。传导异常包括窦房、房内、房室传导阻滞，室内传导阻滞和预激综合征。异位激动伴生理性传导障碍大多为生理现象，本身无特殊治疗。

窦房结是心脏正常窦性心律的起搏点，激动在窦房结形成后即由窦房结与房室结之间的结间通道抵达房室结，同时沿心房肌传到整个心房。激动在房室结内传导速度极为缓慢，到达希氏束后传导速度再度加速，激动沿浦肯野纤维传到心室肌，使全部心肌激动一次，完成一个心动周期。

（一）激动起源异常

激动起源异常主要与心肌细胞膜局部离子流的改变有关，其表现形式有二，即起搏点（包括正常和异位）自律性增高和触发激动。

1. 自律性增高

心肌细胞自律性即心肌细胞自发产生动作电位的能力。自律性是窦房结、心房传导束、房室交界区以及希—浦系统的正常电生理特性。窦房结自律性下降导致的异位搏动称逸搏或逸搏心律，潜在起搏点兴奋性异常升高所引起的异常搏动，称为期前收缩或心动过速。

心脏本身病变（缺血炎症负荷过重等）或自主神经兴奋性改变均可使心脏组织自律性受到影响，甚至原来无自律性的心肌细胞也可在病理状态下出现异常自律性。临床导致心脏自律性升高的因素有：①交感神经张力升高；②副交感神经张力降低；③儿茶酚胺分泌增加；④电解质紊乱（血钾降低，血钙升高）；⑤代谢异常（血 PCO_2 升高、血 pH 值降低、PO_2 降低）；⑥体温升高；⑦机械性刺激（如导管检查）；⑧药物影响。

2. 触发激动

触发激动由后除极引起，后除极分为早期后除极和延迟后除极。

早期后除极发生于动作电位复极过程（1～3 相）中，尤其是 2 相平台期，可能与除极时钾离子（K^+）通透性下降有关。由于早期后除极紧跟前面的动作电位并由其引起，故又称第二次超射。早期后除极所引起的期前激动将产生与前一激动联律间期相对固定的期前收缩，这种情况常表现为良性心律失常。

延迟后除极是在动作电位复极完成后发生的短暂性振荡性除极活动，也是由前面的动作电位引起。延迟后除极可以是阈下刺激，但当其增大到足以使膜电位到达阈电位时即可产生紧随后除极的触发激动。延迟后除极的发生主要与心肌细胞内 Ca^{2+} 大量增加有关。

无论早期后除极还是延迟后除极，如果没有前面的动作电位，后面的触发活动也不会出现，所以称此激动为触发激动。触发激动常见于儿茶酚胺分泌增加、低血钾、高血钙或洋地黄中毒时。

（二）激动传导异常

心脏激动的传导异常分传导障碍和折返激动两大类。传导障碍是指激动沿传导系统传导的速度减慢（传导延迟）或传导中断（传导阻滞），其发生的基本机制有：①组织处于不应期；②递减性传导；③不均匀传导。

折返激动是指心脏激动沿一条途径传出又循另一条途径返回原处，再次激动心脏的现象。单次折返引起期前收缩，连续折返导致心动过速、扑动或颤动。折返是所有快速性心律失常中最常见的发生机制，其产生的基本条件是：①激动下传的途径中必须有传导速率和不应期不相同的两条通道二者相连成环；②上述两条通道中一个存在单向阻滞；③上述环路中任何一点的不应期要短于激动环行运动的周期。

Hoffman 和 Rosen 又将折返进一步分为随机折返和顺序折返两大类。随机折返常见于心房颤动或心室颤动；而顺序折返可引起大多数心律失常。二者的主要区别在于随机折返的环路大小和部位随时间不断发生改变，而顺序折返的环路和部位则相对固定。

（三）激动起源和传导均异常

并行心律是指心脏内同时存在两个独立的起搏点，形成两个固定心律。由于异位起搏点周围存在保护性传入阻滞，故其激动不受窦房结激动的影响。并行心律须靠心电图进行诊断，其心电图特征是：

1）两种心律各有其固定节律，即异位节律点引起的 QRS 波群之间距离存在一个最大公约数，此公约数便是异位节律点的自明期。

2）两种心律各有其固定的 QRS 形态。

3）两种心律的激动相遇时可以呈现融合波。

4）保护性阻滞的存在即异位心律不受窦性激动的干扰。保护性阻滞是产生并行心律的关键，但目前对保护性阻滞产生的原因仍未完全阐明。

二、病情评估

快速性心律失常可使心脏病的患者发生心绞痛、心力衰竭、肺水肿、休克。心率过于缓慢的心律失常可发生阿 - 斯综合征，引起晕厥或抽搐。严重心律失常时，如不及时处理可加重病情，甚至危及生命。

（一）病史及体格检查

详尽的病史常能提供对诊断有用的线索，如心律失常的存在及其类型；心律失常的诱发因素；心律失常发作的频率与起止方式；心律失常对患者造成的影响等。体格检查应包括心脏视、触、叩、听的全面检查，部分心律失常依靠心脏的某些体征即能基本确诊，如心房颤动等。

（二）症状和体征

1. 快速性心律失常

快速性心律失常大致可分为快速性室性心律失常和室上性心律失常。前者又可分为阵发性室性心动过速，心室扑动或颤动；后者可分为阵发性室上性心动过速、快心室率型心房颤动和心房扑动。现分别叙述：

1）阵发性室上性心动过速：阵发性室上性心动过速简称室上速，是指连续 3 次以上室上性期前收缩。按发病机制可分为：①房性心动过速。②房室交界性心动过速。③具有旁路传导的心动过速，即预激综合征并发心动过速。④阵发性折返性心动过速。临床上以前两种最常见。多见于无器质性心脏病的年轻人，常反复发作，亦见于风湿性心脏病、冠心病、高血压及甲亢性心脏病。呈阵发性发作，突然发作，突然停止，心率一般在 150~220 次/分，心律规则，脉细速，可有心悸、胸闷、头晕、乏力等症状，长时间发作可引起血压下降、休克、晕厥、心绞痛及心力衰竭。

2）阵发性室性心动过速：阵发性室性心动过速是发生于希氏束分叉以下的一组快速性室性心律失常，频率 >100 次/分，自发至少连续 2 个，心电程序刺激诱发的至少连续 6 个室性搏动。本病以冠心病为主要病因，其中约半数发生于急性心肌梗死，其次为洋地黄中毒、急性心肌炎、严重低血钾、风湿性心脏病、奎尼丁晕厥、介入性心脏检查及心脏手术、严重感染、拟交感药物过量，如异丙肾上腺素及肾上腺素过量、嗜铬细胞瘤或过度惊吓等。心动过速突然发作，突然终止。由于发作时心房与心室收缩不协调，引起心室充盈减少，心排血量降低，可出现心、脑等器官供血不足的症状，如头晕、乏力、呼吸困难、心绞痛、晕厥等。原来的心脏情况越差，心动过速发作时频率越快，持续时间越长，对血流动力学的影响也越大，常引起休克、心力衰竭等。体征：心律轻度不齐，心率多在每分钟 140～160 次，第一心音强度轻重不一，脉搏细弱快速，持续性发作时常有休克或心力衰竭的体征。

3）心房扑动：心房扑动多为阵发性，每次历时数分钟至数日，慢性持续者少见，多转变为房颤。本病仅见于器质性心脏病者，多为风湿性二尖瓣病及冠心病，亦可发生于病态窦房结综合征、高血压、肺心病、心肌病、慢性心包炎等，急性的病因有风湿热、急性心肌梗死、药物中毒等。临床特点：可有心悸、气急、心前区不适、头晕、乏力等症状，如房室传导比例呈 2:1，心律可绝对规则且不受自主神经张力影响者，心室率约为 150 次/分；若房室传导比例为 4:1 或 3:1，则心室率可减慢到 75～100 次/分。压迫颈动脉窦或眼球，可使心率暂时减慢，有时突然减慢一半。心室率不甚快的心房扑动，运动后可成倍增加。

4）心房颤动：心房颤动是心房各部分发生极快而细的乱颤，为 350～600 次/分，心室仅能部分接受由心房传下的冲动，故心室率常在每分钟 110～160 次，且快而不规则。临床上也有阵发性和持久性两种之分。

房颤与房扑两者相同，多见于各种器质性心脏病，且以风湿性心脏病二尖瓣狭窄最为常见，其次为冠心病、高血压心脏病、甲亢性心脏病、肺心病、心肌病、心力衰竭，亦可见于慢性缩窄性心包炎、预激综合征、洋地黄中毒等。但有些患者虽有心房颤动反复发作，而心脏检查不出任何器质性病变，称为特发性心房颤动（又称孤立性心房颤动）。临床特点：常有心悸、气急、胸闷、自觉心跳不规则，可伴有心力衰竭征象。原有窦性心律心脏病患者，突然发生心房颤动有时可诱发心力衰竭，而长期心房颤动者心脏内易形成血栓，一旦血栓脱落可产生相应脏器栓塞现象。心率一般在 100～160 次/分，心音强弱不一，心律绝对不规整，脉搏短绌。此外，可有原发性心脏病的相应症状及体征。

5）心室扑动与颤动：心室扑动与颤动是最严重的异位心律，各部分的心肌进行快而不协调的乱颤，心室丧失有效的整体收缩能力，对循环功能的影响相当于心室停搏，常为临终前的一种心律变化。多见于：①各种器质性心脏病，如冠心病，尤其是急性心肌梗死、心肌炎、心肌病、先天性心脏病、主动脉瓣狭窄。②突发性意外事故，如溺水、电击伤、自缢、严重创伤、大出血。③急性疾病，如严重感染、脑出血、肺梗死、严重休克。④手术及麻醉意外，如各种介入性心脏检查，胸腔手术，支气管造影，心血管手术对心脏过度激惹、牵拉、损伤，低温麻醉过低，麻醉药过量或不当。⑤电解质紊乱，如血钾过高或过低、缺氧、严重酸中毒。⑥药物中毒以及药物过敏，如洋地黄、奎尼丁、安眠药、过量钾盐、锑剂、氯喹、肾上腺素等。⑦神经源性反射，如颈动脉窦综合征。临床特点：①先兆症状，多数在发生心室扑动与颤动前有先兆征象，如肢乏、寒冷、心前区不适、心慌、心悸及原发病表现。进一步发展出现发绀、血压下降、呼吸急促、胸闷、心跳改变、意识障碍及烦躁不安。心电示波可见频发性多源性或连续出现的室性期前收缩，尤其是可见 R－on－T 现象、短阵室性心动过速、尖端扭转型室性心动过速、QT 间期延长、传导阻滞、多种严重的心律失常。②发生心室扑动或颤动，如不及时抢救，即出现心搏骤停。血液循环中断可引起意识丧失、抽搐、呼吸停止、四肢冰冷、发绀、无脉搏、无心音、无血压、瞳孔散大。

2. 严重过缓性心律失常

严重过缓性心律失常属于严重的或致死的心律失常范畴。根据心脏内激动起源或者激动传导不正常引起部分或者整个心脏活动的变化可将严重过缓心律失常分为两型：停搏型过缓心律失常和阻滞型过缓心律失常。

停搏是指某一起搏点在一定时间内不能形成并发出激动，称该起搏点停搏。分为窦性、房性、交界性、室性及心室和全心停搏。窦性停搏常见而重要，而全心停搏和心室停搏更重要。心脏的激动在传导过程中发生障碍称为传导阻滞，按其部位可分为：窦房传导阻滞、心房内传导阻滞、房室传导阻滞和室内传导阻滞。房室传导阻滞又可分为一度、二度莫氏 Ⅰ 型和莫氏 Ⅱ 型、三度（完全性）房室传导阻滞。室内阻滞分为单束支、双束支、三束支传导阻滞。其中二度 Ⅱ 型、三度房室传导阻滞、双束支和三束支传导阻滞为严重的致命性传导阻滞，需急诊处理。

1）病态窦房结综合征：病态窦房结综合征是由于窦房结或其周围组织的器质性病变导致功能障碍，从而产生多种心律失常和多种症状的综合征。本病男女均可发病，发病年龄平均在 60~70 岁，常患有不同类型的心脏病，在此基础上发生心动过缓、心律失常或心脏停搏致使心排血量降低，出现不同程度的脑、心、肾供血不足的临床表现。临床特点：起病隐匿。由于病变程度轻重不一，病情发展的快慢也有差异，但一般进展缓慢。主要临床表现是器官灌注量不足，由于心室率缓慢及可伴有反复发作的快速性心律失常，导致心排血量下降。受累的器官主要为心、脑、肾，脑血流减少引起头晕、乏力、反应迟钝等，严重者可引起阿－斯综合征反复发作。心脏供血不足可引起心悸、心绞痛、心功能不全，甚至心脏停搏。体征：窦性心动过缓，心率常慢于 50 次／分，心尖第一心音低钝及轻度收缩期杂音。窦性停搏时，心率及脉搏可有明显间歇；双结病变出现三度房室传导阻滞时，可闻及大炮音及第四心音，发生心房颤动或室上性心动过速时，心率变快，心律规则或不规则。

2）窦性停搏：头晕，甚至出现阿－斯综合征。

3）心室停搏与全心停搏：短暂停搏者引起头晕，停搏时间长者可出现阿－斯综合征而死亡。

4）房室传导阻滞：一度及二度 Ⅰ 型房室传导阻滞偶可见正常人或迷走神经张力过高、颈动脉窦过敏者。慢性或持久性房室传导阻滞多见于冠心病心肌硬化者，其次见于慢性风湿性心脏病、心肌病、克山病、心肌炎后遗症及先天性心脏病等。而一过性或暂时性房室传导阻滞多见于风湿热、冠心病、心肌梗死、洋地黄中毒、心肌缺氧、急性感染（如流感、白喉）等。临床特点：一度房室传导阻滞可无自觉症状，或有原发病症状。二度房室传导阻滞心率慢时，有心悸、头晕、乏力等症状。莫氏 Ⅰ 型房室传导阻滞听诊心率呈周期性逐渐增快，然后出现一较长的间歇，此后又逐渐增快，周而复始。莫氏 Ⅱ 型房室传导阻滞心室脱落时，可有头晕、心悸症状，听诊每隔 1 次至数次规律的心脏搏动后有一间歇。三度房室传导阻滞自觉心跳缓慢，感头晕，乏力，有时可出现阿－

斯综合征。一般心率慢而规则，每分钟 20~40 次，第一心音强弱不等，有大炮音。

（三）心电图检查

心律失常根据其临床表现可以做出早期诊断，但最后诊断主要依靠心电图。

1. 室性心动过速

①3 个或以上连续出现的室性期前收缩，频率在 100~200 次/分，心律规则或不规则。②QRS 波群宽大畸形，时间 >0.12 秒，ST-T 方向与 QRS 主波方向相反；P 波与 QRS 波群无固定关系，形成房室分离，偶见 P 波下传心室，形成心室夺获，表现为在 P 波之后，提前发生 1 次正常的 QRS 波群。③常突然发作。④特殊类型的室性心动过速：加速性室性自主心律，尖端扭转型室性心动过速。

2. 心室扑动、颤动

两者常为连续的过程。心室扑动无正常的 QRS-T 波，代之出现连续、快速、规则的大振幅连续波动。频率 200 次/分以上，心脏无排血功能，可很快恢复，也可转为心室颤动。心室颤动为 QRS-T 波完全消失，出现大小不等、极不规则的颤动样波。频率 250~500 次/分。出现心室静止前的心电征象。

3. 窦性停搏

心电图可见规律的 PP 间距中突然出现 P 波脱落，形成长 PP 间距，且长 PP 间距与正常 PP 间距无倍数关系。

4. 高度房室传导阻滞或三度房室传导阻滞

伴低位室性逸搏时，心室率 <40 次/分，或 RR >3 秒，或发生心室停搏。

（四）诊断和鉴别诊断

心律失常本身不是一个独立的疾病，而是一组综合征。其病因多数是病理性的，但亦可见生理性的。因此，心律失常的诊断必须是综合分析的结果，诊断和鉴别诊断时应结合病史、体格检查及心电图检查。

详细的病史常能为诊断提供有用的线索，特别对病因诊断意义更大。体格检查除认真检查心律、心率外，对心脏的体征应做细致检查。部分心律失常依靠心脏的物理诊断检查手段亦能基本确诊，如心房颤动等。心电图是诊断心律失常最重要的一项无创性检查技术，医生应掌握心电图机的使用方法，在患者心律失常发作时及时描记心电图并标明姓名和时间，以利于诊断和鉴别。

三、治疗措施

重症心律失常的治疗原则：尽管心律失常种类很多，但许多心律失常本身并不需紧急处理。有下列情况之一者被认为是心律失常的治疗指征：

1）快速性心律失常引起明显血流动力学改变和心脏功能损害时，如心室颤动、室性心动过速及部分心房颤动伴快速性心室反应者。

2）虽然心律失常不会立即导致心功能障碍，但持续时间较长则可能引起心功能受损，如房速、房室结折返性室上性心动过速、房室折返性室上性心动过速等。

3）在特定条件下，心律失常可引起更恶性的心律失常，从而使心脏功能恶化，如急性心肌梗死条件下的 R-on-T 室性期前收缩或连续的多源性室性期前收缩，如不及时控制，有导致室性心动过速或心室颤动的危险。

4）尽管表面上危害性不大，但可给患者带来痛苦的心律失常，如多源房性期前收缩等。

5）虽无明显的血流动力学障碍，但治疗可明显改善患者的生活质量，如慢性三度房室传导阻滞。

（一）快速性心律失常

1. 阵发性室上性心动过速

1）刺激迷走神经的方法：①用压舌板刺激悬雍垂，诱发恶心、呕吐。②深吸气后屏气再用力做呼气动作，或深呼气后屏气再用力做吸气动作。③颈动脉按摩，患者取仰卧位，先按摩右侧 5~10 秒，如无效再按摩左侧，切忌两侧同时按摩，以防引起脑缺血。

2）抗心律失常药物的应用：阵发性室上性心动过速的药物治疗，比较合理的方法是通过电生理检查选择有效药物，但电生理检查在临床应用中有不便之处，特别是急症患者。因此，临床多应用经验治疗，常用药有：

（1）维拉帕米静脉注射，每次 5 mg 加葡萄糖液 10~20 ml 中缓慢静脉注射，总量不超过 20 mg。

（2）毛花苷 C 0.4 mg 稀释后缓注，常用于伴心力衰竭者。预激综合征不宜应用。

（3）ATP 20 mg 快速静脉注射，3~5 分钟可重复。老年人、病笃者禁用。

3）电复律：当患者发生了低血压、肺水肿或胸痛等情况时，应以直流电复律，能量不超过 50 J 多可奏效。

2. 阵发性室性心动过速

由于室性心动过速多发生于器质性心脏病者，故室性心动过速尤其是持续性室性心动过速往往导致血流动力学障碍，甚或发展为心室颤动，应严密观察，并予以紧急处理，终止发作。如伴有休克，可先给予或同时给予升压药物，并做好同步直流电复律的准备。

1）首选治疗

（1）利多卡因：由于疗效确切，为首选药物。利多卡因只抑制钠通道（I_{Na}）的激活和失活状态，抑制作用中等，且钠通道抑制恢复较快，还明显促进 K^+ 外流。一般剂量对窦房结没有影响，对希 - 浦系统正常或异常自律性以及早期和延迟后除极均有抑制作用，当心肌处于缺血损害或心率较快时，利多卡因对浦肯野纤维的钠离子（Na^+）通道抑制作用加强，而起到明显的抗心律失常的作用，使单向阻滞变为双向阻滞，预防室性心动过速和心室颤动的发生。利多卡因的治疗浓度对传导速度影响不大，但在细胞外 K^+ 浓度较高、pH 值降低时，则能减慢传导。利多卡因对心房和旁路几乎没有作用。

有起搏和传导功能障碍时，利多卡因可能使这种障碍加重，可能与抑制交感神经有关。利多卡因很少引起血流动力学的不良反应，除非心功能严重受损或药物浓度过高。

虽口服吸收良好，但肝的首过效应明显，仅 1/3 进入血液循环，且口服易导致恶心、呕吐，因此一般为静脉给药。静脉给药 15~30 秒即可见效，平均清除半衰期 1~2 小时，几乎完全被肝脏清除，清除速度与肝血流有关，肝功能障碍、心力衰竭时联合使

用 β 受体阻滞剂可提高药物的血浆浓度。

主要治疗严重的快速性室性心律失常，对房性心律失常无效，特别适用于危急室性心律失常，如急性心肌梗死及洋地黄中毒所致的室性期前收缩、室性心动过速及心室颤动。静脉注射 50～100 mg，每 5～10 分钟重复 1 次，共 250～300 mg，用药 45～90 秒即可起效，有效后以 1～3 mg/min 维持。肌内注射 100～300 mg 可于 15 分钟内起效，持续 90 分钟。现在不推荐心肌梗死患者预防性使用利多卡因。

不良反应小，主要是中枢神经系统症状，可引起嗜睡、眩晕，剂量过大时导致视物模糊以及语言、吞咽障碍和抽搐，甚至呼吸抑制等，严重者可导致左室功能下降、传导阻滞和窦性停搏。

（2）同步直流电复律：药物治疗无效时可出现休克，以及阿-斯综合征者应首选同步直流电复律。可立即采取心前区捶击法，因为捶击可产生 5～10 J 的电能或产生期前收缩，以求中断折返激动达到终止室性心动过速的目的。有条件者应采用同步直流电复律或人工心脏起搏超速抑制。洋地黄毒性反应引起者禁用。

（3）苯妥英钠及钾盐：适用于洋地黄中毒引起的室性心动过速。苯妥英钠 125～250 mg 加入注射用水或生理盐水 20 ml 中，于 5～10 分钟静脉注入。必要时可隔 10 分钟后再注 100 mg，直至有效或总量达 1 000 mg 为止。氯化钾 3.0 g 加入 5%～10% 葡萄糖液 500 ml 中静脉滴注。或用门冬氨酸钾镁 10～20 ml，以 10 倍量液体稀释后缓慢静脉滴注。

2）次选治疗

（1）美西律：100～200 mg 加入 5%～10% 葡萄糖液 20 ml 中，5～10 分钟静脉注入，有效后以 1～2 mg/min 静脉滴注维持，24 小时用量为 0.5～1.0 g。

（2）普鲁卡因胺：可用 0.1 g 加入葡萄糖液 40 ml 中静脉注射，2 分钟注完，也可用 0.5～1 g 加入 5% 葡萄糖液 100～200 ml 中静脉滴注，每分钟 1～2 ml，24 小时不超过 2 g。用药期间心电图 QRS 增宽大于 30% 或血压下降时应立即停药。

（3）阿普林定：初量 0.1～0.2 g 加入 5% 葡萄糖液 100～200 ml 中静脉滴注，滴速为 2～5 mg，以后每 6～8 小时滴入 50～100 mg，24 小时总量不超过 0.3 g，维持量 50 mg，每日 1～2 次。对扭转型室性心动过速无效。

（4）溴苄胺：可用 125～250 mg 加入 40 ml 葡萄糖液中稀释，5～10 分钟缓慢静脉注射。也可 125～250 mg 肌内注射，每 6 小时 1 次。可有恶心、呕吐、低血压等不良反应。

（5）普罗帕酮：35～70 mg 加入 50% 葡萄糖液 20 ml 中缓慢静脉注射，5～10 分钟注完，若无效 15～20 分钟再注射 35 mg，直至复律或总量达 350 mg，必要时以 0.5～1 mg/min 速度静脉滴注维持。严重心力衰竭、低血压、三度房室传导阻滞及肝肾衰竭者忌用。

（6）丙吡胺：100 mg 加入 50% 葡萄糖液 20 ml 中缓慢静脉注射，10 分钟注完，但一般不主张静脉给药。

（7）维拉帕米：对无器质性心脏病、运动诱发的室性心动过速有效，用法见阵发性室上性心动过速治疗。

（8）其他药物：也可选用氟卡尼、恩卡尼及妥卡尼治疗。

（9）心脏起搏：如病情允许，经药物治疗无效可经静脉导管快速起搏法起搏心室，以终止室性心动过速的发作。

（10）消融术：包括经导管消融术和经冠状动脉灌注消融术，是近年来随着电生理学的研究开展起来的。前者通过直流电、射频、激光等产生的热凝固、气压伤或膜击穿等造成组织坏死、损伤、破坏，维持心动过速所必需的折返环路或异位兴奋灶，从而消除室性心动过速。

（11）手术治疗：外科多选择心功能降低、室性心动过速频率快、易发生心室颤动的高危患者做治疗。目前常采用心内膜切除和（或）冷冻凝固。

急性发作控制后，可口服普鲁卡因胺 0.5 g 或奎尼丁 0.2 g，每 6 小时 1 次以防复发。对冠心病、心肌梗死者如出现 Lown Ⅲ 级以上的室性期前收缩，应连用利多卡因数日。治疗反应不佳时要检查血钾、血镁给予补足。关注心肌缺血及心力衰竭是否改善、酸碱失衡是否纠正，尤其注意抗心律失常药物所致的心律失常，并给予及时的处理，避免奎尼丁与洋地黄、氟卡尼与胺碘酮并用，以免扭转型室性心动过速的发生。

3. 心房扑动

1）病因治疗：积极治疗原发病。

2）药物治疗

（1）控制心室率：心室率快者，宜先用洋地黄类药物，次选维拉帕米。无效可试用奎尼丁、普鲁卡因胺或胺碘酮。

（2）心房扑动伴 1:1 房室传导，大多存在旁路传导，治疗和预激综合征伴心房颤动相同，禁用洋地黄类药物，维拉帕米也应慎用。

3）电复律：对预激综合征并发心房扑动，或伴明显血流动力学障碍者，宜首选电复律治疗。

4）预防复发：预防心房扑动可用地高辛、普罗帕酮、维拉帕米、胺碘酮、阿普洛尔等。

4. 心房颤动

急性心房颤动应治疗引起心房颤动的病因，如治疗发热、心力衰竭、甲亢等，同时减慢心室率或转复为窦性心律。急性心房颤动的心室率很快时，患者感到心慌、气短、胸闷、恐惧等，应尽快减慢心室率，其治疗为：

1）控制心室率

（1）紧急处理：初发心房颤动未经药物治疗心室率显著快者，或原有心房颤动心室率突然增快者，或重度二尖瓣狭窄并发快速性心房颤动者，均需紧急处理。首选毛花苷 C 0.4 mg 加 10% 葡萄糖液 20 ml 中缓慢静脉注射，2 小时后如效果不满意可再用 0.2～0.4 mg，使心室率控制在 100 次/分以下，部分阵发性心房颤动患者有可能转复为窦性心律。无心力衰竭时，亦可选用维拉帕米或 β 受体阻滞剂静脉注射。预激综合征并发快速性心房颤动者禁用洋地黄。

（2）慢性心房颤动治疗：对慢性心房颤动不宜转复心律的患者，需长期服药控制心房颤动心室率。要求安静时维持心室率在 70 次/分左右，轻度活动后不超 90 次/分。

常用地高辛 0.25 mg，每日 1 次口服。无心力衰竭者，亦可选用维拉帕米或 β 受体阻滞剂口服，或与地高辛合用。有报道，维拉帕米不仅能控制安静时心室率，而且也能满意控制活动时的心室率。应用地高辛不能控制活动后心室率者，可改用维拉帕米治疗。

2）转复心律：及时使心房颤动转复为窦性心律，不但可增加心排血量，且可防止心房内血栓形成和栓塞现象。

3）抗凝治疗：心房颤动不论是否伴二尖瓣狭窄均易致动脉栓塞，尤为脑栓塞，常见于心房颤动发生初期数日至数周以及转复后，故应使用活血化瘀的药物减少血液黏滞度，如阿司匹林 50～300 mg，每日 1 次口服。如果发生了动脉栓塞，急性期可以滴注肝素，恢复期常用醋硝香豆素或华法林等药物口服，使凝血酶原时间延长至对照值的 2 倍。

5. 心室扑动和颤动

1）病因治疗：严重心脏病者应绝对卧床休息，一旦发现先兆应对症处理，给予吸氧、镇静。首先应做到积极治疗原发病，因为发生心室扑动或颤动后，由于心肌的协调性丧失，故无一致性的心室收缩，此时心室电活动虽未完全静止，但心排血量已不存在，如不及时抢救几乎全部死亡。应特别警惕危险性较高的室性期前收缩，以免落在心动周期的"易损期"引发心室颤动。为了防止发生心室颤动，需要及时使用利多卡因控制此种室性期前收缩。心肌梗死发生原发性心室颤动，用足量利多卡因静脉滴注可使心跳复苏率明显提高，应视为常规。

2）电除颤：治疗心室颤动与扑动的最有效的手段，是采用胸外非同步直流电击除颤。当心电示波器显示颤动波为高大频繁时，可应用 150～360 J 的电能，除颤电极板一个置于胸骨右缘第 2 肋间，另一个放在心尖或其外侧缘紧贴胸壁进行电击。1 次不成功还可重复。一般心室颤动仅在颤动波粗大时，除颤才能成功，如颤动波纤细稀疏时，应向心腔内注射 1∶1 000 肾上腺素 0.5 ml，同时静脉内注射乳酸钠 40 ml 后，再采用胸外按压，待颤动波变为粗大后，再行电击除颤，以便奏效。

有必要指出，考虑到大多数猝死患者是心室颤动，为抓紧抢救时机，故不一定非在心电图证实后再除颤，可采取盲目除颤法，提高抢救成功率。

3）药物除颤

（1）溴苄胺：目前认为是有效并较安全的抗颤药之一。每次可用 250 mg 静脉注射。临床多用于冠心病猝死的治疗，不宜用于冠心病猝死的预防。

（2）阿普林定：为 I c 类药，具有钠通道阻滞作用及细胞膜抑制作用，降低 Na^+ 通透性，对预防心室颤动有较好的疗效。始量 0.1～0.2 g 用 5% 葡萄糖液 200 ml 稀释后静脉滴注，滴速为 2～5 mg/min，24 小时总量不宜超过 0.3 g；维持量 50 mg，每日 1～2 次，口服。

（3）β 受体阻滞剂：为 II 类药，具有抗交感神经作用，有确切的抗颤作用。这是由于交感神经活动增加而引起心室颤动易感性升高，局部心肌释放的儿茶酚胺活性直接作用结果。对心肌梗死后猝死的发生有明显降低效应。可选用普萘洛尔、吲哚洛尔等。

（4）胺碘酮：为 III 类药，具有延长整个动作电位时程作用，对反复发生心室颤动的患者，其可预防大多数心室颤动的发作。口服每日 0.6～1.2 g，分 3 次服，1～2 周根据需要改为每日 0.2 ~ 0.6 g 维持。也可静脉使用。

（5）普罗帕酮：为 I c 类药，具有膜稳定及钠通道阻滞作用。临床应用较为普遍，对室性心律失常有较好的疗效。口服 0.1 ~ 0.2 g，6 ~ 8 小时 1 次。1 周后改为 0.1 ~ 0.2 g，每日 3 次维持。每日极量 0.9 g。1 次 1 ~ 1.5 mg/kg 稀释后静脉滴注，每日总量不宜超过 0.35 g。

4）其他：心律转复后不稳定者，可安装临时起搏器或永久起搏器。心室颤动导致的心搏骤停的其他抢救措施详见"心搏骤停"一节。

（二）严重过缓性心律失常

除病因治疗及消除诱因外，主要治疗是以提高心室率为主。

1. 药物治疗

1）异丙肾上腺素：轻者给予 5 ~ 10 mg 舌下含服，重者给 1 ~ 2 mg 加入 10% 葡萄糖液 500 ml 中静脉滴注，控制滴速使心室率维持在 60 次/分左右。该药增加心肌收缩力，增加心肌耗氧量，易引起心律失常，故急性心肌梗死患者一般不宜用。

2）阿托品：该药主要适用于迷走神经张力过高引起的心动过缓，轻者口服 0.3 mg，每日 3 次，重者 1 ~ 2 mg 加入 10% 葡萄糖液 500 ml 中静脉滴注，控制滴速，使心室率维持在 60 次/分左右。阿托品主要提高窦性心率。故在房室传导阻滞患者应用时应注意观察。

3）糖皮质激素：常用于急性窦房结功能不全或急性房室传导阻滞，地塞米松 10 ~ 20 mg，静脉滴注，可促进病变的恢复。

2. 起搏器治疗

对急性窦房结功能不全、二度 II 型房室传导阻滞、三度房室传导阻滞，伴晕厥或心源性休克者，应及时给予临时心脏起搏，为治疗原发疾病创造机会。

四、护理要点

1）患者宜安置在安静的单人房间，保持病房的安静，减少各种刺激。谢绝探视。一般患者可平卧，呼吸急促和血压不正常者可采用半卧位，休克者可采用仰卧中凹位。心律失常可因精神激动、心情烦躁而加重，护理人员应嘱患者安静勿躁，心情舒宽，并耐心听取患者诉说每次诱发的病因与处理经过，转告医生，以便做治疗参考。

2）若患者清醒可给予高热量、高蛋白饮食。昏迷患者靠输入营养药物通常不能满足机体的需要，故一般须给予鼻饲。

3）立即行心电监测，以明确心律失常的类型、发作频度，及时报告医生，争取早确定诊断，早确定紧急抢救方案并协助处理。

4）快速建立静脉通道，立即给予氧气吸入。

5）急性心律失常者，由于症状严重，病情凶险，患者多焦虑不安、惊恐、惧怕、有濒死感，加之原发病及血流动力学的影响，致使患者过度紧张。因此，应加强心理护理，耐心与患者交谈，并详细了解患者病情变化的原因，给患者讲明治疗方法和应该注意的事项，消除恐惧心理，使其积极配合治疗，以利早日康复。

6）评估心律失常可能引起的临床症状，如心悸、胸闷、乏力、气短、头晕、晕厥等，注意观察和询问这些症状的程度、持续时间及给患者日常生活带来的影响。

7）密切观察患者的意识状态、心率、呼吸、血压、皮肤黏膜状况等。一旦出现猝死的表现，如意识丧失、抽搐、大动脉搏动消失、呼吸停止，立即进行抢救。

8）严密监测心率、心律的变化。监测心律失常的类型、发作次数、持续时间、治疗效果等情况。当患者出现频发、多源室性期前收缩、R-on-T现象、阵发性室性心动过速、二度Ⅱ型及三度房室传导阻滞时，应及时通知医生。

9）抗心律失常药物常有一定的不良反应，甚至是毒性作用。护士应熟悉各种抗心律失常药物的作用机制、用法及注意事项等，并严格执行医嘱，在用药过程中，严密观察疗效及可能发生的药物不良反应。如利多卡因是当前治疗快速性室性异位心律的首选药物，但需注意剂量和给药速度，静脉一般为 1~4 mg/min，静脉注射时，1 次为 50~150 mg，5~10 分钟可重复，但一般 1 小时内总量不超过 300 mg。否则因短时间内用量过多，会出现神经系统毒性症状，如嗜睡、抽搐、感觉异常等。老年患者使用时更需密切观察。奎尼丁及普鲁卡因胺有心肌抑制、血管扩张的不良反应，会导致血压下降。因此，使用前后观察血压、心率。奎尼丁易发生过敏，因此，第一次服用时必须使用试验剂量，观察有无皮疹、发热等。使用前后需测定血压，若血压低于 90/60 mmHg 或心率慢于 60 次/分应停药与医生联系。

10）有些心律失常的发生常与电解质紊乱，尤其是钾或者酸碱失衡有关。因此，常须紧急采血做血钾和血气分析的测定，以利及时纠正，使心律失常得到迅速控制。

11）应随时准备好有关药物、仪器、器械、吸引器等抢救物品和器材。对可能出现快速威胁生命的心律失常，应备好除颤器。对可能出现高度或三度房室传导阻滞者，应事先浸泡消毒临时起搏导管电极及附件，并备好临时起搏器。

12）康复指导

（1）向患者及家属讲解心律失常的常见病因、诱因及防治知识。

（2）嘱患者注意劳逸结合、生活规律，保证充足的休息和睡眠，保持乐观、稳定的情绪。戒烟酒，避免摄入刺激性食物，如咖啡、浓茶等；避免饱餐和用力排便。避免劳累、情绪激动、感染，以防止诱发心律失常。

（3）嘱患者遵医嘱用药，严禁随意增减药物剂量、停药或擅用其他药物。教会患者观察药物疗效和不良反应，发现异常及时就诊。

（4）教会患者及家属监测脉搏的方法以利于自我监测病情，对反复发生严重心律失常危及生命者，教会家属心肺复苏术以备急用。

（叶新燕）

第三节　心搏骤停

心搏骤停是指患者的心脏在正常或无重大病变的情况下受到严重的打击，致使心脏突然停搏，有效泵血功能消失，引起全身严重缺氧缺血。

心搏骤停时心脏可以完全停止活动，也可能处于心室颤动状态。心搏骤停和心脏停搏有本质上的不同：任何慢性病患者在死亡时，心脏都要停搏，比如晚期癌症患者，终至死亡，心脏停搏是必然的结果，这类死亡应归于"生物死亡"，而心搏骤停为意外性非预期猝死，患者处于"临床死亡"，如果心肺脑复苏措施及时、有效，其存活率为70%～80%，应积极组织抢救。明确心搏骤停的定义，对掌握复苏术的适应证有重要的参考价值。

心跳、呼吸突然停止时所采取的一系列急救措施，称为复苏术。在心跳、呼吸骤停后的短暂时间内，脑细胞仍进行着微弱的代谢，如果及时给予有效的急救处理，常可使患者得以复苏。

心搏骤停的时间是指循环停止到重建人工循环的时间。传统认为全脑缺血即缺氧性损害的耐受时限仅4～6分钟。如超过这个时限，大脑细胞即可遭受不可逆损害而坏死。20多年来的研究及临床经验证明，超过上述时限如能给予有效的脑复苏措施，还是可以防止脑组织进一步损害而得以恢复功能。所以心搏骤停的患者，一方面要尽快用人工呼吸及心脏按压重建循环及呼吸，另一方面遇到循环停止超过临界时限的患者，仍应尽最大努力争取复苏。

一、病因

（一）麻醉意外

全麻药用量过大或麻醉加深过快、硬脊膜外阻滞时药物误入蛛网膜下隙、呼吸道梗阻未能及时解除等，均可使血压骤降，使心肌急性缺血缺氧，导致心搏骤停。

（二）神经反射因素

麻醉和手术过程容易引起迷走神经反射，如牵拉腹腔、盆腔脏器，刺激肺门或支气管插管等，都可反射性激发心搏骤停。

（三）血流动力学剧烈改变

任何原因引起的血压急剧下降或升高以及大失血等，均可引起心搏骤停。

（四）缺氧或二氧化碳蓄积

严重缺氧和二氧化碳蓄积，均可因抑制心肌的传导及收缩而导致心搏骤停。

（五）心脏器质性病变

缩窄性心包炎、冠心病、心肌炎等患者，在麻醉和运动时，均可诱发心搏骤停。

（六）意外事故

电击、溺水、窒息、药物过敏、中毒等，均可能引起心搏骤停。

二、心搏骤停的类型

此时心脏虽丧失了泵血的功能，但仍有心电及机械活动，在心电图上有 3 种表现：

（一）心室颤动

此表现为最常见的类型，约占 80% 。此时心肌纤维呈现出极不规则、快速而紊乱的连续颤动，仅见心脏蠕动，心排血量为零，心电图上 QRS 波群消失，代之快速不规则的颤动波，可分为细颤和粗颤 2 种。

（二）心电静止（即心室停搏、心室静止）

此表现为死亡常见表现，心脏处于静止状态，心电图呈等电位线或偶见 P 波。

（三）心室自身节律（即心电机械分离）

心室肌呈慢而微弱的收缩（20～30 次/分），心电图 QRS 波群呈宽大畸形、缓慢而矮小的室性自搏节律，泵血功能为零，为死亡率极高的一种心电图表现。

心搏骤停不论何种类型，其共同点是心脏失去排血功能，即有效循环停止、心音消失、血压测不到、呼吸断续或停止、意识丧失、瞳孔散大 >4 mm、全身组织供血供氧中断。在临床上无法鉴别病因，患者处于临床死亡状态，初期急救处理基本相同，故统称心搏骤停。

三、病情评估

（一）诊断要点

原来清醒的患者神志突然丧失，呈深度昏迷，四肢抽搐，多发生于停搏 10～15 秒时；大动脉（颈动脉、股动脉）搏动消失。这两点足以肯定诊断，应立即进行抢救。

（二）典型临床表现

瞳孔散大而固定，出现发绀、喘息甚至呼吸停止，患者手术创口处不见渗血，心尖冲动及心音消失等。

（三）辅助检查

心电图描记确切，但费时且不利于抢救。要求：

1）切实掌握诊断要点，在 15～30 秒确定诊断并进行抢救。

2）忌反复听诊、查心电图验证、等待上级医生处理等。

3）及早做胸外按压，按压对正常心脏无不良作用。大动脉搏动消失时，心排血量为零，即使有心跳也如此，故做按压是正确而必要的。

在全麻和肌肉松弛（简称肌松）条件下，神志消失和呼吸停止已非心搏骤停的指征，此时主要凭大动脉搏动消失，患者伤口渗血停止来诊断心搏骤停。婴儿或幼儿的大动脉搏动检查也可用颈总动脉，但容易压迫呼吸道，故最好检查肱动脉、股动脉、腹主动脉或心前区搏动。

四、复苏

（一）基础生命支持

基础生命支持（BLS）是心搏骤停时的现场急救措施，一般都缺乏复苏设备和技术条件。主要任务是迅速有效地恢复生命器官（特别是心脏和脑）的血液灌流和供氧。初期复苏的任务和步骤可归纳为 ABC：C 指建立有效的人工循环，A 指保持呼吸道顺畅，B 指进行有效的人工呼吸。人工呼吸和心脏按压是初期复苏时的主要措施。

1. C（人工循环）

1）心前区叩击术：是发现心搏骤停后立即采取的一种紧急措施。通过拳击心前区的机械震动可转变为 3~5 J 的微弱电流来刺激心脏使其复跳。抢救者握拳用中等力量直接叩击心前区 1~3 次，或以一手覆于患者心前区，另一手握拳叩击手背数次。叩击后若无心音出现应行胸外心脏按压同时行人工呼吸或吸氧和心内注射等。

2）人工心脏按压：胸外心脏按压可刺激心脏收缩，恢复冠状动脉循环，以复苏心搏，提高血压，维持有效血液循环，恢复中枢神经系统及内脏的基本功能。其作用机制：胸廓具有一定弹性，胸骨可因受压而下陷。按压胸骨时，对位于胸骨和脊柱之间的心脏产生直接压力，引起心室内压力增加，瓣膜关闭，促使血液流向肺动脉和主动脉；放松时，心室内压力降低，血流回流。另外，按压胸骨使胸廓缩小，胸膜腔内压力增高，促使动脉血由胸腔内向周围流动；放松时，胸膜腔内压力下降，静脉血回流至心脏。如此反复，建立有效的人工循环。

（1）操作方法：①与人工呼吸同时进行。使患者仰卧于硬板床或地上，睡在软床上的患者，则用心脏按压板垫于其肩背下。头后仰 10°左右，解开上衣。②操作者紧贴患者身体左侧，为确保按压力垂直作用于患者胸骨，救护者应根据个人身高及患者位置高低，采用脚踏凳式、跪式等不同体位。③确定按压部位的方法，救护者靠近患者足侧手的食指和中指沿着患者肋弓下缘上移至胸骨下切迹，将另一手的食指靠在胸骨下切迹处，中指紧靠食指，靠近患者足侧手的掌根紧靠另一手的中指放在患者胸骨上，该处为胸骨中、下 1/3 交界处，即正确的按压部位。④操作时，将靠近患者头侧的手平行重叠在已置于患者胸骨按压处的另一手的背上，手指并拢或互相握持，只以掌根部接触患者胸骨，操作者两臂位于患者胸骨正上方，双肘关节伸直，利用上身重量垂直下压，对中等体重的成人下压深度为 5~6 cm，而后迅速放松，解除压力，让胸廓自行恢复。如此有节奏的反复进行，按压与放松时间大致相等，频率每分钟 80~100 次。

有效的按压可扪到大动脉如颈、股动脉的搏动，动脉血压可升至 60~80 mmHg，瞳孔缩小，发绀减轻；皮温回升，有尿液排出，昏迷浅或意识恢复，出现自主呼吸，心电图好转。按压时过轻、过重，下压与放松比例不当，两臂倾斜下压，类似揉面状；一轻一重，或拍打式按压等都是不正确的。

（2）胸外心脏按压并发症：胸外心脏按压法操作不正确，效果大为降低。按压的动作要迅速有力，有一定的冲击力，每次松压时需停顿瞬间，使心室较好充盈。但按压切忌用猛力，以避免造成以下并发症：①肋骨、胸骨骨折，肋软骨脱离，造成不稳定胸壁；②肺损伤和出血、气胸、血胸、皮下气肿；③内脏损伤，如肝、脾、肾或胰损伤，后腹膜血肿；④心血管损伤，发生心脏压塞、心脏起搏器或人工瓣膜损坏或脱离、心律不齐、心室颤动；⑤栓塞症（血、脂肪、骨髓或气栓子）；⑥胃内容物反流，造成吸入或窒息。

有以下情况的患者不宜采用胸外心脏按压术，如大失血患者、老年人桶状胸、胸廓畸形、心脏压塞、肝脾过大、妊娠后期、胸部贯通伤等。

在多数情况下，胸外心脏按压为首选措施，但目前通用的胸外心脏按压法所产生的血流，远不能满足脑和心肌的需要，因此提出开胸心脏按压的应用指征应予放宽。所以，当胸外挤压5分钟后仍无反应，或有胸廓畸形、张力气胸、纵隔心脏移位、心室壁瘤、左房黏液瘤、重度二尖瓣狭窄、心脏撕裂或穿破、心包积液时应果断开胸进行胸内心脏直接挤压。

2. A（呼吸道通畅）

开放气道以保持呼吸道通畅，是进行人工呼吸前的首要步骤。患者应平卧在平地或硬板上，头部不能高于胸部平面，解松衣领及裤带，挖出口中污物、义齿及呕吐物等，然后按以下手法开放气道。

1）仰头抬颈法：一手抬举颈部，另一手下压前额，使头后仰25°~45°。

2）仰头举颏法：一手下压前额，另一手食指和中指抬举颏部，用拇指使嘴张开。

3）抬举下颏法：双手四指推举下颌，此法适用于颈部外伤的患者。

注意：对疑有头、颈部外伤者，不应抬颈，以免进一步损伤脊髓。

3. B（人工呼吸）

心搏骤停20~30秒，呼吸亦随之停止，在胸外心脏按压的同时，须建立人工呼吸，否则心脏复跳很困难。

1）口对口人工呼吸

（1）单手抬颏法：开放气道后，一手抬起颏部使下颌前推、开口，另一手置于患者前额使患者头后倾，拇指与食指捏闭患者鼻孔或以颊部堵塞患者鼻孔，然后深吸一口气，用口部包含患者口部，用力吹入气体，同时观察胸廓起伏情况。

（2）双手托下颌法：用双手四指分别托起患者左右下颌角并使患者头后仰、下颌前推、开口，用双拇指分别捏闭左右鼻孔，然后深吸一口气，用口部包含患者口部，用力吹入气体。

2）口对鼻人工呼吸：对于牙关紧闭、下颌骨骨折或口腔严重撕裂伤等不适于口对口人工呼吸的患者应采用口对鼻人工呼吸。口对鼻人工通气时，应紧闭患者嘴唇，深吸气后，口含患者鼻孔，用力吹入气体。吹入气体量为患者2倍的潮气量或成人吹入气体量可为800~1 000 ml。如果吹入气体量过大、流速过快，则可使咽部压大于食管开放压，空气进入胃，引起胃扩张，甚至发生胃内容物反流误吸。目前认为，应减慢吹气频率，吹气时间增至1.5~2秒（以往标准为1.0~1.5秒），使吹入气流压力低，不超过食管开放压，从而降低反流误吸的危险。胸廓起伏运动表示吹气有效。

在有简易呼吸器的条件时可用面罩扣紧患者口鼻，托起下颌，挤压气囊，吹气入患者肺内，再松开气囊使气体呼出，这样胸廓起伏一次即呼吸一次，给患者吸入100%的氧气。如插入气管导管，可接呼吸器，经导管进行间断正压人工呼吸。

3）口对口鼻人工呼吸法：用于婴幼儿。与上法相似，用口包住婴幼儿口鼻吹气，同时观察胸部有无抬起。

4）口对气管切开口人工呼吸法：与上两个方法相似，但向气管吹气时使患者口鼻关闭，患者呼气时使之开放。

5）口对辅助器具人工呼吸（使用空气或氧气）。

6）球囊面罩或球囊—插管人工呼吸（使用空气或氧气）。

7）手控式氧气动力人工呼吸器人工呼吸。

8）机械人工呼吸机。

注意：在心搏骤停刚发生时，最好不要立即进行气管插管（因要中断心脏按压，延误时间），而应先进行心脏按压及口对口呼吸。口对口呼吸效果不佳或是复苏时间过长以及有胃反流现象等才是气管插管的适应证。

心脏按压和口对口人工呼吸是心搏骤停抢救中最紧急的措施。两者必须同时进行，人工呼吸和心脏按压的比例为2∶30，如只有一人操作，则做30次心脏按压后接着做2次人工呼吸。

（二）高级生命支持

高级生命支持（ALS）是初期复苏的继续，是借助于器械和设备、先进的复苏技术和知识以争取最佳疗效的复苏阶段。后期复苏的内容包括继续BLS，借助专用设备和专门技术建立和维持有效的肺泡通气和循环功能，监测心电图，识别和治疗心律失常，建立和维持静脉输液，调整体液、电解质和酸碱失衡，采取一切必要措施（药物、电除颤等）维持患者的循环功能稳定。因此，承担后期复苏的单位必须具备足够的复苏专用仪器设备和受过专门训练的专业人员。接诊时应首先检查患者的自主呼吸和循环功能是否已经恢复，否则应继续进行心肺复苏。然后进行必要的生理功能监测。根据监测结果进行更具有针对性的处理，包括药物治疗、电除颤、输液、输血以及其他特殊治疗。

1. 呼吸道管理

1）气管插管：应尽早进行，插入通气管后，可立即连接非同步定容呼吸机或麻醉机。每分钟通气8~10次即可。一般通气时，暂停胸外按压1~2次。

2）环甲膜穿刺：遇有插管困难而严重窒息的患者，可以16号粗针头刺入环甲膜，接上"T"形管输氧，可立即缓解严重缺氧情况，为下一步气管插管或气管造口赢得时间，为完全复苏奠定基础。

3）气管造口：是为了保持较长期的呼吸道通畅。主要用于心肺复苏后仍然长期昏迷的患者。

2. 呼吸器的应用

利用器械或呼吸器进行人工呼吸，其效果较徒手人工呼吸更有效。凡便于携带于现场施行人工呼吸的呼吸器，都属简易呼吸器，或称便携式人工呼吸器。呼吸囊—活瓣—面罩装置为最简单且有效的人工呼吸器，已广泛应用于临床。应用时清除上呼吸道分泌物或呕吐物，使患者头向后仰，托起下颌，扣紧面罩，挤压呼吸囊，空气由气囊进入肺部。当松开呼吸囊时，胸廓和肺被动弹性回缩而将肺内气体"呼"出。由于单向活瓣的导向作用，呼出气体只能经活瓣排入大气。呼吸囊在未加压时能自动膨起，并从另一活瓣吸入新鲜空气，以备下次挤压所用。呼吸囊上还附有供氧的侧管，能与氧气源连接，借以提高吸入氧浓度。便携式呼吸器种类较多，有的以高压氧作为动力，也有以蓄电池作为动力驱动呼吸器进行自动机械通气。其供氧和通气效果较好，也可节省人力，尤其适用于有气管插管者和患者的转运。多功能呼吸器是性能完善、结构精细的自动机械装置。可按要求调节多项呼吸参数，并有监测和报警系统。使用这种呼吸器可进行有效的机械通气，且能纠正患者的某些病理生理状态，起到呼吸治疗的作用。主要在 ICU 或手术室等固定场所使用。

3. 心肺复苏药物的应用

目前认为心肺复苏药物以气管内或静脉内给药最为理想，但循环中断时宜做心内注射。切忌在心脏严重缺氧状态下，过早应用心肺复苏药物，通常在心脏按压下 1 ~ 2 分钟，心脏仍未复跳时才考虑用药。常用的心肺复苏药物如下：

1）肾上腺素：为 α 受体和 β 受体兴奋剂，不仅使心率加快，而且能增加心肌收缩力，提高灌注压，增加心肌和脑组织血流量，可以使细颤变为粗颤，增加电除颤成功率，无论是心室颤动、心室停搏或心电机械分离均可选用，是心肺复苏的首选药。用量为 0.1% 肾上腺素每次 0.5 ~ 1 mg 静脉注射，5 分钟后心跳未恢复可重复使用。

2）阿托品：既能解除迷走神经兴奋对心脏的抑制作用，又能兴奋窦房结，增加心率，起药物起搏作用，减少腺体分泌，保持呼吸道通畅，有利于通气。用量为 1 ~ 2 mg 静脉注射或气管内给药。

3）利多卡因：可起到心电稳定作用，常用量 50 ~ 100 mg 静脉注射，有时对多次电除颤不能消除的心室颤动可能有效。对复苏仍未成功或不稳定性电活动持续存在的患者，2 分钟后再重复此剂量，然后以 1 ~ 4 mg/min 速度静脉滴注。

4）甲氧明：研究证明甲氧明在心肺复苏中效果良好，因其属单纯兴奋 α 受体的药物，可明显提高主动脉舒张压，改善冠状动脉灌注，提高复苏成功率，故近年主张作为首选药物。

5）5% 碳酸氢钠：传统观念认为，因心搏骤停后导致代谢性乳酸中毒，而使 pH 值降低，心室颤动阈值降低影响除颤。故最近 10 年来的心肺脑复苏的实验研究证明：心搏骤停时的酸中毒，主要是呼吸性酸中毒而非代谢性酸中毒，故反复应用大量的 5% 碳酸氢钠有严重的潜在性危害，其机制是抑制心肌收缩力，增加脑血管阻力，大脑阻抑，影响意识恢复，且大剂量应用可致高钠血症，血液黏度升高，血栓形成。1985 年由美国心脏病学会、红十字会、心脏病学院和国立心、肺、血液研究院主持召开的美国第三届心脏复苏（CPR）、心脏急救（ECC）会议中，制定的 CPR – ECC 的标准和指南规定指出，碳酸氢钠在成人进一步生命支持初期不主张应用。因为它不改善患者预后，只在除颤、心脏按压、支持通气和药物治疗后，才考虑应用。用法：一般可静脉注射或快速静脉滴注，首剂为 0.5 ~ 1 mmol/kg（5% 碳酸氢钠 100 ml = 60 mmol），以后最好根据血气分析及 pH 值决定用量。如无条件，可每 10 分钟重复首次剂量的 1/2，连用 2 ~ 3 次。一般总量不超过 300 ml，同时保证充分通气，以免加重心脏和大脑功能损害。

6）氯化钙：本品可使心肌收缩力加强，使心脏的收缩期延长，并使心肌的激惹性提高。如果使用过肾上腺素和碳酸氢钠之后仍未能使心跳恢复时，给本品静脉注射可能有一定疗效。但目前观点认为，当机体缺血缺氧时 Ca^{2+} 通道开放，大量 Ca^{2+} 流入细胞内，细胞内线粒体与内质网的 Ca^{2+} 释放，使细胞内 Ca^{2+} 浓度增加 200 倍，形成 Ca^{2+} "过载"，导致蛋白质和脂肪酸破坏，激活蛋白酶和磷酸酶 A_2，破坏细胞膜，并释放出有破坏性的游离酸进入细胞内，使线粒体功能丧失和细胞损伤，导致脑细胞产生不可逆性损害，心肌纤维受损，致复苏成功率降低。CPR - ECC 的标准和指南规定指出：在心肺复苏时不宜用钙剂，用了反可增加死亡率。因此，除非有高血钾、低血钙或钙通道阻滞中毒存在外，一般均不宜用钙剂。

7）呼吸兴奋剂：使用呼吸兴奋剂的目的在于加强或完善自主呼吸功能。常用的有二甲弗林、尼可刹米、戊四氮、洛贝林等。新近认为，在呼吸复苏早期，由于脑组织内氧合血液的灌注尚未完全建立，细胞仍处于缺氧状态，此时不宜使用呼吸兴奋剂，用了反可促进细胞的新陈代谢而加重细胞损害，致其呼吸功能恢复困难，甚至导致细胞死亡。常在复苏成功 20 ~ 30 分钟，脑组织才逐渐脱离缺氧状态，60 分钟后脑组织有氧代谢恢复。因此，呼吸兴奋剂（包括中枢神经兴奋剂）在复苏成功 1 小时后才考虑应用，最好的适应证为自主呼吸恢复，但有呼吸过浅、过慢、不规则等呼吸功能不全者。

8）其他用药：有指征时酌情应用升压药、强心剂、抗酸剂及抗心律失常药物。

4. 电除颤

救护车内配备有心电监测和除颤器。一旦明确诊断为心室颤动，应尽快使用除颤器除颤，它是心室颤动最有效的治疗方法。目前强调除颤越早越好。用一定能量的电流使全部或绝大部分心肌细胞在瞬间同时发生除极化，并均匀一致地进行复极，然后由窦房结或房室结发放冲动，从而恢复有规律的、协助一致的收缩。心室颤动发生早期一般为粗颤，此时除颤易于成功，故应争取在 2 分钟内进行，否则心肌因缺氧由粗颤转为细颤则除颤不易成功。在除颤器准备好之前，应持续进行心脏按压。一次除颤未成功，应创造条件重复除颤。

1）在准备电击除颤同时，做好心电监护以确诊心室颤动。

2）有交流电源时，接上电源线和地线，并将电源开关转至"交流"位置；若无交流电源，则用机内镍铬电池，将电源开关转至"直流"位置。近年来以直流电击除颤为常用。

3）按下胸外除颤按钮和非同步按钮，准备除颤。

4）按下充电按钮，注视电功率数的增值，当增加至所需数值时，即松开按钮，停止充电。

5）电功率的选择。成人首次电击，可选用 200 J，若失败，可重复电击，并可提高电击能量，但最大不超过 360 J。

6）将电极板涂好导电膏或包上浇有生理盐水的纱布。将一电极板放于左乳头下（腋下线心尖部），另一电极板放于胸骨右缘第 2 肋间（心底部）。或者将一电极板放于胸骨右缘第 2 肋间，另一电极板放在背部左肩胛下。电极板需全部与皮肤紧贴。

7）嘱其他人离开患者床边。操作者两臂伸直固定电极板，使自己的身体离开床缘，然后双手同时按下放电按钮，进行除颤。

8）放电后立即观察心电示波，了解除颤效果。如除颤未成功，可加大"J"数值，再次除颤，同时寻找失败原因并采取相应措施。

注意事项如下：

（1）除颤前应详细检查器械和设备，做好一切抢救准备。

（2）电极板放的位置要准确，并应与患者皮肤密切接触，保证导电良好。

（3）电击时，任何人不得接触患者及病床，以免触电。

（4）对于细颤型心室颤动者，应先进行心脏按压、氧疗及药物治疗等处理后，使之变为粗颤，再进行电击，以提高成功率。

（5）电击部位皮肤可有轻度红斑、疼痛，也可出现肌肉痛，3～5天可自行缓解。

（6）开胸除颤时，电极直接放在心脏前后壁。除颤能量一般为5～10 J。

5. 体外无创临时起搏

心脏停搏在心肺复苏的基础上，应考虑立即进行无创体外起搏，心率严重缓慢的心律失常，如心率小于60次/分，有严重症状者，可按次应用阿托品0.5～1.0 mg静脉滴注，每分钟静脉滴注异丙肾上腺素2～10 mg，再行体外无创临时起搏。如二度Ⅱ型或三度房室传导阻滞，应准备经静脉起搏，并先用体外无创临时起搏过渡。

（三）持续生命支持

持续生命支持（PLS）的重点是脑保护、脑复苏及复苏后疾病的防治。

心跳、呼吸骤停患者经抢救后，虽然心脏已复跳，呼吸已恢复，患者的紧急病情已得到改善，但这并不意味着患者已经脱离了危险。由于严重的缺氧和代谢障碍，使脑、心、肾等重要脏器受到不同程度的损害，仍然严重地威胁着患者的生命。所以，复苏后的处理是否得当对患者的预后具有非常重要的意义。复苏后患者应给予重点监护，密切观察患者的生理功能。复苏后应根据病情，持续或间断地观察血压、心电图、中心静脉压以及电解质、酸碱平衡和血气分析等。

1. 维持循环功能

心跳恢复后，心血管功能处于不稳定状态，主要表现为低血压和组织器官灌注不足。此时应进一步通过监测，了解有无休克、心律失常、血容量不足、酸碱失衡和电解质紊乱，判断有无心脏压塞（可由心内注射引起）、肺水肿、张力性气胸等。

1）纠正低血压：通常造成血压不稳定或持续低血压状态的原因主要是：①有效循环血量不足；②心肌收缩无力；③酸碱失衡及电解质紊乱；④心肺复苏中的并发症。

因此，纠正低血压的主要措施是保证充足的血容量、改善心肌收缩力和纠正酸碱失调与电解质紊乱。

2）处理高血压：心肺复苏后，也可突然出现高血压。通常是由于心肺复苏时注入的肾上腺素或其他儿茶酚胺类药物的持续作用，表现为一过性血压增高。可用硝普钠或硝酸甘油降压。

3）处理心律失常：心跳恢复后亦可发生心律失常，对于频发的室性心律失常，可用利多卡因静脉输注；若为严重的心律失常或房室传导阻滞，则可应用阿托品或异丙肾上腺素。

4）应常规留置导尿管观察尿量，进行尿液分析以了解肾功能。

2. 维持呼吸功能

心跳恢复后，自主呼吸未必恢复，或即使恢复但不正常，故仍需加强呼吸管理，继续进行有效的人工通气，及时行血气监测，促进自主呼吸尽快恢复正常。自主呼吸出现的早晚，提示脑功能的损害程度，若长时间不恢复，应设法查出危及生命的潜在因素，给予相应的治疗，如解除脑水肿、改善脑缺氧等。

注意防治肺部并发症，如肺炎、肺水肿导致的急性呼吸衰竭，除了加强抗感染治疗外，还应用机械通气，对通气参数和通气模式要选择合适，在氧合良好的前提下，务必使平均气道压尽可能低，以免阻碍静脉回流，加重脑水肿或因胸膜腔内压力增高而导致的心排血量减少等不良影响。

3. 纠正酸中毒及电解质紊乱

根据二氧化碳结合力、血 pH 值及剩余碱等检测结果补充碳酸氢钠，一般复苏后头 2～3 日仍需每日给予 5% 碳酸氢钠 200～300 ml，以保持酸碱平衡。根据血钾、钠、氯结果做相应处理。

4. 防治急性肾衰竭

在心肺复苏后早期出现的肾衰竭多为缺血再灌注损伤所致，其防治在于维持心脏和循环功能，避免使用对肾脏有损害的药物（如氨基糖苷类抗生素）及大剂量收缩血管药物（特别是去甲肾上腺素）等。心脏复跳后，宜留置导尿管，记录每小时尿量，如每小时尿量少于 30 ml，则需鉴别肾性或肾前性少尿（由于有效循环血量的不足），可试用 20% 甘露醇 100～200 ml 在 30 分钟内快速静脉输入，若注后 1 小时尿量仍在 20～30 ml，可再试用呋塞米静脉注射，若注射后尿量仍未增加，则提示肾脏急性缺氧性损害，可出现急性肾衰竭。肾前性少尿一般经上述处理后，尿量即增加。如为急性肾衰竭，则应严格限制入水量，防治高血钾，必要时考虑透析治疗。待恢复排尿后需及时补充水和钠。

5. 脑复苏

为了防治心脏停搏后缺氧性脑损伤所采取的措施称为脑复苏。

1）缺氧性脑损害的病理生理状态：心搏骤停后 2～3 分钟，脑血管内红细胞沉积，5～10 分钟形成血栓，10～15 分钟血浆析出毛细血管，脑血流停止 15 分钟以上，即使脑循环恢复，95% 脑组织可出现无血流现象，主要由于血管周围胶质细胞、血管内皮细胞肿胀和血管内疱疹形成微循环堵塞，故有人提出立即于颈动脉内进行脑灌注（脑灌注疗法）。

脑组织在人体器官中最容易受缺血伤害，这是由于脑组织的高代谢率、高耗氧量和对高血流量的需求。整个脑组织重量只占体重的 2%，但静息时，它需要的氧供却占人体总摄取量的 20%，血流量占心排血量的 15%。

正常脑血流为每 100 g 脑组织 45～60 ml/min，低于 20 ml/min 即有脑功能损害，低于 8 ml/min 即可导致脑功能不可逆损害，前者称为神经功能临界值，后者为脑衰竭临界值。

脑内的能量储备很少，所储备的 ATP 和糖原，在心跳停止后 10 分钟内即完全耗竭，故脑血流中断 5～10 秒就会发生晕厥，继而抽搐，如超 5 分钟，就会有生命危险。研究认为，心搏骤停后的能量代谢障碍易于纠正，而重建循环后发生发展的病理生理变化，即上述所谓无血流现象给脑组织以第二次打击，可能是脑细胞死亡的主要原因。心搏骤停和重建循环后低血压的时间越长，无血流现象越明显。此外，脑生化方面的紊乱，在缺血期间活性自由基等的形成，可损伤细胞膜，甚至导致细胞死亡，因而有主张使用自由基清除剂。缺氧后导致组织损害的另一重要激活因素是细胞内 Ca^{2+} 增加，有

人认为细胞质中 Ca^{2+} 浓度增加是引起缺血缺氧后脑细胞死亡的因素之一。

因缺血缺氧，脑组织内的毛细血管因超氧化物自由基蓄积和局部酸中毒的作用而使通透性增加，加之静水压升高，血管内液体与蛋白质进入细胞外隙而形成脑水肿。脑水肿的防治与提高脑复苏成功率有很大关系。

2）脑复苏措施：脑复苏主要针对 4 个方面，即降低脑细胞代谢率，加强氧和能量供给，促进脑循环再流通及纠正可能引起继发性脑损害的全身和颅内病理因素。

（1）调节平均动脉压（MAP）：要求立即恢复并维持正常或稍高于正常的 MAP，要防止突然发生高血压，尤其不宜超过自动调节崩溃点。若血压过高，可用血管扩张剂，如阿福那特、氯丙嗪和硝普钠等。预防低血压，可用血浆或血浆代用品提高血容积，或用药物如多巴胺等支持 MAP。多数心搏骤停患者可耐受增加 10% 左右的血容积（1% 体重），有时可用胶体代用品如右旋糖酐 -40 或低分子右旋糖酐，最好根据肺动脉楔压监测进行补容。

（2）呼吸管理：为预防完全主动过度换气引起颅内压升高，对神志不清的患者应使用机械呼吸器。应用呼吸器过度通气，使 PaO_2 和脑微循环 PO_2 明显提高，使缺氧性损伤恢复。保证脑组织充分供氧是非常必须的。

（3）低温疗法：低温可降低脑代谢，减少脑耗氧量，降低缺氧时 ATP 的消耗率和减缓乳酸血症的发展，有利于保护脑细胞，减轻缺氧性脑损害。此外，低温尚可降低大脑脑脊液压力，减小脑容积，有利于改善脑水肿。

降温开始时间：产生脑细胞损害和脑水肿的关键性时刻，是循环停止后的最初 10 分钟。因此降温时间越早越好，1 小时内降温效果最好，2 小时后效果较差，心脏按压的同时即可在头部用冰帽降温。

降温深度：低温能减少脑组织耗氧量。一般认为 33～34℃ 低温对脑有较大的作用，降至 28℃ 以下，脑电活动明显呈保护性抑制状态。但体温降至 28℃ 易诱发心室颤动等严重心律失常，故宜采用头部重点降温法。

降温持续时间：一般需 2～3 日，严重者可能要 1 周以上。为了防止复温后脑水肿反复和脑耗氧量增加而加重脑损害，故降温持续至中枢神经系统皮质功能开始恢复，即以听觉恢复为指标，然后逐步停止降温，让体温自动缓慢上升，绝不能复温过快。

（4）脱水疗法：可提高血浆胶体渗透压，造成血液、脑脊液、组织细胞之间渗透压差，使脑细胞内的水分进入血液而排出体外，从而使脑体积缩小，颅内压降低。心肺复苏成功后，应给 20% 甘露醇 125～250 ml，快速静脉滴入，或呋塞米、依他尼酸钠 40～100 mg 静脉注射，也可用地塞米松 5 mg 静脉注射，每 6 小时 1 次，一般连用 3～5 日。

（5）巴比妥酸盐疗法：巴比妥类能增加神经系统对缺氧的耐受力，可以抑制脑灌流复苏后脑氧代谢率的异常增加，具有稳定脑细胞膜的作用。巴比妥类还可减轻脑水肿，改善局部血流的分布异常，缩小梗死面积。此外，巴比妥类还可防治抽搐发作，强化降温对脑代谢率的抑制能力，提高低温疗法的效果。一般强调在心脏复跳后 30～60 分钟开始应用，迟于 24 小时则疗效显著降低。可选用 2% 硫喷妥钠 5 mg/kg 即刻静脉注射，每小时 2 mg/kg（维持血药浓度 2～4 mg），以达到安静脑电图为宜，总量不超过

30 mg/kg。或苯妥英钠 7 mg/kg 静脉注射，必要时重复给药。硫喷妥钠多用于昏迷患者，属于深度麻醉药，应在麻醉医生指导下进行。下列情况暂停给药：①维持正常动脉压所需血管收缩剂剂量过大时；②心电图出现致命性心律失常时；③中心静脉压及肺动脉楔压升至相当高度或出现肺水肿。

（6）促进脑细胞代谢：ATP 可供应脑细胞能量，恢复钠泵功能，有利于减轻脑水肿。葡萄糖为脑获得能量的主要来源。此外辅酶 A、细胞色素 C、多种维生素等与脑代谢有关的药物均可应用。

（7）高压氧的应用：高压氧可提高脑组织的 PO_2，降低耗氧量及颅内压，促进脑功能的恢复。尤其对心肺复苏后脑损害严重，脑复苏比较困难，反复抽搐，持续呈昏迷状态且病情逐渐恶化者可行高压氧治疗。

（8）肾上腺皮质激素的应用：肾上腺皮质激素在心肺脑复苏过程中具有多方面的良好作用。一般来讲，单独应用仅适于轻度脑损害者，多数情况下，常与脱水剂、低温疗法同时应用。其用量要大，如地塞米松每次 5~10 mg，静脉注射，每 4~6 小时 1 次，一般情况下应连用 3~5 日。

（9）钙通道阻滞剂的应用和关于应用钙剂的问题：脑缺血后脑内 Ca^{2+} 的移行，关系到细胞内代谢、细胞内释放游离脂肪酸、氧自由基的异常，以及脑微血管无复流现象，这些异常均会导致神经元的损害，钙通道阻滞剂可改变这些过程。脑完全缺血后血流恢复，可有短暂 10~20 分钟的高灌流合并血管运动麻痹而导致血脑屏障破坏，形成水肿，以后有长时间（6~18 小时）的低灌流。钙通道阻滞剂为强的脑血管扩张剂，可降低此种缺血后的低灌流状态。

脑缺血缺氧后进行复苏，再灌流不足和神经细胞死亡部分起因于 Ca^{2+} 进入血管平滑肌和神经元。

关于心搏骤停后钙剂的应用，近年来的文献指出：①休克、缺氧或缺血时，有大量的 Ca^{2+} 迅速内流进入细胞；②细胞质内钙升高可减低腺苷酸环化酶的活性，引起类似肾上腺素能阻滞剂的应用；③细胞质内 Ca^{2+} 增多，可使线粒体氧化磷酸化失耦联，抑制 ATP 的合成；④细胞质内 Ca^{2+} 升高导致心肌纤维过度收缩，抑制合适的左室充盈，减低最大收缩力。因此说明 Ca^{2+} 内流入细胞质有代谢和机械两方面毒性作用。故复苏时禁忌常规应用钙剂治疗，并必须仔细地重新评价。

（10）抗自由基药物的应用：该类药物有阻断自由基作用的超氧化物歧化酶、过氧化氢酶、谷胱甘肽过氧化物酶和自由基清除剂。如甘露醇、维生素 C、维生素 E、辅酶 Q_{10}、丹参、莨菪碱等。

五、复苏后护理

（一）维持循环功能

心电监护，及时处理突发情况。根据患者情况选用强心、抗心律失常及血管活性药，适当输血补液。对血流动力学不稳定、心动过缓的患者应使用临时心脏起搏器，尽最大努力确保循环功能的相对稳定，以维持心、肾、脑等重要组织器官的灌注。

（二）维持呼吸功能

监测动脉血气，根据结果调整有效通气指标及吸氧浓度，以保证组织的氧供。对疑有吸入性肺炎、气胸、肺水肿或 ARDS 的患者应进行 X 线片或 CT 检查，并采取相应措施。

（三）维持水、电解质及酸碱平衡

心肺复苏成功后继续监测水、电解质及酸碱平衡的变化，纠正失衡。

（四）监测肾功能

监测尿及肾功能的变化，以防止心搏骤停后继发急性肾衰竭，根据肾功能调整用药。

（五）监测颅内压

为保证中枢神经系统的恢复，应随时监测颅内压变化，使其保持在 15 mmHg 以下，可滴注甘露醇、呋塞米、白蛋白，必要时可应用肾上腺皮质激素减轻细胞水肿。

（六）消化道系统

病情允许尽早恢复胃肠营养，不能进食的可予胃肠外营养，注意消化道出血等并发症。

（七）营养支持

补充足够的能量，注意维生素及微量元素的补充。

（八）神经内分泌的变化

监测心房钠尿肽、甲状腺激素、皮质醇、神经特异性烯醇酶等水平可提示预后。

六、心肺脑复苏学的展望

心肺脑复苏是医学领域中一门综合性学科，尚有许多目前未被认识的问题，这需要广大急救医学专家和临床医生不断地深入研究。心肺脑复苏学既然是一门综合性学科，故无论临床医学中哪一个专业，都应掌握心肺脑复苏术，并使之不断发展，使复苏成功率不断提高。心肺脑复苏学涉及面广，在某种意义上讲这是全民所需的知识，同时又要求全民所为。因此，心肺脑复苏术的实施者，可能是医护人员，也可能是非医护人员的目击者，如警察、汽车司机、宾馆服务员、飞机服务员等民众。这就要求我们的政府、卫生行政管理部门通力合作，最大可能地形成急救—复苏网络组织机构，使心肺脑复苏无时不在，无处不有，大大提高复苏成功率。

总之，心肺脑复苏学除了自身的基础、理论、临床发展外，必然也伴随着相关医学学科的发展。我们坚信，随着现代科学技术的不断进步，心肺脑复苏学也将日臻完善。

（王欢）

第四节 急性冠状动脉综合征

急性冠状动脉综合征（ACS）包括不稳定型心绞痛（UAP），非 ST 段抬高型心肌梗死（NSTEMI）和 ST 段抬高型心肌梗死（STEMI）。它们的共同病理基础是冠状动脉内粥样斑块破裂、表面破损或出现裂纹，局部血小板聚集继而引发不同程度的血栓形成和远端血管栓塞，引起冠状动脉不完全或完全性阻塞。

在轻度狭窄基础上，发生的冠状动脉痉挛可引起心绞痛、心肌梗死甚至猝死。冠状动脉的其他病变（炎症、梅毒、栓塞、结缔组织病、先天性畸形等）也可导致冠状动脉狭窄或阻塞而引起心绞痛或心肌梗死，但较少见。

ACS 患者心电图可表现为 ST 段抬高或不抬高。大多数 ST 段抬高的患者最终发生 Q 波心肌梗死；无 ST 段抬高的患者发生 UAP 或非 Q 波心肌梗死，两者的鉴别取决于急性期是否可以检测到心肌损伤标志物。

一、不稳定型心绞痛和非 ST 段抬高型心肌梗死

UAP 是介于稳定型心绞痛与急性心肌梗死和猝死之间的临床综合征，系冠状动脉内粥样斑块不稳定而致破裂，继以血栓形成以及血管收缩或痉挛，引起心肌严重缺血所致。NSTEMl 与 UAP 在发病机制与临床表现等方面具有很多相似之处，所以统称为非 ST 段抬高的 ACS（NSTE – ACS）。

（一）病因和发病机制

目前认为，ACS 发病最主要的原因是易损斑块，即指那些不稳定和有血栓形成倾向的斑块。ACS 是由于斑块破裂、糜烂和继发血栓形成、血管痉挛及微血管阻塞等多因素作用下导致的急性和亚急性心肌缺血缺氧。

（二）病情评估

1. 临床表现

1）UAP：心绞痛发作持续时间一般都达到或超过 15 分钟，有以下 5 种类型。

（1）初发型心绞痛：指心绞痛发作病程在 1 个月以内，过去未发生过心绞痛或心肌梗死者。

（2）恶化型心绞痛：指原有稳定型心绞痛在短期内心绞痛发作次数、严重程度及持续时间突然加重，硝酸甘油不能缓解。常有多支病变且病变有所发展。

（3）卧位性心绞痛：属稳定型心绞痛晚期表现，多伴有左室功能不全。比一般心绞痛更剧烈，持续时间更长。发作时必须坐位，甚至需要站立才可缓解，含服硝酸甘油亦可缓解，有的仅发生于夜间平卧睡眠时，多在午夜前，即平卧后 1～3 小时发作。

（4）变异型心绞痛：疼痛一般较剧烈，持续可达 30 分钟。多发生于后半夜或凌晨欲醒或醒来时，几乎均在每日同一时刻发作。发作时，心电图呈现短暂的 ST 段抬高，

对应的 ST 段降低，或原倒置的 T 波变成直立，出现"假改善"。

（5）梗死后心绞痛：急性心肌梗死后 1 个月内开始出现反复发作的心绞痛。提示除已梗死的心肌外尚存在缺血的心肌；或与梗死无关的其他冠状动脉也有严重狭窄病变，本型常易于使心肌梗死延展或近期出现再次急性心肌梗死。

UAP 患者血肌钙蛋白 T 及 I（TnT 及 TnI）不升高。

2）NSTEMI：临床有 UAP 表现，TnT、TnI 升高，应考虑有心肌梗死可能。

2. 实验室及其他检查

1）心电图：静息 12 导联心电图是可疑 NSTE‐ACS 患者的首要检查手段。ST‐T 动态变化是 NSTE‐ACS 最可靠的心电图表现。

UAP 时静息心电图可出现 2 个或更多的相邻导联 ST 段下移≥0.1 mV。静息状态下症状发作时记录到一过性 ST 段改变，症状缓解后 ST 段缺血改变改善，或者发作时倒置 T 波呈伪性改善（假性正常化），发作后恢复原倒置状态更具有诊断价值，提示急性心肌缺血，并高度提示可能是严重冠状动脉疾病。变异型心绞痛 ST 段常呈一过性抬高，但是心电图正常并不能排除 ACS 的可能性。

NSTEMI 的心电图 ST 段压低和 T 波倒置比 UA 更明显和持久，并有系列演变过程，如 T 波倒置逐渐加深，再逐渐变浅，部分还会出现异常 Q 波。两者鉴别除了心电图外，还要根据胸痛症状以及血中是否检测到心肌损伤标志物。高达 25% 的 NSTEMI 可演变为 Q 波心肌梗死，其余 75% 则为非 Q 波心肌梗死。

没有 ST 段抬高，则没有证据表明这些患者可以从溶栓治疗中获益。有资料提示溶栓治疗对只有 ST 段压低的患者有害。

2）心肌损伤标志物：主要用于心肌缺血坏死的诊断及临床预后的判断。常用肌酸激酶同工酶（CK‐MB）、肌钙蛋白。根据 CK‐MB 诊断标准，若 CK‐MB≥正常上限的 2 倍，即为 NSTEMI，反之则为 UAP；若以肌钙蛋白为诊断标准，肌钙蛋白阳性支持 NSTEMI，肌钙蛋白阴性支持 UAP，至于对部分出现 CK‐MB 并不升高，而肌钙蛋白超过正常上限的 ACS 患者，称为微小心肌损伤。

3）连续心电监护：连续监测患者心律，及早识别心律失常，并在必要时监测血流动力学。连续的心电监测可发现无症状或心绞痛发作时的 ST 段变化。

4）其他非创伤性检查：在患者病情允许的情况下可行其他非创伤性检查，其目的是为了判断患者病情的严重性及近、远期预后，包括活动平板、运动放射性核素心肌灌注扫描、超声心动图及药物负荷试验等。

5）冠状动脉造影：仍是诊断冠心病的金标准，可以直接显示冠状动脉狭窄程度，并对决定治疗策略有重要意义。

6）电子束 CT 检查：可对冠状动脉钙化程度和范围做无创性检查和评价。研究发现，UAP 患者钙化检出率及集约化钙化计分均较稳定型心绞痛为低，提示其病变斑块的钙化程度不高，稳定性较差，而易于破裂。

7）其他检查：还应从冠心病的二级预防着眼，对患者做血糖、血脂、肝功能、肾功能等常规检查，以加强控制危险因素和并发症，进行全面综合治疗。

3. 诊断

1）UAP 的诊断标准：①相对稳定的心绞痛，近 2 个月逐渐加重；②近 2 个月新出现的心绞痛，日常轻度活动即引起心绞痛；③近 2 个月静息状态下出现的心绞痛；④梗死后心绞痛（急性心肌梗死 24 小时至 1 个月出现心绞痛）。

2）NSTEMI 的诊断标准：①典型缺血性胸痛 >60 分钟；②心电图仅有 ST 段压低或 T 波倒置，无 ST 段抬高或病理 Q 波；③反映心肌坏死的特异标志物 CK – MB，TnT，TnI 水平升高（大于高限 2 倍）。

4. 鉴别诊断

1）主动脉夹层：主动脉夹层的胸痛时间长、程度重，胸痛一开始即达高峰，呈撕裂状并不能缓解，常放射到背、肋、腹、腰和下肢，但一般无 ST – T 改变、无血清心肌坏死标志物异常升高，可资鉴别。两上肢的血压和脉搏可有明显差别，可有下肢暂时性瘫痪、偏瘫和主动脉关闭不全的表现。二维超声心动图检查、X 线、CT 血管成像（CTA）或磁共振血管成像（MRA）有助于诊断。

2）急性心包炎：尤其是急性非特异性心包炎可有较剧烈而持久的心前区疼痛。有发热和呼吸系统疾病提示急性心包炎可能。其胸痛是典型的胸膜性疼痛，随呼吸、咳嗽、吞咽和体位改变而改变，仰卧位时胸痛加重。心包摩擦音对心包炎有诊断意义，但持续时间短，在心包腔出现渗液时消失。心电图除 aVR 外，其余导联均有 ST 段弓背向下的抬高，T 波倒置，无异常 Q 波出现。

3）严重肺动脉高压：可有劳累性胸痛。严重肺动脉高压的胸痛是劳累引起右室心肌缺血所致。其他伴随症状包括劳累时呼吸困难、头晕和晕厥。体检时可发现胸骨旁抬举感和肺动脉瓣第二心音亢进，心电图可见右室肥大的表现。

4）急性肺栓塞：急性大面积肺栓塞可引起胸痛、呼吸困难、晕厥、休克等表现，患者可伴有冷汗、发绀或濒死感。但患者的查体、心电图和胸部 X 线常常有急性肺动脉高压或者急性右心衰竭的表现，如心电图出现肺性 P 波、右束支传导阻滞或者较特异的 $S_IQ_{III}T_{III}$ 等；胸部 X 线：上腔静脉影增宽，右下肺动脉增宽或肺动脉段突出、中外肺野纹理减少。超声心动图可发现右室搏动减弱，室间隔左移，根据三尖瓣反流还可估计肺动脉压力。漂浮导管如中心静脉压、肺动脉压增高，同时肺动脉楔压正常可资鉴别。必要时行肺动脉加冠状动脉造影检查。

5）胸部外伤：应询问病史，有触痛，疼痛与咳嗽、深呼吸、姿势或者某些活动有关。

6）肋软骨炎和肋间神经痛：为刺痛或灼痛，可与活动有关，有明确的压痛点，有时伴有神经症的表现，心电图无变化，心肌酶不高。其他胸壁痛可由肋间肌肉劳损、病毒感染引起，胸痛特点为锐痛，有触痛，咳嗽、深呼吸可使其加重。

7）胸部带状疱疹：在出现疱疹前可与心肌缺血性疼痛混淆。受累区域表现为皮肤过度敏感、有触痛，可有头痛、发热和全身不适等。

8）肺炎：心电图可出现类似心肌梗死或心肌缺血的表现，但不符合心肌梗死或心肌缺血的演变，有发热、咳嗽或者咳痰等症状，心肌酶学系列、胸部 X 线可资鉴别。

9）自发性气胸：突然的胸痛和呼吸困难，胸痛在气胸的发生侧，胸部叩诊呈鼓音，胸部 X 线可确诊。

10）纵隔气肿：胸痛和纵隔捻发音是典型的表现，颈或胸上部可出现皮下气肿，胸部 X 线可以确诊。

11）胸出口综合征：胸出口综合征是从胸腔上缘出来或通过的神经和血管结构被压迫所致。与骨或肌肉异常有关系，症状多在 20～40 岁出现，可与职业活动、不良的体位或者颈外伤等有关系，多数患者表现为上肢痛，尤其尺侧，也可放射至颈、肩部、肩胛区或腋下，极少数疼痛位于胸壁。应在仔细体格检查的同时，对胸痛者进行心电图、心肌酶学检查。

12）胃肠道原因引起的疼痛：急性胰腺炎、消化性溃疡穿孔、急性胆囊炎、胆石症等，均可引起与 UAP/NSTEMI 相似的临床表现，可伴休克。通过仔细询问病史、体格检查、心电图检查、血清心肌标志物测定可协助鉴别。值得注意的是部分急腹症也可产生类似急性心肌缺血的心电图改变。

（三）治疗措施

1. 一般处理

1）休息：患者应卧床休息，特别是心绞痛严重且频繁发作者应绝对卧床休息，晚间可酌用镇静药和地西泮等治疗。

2）吸氧：给予吸氧，对改善心肌缺氧状态、缓解疼痛、精神安慰有一定作用。

3）去除诱发因素：对诱发冠状动脉病变的危险因素，应予去除。如吸烟者给予戒烟，控制高脂血症，伴有高血压、心律失常及心力衰竭者应采取相应措施。

2. 硝酸盐类药物的应用

这类药物除扩张冠状动脉，降低其阻力，增加其血流量外，还通过对周围血管的扩张作用，减少静脉回血量，降低心室容量、心腔内压、心排血量和血压，减少心脏前后负荷和心肌的需氧，从而缓解心绞痛。

1）硝酸甘油：0.3～0.6 mg 舌下含服，可于 1～2 分钟止痛，作用时间较短，可重复使用。仍不能控制发作者，可静脉滴注硝酸甘油 10～30 mg 溶于 250～500 ml 5% 葡萄糖液中，开始滴速为每分钟 20～40 μg，以后可逐渐加至每分钟 100～200 μg，作用迅速、效果明显，对胸痛严重而频繁或难以控制的心绞痛发作有良效。主要不良作用有头晕、头胀痛、头部跳动感、面红、心悸等，偶有血压下降，一般患者能坚持用药。

2）硝酸异山梨酯：5～10 mg 舌下含化，每 2 小时 1 次，必要时可加大剂量，3～5 分钟见效，或用喷雾剂喷入口腔，每次 1.25 mg，1 分钟见效。

3）亚硝酸异戊酯：每安瓿 0.2 ml，用时以手帕包后敲碎，立即盖于鼻部吸入。作用快而短，约 10 秒钟见效，几分钟即消失。本药降低血压作用较硝酸甘油明显，血压低者慎用。

3. 止痛药

UAP 一旦诊断明确，且疼痛严重，可即刻静脉注射吗啡 3～5 mg 加生理盐水 5 ml，常可达到满意的止痛效果。也可用罂粟碱 30～60 mg 加入 250 ml 液体内静脉滴注，每日 1 次，连用 5～7 日多能缓解心绞痛发作。

4. β 受体阻滞剂

单纯血管痉挛引起的心绞痛单用 β 受体阻滞剂治疗，可引起心绞痛加重。但大部分冠状动脉痉挛的患者尚合并器质性病变（狭窄），这类患者联合应用 β 受体阻滞剂与硝苯地平等药物，可明显增强抗心绞痛效果。口服美托洛尔，自小剂量开始 12～25 mg 每日 2 次。紧急需要时可选用静脉注射。应用时应对心率及血压进行监测，心率控制在 60～90 次/分为宜，剂量为 5 mg 静脉缓注，5 分钟 1 次，直至最大量 15 mg 或心率得到控制。已有心力衰竭特别是射血分数 <40% 者，或有哮喘及传导阻滞者忌用。

5. 钙通道阻滞剂

患者常有冠状动脉收缩与痉挛因素参与发病机制，故应用钙通道阻滞剂是合理的。单纯使用硝苯地平的效果不及 β 受体阻滞剂或硝酸酯类。有报道，单用硝苯地平后使心绞痛发作加剧者，而单用地尔硫草则未见此种现象。目前倾向于同时应用三类不同的抗心绞痛药物。在同时使用两种负性肌力药物（β 受体阻滞剂与钙通道阻滞剂如维拉帕米）时，应根据心功能等情况，权衡利弊，慎重选择，严密观察。

6. 抗凝及溶栓剂

UAP（除自发性心绞痛外）与血栓形成有密切关系。目前多主张静脉或冠状动脉内给予肝素、尿激酶（UK）、链激酶（SK）或重组组织型纤维蛋白溶酶原激活物（rtPA），溶解非闭塞性血栓。

7. 抗血小板聚集药物的应用

血栓素 A_2（TXA_2）有强烈的缩血管及促使血小板聚集的作用，前列环素（PGI_2）则正相反，有扩张血管及抑制血小板聚集的作用，阿司匹林小剂量抑制 TXA_2，大剂量抑制 PGI_2。一般每日用 40～50 mg 即可生效。也可使用双嘧达莫（梗死后心绞痛不主张使用双嘧达莫）、低分子右旋糖酐等抑制血小板聚集的药物。

8. 放射性核素碘

有报道指出，对发作频繁而顽固的心绞痛，可考虑采用放射性核素碘治疗，以抑制甲状腺功能，降低基础代谢和心脏的需氧量，从而减轻与减少心绞痛的发作。

9. 激光冠状动脉成形术及血管腔内斑块旋切术

通过心导管内的光导纤维将激光引入冠状动脉，使阻塞动脉的粥样硬化病变汽化而再通；或引入旋转的刀片，将斑块切下并吸出。

10. 经皮冠状动脉腔内成形术

经皮冠状动脉腔内成形术（PTCA）指征为：心绞痛病程 <1 年，估计粥样硬化斑块无钙化；冠状动脉近端病变；有心肌缺血的客观证据；估计有较好的侧支循环和左室功能者。

11. 冠状动脉旁路移植术

冠状动脉旁路移植术（CABG）用于药物积极治疗不能控制的患者，指征为：左冠状动脉主干病变；三支病变或包括左前降支的二支病变；冠状动脉狭窄在 70% 以上。

12. 其他

国内应用体外反搏治疗心绞痛，取得比药物更好的效果。高压氧治疗能增加全身的氧供应，可使顽固的心绞痛得到改善，但疗效不易巩固。

13. 抗高血脂药

羟甲基戊二酰辅酶 A 还原酶抑制剂（他汀类）的应用，是 ACS 治疗学上的一大进展，备受重视，他汀类不但显著降低低密度脂蛋白胆固醇（LDL – C）与总胆固醇（TC），更有一系列调血脂之外的特殊治疗作用。所以，应用他汀类强化治疗已成为当今防治 ACS 不可或缺的主要措施之一。

14. 康复治疗

大多数 UAP 或 NSTEMI 患者有慢性稳定型心绞痛，而且病情还可能反复发作，因此其二级预防十分重要。常用的康复治疗包括：①无禁忌证时应长期坚持服用阿司匹林 75~325 mg/d，国人一般推荐 100 mg/d 为合适。②由于过敏或胃肠道不适，不能耐受阿司匹林，最好口服氯吡格雷 75 mg/d（有禁忌证者除外）。③凡已做经皮冠脉介入术（PCI）安放支架的患者，联合服用阿司匹林和氯吡格雷 9 个月。④无禁忌证时建议服用 β 受体阻滞剂。⑤控制血脂，凡血 LDL – C > 3.36 mmol/L 时，应坚持服用他汀类，并保持血脂处于达标水平，同时严格控制饮食。充血性心力衰竭、左室功能障碍（LVEF < 40%）、原发性高血压与糖尿病患者应口服血管紧张素转化酶抑制剂（ACEI）。⑥如胸痛持续 2~3 分钟，而休息不能终止发作时，可含服硝酸甘油片，必要时重复用药，但不超过 3 次，前后 2 次服药间隔 5 分钟。⑦如果心绞痛表现为不稳定状态，如发生频率增加、疼痛程度加重、发作时间延长，服用硝酸甘油效果不佳等，应及时就医检查，确诊病变性质，采取更积极的处理措施，包括有创性治疗等。⑧坚持有效地控制各种危险因素，推荐综合处理的方法，包括改善生活方式的治疗和药物治疗，药物治疗也宜联合用药，如阿司匹林、ACEI 与抗高血脂药合用。

（四）健康指导

1）患者应卧床休息，嘱患者避免做突然用力的动作，饭后不宜进行体力活动，防止精神紧张、情绪激动、受寒、饱餐及吸烟、酗酒，宜少量多餐，用清淡饮食，不宜进含动物脂肪及高胆固醇的食物。对有恐惧和焦虑心理的患者，应向患者解释冠心病的性质，只要注意生活保健，坚持治疗，可以防止病情的发展；对情绪不稳者，可适当应用镇静药。

2）保持大小便通畅，做好皮肤及口腔的护理。

3）病情观察

（1）UAP 患者应在监护室予以监护，密切观察病情和心电图变化，观察胸痛持续的时间、次数，并注意观察硝酸盐类等药物的不良反应。发现异常，及时报告医生，并协助行相应的处理。

（2）患者心绞痛发作时，嘱其安静卧床休息，做心电图检查观察其 ST – T 的改变，并给予舌下含化硝酸甘油 0.6 mg，吸氧。对有频繁发作的心绞痛或属自发性心绞痛的患者，需提高警惕，用心电监护观察有无发展为心肌梗死。如有上述变化，应及时报告医生。

4. 康复指导

（1）给患者及家属讲解有关疾病的病因及诱发因素，防止过度脑力劳动，适当参加体力活动；合理搭配饮食结构；肥胖者需限制饮食；戒烟酒。积极防治高血压、高脂血症和糖尿病。有上述疾病家族史的青年，应早期注意血压及血脂变化，争取早期发现，及时治疗。

（2）心绞痛症状控制后，应坚持服药治疗。避免导致心绞痛发作的诱因。对不经常发作者，需鼓励做适当的体育锻炼，如散步、打太极拳等，这样有利于冠状动脉侧支循环的建立。随身携带硝酸甘油片或亚硝酸异戊酯等药物，以备心绞痛发作时自用。

（3）出院时指导患者根据病情调整饮食结构，坚持医生、护士建议的合理化饮食。教会家属正确测量血压、脉搏、体温的方法。教会患者及家属识别与自身有关的诱发因素，如吸烟，情绪激动等。

（4）出院带药，给患者提供有关的书面材料，指导患者正确用药。

（5）教给患者门诊随访知识。

二、急性 ST 段抬高型心肌梗死

心肌梗死是冠状动脉急性闭塞导致血流中断，心肌因严重而持久的缺血而发生局部坏死。据心电图有无 ST 段持续抬高，将急性心肌梗死分为 STEMI 和 NSTEMI。

NSTEMI 与 UA 具有相似的病理生理基础，即动脉粥样硬化斑块破裂，临床表现和治疗措施相似，只是病变程度不同而已，因而统称为非 ST 段抬高型 ACS，已在前进行了统一阐述。而 STEMI 的病理生理基础为动脉粥样硬化斑块破裂形成血栓导致血管急性闭塞，临床症状更重，治疗关键是强调尽早开通阻塞的血管。本节主要阐述此型心肌梗死。STEMI 在发达国家较常见，美国每年大约有 50 万该类患者，近年来，发展中国家的发病率有所增加。尽管如此，在过去的几十年中，该类患者的病死率已明显下降。

（一）病因

基本病因为冠状动脉粥样硬化。诱因以剧烈体力活动、精神紧张或情绪激动最为多见，其次为饱餐、上呼吸道感染或其他感染、用力排便或心动过速，少数为手术大出血或其他原因的低血压、休克等。气候寒冷、气温变化大亦可诱发。

（二）病理

急性心肌梗死时，冠状动脉内常有粥样斑块破溃、出血和继发性血栓形成。急性期心肌呈大片灶性凝固性坏死，心肌间质充血、水肿，伴有大量炎性细胞浸润。以后，坏死的心肌纤维逐渐溶解吸收形成肌溶灶，随后逐渐出现肉芽组织形成。坏死组织在梗死后 1～2 周开始吸收，并逐渐纤维化，在 6～8 周形成瘢痕而愈合，称为陈旧性心肌梗死。

（三）病理生理

主要出现左室舒张和收缩功能障碍的一些血流动力学变化，其严重程度和持续时间取决于梗死的部位、程度和范围。心脏收缩力减弱、顺应性减低，以及收缩不协调，左室压力曲线上升速度减低，左室舒张期末压增高、舒张和收缩末期容量增多。射血分数减低，心排血量下降，心率增快或有心律失常，血压下降。病情严重者静脉血氧含量降低。心室重构出现心壁厚度改变、心脏扩大和心力衰竭，可发生心源性休克。右室心肌梗死在急性心肌梗死患者中少见，其主要病理生理改变是右心衰竭的血流动力学变化，右房压力增高，心排血量降低，血压下降。

急性心肌梗死引起的心力衰竭称为泵衰竭，按 Killip 分级法可分为：Ⅰ级，尚无明显心力衰竭；Ⅱ级，有轻度左心衰竭；Ⅲ级，有急性肺水肿；Ⅳ级，有心源性休克不同程度或阶段的血流动力学变化。心源性休克是泵衰竭的严重阶段，如兼有肺水肿和心源性休克则情况最严重。

（四）病情评估

1. 临床表现

1）病史：发病前常有明显诱因，如精神紧张、情绪激动、过度体力活动、饱餐、高脂饮食、糖尿病未控制、感染、手术、大出血、休克等。少数在睡眠中发病。有半数以上的患者过去有高血压及心绞痛史。部分患者则无明确病史及先兆表现，首次发展即是急性心肌梗死。

2）先兆症状：急性心肌梗死多突然发病，少数患者起病症状轻微。1/2～2/3 的患者起病前 1～2 日至 1～2 周或更长时间有先兆症状，其中最常见的是稳定型心绞痛转变为不稳定型；或既往无心绞痛，突然出现心绞痛，且发作频繁，程度较重，用硝酸甘油难以缓解，持续时间较长。伴恶心、呕吐、血压剧烈波动。心电图显示 ST 段一过性明显上升或降低，T 波倒置或增高。这些先兆症状如诊断及时，治疗得当，半数以上患者可免于发生心肌梗死；即使发生，症状也较轻，预后较好。

3）胸痛：为最早出现而突出的症状。其性质和部位多与心绞痛相似，但程度更为剧烈，呈难以忍受的压榨、窒息，甚至濒死感，伴有大汗淋漓及烦躁不安。持续时间可为 1～2 小时甚至 10 小时以上，或时重时轻达数天之久。用硝酸甘油无效，需用麻醉性镇痛药才能减轻。疼痛部位多在胸骨后，但范围较为广泛，常波及整个心前区，约 10% 的病例波及剑突下及上腹部或颈、背部，偶尔到下颌、咽部及牙齿处。约 25% 的病例无明显的疼痛，多见于老年、糖尿病（由于感觉迟钝）或神志不清患者，或有急性循环衰竭者，疼痛被其他严重症状所掩盖。15%～20% 的病例在急性期无症状。

4）心律失常：见于 75%～95% 的患者，多发生于起病后 1～2 周，而以 24 小时内最多见。经心电图观察可出现各种心律失常，可伴乏力、头晕、晕厥等症状，且为急性期引起死亡的主要原因之一。其中最严重的心律失常是室性异位心律（包括频发性期前收缩、阵发性心动过速和颤动）。频发（＞5 次/分），多源，成对出现，或 R 波落在T 波上的室性期前收缩可能为心室颤动的先兆。房室传导阻滞和束支传导阻滞也较多见，严重者可出现三度房室传导阻滞，室上性心律失常则较少见，多发生于心力衰竭患者。前壁心肌梗死易发生室性心律失常。下壁（膈面）梗死易发生房室传导阻滞。

5）心力衰竭：主要是急性左心衰竭，为心肌梗死后收缩力减弱或不协调所致，可出现呼吸困难、咳嗽、烦躁及发绀等症状。严重时两肺满布湿啰音，形成肺水肿，进一步导致右心衰竭。右室心肌梗死者可一开始就出现右心衰竭。

6）低血压和休克：仅于疼痛剧烈时血压下降，未必是休克。但如疼痛缓解而收缩压仍低于 80 mmHg，伴有烦躁不安、大汗淋漓、脉搏细快、尿量减少（＜20 ml/h）、神志恍惚甚至晕厥时，则为休克，主要为心源性，是心肌广泛坏死，心排血量急剧下降所致，而神经反射引起的血管扩张尚属次要，有些患者还有血容量不足的因素参与。

7）胃肠道症状：疼痛剧烈时，伴有频繁的恶心、呕吐、上腹胀痛、肠胀气等，与迷走神经张力增高有关。

8）坏死物质吸收引起的症状：主要是发热，一般在发病后 1~3 日出现，体温 38℃左右，持续约 1 周。

9）体征：①约半数患者心浊音界轻度至中度增大，有心力衰竭时较显著；②心率多增快，少数可减慢；③心尖区第一心音减弱，有时伴有奔马律；④10%~20% 的患者在病后 2~3 日出现心包摩擦音，多数在几日内又消失，是坏死波及心包面引起的反应性纤维蛋白性心包炎所致；⑤心尖区可出现粗糙的收缩期杂音或收缩中晚期喀喇音，为二尖瓣乳头肌功能失调或断裂所致；⑥可听到各种心律失常的心音改变；⑦常见到血压下降到正常以下（病前高血压者血压可降至正常），且可能不再恢复到起病前水平；⑧还可有休克、心力衰竭的相应体征。

10）并发症：心肌梗死除可并发心力衰竭及心律失常外，还可有下列并发症。

（1）动脉栓塞：主要为左室附壁血栓脱落所引起。根据栓塞的部位，可能产生脑部或其他部位的相应症状，常在起病后 1~2 周发生。

（2）心室壁瘤：梗死部位在心脏内压的作用下，显著膨出。心电图常显示持续的 ST 段抬高。

（3）心脏破裂：少见。可在发病 1 周内出现，患者常突然休克甚至造成死亡。

（4）乳头肌功能不全：乳头肌功能不全的病变可分为坏死性与纤维性两种，在发生心肌梗死后，心尖区突然出现响亮的全收缩期杂音，第一心音减低。

（5）心肌梗死后综合征：发生率约 10%，于心肌梗死后数周至数月出现，可反复发生。表现为发热、胸痛、心包炎、胸膜炎或肺炎等症状、体征，可能为机体对坏死物质的过敏反应。

2. 实验室及其他检查

1）心电图检查：STEMI 有特征性心电图改变，其肯定性改变是出现异常、持久的 Q 波或 QS 波，以及持续 1 日以上的演进性损伤电位，以后 T 波逐渐倒置。如为下壁梗死，应描记右胸导联即 V_{4R}~V_{6R}，以免漏掉右室心肌梗死。

有 5%~15% 的病例心电图改变不典型。如梗死图形可始终不出现或延后出现，常规心电图导联不显示梗死 Q 波而仅有 ST-T 改变，以及其他一些非特异性的 QRS 改变等。

2）血清肌酸激酶（CK）和 CK-MB 于发病 6 小时内升高，12~24 小时达高峰，48~72 小时消失。天冬氨酸转氨酶发病后 6~12 小时升高。24~48 小时达高峰，3~6 日恢复正常。LDH 发病后 8~12 小时升高，2~3 日达高峰，1~2 周才恢复正常。LDH_2 在急性心肌梗死后数小时总 LDH 尚未升高前就已出现，可持续 10 日。

3）血肌钙蛋白测定：TnT 和 TnI 测定是诊断心肌梗死最敏感指标，可反映微型梗死。正常情况下，周围血液中无 TnT 或 TnI（亦有报道其正常值为 TnT≤0.2 ng/ml，TnI<7 ng/ml），发生急性心肌梗死时，两者均在 3 小时后升高，其中 TnT 持续 10~14 日，TnI 持续 7~10 日。

4）其他实验室检查：发病 1 周内白细胞计数可增至（10~20）×10^9/L，中性粒细胞比例多在 75%~90%，嗜酸性粒细胞减少或消失，血沉增快，可持续 1~3 周。尿肌红蛋白在梗死后 5~40 小时开始排泄，平均持续 83 小时。血清肌红蛋白在 4 小时左右升高，多数 24 小时即恢复正常。

5）超声心动图（包括二维和多普勒技术）：是影像检查中最便宜、最实用的一种技术。它能提供室壁活动度分析，瓣膜受影响的情况，心功能的评判。该技术由于经济、无创，很容易为患者所接受，可以作为心肌梗死的常规检查项目。近年来，高分辨率的仪器应用于临床，有文献报道，二维超声心动图可以直接分辨左右冠状动脉的近、中、远段。食管超声心动图（TEE）使冠状动脉成像更清晰。血管内超声是无创与有创技术的结合，提供了冠状动脉横截面的图形，可分辨冠状动脉内膜及中层的病变及硬化。由于探头微型化，可使其与 PTCA 球囊或旋切刀相结合，这样可以边治疗边观察，但是费用昂贵，使该技术远未普及。

二维超声心动图观察心肌梗死的主要表现为阶段性室壁活动异常，急性期可见到室壁阶段性活动度消失、室壁变薄，可用公式计算出梗死面积，目前定量的办法有以下几种：目测阶段性室壁活动异常（半定量），计算机辅助定量阶段性室壁活动异常，心内膜标测法。出现心室壁瘤时，可见到阶段性室壁膨出。另外可提供心功能计算，乳头肌功能判定。

6）放射性核素检查：利用坏死心肌细胞中的 Ca^{2+} 能结合 ^{99m}Tc（锝）焦磷酸盐或坏死心肌细胞的肌凝蛋白可与其特异抗体结合的特点，静脉注射 ^{99m}Tc - 焦磷酸盐或 ^{111}In（铟）- 抗肌凝蛋白单克隆抗体，进行"热点"扫描或照相；利用坏死心肌血供断绝和瘢痕组织中无血管以致 ^{201}Tl（铊）或 ^{99m}Tc - 甲氧异腈（MIBI）不能进入细胞的特点，静脉注射这种放射性核素进行"冷点"扫描或照相；均可显示心肌梗死的部位和范围。前者主要用于急性期，后者用于慢性期。用门电路 γ 闪烁照相法进行放射性核素心腔造影（常用 ^{99m}Tc - 标记的红细胞或白蛋白），可观察室壁的运动和左心室的射血分数，有助于判断心室功能，诊断梗死后造成的室壁运动失调和心室壁瘤。目前多用单光子发射计算机体层摄影（SPECT）来检查，新的方法正电子发射计算机体层扫描术（PET）可观察心肌的代谢变化，判断心肌的死活可能效果更好。

3. 诊断

1）诊断标准：诊断 STEMI 必须至少具备以下标准中的 2 条。

（1）缺血性胸痛的临床病史，疼痛常持续 30 分钟以上。

（2）心电图的特征性改变和动态演变。

（3）心肌坏死的血清心肌标志物浓度升高和动态变化。

2）诊断步骤：对疑为 STEMI 的患者，应争取在 10 分钟内完成。

（1）临床检查（问清缺血性胸痛病史，如疼痛性质、部位、持续时间、缓解方式、伴随症状；查明心、肺、血管等的体征）。

（2）描记 18 导联心电图（常规 12 导联加 V_7 ~ V_9，V_{3R} ~ V_{5R}），并立即进行分析、判断。

（3）迅速进行简明的临床鉴别诊断后做出初步诊断（老年人突发原因不明的休克、心力衰竭、上腹部疼痛伴胃肠道症状、严重心律失常或较重而持续性胸痛或胸闷，应慎重考虑有无本病的可能）。

（4）对病情做出基本评价并确定即刻处理方案。

（5）继之尽快进行相关的诊断性检查和监测，如血清心肌标志物浓度的检测，结合缺血性胸痛的临床病史、心电图的特征性改变，做出 STEMI 的最终诊断。此外，尚应进行血常规、血脂、血糖、凝血时间、电解质等检测以及二维超声心动图检查、床旁心电监护等。

3）危险性评估

（1）伴下列任一项者，如高龄（＞70 岁）、既往有 STEMI 史、心房颤动、前壁心肌梗死、心源性休克、急性肺水肿或持续低血压等可确定为高危患者。

（2）病死率随心电图 ST 段抬高的导联数的增加而增加。

（3）血清心肌标志物浓度与心肌损害范围呈正相关，可帮助估计梗死面积和患者预后。

4. 鉴别诊断

1）心绞痛：心绞痛的疼痛性质与 STEMI 相同，但发作较频繁，每次发作历时短，一般不超过 15 分钟，发作前常有诱发因素，不伴有发热、白细胞计数增加、血沉增快或血清肌钙蛋白及心肌酶增高，心电图无变化或有 ST 段暂时性压低或抬高，很少发生心律失常、休克和心力衰竭，含用硝酸甘油片疗效好等，可资鉴别。应注意 UAP 可在短期内演变为 STEMI。

2）主动脉夹层：该病也具有剧烈的胸痛，有时出现休克，其疼痛常为撕裂样，一开始即达高峰，多放射至背部、腹部、腰部及下肢，两上肢的血压和脉搏常不一致是本病的重要体征。可出现主动脉瓣关闭不全的体征，心电图和血清心肌酶学检查无 STEMI 时的变化。X 线和超声检查可出现主动脉明显增宽。

3）急腹症：急性胆囊炎、胆石症、急性坏死性胰腺炎、溃疡病穿孔等常出现上腹痛及休克的表现，但应有相应的腹部体征，心电图及酶学检查有助于鉴别。

4）急性心包炎：特别是急性非特异性心包炎亦可有剧烈而持久的胸痛及 ST 段抬高。但胸痛与发热同时出现，呼吸和咳嗽时加重。早期可听到心包摩擦音。心电图改变常为普遍导联 ST 段弓背向上抬高，无 STEMI 心电图的演变过程，亦无血清酶学改变。

5）肺动脉栓塞：可引起胸痛、咯血、呼吸困难、休克等表现。但有右心负荷急剧增加的表现，如发绀、肺动脉瓣区第二心音亢进、颈静脉充盈、肝大、下肢水肿等。心电图示电轴右偏，Ⅰ 导联 S 波加重，Ⅲ 导联出现 Q 波和 T 波倒置，胸导联过渡区左移，右胸导联 T 波倒置等改变。与 STEMI 心电图的演变迥然不同，可资鉴别。

（五）治疗措施

处理原则：改善冠状动脉血液供给，减少心肌耗氧量，保护心脏功能，挽救因缺血而濒死的心肌，防止梗死面积扩大，缩小心肌缺血范围，及时发现、处理、防治严重心律失常、泵衰竭和各种并发症，防止猝死。

流行病学调查发现，50% 的患者发病后 1 小时在院外猝死，死因主要是可救治的心律失常。因此，院前急救的重点是尽可能缩短患者就诊延误的时间和院前检查、处理、转运所用的时间；尽量帮助患者安全、迅速地转送到医院；尽可能及时给予相关急救措施，如嘱患者停止任何主动性活动和运动，舌下含化硝酸甘油，高流量吸氧，镇静止痛

（吗啡或哌替啶），必要时静脉注射或滴注利多卡因，或给予除颤治疗和心肺复苏；缓慢性心律失常给予阿托品肌内注射或静脉注射；及时将患者情况通知急救中心或医院，在严密观察、治疗下迅速将患者送至医院。

急诊室医生应力争在 10 ~ 20 分钟完成病史、临床检查、记录 18 导联心电图，尽快明确诊断。对 ST 段抬高者应在 30 分钟内收住冠心病监护病房（CCU）并开始溶栓，或在 90 分钟内开始行急诊 PTCA 治疗。

1. 一般治疗

1）休息：患者应卧床休息，保持环境安静，减少探视，防止不良刺激。

2）监测：在 CCU 进行心电图、血压和呼吸的监测 5 ~ 7 日，必要时进行床旁血流动力学监测，以便于观察病情和指导治疗。

（3）护理：第 1 周完全卧床，加强护理，进食、漱洗、大小便、翻身等都需要别人帮助。第 2 周可在床上坐起，第 3 ~ 4 周可逐步离床和室内缓步走动。但病重或有并发症者，卧床时间宜适当延长。食物以易消化的流质或半流质为主，病情稳定后逐渐改为软食。便秘 3 日者可服轻泻剂或用甘油栓等，必须防止用力大便造成病情突变。焦虑、不安患者可用地西泮等镇静药。禁止吸烟。

4）吸氧：急性心肌梗死患者常有不同程度的动脉血氧张力降低，在休克和左心衰竭时尤为明显。吸氧对有休克或左心衰竭的患者特别有用，对一般患者也有利于防止心律失常，并改善心肌缺血缺氧，可有助于减轻疼痛。通常在发病早期用鼻导管或面罩吸氧 2 ~ 3 日，3 ~ 5 L/min，并发心力衰竭、休克或肺部疾患者则根据氧分压处理。

5）补充血容量：心肌梗死患者，由于发病后出汗、呕吐或进食少，以及应用利尿剂等因素，引起血容量不足和血液浓缩，从而加重缺血和血栓形成，有导致心肌梗死面积扩大的危险。因此，如每日摄入量不足，应适当补液，以保持出入量的平衡。一般可用极化液。

6）缓解疼痛：急性心肌梗死时，剧烈胸痛使患者交感神经过度兴奋，产生心动过速、血压升高和心肌收缩力增强，从而增加心肌耗氧量，并易诱发快速性室性心律失常，应迅速给予有效镇痛药。本病早期疼痛是难以区分坏死心肌疼痛和可逆性心肌缺血疼痛，两者常混杂在一起。先予含服硝酸甘油，随后静脉滴注硝酸甘油，如疼痛不能迅即缓解，应立即用强效的镇痛药，吗啡和哌替啶最为常用。吗啡是解除急性心肌梗死后疼痛最有效的药物，其作用于中枢阿片受体而发挥镇痛作用，并阻滞中枢交感神经冲动的传出，导致外周动、静脉扩张，从而降低心脏前后负荷及心肌耗氧量。通过镇痛，减轻疼痛引起的应激反应，使心率减慢。1 次给药后 10 ~ 20 分钟发挥镇痛作用，1 ~ 2 小时作用最强，持续 4 ~ 6 小时。通常静脉注射吗啡 3 mg，必要时每 5 分钟重复 1 次，总量不宜超过 15 mg。吗啡治疗剂量时即可发生不良反应，随剂量增加，发生率增加。不良反应有恶心、呕吐、低血压和呼吸抑制，其他不良反应有眩晕、嗜睡、表情淡漠、注意力分散等。一旦出现呼吸抑制，可每隔 3 分钟静脉注射纳洛酮（有拮抗吗啡的作用），剂量为 0.4 mg，总量不超过 1.2 mg。一般用药后呼吸抑制症状可很快消除，必要时采用人工辅助呼吸。哌替啶有消除迷走神经作用和镇痛作用，其血流动力学作用与吗啡相似，75 mg 哌替啶相当于 10 mg 吗啡，不良反应有致心动过速和呕吐作用，但较吗啡轻。可用阿托品 0.5 mg 对抗之。临床上可肌内注射 25 ~ 75 mg，必要时 2 ~ 3 小时重复，过量出现麻醉作用和呼吸抑制，当引起呼吸抑制时，也可应用纳洛酮治疗。对重度烦躁者可应用冬眠疗法，经肌内注射哌替啶 25 mg 和异丙嗪 12.5 mg，必要时 4 ~ 6 小时重复 1 次。

中药可用复方丹参滴丸、麝香保心丸口服，或复方丹参注射液 16 ml 加入 5% 葡萄糖液 250 ~ 500 ml 中静脉滴注。

2. 再灌注心肌

起病 3 ~ 6 小时，使闭塞的冠状动脉再通，心肌得到再灌注，濒临坏死的心肌可能得以存活或使坏死范围缩小，预后改善，是一种积极的治疗措施。

1）急诊溶栓治疗：溶栓治疗是 20 世纪 80 年代初兴起的一项新技术，其治疗原理是针对急性心肌梗死发病的基础，即大部分透壁性心肌梗死是由于冠状动脉血栓性闭塞引起的。血栓是由于凝血酶原在异常刺激下被激活，形成凝血酶，使纤维蛋白原转化为纤维蛋白，然后与其他有形成分如红细胞、血小板一起形成的。机体内存在一个纤维蛋白溶解（简称纤溶）系统，它是由纤溶原和内源性或外源性激活物组成的。在激活物的作用下，纤溶原被激活，形成纤溶酶，它可以溶解稳定的纤维蛋白血栓，还可以降解纤维蛋白原，促使纤维蛋白裂解，使血栓溶解。但是纤溶酶的半衰期很短，要想获得持续的溶栓效果，只有依靠连续输入外源性补给激活物的办法。现在临床常用的纤溶激活物有两大类，一类为非选择性纤溶剂，如 SK、UK，它们除了激活与血栓相关的纤溶酶原外，还激活循环中的纤溶酶原，导致全身的纤溶状态，因此可以引起出血并发症。另一类为选择性纤溶剂，有 rtPA、单链尿激酶型纤溶酶原激活剂（SCUPA）及纤溶酶原—链激酶激活剂复合物（APSAC），它们选择性的激活与血栓有关的纤溶酶原，而对循环中的纤溶酶原仅有中等度的作用。这样可以避免或减少出血并发症的发生。

（1）溶栓治疗适应证：美国心脏病学会和美国心脏协会（ACC/AHA）关于溶栓治疗指南的适应证为：①2 个或 2 个以上相邻导联 ST 段抬高（胸导联 ≥ 0.2 mV，肢体导联 ≥ 0.1 mV），或急性心肌梗死病史伴左束支传导阻滞，起病时间 < 12 小时，年龄 < 75 岁（ACC/AHA 指南列为 I 类适应证）；②对 ST 段抬高，年龄 > 75 岁的患者慎重权衡利弊后仍可考虑溶栓治疗（ACC/AHA 指南列为 I 类适应证）；③发病时间在 12 ~ 24 小时的患者如有进行性缺血性胸痛和广泛 ST 段抬高，仍可考虑溶栓治疗（ACC/AHA 指南列为 IIa 类适应证）；④虽有 ST 段抬高，但起病时间 > 24 小时，缺血性胸痛已消失者或仅有 ST 段压低者不主张溶栓治疗（ACC/AHA 指南列为 III 类适应证）。

（2）溶栓治疗的绝对禁忌证：①活动性出血；②怀疑主动脉夹层；③最近头部外伤或颅内肿瘤；④ < 2 周大手术或创伤；⑤任何时间出现出血性脑卒中史；⑥凝血功能障碍。

（3）溶栓治疗的相对禁忌证：①高血压 > 180/110 mmHg；②活动性消化性溃疡；③正在抗凝治疗；④延长心肺复苏；⑤糖尿病出血性视网膜病；⑥心源性休克；⑦怀孕。

（4）溶栓药物的应用

SK：SK 是 C 类乙型链球菌产生的酶，在体内将前活化素转变为活化素，后者将纤溶酶原转变为纤溶酶。有抗原性，用前需做皮肤过敏试验。静脉滴注常用量为 50 万 ~ 100 万 U 加入 5% 葡萄糖液 100 ml 内，30 ~ 60 分钟滴完，后每小时给予 10 万 U，滴注 24 小时。治疗前半小时肌内注射异丙嗪 25 mg，加少量（2.5 ~ 5 mg）地塞米松同时滴注可减少过敏反应的发生。用药前后进行凝血方面的化验检查，用量大时尤应注意出血倾向。冠状动脉内注射时先做冠状动脉造影，经导管向闭塞的冠状动脉内注入硝酸甘油 0.2 ~ 0.5 mg，后注入 SK 2 万 U，继之每分钟 2 000 ~ 4 000 U，共 30 ~ 90 分钟至再通后继用每分钟 2 000 U 30 ~ 60 分钟。患者胸痛突然消失，ST 段恢复正常，心肌酶峰值提前出现为再通征象，可每分钟注入 1 次造影剂观察是否再通。

UK：作用于纤溶酶原使之转变为纤溶酶。本品无抗原性，作用较 SK 弱。50 万 ~ 100 万 U 静脉滴注，60 分钟滴完。冠状动脉内应用时每分钟 6 000 U 持续 1 小时以上至溶栓后再维持 0.5 ~ 1 小时。

rtPA：本品对血凝块有选择性，故疗效高于 SK。冠状动脉内滴注 0.375 mg/kg，持续 45 分钟。静脉滴注用量为 0.75 mg/kg，持续 90 分钟。

其他制剂还有 SCUPA，APSAC 等。

以上溶栓剂的选择：文献资料显示，用药 2 ~ 3 小时的开通率：rtPA 为 65% ~ 80%，SK 为 65% ~ 75%，UK 为 50% ~ 68%，APSAC 为 68% ~ 70%。究竟选用哪一种溶栓剂，不能根据以上的数据武断地选择，而应根据患者的病变范围、部位、年龄、起病时间的长短以及经济情况等因素选择。比较而言，如患者年轻（年龄 <45 岁）、大面积前壁急性心肌梗死、到达医院时间较早（2 小时内）、无高血压，应首选 rtPA。如果年龄较大（>70 岁）、下壁急性心肌梗死、有高血压，应选 SK 或 UK。由于 APSAC 的半衰期最长（70 ~ 120 分钟），因此，它可在患者家中或救护车上一次性快速静脉注射；rtPA 的半衰期最短（3 ~ 4 分钟），需静脉持续滴注 90 ~ 180 分钟；SK 的半衰期为 18 分钟，给药持续时间为 60 分钟；UK 半衰期为 40 分钟，给药时间为 30 分钟。SK 与 APSAC 可引起低血压和过敏反应，UK 与 rtPA 无这些不良反应。rtPA 需要联合使用肝素，SK、UK、APSAC 除具有纤溶作用外，还有明显的抗凝作用，不需要积极使用静脉肝素。另外，rtPA 价格较贵，SK、UK 较低廉。以上这些因素在临床选用溶栓剂时应予以考虑。

（5）溶栓治疗的并发症

轻度出血：皮肤、黏膜、肉眼及显微镜下血尿或小量咯血、呕血等（穿刺或注射部位少量淤斑不作为并发症）。

重度出血：大量咯血或消化道大出血、腹膜后出血等引起失血性休克或低血压，需要输血者。

危及生命部位的出血：颅内、蛛网膜下隙、纵隔内或心包出血。

再灌注心律失常：注意其对血流动力学的影响。

一过性低血压及其他的过敏反应：多见于 SK 或 rSK 等。

溶栓治疗急性心肌梗死的价值是肯定的。加速血管再通，减少和避免冠状动脉早期血栓性再堵塞，可望进一步增加疗效。已证实有效的抗凝治疗可加速血管再通和有助于保持血管通畅。今后研究应着重于改进治疗方法或使用特异性溶栓剂，以减少纤维蛋白分解，防止促凝血活动和纤溶酶原偷窃；研制合理的联合使用的药物和方法。如此，可望使现已明显降低的急性心肌梗死病死率进一步下降。

2）PTCA

（1）直接PTCA：急性心肌梗死发病后直接做PTCA。指征：静脉溶栓治疗有禁忌证者；并发心源性休克者（急诊PTCA挽救生命是作为首选治疗）；诊断不明患者，如急性心肌梗死病史不典型或左束支传导阻滞者，可从直接冠状动脉造影和PTCA中受益；有条件在发病后数小时内行PTCA者。

（2）补救性PTCA：在发病24小时内，静脉溶栓治疗失败，患者胸痛症状不缓解时，行急诊PTCA，以挽救存活的心肌，限制梗死面积进一步扩大。

（3）半择期PTCA：溶栓成功患者在梗死后7~10日内，有心肌缺血指征或冠状动脉再闭塞者。

（4）择期PTCA：在急性心肌梗死后4~6周，用于再发心绞痛或有心肌缺血客观指征，如运动试验、动态心电图、^{201}Tl运动心肌断层显像等证实有心肌缺血。

3）CABG：适用于溶栓疗法及PTCA无效，而仍有持续性心肌缺血者；急性心肌梗死并发有左房室瓣关闭不全或室间隔穿孔等机械性障碍需要手术矫正和修补者，同时进行CABG；多支冠状动脉狭窄或左冠状动脉主干狭窄者。

3. 缩小梗死面积

急性心肌梗死是心肌氧供/氧需的严重失衡，纠正这种失衡，就能挽救濒死的心肌，限制梗死的扩大，有效地减少并发症和改善患者的预后。控制心律失常，适当补充血容量和治疗心力衰竭，均有利于减少梗死区。目前多主张采用：

1）血管扩张剂：必须应用于梗死初期的发展阶段，即起病后4~6小时。一般首选硝酸甘油静脉滴注或硝酸异山梨酯舌下含化，也可在皮肤上用硝酸甘油贴片或软膏。使用时应注意：静脉给药时，最好有血流动力学监测，当肺动脉楔压＜15 mmHg，动脉压正常或增高时，其疗效较好，反之，则可使病情恶化；应从小剂量开始，在应用过程中保持肺动脉楔压不低于15 mmHg，且动脉压不低于正常低限，以保证必需的冠状动脉灌注。

2）β受体阻滞剂：大量临床资料表明，在急性心肌梗死发生后的4~12小时内，给普萘洛尔或阿普洛尔、阿普洛尔、美托洛尔等药治疗（最好是早期静脉内给药），常能达到明显降低患者的最高血清酶（CK、CK-MB等）水平，提示有限制梗死范围扩大的作用。但因这些药的负性肌力、负性频率作用，临床应用时，当心率低于60次/分，收缩压≤110 mmHg，有心力衰竭及下壁心肌梗死者应慎用。

3）低分子右旋糖酐及复方丹参等活血化瘀药物：一般可选用低分子右旋糖酐每日静脉滴注250~500 ml，7~14日为1个疗程。在低分子右旋糖酐内加入活血化瘀药物如血栓通4~6 ml、川芎嗪80~160 mg或复方丹参注射液12~30 ml，疗效更佳。心力衰竭者低分子右旋糖酐者慎用。

4）极化液（GIK）：可减少心肌坏死，加速缺血心肌的恢复。但近几年因其效果不显著，已趋向不用，仅用于急性心肌梗死伴有低血容量者。其他改善心肌代谢的药物有维生素C（3~4 g）、辅酶A（50~100 U）、肌苷（0.2~0.6 g）、维生素B$_6$（50~

100 mg），每日 1 次静脉滴注。

5）其他：有人提出用大量糖皮质激素（氢化可的松 150 mg/kg）或透明质酸酶（每次 500 U/kg，每 6 小时 1 次，每日 4 次），或用钙通道阻滞剂（硝苯地平 20 mg，每 4 小时 1 次）治疗急性心肌梗死，但对此分歧较大，尚无统一结论。

4. 严密观察，及时处理并发症

1）心力衰竭的处理：急性心肌梗死并发心力衰竭可至广泛性心肌梗死或心室壁瘤，导致顽固性心力衰竭。目前，经过有效的冠状动脉再灌注治疗（溶栓、PTCA 和 CABG）后，顽固性心力衰竭发生率明显降低，但仍见到再灌注损伤而导致的心力衰竭。对急性心肌梗死伴有心力衰竭同一般原因所致心力衰竭处理有些不同。因此，在处理这一类心力衰竭时应注意：①在急性心肌梗死发病 24 小时之内不用洋地黄制剂，因为其增加心肌耗氧量，致使心肌梗死范围扩大；②血压正常或偏高者主要选用利尿剂、硝酸甘油、ACEI、β 受体阻滞剂等；③血压偏低者用多巴胺或在用多巴胺的基础上加用硝酸甘油、β 受体阻滞剂、利尿剂；④心率偏慢的心力衰竭，可用异丙肾上腺素、多巴胺、米力农或氨力农等；⑤经上述治疗心力衰竭治疗仍不见好转，可以加用曲美他嗪、1，6 – 二磷酸果糖、左卡尼汀等改善心肌能量代谢的药物，促进缺血性心肌的恢复。

2）心源性休克：在严重低血压时应静脉滴注多巴胺 $5 \sim 15$ μg/（kg·min），一旦血压升至 90 mmHg 以上，则可同时静脉滴注多巴酚丁胺 $3 \sim 10$ μg/（kg·min），以减少多巴胺用量。如血压不升应使用大剂量多巴胺［$\geqslant 15$ μg/（kg·min）］。大剂量多巴胺无效时，可静脉滴注去甲肾上腺素 $2 \sim 8$ μg/min。轻度低血压时，可用多巴胺或与多巴酚丁胺合用。药物治疗无效者，应使用主动脉内球囊反搏术（IABP）。急性心肌梗死并发心源性休克提倡 PTCA 再灌注治疗。中药可酌情选用独参汤、参附汤、生脉散等。

3）抗心律失常：急性心肌梗死者有 90% 以上出现心律失常，绝大多数发生在梗死后 72 小时内，不论是快速性或缓慢性心律失常，对急性心肌梗死患者均可引起严重后果。因此，应及早发现心律失常，特别是严重的心律失常前驱症状，并给予积极的治疗。

（1）快速性心律失常的处理：急性心肌梗死并发快速性心律失常的特征：①室性心律失常为主，常用利多卡因＋美西律即可以控制其发作；②急性心肌梗死时心肌收缩力均有不同程度减弱，应该避免应用对心肌有较强抑制作用的抗心律失常药物，如奎尼丁、丙吡胺、普罗帕酮等，一般推荐用美西律、胺碘酮；③严密心电监护，一旦发现心室扑动、心室颤动应该立即电击复律。

（2）缓慢性心律失常的处理：药物治疗效果不好时，使用临时心脏起搏器。

临时心脏起搏器应用指征：①窦性心动过缓（心率 <50 次/分）经药物治疗不能提高心室率并伴有低血压（收缩压 <80 mmHg）或用异丙肾上腺素后出现室性心动过速；②二度Ⅱ型窦房阻滞或窦性静止伴交界性或室性逸搏心律；③二度Ⅱ型以上房室传导阻滞；④双束或三支传导阻滞伴 PR 间期延长。

临时心脏起搏器一般应用 $7 \sim 10$ 日，上述心电图表现仍未见改善，可以考虑安装永久性心脏起搏器。

4）机械性并发症的处理

（1）心室游离壁破裂：可引起急性心脏压塞致突然死亡，临床表现为心电机械分离或心室停搏，常因难以即时救治而死亡。亚急性心脏破裂应积极争取冠状动脉造影后行手术修补及血管重建术。

（2）室间隔穿孔：伴血流动力学失代偿者，提倡在血管扩张剂和利尿剂治疗及IABP支持下，行早期或急诊手术治疗。如穿孔较小，无充血性心力衰竭，血流动力学稳定，可保守治疗，6周后择期手术。

（3）急性二尖瓣关闭不全：急性乳头肌断裂时突发左心衰竭和（或）低血压，主张用血管扩张剂、利尿剂及IABP治疗，在血流动力学稳定的情况下行急诊手术。因左室扩大或乳头肌功能不全者，应积极应用药物治疗心力衰竭，改善心肌缺血并行血管重建术。

5. 恢复期处理

住院3~4周，如病情稳定，体力增进，可考虑出院。近年主张出院前行症状限制性运动负荷心电图、放射性核素和（或）超声显像检查，如显示心肌缺血或心功能较差，宜行冠状动脉造影检查考虑进一步处理。心室晚电位检查有助于预测发生严重室性心律失常的可能性。近年又提倡急性心肌梗死恢复后进行康复治疗，逐步做适当的体育锻炼，有利于体力和工作能力的增进。经2~4个月的体力活动锻炼，酌情恢复部分或轻松工作，以后部分患者可恢复全日工作，但应避免过重体力劳动或精神过度紧张。

（六）健康指导

1. 一般健康指导

1）休息：发病后不要搬动患者，就地抢救为宜。由于发病48小时内病情易变，死亡率高，应向患者解释急性期卧床休息可减轻心脏负荷，减少心肌耗氧量，限制或缩小梗死范围，有利于心功能的恢复。因此，第1周应绝对卧床，进食、排便、翻身、洗漱等一切日常生活由护理人员帮助照料，避免不必要的翻动，并限制亲友探视。此外，各项必需的医疗护理工作要集中一次做完，尽量减少患者的心脏负担。

2）饮食：患者进入监护室后头4~6小时禁食，随后根据患者的临床状态个别化地开始进食，给高维生素的流食和半流食，如果汁、菜汤、米粥、面片等。有心力衰竭者适当限盐。急性期后恢复冠心病饮食（同心绞痛饮食），以少食多餐为原则。

3）保持二便通畅：心肌梗死患者由于卧床休息、消化功能减退、哌替啶或吗啡等止痛药的应用，胃肠功能抑制和膀胱收缩无力，易发生便秘和尿潴留。应予以足够的重视，酌情给予轻泻剂，嘱患者排便时勿屏气，避免增加心脏负担和导致附壁血栓脱落。排便不畅时宜加用开塞露，对5日无大便者可保留灌肠或给低压盐水灌肠。对排尿不畅者，可采用物理或诱导法，协助排尿，必要时行导尿。

4）吸氧：氧治疗可改善低氧血症，有利于心肌梗死的康复。急性期给患者高流量吸氧，持续48小时。氧流量在每分钟3~5 L，病情变化可延长吸氧时间。待疼痛减轻，休克解除，可减低氧流量。注意鼻导管的通畅，24小时更换1次。如果并发急性左心衰竭，出现重度低氧血症时，死亡率较高，可采用加压吸氧或乙醇除泡沫吸氧。

5）防止血栓性静脉炎或深部静脉血栓形成：血栓性静脉炎表现为受累静脉局部

红、肿、痛，可延伸呈条索状，多为反复静脉穿刺输液和多种药物输注所致。所以行静脉穿刺时应严格无菌操作，患者感觉输液局部皮肤疼痛或红肿，应及时更换穿刺部位，并予以热敷或理疗。下肢静脉血栓形成一般在血栓较大引起阻塞时才出现患肢肤色改变、皮肤温度升高和可凹性水肿。应注意每日协助患者做被动下肢活动 2～3 次，注意下肢皮肤温度和颜色的变化，避免选用下肢静脉输液。

6）做好心理安抚：急性心肌梗死是内科急症，严重威胁着患者生命安全，此时患者会产生相应的心理变化，影响治疗效果。医护人员应根据患者的不同心理状态，采取相应的心理护理。如患者精神紧张、持续剧烈的疼痛，应立即给予止痛及镇静，同时耐心安慰患者，消除其恐惧心理，增强患者战胜疾病的信心，积极配合治疗。

2. 病情观察指导

急性心肌梗死系危重疾病，应早期发现危及患者生命的先兆表现，如能得到及时处理，可使病情转危为安。故需严密观察以下情况：

1）血压：始发病时应 0.5～1 小时测量 1 次血压，随血压恢复情况逐步减少测量次数为每日 4～6 次，基本稳定后每日 1～2 次。若收缩压在 90 mmHg 以下，脉压减小，且音调低落，要注意患者的神志状态、脉搏、面色、皮肤色泽及尿量等，是否有心源性休克的发生。此时，在通知医生的同时，对休克者采取抗休克措施，如补充血容量，应用升压药、血管扩张剂以及纠正酸中毒，避免脑缺氧，保护肾功能等。有条件者应准备好中心静脉压测定装置或漂浮导管测定肺毛细血管楔压设备，以正确应用输液量及调节液体滴速。

2）心率、心律：在 CCU 进行连续的心电、呼吸监测，在心电监测示波屏上，应注意观察心率及心律变化。及时检出可能作为恶性心动过速先兆的任何室性期前收缩以及心室颤动或完全性房室传导阻滞、严重的窦性心动过缓、房性心律失常等，如发现室性期前收缩为：①每分钟 5 次以上；②呈二、三联律；③多源性期前收缩；④室性期前收缩的 R 波落在前一次主搏的 T 波之上，均为转变阵发性室性心动过速及心室颤动的先兆，易造成心搏骤停。遇有上述情况，在立即通知医生的同时，需应用相应的抗心律失常药物，并准备好除颤器和人工心脏起搏器，协同医生抢救处理。

3）胸痛：急性心肌梗死患者常伴有持续剧烈的胸痛，因此，应注意观察患者的胸痛程度，因剧烈胸痛可导致低血压，加重心肌缺氧，扩大梗死面积，引起心力衰竭、休克及心律失常。常用的止痛药有罂粟碱肌内注射或静脉滴注，硝酸甘油 0.6 mg 含服，疼痛较重者可用哌替啶或吗啡。在护理中应注意可能出现的药物不良反应，同时注意观察血压、尿量、呼吸及一般状态，确保用药的安全。

4）呼吸急促：注意观察患者的呼吸状态，对有呼吸急促的患者应注意观察血压、皮肤黏膜的血液循环情况、肺部体征的变化以及血流动力学和尿量的变化。发现患者有呼吸急促、不能平卧、烦躁不安、咳嗽、咳泡沫样血痰时，立即取半坐位，给予吸氧，准备好快速强心剂、利尿剂，配合医生按急性心力衰竭处理。

5）体温：急性心肌梗死患者可有低热，体温在 37～38.5℃，多持续 3 日左右。如体温持续升高，1 周后仍不下降，应疑有继发肺部或其他部位感染，及时向医生报告。

6）意识变化：如发现患者意识恍惚、烦躁不安，应注意观察血流动力学及尿量的变化。警惕心源性休克的发生。

7）器官栓塞：在急性心肌梗死第1、第2周，注意观察组织或脏器有无发生栓塞现象。因左室内附壁血栓可脱落，而引起脑、肾、四肢、肠系膜等动脉栓塞，应及时向医生报告。

8）心室壁瘤：在心肌梗死恢复过程中，心电图表现虽有好转，但患者仍有顽固性心力衰竭或心绞痛发作，应疑有心室壁瘤的发生。这是由于在心肌梗死区愈合过程中，心肌被结缔组织所替代，成为无收缩力的薄弱纤维瘢痕区。该区内受心腔内的压力而向外呈囊状膨出，造成心室壁瘤。应配合医生进行X线检查以确诊。

9）心肌梗死后综合征：需注意在急性心肌梗死后2周、数月甚至2年内，可并发心肌梗死后综合征。表现为肺炎、胸膜炎和心包炎征象，同时也有发热、胸痛、血沉和白细胞计数升高现象，酷似急性心肌梗死的再发。这是坏死心肌引起机体自身免疫变态反应所致。如心肌梗死的特征性心电图变化有好转现象又有上述表现时，应做好X线检查的准备，配合医生做出鉴别诊断。因本病应用糖皮质激素治疗效果良好，若因误诊而用抗凝药物，可导致心腔内出血而发生急性心脏压塞。故应严密观察病情，在确诊为本病后，应向患者及家属做好解释工作，解除顾虑，必要时给患者应用镇痛及镇静药；做好休息、饮食等生活护理。

3. 康复指导

1）注意劳逸结合，根据心功能进行适当的康复锻炼。

2）避免紧张、劳累、情绪激动、饱餐、便秘等诱发因素。

3）节制饮食，禁忌烟酒、咖啡、酸辣刺激性食物，多吃蔬菜、蛋白质类食物，少食动物脂肪、胆固醇含量较高的食物。

4）按医嘱服药，随身常备硝酸甘油等扩张冠状动脉药物，定期复查。

5）指导患者及家属病情突变时，采取简易应急措施。

（张瑞云）

第三章 消化系统急重症

第一节 急性上消化道出血

上消化道出血是指屈氏韧带以上的消化道，包括食管、胃、十二指肠、胆管和胰管等部位的出血；胃空肠吻合术后空肠病变所致的出血也属此范围。其临床表现为不同程度的呕血和黑便。

上消化道大出血一般是指在数小时内失血量超过 1 000 ml 或循环血量的 20% 以上，常有呕血和（或）黑便及某种程度循环血量不足的表现。为临床常见的急症，虽经积极合理的治疗，死亡率仍高达 20%。

一、病因和发病机制

引起上消化道出血的病因可以是上消化道本身器官的病变，也可是邻近脏器的疾病，或全身性疾病累及胃肠所致。

（一）上消化道本身疾病

1. 消化性溃疡

此症是引起上消化道出血最常见的病因，占 50% 以上。十二指肠溃疡并发出血多发生于青壮年，出血前有慢性周期性，节律性上腹痛，处于溃疡的活动期。但近年经急诊胃镜检查发现部分十二指肠溃疡出血前没有消化系统的症状而以出血为首发表现。胃溃疡出血是溃疡侵蚀血管所致，多见于老年人的高位溃疡。由于老年人多伴有动脉硬化因而出血量较大难以控制。胃手术后吻合口溃疡或残胃溃疡也是引起大出血的常见病因。

2. 急性胃黏膜病变

此症包括急性出血性胃炎和应激性溃疡。前者常见于服用对胃黏膜损害的药物如阿司匹林；非甾体类的消炎止痛药吲哚美辛、保泰松等；肾上腺皮质激素；利血平；某些抗生素及酗酒后。后者发生于各种应激状态，如大手术、严重烧伤、多发性创伤、颅脑外伤、脑血管意外、休克、严重感染、中毒等严重的急危重症时。

3. 反流性食管炎、食管溃疡

此症主要表现为少量缓慢出血，但也偶见突发性大出血。

4. 理化因素的作用

如强酸、强碱及其他强腐蚀性化学物质引起上消化道黏膜的急性损伤糜烂引发大出血。

5. 食管贲门黏膜撕裂综合征

当剧烈的恶心、呕吐之后胃内压力突然增加，使食管贲门交界部黏膜发生撕裂，是引起大出血的病因之一。

6. 上消化道异物

锐性异物伤及食道黏膜甚至肌层导致大出血，大多为损伤所致。

7. 肿瘤

约有 50% 胃癌发生大量出血，临床表现主要以持续性少量出血多见。

8. 门静脉高压

门静脉高压引起的食管、胃底静脉曲张破裂，以肝硬化和血吸虫性肝纤维化最常见，当门静脉高压时由于曲张的静脉位于黏膜下，缺乏良好的保护，腹压增高，胃酸的腐蚀、粗糙食物的损伤而易致破裂出血。严重者导致出血性休克，诱发腹腔积液或肝性脑病，占肝硬化病例死亡原因的 10% ~25%。由于血管影像技术的发展，肝静脉和下腔静脉阻塞引起的门静脉高压也不少见。

9. 空肠上段疾病

慢性溃疡性（非肉芽肿性）空肠回肠炎，胃肠吻合术后空肠溃疡，急性出血性坏死性肠炎等。

（二）上消化道邻近器官组织疾病

1. 胆管系统疾病引起的胆管出血

急、慢性胰腺炎，胰腺癌，乏特氏壶腹癌，异位胰腺，胰源性门静脉高压，肝癌，胆管或胆囊结石，胆管蛔虫病，阿米巴肝脓肿，肝脏损伤，肝外胆管良性肿瘤，肝外胆管癌，急性化脓性胆管炎，肝动脉瘤破入胆管等。

2. 动脉瘤破入食管、胃或十二指肠

主动脉瘤，主动脉夹层动脉瘤，腹腔动脉瘤（如腹主动脉瘤、肝动脉瘤、脾动脉瘤破入上消化道及纵隔肿瘤或脓肿破入食管）。

（三）全身性疾病

①血液病：白血病、血小板减少性紫癜、血友病及各种原因引起的凝血机制障碍。②尿毒症。③严重感染：败血症、流行性出血热等。④结缔组织病：结节性多动脉炎、系统性红斑狼疮等。

引起急性上消化道出血的病理，根据其病因的不同而不同，但有些疾病如胃溃疡、十二指肠溃疡，胃及十二指肠炎等都与胃酸过多有关。此外导致各疾病的病因不同，其出血病理也不同。或为胃及十二指肠糜烂性溃疡，如严重烧伤和中枢神经系统损害引起的应激性溃疡；药物如吲哚美辛、阿司匹林等损害胃黏膜屏障引起的黏膜糜烂出血和糜烂性溃疡；或由于肿瘤坏死侵及大血管破裂，如胃癌等的出血；或为动脉硬化破裂出血，如胃动脉硬化；或为门静脉高压，导致食管、胃底静脉破裂出血；或因凝血机制改变如血液病引起的胃出血等。

二、病情评估

（一）临床表现

急性上消化道出血的主要临床表现为呕血、黑便和出血引起的全身表现。症状的轻重取决于患者出血前有无其他系统疾病，以及出血量、失血速度、病变性质和出血部位。

1. 呕血和黑便

呕血和柏油样黑便是急性上消化道出血的特征性表现。上消化道出血后，均有黑便出现，但不一定有呕血。一般情况下，幽门以上的出血，胃内储血量在 250~300 ml 时可引起呕血。但如出血量大、速度快，幽门以下的出血也可因血液反流入胃而刺激胃黏膜造成呕血。但当患者休克、反应低下时，即使出血量较大，也可暂时不出现呕血。而当患者休克纠正、反应提高后开始出现呕血。

2. 失血性休克

一般认为成人出血量在 500 ml 以下者，可无贫血或血容量减少的表现。如出血量在 800~1 000 ml，主要表现为皮肤、甲床和结合膜苍白，疲乏无力、头晕、心悸、口干，突然站立时眼前发黑。当出血量超过 1 000 ml，失血速度快时，即可引起失血性休克。开始时皮肤苍白而湿冷、四肢发凉、脉搏细速、口渴、黑矇、表情淡漠等。继而血压明显下降、四肢冷厥，甚至昏迷，同时出现少尿、无尿或微循环障碍导致急性肾衰竭。原有动脉硬化的老年患者，则在出血后除心动过速外，常有心音低钝，有时出现心绞痛、心律失常、心力衰竭，甚至心肌梗死等。

3. 发热

在 24 小时内常出现发热，一般不超过 38.5℃，持续 3~5 日。其原因目前认为因循环血量减少，周围循环衰竭，导致体温调节中枢功能障碍，加以贫血的影响，可能是引起发热的原因，而与出血后积血的吸收产热无关。

4. 氮质血症

大出血使血尿素氮增高，但多不超过 14.28 mmol/L（血液蛋白的消化产物在肠道吸收，称肠性或肾前性氮质血症），3~4 日降至正常。

体检可见呼吸急促、心动过速、低血压、周围血管收缩、皮肤发冷苍白及少尿，此时约丧失血容量的 1/3。胸部检查要注意心脏杂音及有无期前收缩现象。如有腹壁静脉曲张、肝脾大、蜘蛛痣、肝掌，提示食管静脉曲张出血。右上腹压痛，胆囊肿大伴有黄疸应考虑肝胆系统出血。出血伴有皮肤黏膜毛细血管扩张，可能为遗传性毛细血管扩张症。

（二）实验室及其他检查

1. 实验室检查

上消化道大出血后均有急性失血性贫血，出血 6~12 小时红细胞计数、血红蛋白量及血细胞比容下降，白细胞计数增高，可为（10~20）×10⁹/L，出血后 2~3 日白细胞计数降至正常。肝硬化食管胃底静脉曲张破裂出血，由于常伴脾功能亢进，可无白细胞计数增高，甚至减少。此外，上消化道大出血后数小时，血尿素氮增高，1~2 天可达高峰，3~4 日降至正常，若再次出血，血尿素氮可再次升高。如果肌酐在 132.6 μmol/L 以下，血尿素氮升高，提示上消化道出血在 1 000 ml 以上。

2. 急诊内镜检查

此法是首选的诊断方法，应在出血后 12~24 小时进行检查，可在急诊室或病床旁操作。应顺序地窥视食管、胃和十二指肠，应注意病灶有无活动性出血或近期出血。并于病灶取活检或细胞刷检，对病变性质可做出正确的诊断。内镜检查国内外报告的阳性率可为 80% ~ 90% 。有时还能发现用钡餐，甚至手术也难以发现的病变，如食管贲门黏膜撕裂综合征、急性胃黏膜病变等，同时还可经内镜进行紧急止血措施。

3. 胃管吸引

可用软细导管插入患者食管，徐徐下送，边注入清水边以低压抽吸消化液，观察有无血迹，以确定出血的部位。有时也可将三腔管放入胃腔后将胃气囊与食管气囊充气，压迫食管下端与胃底，用生理盐水将胃内积血冲洗干净，如无再出血，则考虑食管、胃底静脉曲张破裂出血。如吸出的胃液仍有血液，则以胃、十二指肠溃疡出血或胃癌出血的可能性较大。

4. 吞线试验

让患者吞入长约 130 cm，带有金属球的棉线，使之通过十二指肠，6 ~ 8 小时取出，直接观察胆汁或血迹距门齿的距离，借此估计出血部位。亦可在吞入棉线后静脉注射 5% 荧光素 20 ml，待 4 分钟后取线在紫外线灯下观察荧光染色，以助诊断。

5. 选择性动脉造影

对内镜不能发现的病灶，或不宜接受内镜检查，或高度怀疑小肠出血可行腹腔动脉造影或选择性动脉造影，此乃十分安全有效的诊断措施。通过造影剂的外渗部位和造影血管部位显示出血的来源。但并非无活动出血者绝对不适宜。因本项检查需较高的技术和设备条件，多数病例还需选择检查的时机，所以临床并没有作为普遍的检查手段。但每一个临床医生应意识到，对内镜检查不能明确出血病灶或部位的患者，大多具有血管造影的指征。

6. 放射性核素检查

应用放射性核素 ^{99m}Tc 标记的红细胞通过静脉注射后示踪而显示胃肠道出血。一般认为出血速率在 0.5 ml/min 时，就可显示出血灶，且注射 1 次 ^{99m}Tc 标记的红细胞可以监测患者胃肠出血达 24 小时。这均非动脉造影所能相比。目前用于间断或小量出血，且动脉造影也呈阴性结果的患者。由于本法只能对有活动出血患者做定位检查，且需专门的设备和实验材料，且价格较昂贵，故临床应用有一定局限性。

7. X 线检查

钡餐检查能发现某些消化系统病变，特别是对消化性溃疡帮助较大，但在出血期间做此检查可加重出血，检查过迟，一些病变如浅小的消化性溃疡或急性胃黏膜病变可能短期内愈合而不被发现，故应选择适宜时机，最好在出血停止或病情稳定数日后进行。上消化道气钡双重造影可以观察黏膜相，并能发现细小病变。

(三) 诊断

1. 出血表现

①呕血和黑便是主要症状；②失血性周围循环衰竭引起晕厥、休克；③出现重度贫血；④大量出血后常有低热。

2. 是否出血或继续出血的判断

①反复呕血或排出稀薄黑便、暗红色血便；②心率加快、血压下降、出冷汗，早期出现周围循环衰竭；③中心静脉压下降，尿量少或无尿；④红细胞计数、血红蛋白量与血细胞比容急剧下降；⑤血尿素氮持续上升。

3. 出血部位与病因的判断

①先有呕血与黑便均出现者出血部位多为胃或食管，单纯黑便者出血常位于十二指肠；②有慢性、节律性中上腹痛史，常为胃或食管，常为溃疡病出血，尤其是出血前疼痛加剧，出血后疼痛减轻或缓解；③出血前有应激因素者首先考虑应激性病变出血；④有慢性肝病、门静脉高压者多考虑食管、胃底静脉破裂出血；⑤中老年人首次出血且有厌食、体重下降者应考虑胃癌。

三、治疗措施

上消化道出血病情急、变化快，严重者可危及生命，应采取积极措施进行抢救。抗休克、迅速补充血容量应放在一切医疗措施的首位。

（一）一般急救措施

患者应卧床休息，保持呼吸道通畅，避免呕血时血液吸入引起窒息，必要时吸氧。活动性出血期间禁食。

严密监测患者生命体征，如心率、血压、呼吸、尿量及神志变化。观察呕血与黑便情况。定期复查血红蛋白量、红细胞计数、血细胞比容与血尿素氮。必要时行中心静脉压测定。对老年患者根据情况进行心电监护。

（二）补充血容量

当血红蛋白 <70 g/L、收缩压 <90 mmHg 时，应立即输入足够量全血。肝硬化患者应输入新鲜血，因库存血含氨量高，易诱发肝性脑病。开始输血输液应快；但老年人及心力衰竭者输血、输液不宜过多、过快，否则可导致肺水肿，最好进行中心静脉压监测。如血源困难，可给予右旋糖酐及其他血浆代用品，但 24 小时内右旋糖酐不宜超过1 000 ml，以免抑制网状内皮系统，加重出血倾向。

（三）止血措施

一般先采取内科保守治疗，如果无效再考虑外科手术。

1. 非食管、胃底静脉曲张出血的治疗

1）药物止血

（1）H_2 受体拮抗剂：对消化性溃疡、急性胃黏膜损害、食管裂孔疝、食管炎等所致的出血有效。常用的有：①西咪替丁，600 mg 加入 5% 葡萄糖液 500 ml 中持续静脉滴注 4~8 小时，每日 2 次。②法莫替丁，20 mg 肌内注射或溶于 5% 葡萄糖液中静脉滴注，每日 2 次。

（2）胃内灌注药物止血：适用于病情较重的上消化道出血患者，亦可在胃降温止血法和气囊压迫止血法的基础上应用。常用氢氧化铝凝胶 60 ml 灌注，直至胃液 pH 值达 7.0 为止；5% 孟氏液 30 ml 灌注或 1% 孟氏液 50~100 ml 注入胃内，也可注入西咪替丁或去甲肾上腺素。

（3）其他：抗纤溶剂、卡巴克洛、酚磺乙胺、K 族维生素等均无肯定疗效，可根据病情选用。

2）内镜直视下止血：

（1）药物喷洒法：内镜下直接对出血灶喷洒止血药，对局部渗血疗效较好，对动脉性出血疗效较差。①去甲肾上腺素：浓度为 8 mg/100 ml，每次喷洒量为 20~40 ml，止血有效率约 80%。②孟氏液：机制是本品具有强烈的表面收敛作用，遇血后发生凝固，在出血的创面形成一层牢固黏附在表面的棕黑色收敛膜。常用浓度为 5%，每次 30~50 ml。③凝血酶：浓度以 5 000 U/40 ml 为宜。喷洒后，可再继续口服凝血酶 2 万 U，每 8 小时 1 次，共 3 日。此法疗效较高，无不良反应，但血凝块易于早期剥落，有再出血的可能。为巩固止血效果，必要时可与其他内镜下止血法联合应用。

（2）局部注射法：当内镜检查发现喷射性出血或血管显露时，可用局部注射法止血。常用药物有高渗钠—肾上腺素溶液、5%鱼肝油酸钠、1%乙氧硬化醇。

（3）激光照射法：机制是由于光凝作用，使照射局部组织蛋白凝固，小血管内血栓形成。如选择功率过大或照射时间过长可致胃肠穿孔、出血及胃肠胀气等并发症。

（4）微波凝固法：近年来研制成功的内镜下微波凝固机，对治疗上消化道出血疗效满意。优点是操作简便，止血目标确切，安全性大。

（5）高频电凝止血：主要用于血管显露性出血及有直接出血征象的出血性病变。

（6）热探头凝固法：1978 年首先由美国 Robert 等人研制成功并试用于临床，其疗效确切、安全，止血方法简单。

（7）放置止血夹法：此法止血既安全又有效，伤口愈合后此金属夹子自行脱落随粪便排出体外。

3）动脉内灌注收缩剂或人工栓子：该法仅适用于内镜无法到达的部位或内镜止血失败的病例。方法：经选择性血管造影导管，向动脉内灌注血管升压素，开始以 0.1~0.2 U/min 的速度灌注 20 分钟后，若仍出血时加大剂量至 0.4 U/min，如灌注 20 分钟后仍有出血，应改用其他止血方法。若最初的 0.2 U/min 灌注量可控制出血，应维持 48 小时，方法：0.2 U/(min·24 h)，0.1 U/(min·24 h)。对于胃、十二指肠出血患者，经保守治疗或血管灌注血管收缩剂无效而又难以耐受外科手术者，可采用动脉内注入人工栓子，一般用吸收性明胶海绵，使出血的血管堵塞而止血。

4）外科手术治疗：不同病因其手术指征和手术方式各有不同。手术指征是：①年龄在 50 岁以上，伴动脉硬化及心肾疾患，经治疗 24 小时后出血仍不止，且机体对出血的耐受性差，易影响心肾功能者。②短时间内患者失血量很大，很快出现临床休克征象者。③大量出血并发穿孔、幽门梗阻，或疑有癌变，或有梗阻、穿孔病史者。④有反复大出血，尤其近期反复出血者，其溃疡长期不愈合，出血不易自止，即使自止仍可复发者。⑤严重的出血经过积极输血及各种止血方法的应用后仍不止血，血压难以维持正常；或血压虽正常，但又再次大出血者，一般认为输血 800~1 000 ml 仍不见好转者可考虑手术治疗。⑥以往曾有多次严重出血，而间隔时间较短后再出血者。⑦经检查发现为十二指肠后壁及胃小弯溃疡者，因其溃疡常累及较大血管及瘢痕形成影响止血。⑧胆管出血，尤以结石、脓肿所致者。⑨食管裂孔疝所引起的大出血。

2. 食管、胃底静脉曲张出血的治疗

本病往往出血量大、再出血率高、死亡率高，在止血措施上有其特殊性。

1）气囊压迫止血法：三腔二囊管压迫止血对食管下端曲张静脉破裂出血的疗效较为可靠。向胃囊注气 200~300 ml，压力为 40~50 mmHg，向外牵引，气囊即压迫胃底的曲张静脉，再向食管囊充气 100~150 ml，压力为 30~50 mmHg，压迫食管的曲张静脉，止血成功率为 70%~90%。一般需压迫 12~24 小时，然后放出囊内空气，以免压迫过久引起局部黏膜缺血坏死。三腔二囊管留置胃内，继续观察 24 小时，如无再出血，即可拔管。日本近年采用透明气囊管压迫止血，该气囊管透明，导管内径为 8 mm，可插入纤支镜，通过透明的管壁和气囊观察止血的情况。从而可选用最低有效止血压力，止血成功率高，并发症少。

气囊压迫止血法常见的并发症有：①吸入性肺炎。三腔二囊管专有一管腔用于吸取食管囊以上的分泌物，可减少吸入性肺炎的发生。②二气囊压迫的位置固定不牢，以致气囊向上移位，堵塞咽喉引起窒息死亡。因此，经气囊压迫止血的患者，应加强监护。③食管黏膜受压坏死，甚至出现食管穿孔。

2）垂体后叶素：静脉注射垂体后叶素或血管升压素可使内脏小动脉收缩或肝内动脉—门静脉分流关闭，门静脉压力降低而止血。用法：①将此药 10~20 U 加入 50% 葡萄糖液 20 ml 中静脉缓注。在 12~24 小时，每 4 小时重复 1 次。②此药 10~20 U 加入 5% 葡萄糖液 200 ml 中静脉滴注，速度为 0.2~0.3 U/min，止血后改为 0.1~0.2 U/min，维持 8~12 小时停药。对高血压、冠心病、肺心病、心力衰竭患者及孕妇禁用。③肠系膜上动脉内灌注垂体后叶素，可使腹腔内脏血管痉挛，进入门静脉的血量减少，门静脉压力降低而止血。多在肠系膜血管造影后进行。首先每分钟灌注 0.15 U，连续注入 20 分钟后，改为每分钟灌注 0.30 U，再连续注入 20 分钟，以后交替进行。一般在注射后 10 分钟即见出血减慢，30 分钟至 4 小时完全止血，但仍需继续滴注 4~48 小时。

目前主张同时使用硝酸甘油，以减少血管升压素引起的不良反应，同时硝酸甘油还有协同降低门静脉压作用。用法为硝酸甘油静脉滴注，根据患者血压来调整剂量。也可舌下含服硝酸甘油 0.6 mg，每 30 分钟 1 次。有冠心病者禁忌使用血管升压素。

3）生长抑素：近年用于治疗食管、胃底静脉曲张出血。其作用机制尚未完全阐明，研究证明可明显减少内脏血流量，并见奇静脉血流量明显减少，后者是食管静脉血流量的标志。该类药物止血效果肯定，因不伴全身血流动力学改变，故短期使用几乎没有严重不良反应，但价格昂贵。目前用于临床的有 14 肽天然生长抑素，用法为首剂 250 μg 静脉缓注，继以 250 μg/h 持续静脉滴注。本品半衰期极短，应注意滴注过程中不能中断，若中断超过 5 分钟，应重新注射首剂。8 肽的生长抑素同类物奥曲肽半衰期较长，常用量为首剂 100 μg 静脉缓注，继以 25~50 μg/h 持续静脉滴注。

4）内镜下注射硬化剂：经气囊压迫及药物治疗无效，外科分流或断流手术有禁忌者，可考虑在急性出血时行内镜下注射硬化剂治疗食管静脉曲张出血。常采用的硬化剂有：5% 油酸乙醇胺、5% 鱼肝油酸钠、3% 十四烃基硫酸钠、1% 或 3% 聚多卡醇，国内多采用 5% 鱼肝油酸钠。新近采用 α-氰基丙烯酸酯注射治疗食管、胃底静脉曲线破裂出血取得良好效果。

5）经皮经肝食管静脉栓塞治疗：适于内科保守治疗无效，且不宜行外科分流术者。该法操作较难，术后并发症亦较多，故实际应用中受到限制。

6）控制胃酸及其他止血药：如 H_2 受体拮抗剂可控制胃酸。其他如维生素 K_1、维

生素 K_3、氨甲苯酸或氨甲环酸、酚磺乙胺等可酌情选用。

7）外科手术或经颈静脉肝内门体静脉分流术：急诊外科手术并发症多、死亡率高，因此应尽量避免。但在大量出血上述方法治疗无效时唯有进行外科手术。有条件的单位亦可用经颈静脉肝内门体静脉分流术治疗，该法尤适用于准备做肝移植的患者。

积极治疗引起上消化道出血的原发病，消除导致出血的诱因。如止呕可以预防食管贲门黏膜撕裂综合征所致的呕血。患者应禁酒，避免进粗糙、坚硬、刺激性食物。有手术适应证者及时手术治疗。

四、护理要点

（一）一般护理

1）出血量大的患者绝对卧床休息，保持环境安静、温度适宜，注意保暖。

2）专人护理，细微照顾，给予心理支持，消除恐惧。

（二）病情观察

要严密观察和判断患者病情变化，动态观察患者血压、脉搏、体温、尿量、指甲、皮肤色泽和肢端温度以及呕血与黑便的量、性质、次数和速度，及时发现出血先兆，正确判断出血严重程度和出血是否停止等，并详细记录。

1. 根据临床症状判断失血量

可根据患者呕血量、便血量、临床症状（如头晕、晕厥、苍白、出汗及体温、脉搏、呼吸、血压等情况）来判断和估计失血量。

出血量低于总血容量 10%（400 ml）以下时，脉搏与血压波动不大，一般不产生明显临床症状；出血量超过总血容量 10%（400 ml），患者可有头晕、乏力、口干、脉搏或心动过速，脉压小；出血量在总血容量的 25% 以上时，患者可出现晕厥、四肢冰冷、尿少、烦躁不安，脉搏超过 120 次/分，收缩压降为 70~80 mmHg；若出血量在 2 000 ml 以上，患者收缩压降至 50 mmHg 或更低，出现严重的失血性休克症状，如气促、少尿或无尿，脉搏细速，甚至扪不清。

2. 观察出血是否停止的参考

确立诊断后需观察出血量是否停止以证实治疗是否有效：①经数小时观察，无新的呕血与便血，且血压、脉搏平稳，提示出血停止。②一次上消化道出血之后 48 小时之内未再有新的出血，可能出血已停止。③中心静脉压监护时，其值在 5 cmH$_2$O 以上者，考虑出血停止。④患者自然状态良好者。

3. 具体观察项目及措施

①开始每 15~30 分钟记录 1 次血压、脉搏、呼吸和神志变化。②记录出入量，严密注意呕血、黑便情况。③建立静脉通路至少 2 条，做好测定中心静脉压的准备。④放置导尿管，观察每小时尿量。⑤观察肢体湿度和温度、皮肤与甲床色泽。⑥观察周围静脉特别是颈静脉充盈情况。

4. 其他观察

1）体温变化：出血后可有低度或中度发热，一般无须特别处理，高热时可用物理降温。

2）由门静脉高压引起食管、胃底静脉曲张破裂出血的患者，应观察是否有黄疸、腹腔积液及患者的意识状况，发现异常要及时与医生联系。

3）注意口腔、皮肤的清洁，清除口腔血迹，以免因血腥味引起恶心、呕吐，同时亦可减少感染的机会。

4）静脉滴注垂体后叶素时，要注意观察药物疗效及不良反应，滴速不宜过快，严防引起心律失常、心搏骤停及其他严重不良反应。

（赵金城）

第二节　急性下消化道出血

屈氏韧带以下肠道出血称下消化道出血。轻者以便血为主要表现，严重者出现倾注性出血，常伴有明显低血容量，甚至休克死亡。病情重笃，死亡率较高。若未能及时确定出血病灶，将使诊断治疗极为困难。

一、病因

（一）恶性肿瘤

恶性肿瘤是下消化道出血最常见的原因，占半数以上，尤其是结直肠的出血更是以恶性肿瘤为多。恶性肿瘤所致的出血以慢性出血多见，但以急性大出血为首发表现者并不罕见，其中最具代表性的是肠道恶性淋巴瘤、小肠平滑肌瘤（肉瘤）、青年人的结直肠癌。

（二）息肉类疾病

肿瘤性、错构瘤性息肉较易发生出血，但息肉所致的明显肉眼血便以小儿直肠的幼年型息肉最多见。

（三）炎症性疾病

肠结核（特别是溃疡型）、克罗恩病与溃疡性结肠炎等均可并发急性消化道大出血。若病理改变不甚典型，往往术前的特殊检查甚至术中的探查均有鉴别诊断上的困难。

（四）憩室

肠道憩室是欧美人群中下消化道出血的多见病因，但国人的发病及出血率均较低。憩室出血的原因在于：①多有异位的胃腺泌酸引发溃疡（小肠的憩室多因此出血）。②憩室内潴留物不易排出而诱发炎性溃烂（多累及结肠憩室）。

（五）血管畸形（血管结构发育不全）

近年来，选择性血管造影广泛开展，消化道动静脉解剖结构畸形所致的消化道出血病例的报道也日益增多。

（六）全身系统性疾病累及肠道

①白血病和出血性疾病；风湿性疾病，如系统性红斑狼疮、结节性多动脉炎、白塞病（Behcet）病等；恶性组织细胞病；尿毒症性肠炎。②腹腔邻近脏器恶性肿瘤浸润或脓肿破裂侵入肠腔可引起出血。

二、病情评估

（一）临床表现

首先了解粪便中血液颜色的变化，初步估计出血的部位，如鲜红色血便多为直肠或远端结肠病变；暗红色血便多为近端结肠或小肠病变；脓血便多为结肠病变；果酱色黏液多为阿米巴病或小肠病变。其次要进一步了解血液与排便的关系及血液与粪便混合的情况，如少量鲜红色血附着于粪便表面者，多为直肠或左半结肠疾病出血，如痔、肛裂、息肉、溃疡、癌等。排便后有鲜红色滴下，甚至呈喷射状出血者，多见于痔、肛裂，也可见于直肠息肉及直肠癌。血与粪便相混杂，且伴有黏液者，多为慢性结肠炎、息肉或癌。便血伴有腹痛者，应考虑溃疡性结肠炎、憩室炎、肠道血管病变、出血性坏死性肠炎等。便血伴腹部包块者，应考虑肠道肿瘤、肠梗阻、肠套叠、肠结核、肉芽肿病等。便血伴皮肤、黏膜或其他器官出血者，须考虑血液疾病、急性传染病、重症肝病、慢性肾衰竭等。体格检查应重点检查腹部，注意有无肿块、压痛或反跳痛，肠鸣音有无异常。通过肛门检查，注意有无外痔、肛门裂。应特别注意行肛门直肠指检这一重要检查，避免直肠癌肿或息肉的误诊。现将导致下消化道出血常见疾病的临床特点分述如下：

1. 内痔

发生内痔时多在排便时喷出或滴下血液，出血量少，颜色鲜红，有时伴有脱肛，肛门镜检查可确诊。

2. 肛裂

便血量少，鲜红色，附于粪便表面，也可滴血或呈喷射状出血；排便时及排便后肛门短时间内剧痛为特征；肛门检查时可见肛管皮肤的裂口为线状裂缝，或有溃疡，常见哨兵痔。

3. 大肠息肉

间歇性鲜血便，附于粪便表面，或为黏液血便；直肠息肉可在直肠指检时触到，内镜检查可见息肉形态，活检或电切息肉标本送检可明确息肉性质；结肠息肉可用纤维结肠镜检查；钡灌肠检查易漏诊大肠息肉和多发性息肉；单发性息肉或多发性息肉癌变率为8%～9%，家族性息肉癌变率为41%～75%。

4. 大肠癌

直肠癌主要表现为大便次数增多，粪便变细，带血液；结肠癌主要表现为原因不明的消瘦、乏力、贫血与排便习惯改变等。癌肿破溃时，可在粪便外面染有鲜血或黏液；直肠指检可扪及肿块或指套带血；直肠乙状结肠镜检查可了解肿瘤的大小、范围和性质；钡灌肠检查有肠壁僵硬、充盈缺损等。必要时行纤维结肠镜检查。不应忽视大肠癌与慢性肠炎、痢疾、血吸虫性肉芽肿或多发性息肉并存的可能。

5. 慢性细菌性痢疾

有急性细菌性痢疾史；左下腹痛多见；粪便量少，脓血便为主，血液与粪便混合较均匀；取粪便或肠腔渗出物培养可找到痢疾杆菌；乙状结肠镜检查见肠黏膜弥散性充血、水肿，有多个浅、小溃疡；抗生素治疗有效。

6. 阿米巴痢疾

粪便常呈果酱色，有恶臭味；常见右下腹痛；粪便可找到溶组织内阿米巴滋养体或包囊。

7. 慢性或晚期血吸虫病

有接触流行区疫水史；肝脾大；粪便带脓血与黏液；取粪便可找血吸虫卵或孵化法找毛蚴；乙状结肠镜检查见黄色颗粒状黏膜病变或肉芽组织形成，取直肠黏膜压片找血吸虫卵；抗血吸虫药治疗有效。

8. 特发性溃疡性结肠炎

呈慢性腹痛、腹泻或便秘与腹泻交替；鲜血便伴有脓和黏液；内镜及钡剂灌肠检查可确定病变部位及范围；活检为非特异性炎症。

9. 克罗恩病

以病变侵犯末段回肠为主，以间歇性发热、右下腹痛、腹泻、便血、瘘管形成等为主要症状；内镜检查见肠黏膜正常或偶有散在性口疮样溃疡；钡剂灌肠检查见肠腔有呈节段性跳跃式分布的不规则的深溃疡、裂沟或鹅卵石样表现。

10. 急性出血性坏死性肠炎

以儿童、青年多见；有一定的地区性和季节性；有不洁饮食或暴饮暴食史；以突发性腹痛、腹泻、便血和毒血症为主要特征；腹部 X 线透视见局限性小肠胀气及大小不等的液平面。

11. 美克耳憩室

多发于 2 岁以下小儿；反复便血，黑便与鲜血便相混是其特点；病变见于末段回肠，憩室有异位胃黏膜可分泌胃酸造成胃溃疡而出血。

12. 缺血性结肠炎

老年人多见，有动脉粥样硬化史；突然下腹部绞痛、腹泻、血便等；多侵犯结肠脾曲、降结肠或横结肠，呈节段性分布，常有狭窄，钡灌肠检查有拇指纹征。

13. 小肠肿瘤

少见，以恶性淋巴瘤和腺癌为多见；临床以不同程度的肠梗阻为主要症状，伴便血、呕吐、腹部包块、发热及体重减轻。应用小肠钡剂造影及选择性肠系膜上动脉造影可确定诊断。

（二）诊断

1. 病史

了解发病年龄、发病季节、出血诱因、发病急缓、病程长短，有无腹痛、里急后重、发热、盗汗、食欲减退、体重下降、贫血及其他部位出血，有无消化道疾病及其他有关疾病病史，注意便血量、颜色、次数。

2. 体格检查

1）一般状况：注意检查皮肤颜色、出血点、出血斑、皮疹、毛细血管扩张等。

2）腹部检查：注意腹部有无包块，有无腹肌紧张、压痛、反跳痛，有无肝、脾大，有无腹部血管杂音及肠鸣音的改变。

3）肛诊检查：注意有无包块及血液。

3. 实验室及其他检查

1）粪便常规：注意有无阿米巴包囊或滋养体、血吸虫卵等。如大便隐血试验阳性，应注意有无红细胞，如有红细胞则示下消化道出血，否则上消化道出血的可能性大。

2）粪便培养：如痢疾、伤寒等。

3）血常规：注意有无贫血、血细胞的增减等。

4）血沉：血沉增快对疑诊肿瘤患者的价值较大。

5）出、凝血机制检查：排除血液病等。

6）内镜检查：乙状结肠镜、纤维小肠镜、纤维结肠镜检查可发现肿瘤、炎症、血管畸形等病变。

7）X线检查：凡考虑病变在小肠者，应进行小肠低张双重造影，以了解各组小肠的形态、有无病变并判断其性质。临床疑有回盲部疾病者，应进行全消化道钡餐造影及钡剂灌肠造影，重点观察回盲部有无病变及其性质。凡是左半结肠病变者，钡剂灌肠造影大多能显示病变的具体部位及其性质。

8）胃管冲洗抽吸：经鼻胃管冲洗后，抽出无血的胃液则可排除上消化道出血。

9）选择性动脉X线造影术：有5%～75%的患者可发现出血部位。大出血时紧急造影发现出血部位可达77%。绝大多数采用Seldinger方法，即从右腹股沟处穿刺股动脉，插入引导丝，用"同心技术"插入造影管，直至腹主动脉，再根据出血部位选择腹腔动脉、肠系膜上动脉或肠系膜下动脉进行造影。肠系膜上动脉造影可了解小肠及右半结肠病变，肠系膜下动脉造影则了解左半结肠及直肠的病变。凡下消化道有活动性出血者，每分钟出血量超过0.5 ml，造影时可见造影剂溢出血管外。肠道血管畸形由于病变血管十分细小，可采用直接连续放大血管造影术或超选择血管造影术，可发现血管异常增生、粗大及静脉早期显影。肠道肿瘤的典型造影征象为：粗大的肿瘤血管、肿瘤染色、静脉早现等。缺血性肠病的动脉造影上可见供血动脉狭窄、粗细不匀甚至阻塞。

10）放射性核素检查：下消化道出血患者，经内镜、X线及血管造影等检查之后，仍不能明确者，可进行放射性核素检查。

4. 对严重下消化道出血病例的诊断

可选用下列方法：

1）先下胃管，若抽得清亮胃液可先除外胃内出血。

2）纤维胃镜检查除外胃、十二指肠出血性疾病。

3）直肠、乙状结肠镜检查，检出直肠、乙状结肠出血性疾患。根据病情选用肠纤维结肠镜。

4）X线钡餐与钡灌肠检查根据病情选用，以除外上消化道疾患或检出结肠出血性疾患。

5）选择性血管造影对肠血管畸形并发下消化道出血与肠系膜血管栓塞并发下消化道出血等，可提高诊断率。

6）吞线法检查可显示出血部位在小肠。

7）选用同位素闪烁扫描摄影。

8）紧急手术探查：经过以上几种检查仍然得不到明确诊断与出血点定位者需紧急剖腹探查。术中可采用逐段肠管望诊，分段透光检查肠腔内出血情况，即将肠祥分段地对着灯光检查，出血处肠腔内积血较多，术中配合用内镜，以及切开肠腔探查等方法。

三、治疗措施

（一）非手术疗法

1. 一般处理

精神安慰，消除紧张、恐惧、忧虑等不良心理刺激，安静休息。密切观察脉搏、呼吸、血压、便血次数等病情变化。

2. 补充血容量

静脉输液、输血补充血容量，输液及输血量依出血多少而定。

3. 止血药

常用的药物有卡巴克洛、酚磺乙胺、云南白药等。

4. 血管升压素

可先采用血管升压素 0.2 U/min 静脉推注 10 U，然后以 0.1 ~ 0.2 U/min 持续静脉滴注 1 ~ 2 日。

5. 局部止血

可应用冰水灌肠，亦可经内镜行孟氏液、去甲肾上腺素或凝血酶局部喷洒及应用电灼、电凝、激光、微波局部止血。

6. 治疗原发病

积极治疗原发病。

（二）手术疗法

下消化道出血在药物治疗无效时，如继续出血危及生命或病情加重时，在积极抗休克治疗的同时，应立即行急诊手术。其目的是找出出血原因，然后进行根治性疗法。

四、护理要点

（一）一般护理

嘱患者安静卧床休息，以减轻胃肠蠕动，减少出血。出血量多的患者绝对卧床休息，以免因周围循环衰竭，心排血量明显降低，下床或去厕所发生晕厥。取平卧位，抬高下肢，不宜取头低位，以防影响呼吸运动。保持呼吸道通畅，必要时吸氧。根据病情轻重、出血量多少及出血的病因进行饮食护理：大出血患者应暂禁食，出血量少的患者酌情给流质饮食或无渣软饭。饮食供给可补充机体热量及营养，补偿血浆蛋白丢失，避免因胃饥饿性收缩而导致再出血。血便次数频繁且有肛门炎症时，便后用 1∶5 000 高锰酸钾坐浴，改善局部血液循环，预防感染。被血液污染的被服、用品、容器应随时更换，以减少对患者的不良刺激。随时留取标本送检。

（二）病情观察

1. 观察便血的性质和特点，分析、判断出血部位

出血量大，患者以呕血为主伴有便血，呕吐物呈暗红色或鲜红色，伴有食物残渣，出血前有腹痛，出血后缓解，可能为胃、十二指肠溃疡所致的出血；呕血呈鲜红色，一般不含有食物残渣，呕血前有轻度上腹不适，结合肝病史和门静脉高压，应想到食管下段或胃底静脉破裂出血。粪便隐血阳性，提示每日出血量在 5 ml 以上；出现柏油样便，提示每日出血量在 60 ~ 70 ml；粪便呈绛红色或棕红色，出血前常伴有脐周围和下腹疼痛与不适，应想到小肠出血，但若出血部位较高，且血液在肠腔内停留时间长，也可为黑便，故对出血部位和出血量应做具体分析；血便呈暗红色并带有黏液，排便时伴有腹痛和里急后重感，常是结肠病变出血的表现；血呈鲜红色，并附着于粪便表面，多为直肠、肛门出血的特征。

2. 观察周围循环血量灌注情况

1）体征是反映循环血量灌注情况最敏感的标志。

（1）观察血压：出血初期每 15 分钟观察血压 1 次，病情稳定后减少观察次数。血压下降的幅度标志着休克的程度，如收缩压降至 75 mmHg 以下或基础血压下降 30 mmHg，表明外周血管阻力增加，是血管代偿功能在休克前期的表现。此时，即使血压正常或偏高，亦提示出血量大和休克的发生。

（2）观察脉率：出血量大的患者，脉率可在 120 次/分钟以上，在观察脉率的同时，还要注意脉搏跳动是否有力，如血压虽偏低，但脉搏跳动有力，说明循环灌注尚可。

（3）观察体温变化：多数患者在出血发生后或休克被控制后出现发热，体温一般在 38.5℃左右或更低，可持续 3 ~ 5 日，不须做特别处理。

2）观察尿量：尿量是衡量内脏血流灌注情况的重要指标之一，因此，应准确观察与记录。如尿量不足 30 ml/h 而肾脏功能正常，提示循环血量灌注不足，有休克的存在。另外尿量减少或尿闭，应警惕急性肾衰竭的可能。

3. 观察再出血征象

消化道出血患者，常因原发病控制不理想和某些诱发因素的存在而再度出血。一旦出血量大、抢救不及时会导致严重的后果。故应严密观察再出血征象，以便及早发现、及时抢救。如患者出血停止后又感腹部饱胀不适，上腹疼痛或有烧灼感，肠鸣音亢进，如是溃疡病，上腹疼痛失去规律性，口服制酸剂不能缓解；周围循环衰竭表现再度出现等，应想到再出血的可能，须立即通知医生，备齐抢救物品，积极进行抢救。

（三）治疗监测

1. 补充血容量

大量便血的患者，应快速补充血容量，故需建立静脉通道 1 ~ 2 条，或行锁骨下静脉穿刺置管，供输液、输血和中心静脉压测量。输液和输血的速度和量，应根据周围循环血量灌注情况反映的客观指标进行调节，如脉搏在 120 次/分以上且搏动无力；收缩

压在 80 mmHg 以下，中心静脉压在 5 cmH$_2$O 以下；尿量在 20 ml/h，心、肺、肾功能正常，输液量可为 800~1 000 ml/h，输新鲜全血 300 ml/h。当上述指标逐渐回升或老年患者时，输液、输血速度需慢，应控制在 60 滴/分，以免引起心力衰竭、急性肺水肿或因血压突然升高导致再出血。

2. 应用止血药

大量呕血、便血的患者，多不是凝血机制障碍所致，故应用止血药辅助治疗。如为食管、胃底静脉曲张破裂出血，可用垂体后叶素加入 5%~10% 葡萄糖溶液中静脉滴注。滴速不宜过快，一般维持在 0.1~0.3 U/min。滴速过快可致血压突然升高，加重出血。用药过程中注意观察止血效果和不良反应，如患者出现面色苍白、出汗、心悸、胸闷、腹痛等，应及时通知医生以便停药。其他病灶引起的出血，可选用西咪替丁或雷尼替丁等。

3. 心理治疗

消化道出血特别是大出血患者，精神紧张是其共同特征。患者看到出这么多的血，常有不祥之感，故而产生恐惧心理，临床观察有不少患者，经治疗已无活动性出血，但因精神过度紧张而诱发再出血，或本来出血量不多，而因精神紧张加重了出血。这是因为精神紧张可致交感神经兴奋，引起血管收缩、心率加快、血压升高所致。因此，需向患者讲明出血的病因和精神紧张是导致出血加重的诱发因素，并安慰患者只要采取有效的止血措施配以宽松的心境，止血是完全可以做到的，使其认识到自身因素在止血过程中的重要意义。进行心理疏导应选在出血静止期，这时患者容易接受，而且便于增强信心，收到好的效果。

（赵金城）

第三节　胃　癌

胃部肿瘤，不论良性或恶性，大多源于上皮。在恶性肿瘤中，95% 是腺癌。胃癌是我国最常见的恶性肿瘤之一，居消化道肿瘤死亡原因的首位。男女发病之比为（2~3）:1。任何年龄均可发生，多发生于中年以后，以 40~60 岁最多，30 岁以前较为少见。早期多无明显症状，病情进展期可出现酷似胃炎或胃溃疡的症状。本病以进行性胃痛、消瘦、便血等为常见症状。

一、病因和发病机制

胃癌的病因尚不完全清楚，它的世界性地理分布有明显的差异。在同一国家的不同地区和不同人群之间，胃癌的分布也有很大不同。普遍认为和以下因素有关。

（一）饮食因素

世界范围的流行病资料认为在环境因素中，饮食因素是胃癌发生的最主要原因。通过对大量人群的回顾性调查并对许多因素进行分析研究之后，发现胃癌与多吃腌酸菜、咸鱼、咸肉及烟熏食物有密切关系。相反，牛乳、新鲜蔬菜、水果、维生素 C 以及冷藏食物却能降低胃癌发生的危险性。过多摄入食盐也可能与胃癌发病有关，流行区调查示患者每日摄入量大多超过 10 g。引起胃癌的致癌物质可能是亚硝胺。动物实验已证明该物质确可致胃癌。亚硝酸是从硝酸盐还原为亚硝酸盐再与胺结合而成。硝酸盐与亚硝酸盐广泛存在于食物中，特别是咸菜、咸鱼、咸肉等。有患者的胃液中也证明有高浓度亚硝酸盐的存在。减少食盐摄入常伴有硝酸盐及亚硝酸盐摄入的减少。低温可抑制硝酸盐转变为亚硝酸盐。近年来美国、日本等国胃癌发病率下降，冰箱的广泛应用可能是一个因素。维生素 C 能抑制亚硝酸盐与胺结合，故经常服用维生素 C 可减少胃癌发生的危险性。

（二）遗传因素

通过流行病学调查，发现 A 型血的人胃癌的发病率较高。胃癌者的亲属中，胃癌的发病率比对照组高 4 倍。美国黑种人比白种人胃癌的发病率高。因此推测胃癌的发生可能与遗传有关。

（三）免疫因素

近年来发现，免疫功能低下的人胃癌发病率较高。从而表明机体的免疫功能障碍，对癌肿的免疫监督作用降低，是发生癌肿的因素之一。

（四）环境因素

高纬度地区胃癌发病率高。我国及世界各地都有胃癌高发地区，这可能与地区的水质、土壤、微量元素（如镍、硒和钴）的含量有关。

（五）与胃部其他疾病有关

萎缩性胃炎及肠上皮化生被认为可能是最主要的癌前病变，腺瘤样息肉虽并不认为是主要的癌前疾病，但患此症者胃癌发病率较高。良性胃溃疡与胃癌的关系是一个经常有争议的问题，虽然可观察到良性溃疡的边缘有癌发生，但也有不少人认为两者之间无病因上的联系。也有报道胃溃疡的癌变率为 1% ~ 5%。

（六）精神因素

长期处于忧虑、焦急、紧张等心理状态的人易患癌。

二、病理

（一）胃癌的部位

胃癌可发生在胃的任何部位，好发部位依次为幽门 48.8%，贲门 20.6%，体部 14%，广泛性 7.8%。

（二）大体分型

胃癌的分型方法较多，按病期分为两期。

1. 早期胃癌

早期胃癌又称为黏膜内癌或表浅扩散性癌，指癌浸润局限于黏膜或黏膜下层。通常分为三型：①隆起型；②浅表型；③凹陷型。

2. 进展期胃癌

进展期胃癌又分为中期和晚期胃癌，指癌肿已浸入肌层及浆膜者，分三型：①肿块型；②溃疡型；③浸润型。

（三）组织学分型

1. 腺癌

最多见，由胃腺细胞转化而来，癌细胞呈立方形或柱形，排列成腺管，称管状腺癌，排列成乳头状者，称乳头状腺癌。此型分化较好，预后也较好。

2. 黏液癌

本型恶性程度高，预后较差。由黏液细胞转化而来，癌细胞呈圆形，含大量黏液；有时癌细胞含黏液过多，把胞核压扁，挤在一旁呈印戒状，称印戒细胞癌。

3. 低分化癌

此型较少见，分化程度差，发展快、转移早、预后差。癌细胞形状不一，胞质少，核大而形态多样色深，少有腺管。

4. 未分化癌

细胞体积小，呈圆形，胞质少，核深染，细胞呈弥漫分布。

（四）转移途径

1. 淋巴转移

淋巴转移是主要转移途径，最常见，且发生较早。最初多局限于邻近癌肿的胃壁旁浅组淋巴结，如胃大小弯、幽门上下、贲门旁等淋巴结。进一步则向深组淋巴结转移，甚至通过胸导管转移至左锁骨上窝淋巴结（Virchow 淋巴结），并由此进入血循环。

2. 直接蔓延

浸润到胃壁浆膜后的癌组织可直接与周围组织粘连并转移，如直接转移至肝脏、胰腺、结肠、网膜、腹膜等。脱落的癌细胞可种植于膀胱直肠陷凹或直肠子宫陷凹。

3. 血行转移

晚期胃癌可经门静脉转移至肝脏，并经肝静脉转移至肺、脑、骨骼及其他脏器。

4. 腹腔种植转移

癌细胞脱落入腹腔，可种植于某些器官，常见部位为膀胱直肠陷凹或直肠子宫陷凹，也可在壁腹膜上形成许多种植性结节，并产生大量腹水，多呈血性。

三、临床分期

国际抗癌联盟（UICC）和美国癌症联合会（AJCC）2010 年共同公布的胃癌 TNM 分期法，分期的病理依据主要是肿瘤浸润深度、淋巴结以及远处转移情况。以 T 代表原发肿瘤浸润胃壁的深度。T_1：肿瘤侵及固有层、黏膜肌层或黏膜下层；T_2：肿瘤浸润至固有肌层；T_3：肿瘤穿透浆膜下结缔组织而未侵犯脏腹膜或邻近结构；T_{4a}：肿瘤侵犯浆膜；T_{4b}：肿瘤侵犯邻近组织或脏器。N 表示局部淋巴结的转移情况。N_0：无淋巴结转移；N_1：1 ~ 2 个区域淋巴结转移；N_2：3 ~ 6 个区域淋巴结转移；N_3：7 个以上区域淋巴结转移。M 则代表肿瘤远处转移的情况。M_0：无远处转移；M_1：有远处转移。根据 TNM 的不同组合可将胃癌划分为 Ⅰ ~ Ⅳ 临床病理分期，表 3 - 1。

表 3-1　胃癌的临床病理分期

	N_0	N_1	N_2	N_3
T_1	ⅠA	ⅠB	ⅡA	ⅡB
T_2	ⅠB	ⅡA	ⅡB	ⅢA
T_3	ⅡA	ⅡB	ⅢA	ⅢB
T_{4a}	ⅡB	ⅢA	ⅢB	ⅢC
T_{4b}	ⅢB	ⅢB	ⅢC	ⅢC
M_1	Ⅳ			

四、病情评估

（一）临床表现

1. 早期胃癌

约 1/3 患者无任何症状和体征，而有症状者也只是轻度的非特异性消化不良，如上腹部不适、饱胀、隐痛、食欲减退等。此期无特殊体征发现，因此，有上述表现者应及早进行胃镜检查，以免延误诊断时机。

2. 中、晚期胃癌

其主要症状为上腹痛胀、消瘦、食欲减退及黑便等。

1）上腹痛：是胃癌最常见的症状，也是最无特异性而易被忽视的症状。该症状出现较早，即使是表浅型胃癌的患者，除少数临床上无症状者外，大部分也均有上腹痛。初起时仅感上腹胀、沉重感，常被认为胃炎。胃窦部胃癌也常可引起十二指肠功能的改变，出现节律性疼痛，类似溃疡病的症状，而予以相应的治疗，症状也可暂时缓解。直到病情进一步发展，疼痛发作频繁，症状持续，甚至出现黑便或发生呕吐时，才引起注意，此时往往已是疾病的中、晚期，治疗效果也就较差。所以必须重视上腹痛这一常见而又不特异的症状，及时做进一步检查。

2）食欲减退、消瘦、乏力：此症状有时可作为胃癌的首发症状，而在早期即出现。不少患者常因在饱餐后出现饱胀、嗳气而自动限制饮食，体重逐渐减轻。

3）恶心、呕吐：早期可能仅有食后饱胀及轻度恶心感，此症状常为肿瘤引起梗阻或胃功能紊乱所致。贲门部肿瘤开始时可出现进食不顺利感，以后随着病情进展而发生吞咽困难及食物反流。胃窦部癌引起幽门梗阻时可呕吐有腐败臭味的隔宿饮食。

4）出血和黑便：此症状也可在早期出现，早期表浅型胃癌有此症状者约为 20%。凡无胃病史老年人一旦出现黑便时必须警惕有胃癌的可能。

体检：早期无阳性发现，晚期往往可触及上腹部肿块，多在上腹偏右近幽门处，大小不一，多呈结节状，质坚硬，有压痛，可移动。胃癌转移至肝时则有肝大，可触到坚硬结节伴黄疸。腹膜转移时可发生腹水，多呈血性，少数可找到癌细胞。淋巴转移可引起左锁骨上窝淋巴结肿大，质硬，直肠指诊在直肠周围可触到结节状壁，提示癌已有远处转移。

（二）实验室及其他检查

1. 胃液分析

胃液外观可见混有血液或呈咖啡色样沉渣。胃酸降低或缺乏，乳酸浓度大多增高。

2. 粪便隐血试验

粪便隐血试验多持续性阳性，经内科治疗很少转阴。

3. 癌胚抗原检测

大量资料表明，癌胚抗原水平升高与胃癌发生密切相关。在胃癌施行各种治疗后，疗效好、无复发者，血清癌胚抗原值下降，反之则保持较高水平。

4. X 线钡餐检查

X 线钡餐检查是诊断胃癌的主要方法之一。但早期胃癌 X 线征常较难发现，仅表现有局部黏膜僵直，呈毛刷状等非特征性改变。对中晚期胃癌 X 线钡餐检查阳性率可达 90%。其主要 X 线征有：胃壁强直、皱襞中断、蠕动消失、充盈缺损、胃腔缩小及不整齐的癌性溃疡性龛影等，浸润性胃癌如累及全胃则呈"革袋状胃"。

5. 内镜检查

内镜检查结合刷取的脱落细胞和钳取的活组织检查，是诊断胃癌的最可靠手段，三者联合起来确诊率可在 95% 以上。早期胃癌可呈现为一小片变色黏膜，或颗粒状，或轻度隆起，或凹陷，或僵直等轻微变化，经脱落细胞和活检可获确诊。中晚期的病变大多可从肉眼观察作出拟诊，表现为凹凸不平、表面污秽的肿块，常有出血和糜烂；或为不规则的较大溃疡，其底部为秽苔所覆盖，可有出血，溃疡边缘隆起，常呈结节状，质硬，无聚合皱襞。

6. B 超检查

饮水或服中药制剂后行 B 超检查，可观察胃肿块大小及部位，了解腹腔淋巴及脏器有无转移。

7. CT 及 MRI 检查

CT 及 MRI 可在术前评价癌肿浸润胃壁深度和范围，了解腹腔转移情况。

（三）诊断和鉴别诊断

晚期胃癌通过病史、症状、体征及辅助检查（主要是 X 线钡餐检查和纤维胃镜检查）即可确诊，但治愈的可能性极小。早期胃癌治疗效果较好，但诊断较困难。故对临床疑为胃癌的患者，特别是 40 岁以上，以往无"胃病史"而出现消化道症状者应进行 X 线钡餐检查、纤维胃镜检查及活检，胃液细胞学检查是早期发现胃癌的关键。

1. 诊断

1）早期上腹部不适，重压感，逐渐出现疼痛或进食发堵，甚至出现呕吐、呕血或便血。

2）胃 X 线钡餐造影出现胃黏膜改变、龛影或软组织影、充盈缺损，胃壁僵硬等。

3）实验室检查：①胃镜检查及活检病理证实；②胃细胞学检查及免疫学检查癌细胞阳性；③颈部淋巴结活检阳性。

2. 鉴别诊断

大多数胃癌患者经过外科医生初步诊断后，通过 X 线钡餐或胃镜检查都可获得正确诊断。在少数情况下，胃癌需与胃良性溃疡、胃肉瘤、胃良性肿瘤及慢性胃炎相鉴别。

1）胃良性溃疡：与胃癌相比较，胃良性溃疡一般病程较长，曾有典型溃疡疼痛反复发作史，抗酸剂治疗有效，多不伴有食欲减退。除非并发出血、幽门梗阻等严重的并发症，多无明显体征，不会出现近期明显消瘦、贫血、腹部肿块甚至左锁骨上窝淋巴结肿大等。更为重要的是 X 线钡餐和胃镜检查，良性溃疡直径常小于 2.5 cm，圆形或椭圆形龛影，边缘整齐，蠕动波可通过病灶；胃镜下可见黏膜基底平坦，有白色或黄白苔覆盖，周围黏膜水肿、充血，黏膜皱襞向溃疡集中。而癌性溃疡与此有很大的不同。

2）胃良性肿瘤：多无明显临床表现，X 线钡餐检查为圆形或椭圆形的充盈缺损，而非龛影。胃镜则表现为黏膜下肿块。

五、治疗措施

治疗原则：①手术是目前唯一有可能治愈胃癌的方法，应按照胃癌的严格分期及个体化原则制订治疗方案，争取及早手术治疗。②对中晚期胃癌，因有较高的复发及转移率，必须积极地辅以术前后的化疗、放疗及免疫治疗等综合治疗以提高疗效；治疗方法应根据胃癌的病期、生物学特性以及患者的全身状况选择。③如病期较晚或主要脏器有严重并发症而不能行根治性切除者，也应视具体情况争取行原发灶的姑息性切除，以利进行综合治疗。④对无法切除的晚期胃癌，应积极采用综合治疗，多能取得改善症状、延长生命的效果。

（一）手术治疗

包括胃切除和胃周淋巴结的清除。

1. 胃周淋巴结清除范围以 D 表示，如胃切除、第一站淋巴结（N_1）未完全清除者为 D_0 胃切除，N_1 已全部清除者称 D_1 胃切除术，N_2 完全清除者为 D_2，依次为 D_3。

2. 胃癌手术的根治程度分为 A、B、C 三级，A 级手术必须符合以下 2 个条件：①D > N 即清除的淋巴结站别，需超越已有转移的淋巴结的站别；②胃切除标本的切缘 1 cm 内无癌细胞浸润。切缘 1 cm 内有癌细胞浸润，或淋巴结清扫范围等同于有转移的淋巴结站别，即 D = N，为 B 级手术。仅切除原发病灶和部分转移病灶，尚有肿瘤残留者为 C 级手术。A、B 两级手术均为根治性切除手术，但其根治程度及疗效，B 级手术较 A 级手术差。C 级手术为非根治性切除手术。原发病灶未能切除，为减轻梗阻、出血、穿孔等并发症的症状而采用的胃空肠吻合等各种短路手术，以及肿瘤排外、穿孔缝合、空肠造瘘等手术为姑息性手术。

3. 胃切除手术方式

1）胃部分切除术。常用于年高体弱患者或胃癌大出血、穿孔病情严重不能耐受根治性手术者，仅行胃癌原发病灶的局部姑息性切除。

2）胃近端大部切除、胃远端大部切除或全胃切除。前二者的胃切断线均要求距肿瘤肉眼边缘 5 cm，而且均应切除胃组织的 3/4 ~ 4/5。胃近端大部切除及全胃切除均应切除食管下端 3 ~ 4 cm。胃远端大部切除、全胃切除均应切除十二指肠第一段 3 ~ 4 cm。这三种胃切除均必须将小网膜、大网膜连同横结肠系膜前叶、胰腺被膜一并整块切除。

3）胃癌扩大根治术，是包括胰体、尾及脾在内的根治性胃大部切除或全胃切除术。

4）联合脏器切除，是指联合肝或横结肠等其他脏器的联合切除术。

5）近年出现的胃癌的微创手术是指胃镜下的胃黏膜切除和腹腔镜下的胃楔形切除、胃部分切除甚至是全胃切除术。

（二）化学疗法

由于胃癌早诊率低、手术切除率低，确诊时已有 10% ~ 20% 的患者属于Ⅳ期病变，或仅能做非根治性手术，即使根治术后亦有相当一部分患者出现复发或转移。所以进展期胃癌均需行化疗。单药有效率在 20% 以上的药物有氟尿嘧啶、MMC、ADM、表柔比星（E – ADM）、DDP、伊立替康（CPT – 11）等。

目前，采取选择性胃周动脉灌注化疗加结扎治疗晚期胃癌已收到一定效果。有些医院还用中药喜树碱在术前肌内或静脉给药，总量 140 ~ 120 mg，50% 以上的患者腹部肿块缩小，手术切除率提高。

（三）免疫治疗

免疫治疗的适应证包括：①早期胃癌根治术后适合全身应用免疫刺激剂；②不能切除的或姑息性切除的病例可在残留癌内直接注射免疫刺激剂；③晚期患者伴有腹水者适于腹腔内注射免疫增强剂。

常用药物：

1. 干扰素

其抗癌机制除增加免疫活性细胞活力外，还活化蛋白激酶、磷酸二酯酶等而直接抑制癌细胞。应用生物基因工程技术制成的高浓度的重组人干扰素已用于临床，300 万 ~ 600 万 U 肌内或静脉注射，每日或隔日 1 次；1 000 万 ~ 3 000 万 U 每周 1 次。

2. 白介素 – 2

白介素 – 2 可增强杀伤细胞杀伤能力，人脾细胞或外周血淋巴细胞经白介素 – 2 培养后可诱导出直接杀伤自身癌细胞的杀伤细胞，称为淋巴因子活化性杀伤细胞（LAK）。

（四）放射治疗

胃癌对放射线一般不敏感，目前尚不易对胃癌进行单独的放疗。

（五）介入治疗

早期胃癌患者如有全身性疾病不宜行手术切除者可采用内镜治疗术，此外，通过内镜应用激光、微波及注射无水乙醇等亦可取得根治效果。进展期胃癌不能进行手术者亦可通过内镜局部注射免疫增强剂（如 OK – 432）及抗癌药物。

（六）综合治疗

上述各种治疗方法综合应用可提高疗效。如化疗辅助手术，包括术中及术后局部动脉内注射；放疗辅助手术（术前、术中放疗）；化疗加放疗等。

对不能手术切除的晚期胃癌，经股动脉插管至肠系膜上动脉和腹腔动脉注入治疗药物可达到缓解症状的目的。

在抗癌治疗中，必须十分注意对患者的支持治疗，如补充营养、纠正贫血、调整酸碱平衡、预防感染、镇痛、止血等。

六、康复

1）定期门诊复查，坚持综合治疗。

2）出现不适立即就诊。

3）胃癌治疗效果很不理想，因而早期发现、早期诊断是提高胃癌治愈率的关键。应通过健康教育提高大众的自我保健意识。重视可疑患者，对下列情况应深入检查并定期复查：

（1）原因不明的上腹不适，隐痛，食欲缺乏及消瘦，特别是中年以上者。

（2）原因不明呕血、黑便或大便潜血阳性者。

（3）原有长期胃病史，近期症状加重者。

（4）中年既往无胃病史，短期出现胃部症状者。

（5）已确诊为胃溃疡、胃息肉或萎缩性胃炎者。

（6）多年前因胃良性疾病做胃大部切除术，近年又出现消化道症状者。

（王欢）

第四节　肝性脑病

肝性脑病曾称肝性昏迷，是严重肝病引起的，以代谢紊乱为基础，中枢神经系统功能失调的综合征，其主要临床表现是意识障碍、行为失常和昏迷。门体分流性脑病强调门静脉高压，肝门静脉与腔静脉间有侧支循环存在，从而使大量门静脉血绕过肝流入体循环，是脑病发生的主要机制。亚临床或隐性肝性脑病指无明显临床表现和生化异常，仅能用精细的心理智能试验和（或）电生理检测才可做出诊断的肝性脑病。

一、病因和发病机制

引起肝性脑病的常见病因有肝硬化、重症病毒性肝炎、重症中毒性肝炎、药物性肝病、原发性肝癌、肝豆状核变性；少见病因有妊娠、急性脂肪肝、内脏脂肪变性综合征、严重胆管感染、核黄疸、门静脉血栓形成和原无肝病的严重休克。其诱发因素常见有消化道大出血、感染（胆管感染、原发性腹膜炎、败血症等）、进食过量蛋白质、大量使用利尿剂、过量放腹腔积液、低钾、使用镇静和麻醉类药物等。

关于其发病机制目前尚未完全阐明，一般认为是多因素综合的结果。

（一）氨中毒学说

血氨主要来自肠、肾及骨骼肌，正常人体内血氨的90%来自肠。血氨增高是肝性脑病的临床特征之一，临床上发现肝硬化患者口服氯化铵或进食过多的蛋白质可导致肝性脑病。食物中的蛋白质被肠道细菌分解而产生氨，氨通过血流，主要经门静脉到达肝脏，通过鸟氨酸循环合成尿素，经肾排出。当肝衰竭时，不能有效清除氨，或因广泛的侧支循环开放，使肠道的氨不经肝脏而直接进入体循环使血氨增高，透过血脑屏障而引起一系列精神神经症状。

氨中毒在慢性肝性脑病的发病机制中十分重要，但也有不少病例血氨并不增高，因此血氨水平与肝性脑病的严重程度不完全一致，说明血氨升高不是昏迷的唯一因素。

（二）硫醇增多

由于蛋白质代谢障碍，硫醇在肝性脑病患者的血、尿，特别是呼出气中明显增多。硫醇与肝臭有关。近年发现，在肝性脑病中，硫醇、短链脂肪酸和氨中毒之间有相互加强毒性的关系。

（三）假性神经递质学说

当肝功能不全时，某些氨基酸代谢产生的胺类不能进行分解而进入脑组织，在该处受非特异酶的作用，形成苯乙醇胺。这些物质结构上与神经递质相类似，称为假性神经递质。它取代了正常神经递质，从而使脑组织各部分发生功能紊乱。

（四）氨基酸不平衡及假神经递质

肝硬化后期有氨基酸不平衡，表现为：芳香族氨基酸如酪氨酸、苯丙氨酸、色氨酸等因肝脏不能脱氨降解而增高，支链氨基酸如缬氨酸、亮氨酸、异亮氨酸等因肝硬化时高胰岛素血症而被横纹肌与肾摄取代谢加快而降低。氨基酸的不平衡可导致脑细胞代谢的严重紊乱。芳香族氨基酸又多为神经突触递质的前体（如苯丙氨酸、酪氨酸代谢成肾上腺素及去甲肾上腺素，色氨酸代谢成 5 - 羟色胺等，均可使神经冲动传递造成紊乱）。此代谢紊乱为肝硬化后期时的共同表现，与肝性脑病的临床表现常不一致。

结肠来源的酪胺与苯乙胺等结构类同于多巴胺、肾上腺素等神经递质，但传递冲动的作用很弱，故名为假神经递质。肝硬化时这些假神经递质不能被肝灭活而逸入脑内，造成神经功能紊乱。此说于数年前曾风行一时，现认为并非主要发病机制。

（五）其他代谢异常

肝细胞功能衰竭后，短链脂肪酸增高、低血糖等均为形成肝性脑病的因素。

二、病情评估

（一）病史

常有严重肝病或其他有关病史。不少患者有明显诱因，如上消化道大出血、感染、高蛋白饮食、利尿剂及镇静药等。

（二）临床表现

1. 原发肝病的表现

如腹腔积液、黄疸、蜘蛛痣等。

2. 脑部表现

根据有无扑翼样震颤及脑电图改变，可将其分为四期：

Ⅰ期（前驱期）：仅为轻度性格改变和行为异常，如表情冷漠、易激动、随地大小便等。应答尚准确但吐字不清，可有扑翼样震颤但脑电图正常。此期可历时数日至数周。

Ⅱ期（昏迷前期）：以意识错乱、睡眠障碍、行为失常为主。定向力、理解力、计算力均减退，视听幻觉。有明显神经系统体征，如肌张力增高、健反射亢进、出现病理反射等。扑翼样震颤阳性。脑电图异常。

Ⅲ期（昏睡期）：以昏睡和严重精神错乱为主。大部分时间呈昏睡状态（可被唤醒，旋即继续昏睡），肌张力增加，四肢被动运动常有抗力，病理反射阳性。如患者合作，仍可引出扑翼样震颤。脑电图异常。

Ⅳ期（昏迷期）：神志丧失，不能唤醒，浅昏迷时对痛刺激尚有反应，深昏迷时各种反射均消失，肌张力降低，瞳孔散大，可出现过度换气和惊厥。脑电图明显异常。

（三）实验室及其他检查

1. 血氨

正常人空腹静脉血氨为 6～35 μmol/L，肝性脑病患者血氨含量为静脉血氨的 0.5～2 倍。但静脉血氨较不可靠，因此应以动脉血氨为准，空腹动脉血氨比较稳定可靠。慢性肝性脑病，尤其是门体分流性脑病患者多有血氨增高。急性肝衰竭所致脑病的血氨多正常。

2. 脑电图检查

脑电图不仅有诊断价值，且有一定的预后意义。典型的改变为节律变慢，主要出现普遍性每秒 4～7 次的 θ 波或三相波，有时也出现每秒 1～3 次的 δ 波。

3. 诱发电位

诱发电位是体外可记录的电位，由各种外部刺激经感觉器传入大脑神经元网络后产生的同步放电反应。根据刺激的不同，可分为视觉诱发电位（VFP）、听觉诱发电位（AEP）和躯体感觉诱发电位（SEP）。诱发电位检查可用于亚临床或临床肝性脑病的诊断。目前研究指出 VEP、AEP 检查在不同人、不同时期变化太大，缺乏特异性和敏感性，不如简单的心理智能测验，但 SEP 诊断亚临床肝性脑病价值较大。

4. 心理智能测验

目前认为心理智能测验对于诊断早期肝性脑病包括亚临床肝性脑病最有用。常规使用的是数字连接试验和符号数字试验，其结果容易计量，便于随访。

（四）诊断和鉴别诊断

肝硬化失代偿期并发中枢神经系统紊乱为其主要特征，一般诊断不难。主要诊断依据为：①严重肝病和（或）广泛门体侧支循环。②精神紊乱、昏睡或昏迷。③有肝性脑病的诱因。④明显肝功能损害或血氨增高，扑翼样震颤和典型的脑电图改变有重要参考价值。

对肝硬化患者进行常规的心理智能检测可发现亚临床肝性脑病。

以精神症状为唯一突出表现的肝性脑病易被误诊为精神病，因此凡遇精神错乱患者，应警惕肝性脑病的可能性。肝性脑病还应与中枢神经系统病变（感染、脑血管意外、肿瘤、外伤）、糖尿病昏迷、尿毒症昏迷、中毒等相鉴别。

三、治疗措施

（一）去除诱因

应尽可能寻找诱因，及时予以去除和纠正。慎用镇静药，避免快速和大量的排钾利尿和放腹腔积液。纠正水、电解质和酸碱平衡失调。

（二）减少肠内毒素的生成和吸收

1. 饮食

昏迷期暂停蛋白供给，包括水解蛋白及多种氨基酸静脉滴注，只给以糖类为主的饮食，每日供热 5 852 ~ 6 688 J，如摄入不足，可用鼻饲管滴入或静脉滴入 20% ~ 40% 葡萄糖液，避免热量不足使体内蛋白质消耗。病情好转后可酌情按每日每千克体重给蛋白质 0.3 ~ 0.5 g，渐增至每日 50 ~ 70 g，脂肪 40 ~ 60 g，糖 400 g，以免脂肪动员，诱发脂肪肝，以及糖异生造成负氮平衡。对低蛋白血症、脑水肿者，输血浆 200 ml 或 20% 白蛋白 50 ml。

2. 灌肠或导泻

常以生理盐水或弱酸性溶液灌肠，口服或鼻饲 50% 硫酸镁 30 ~ 60 ml 可导泻。

3. 抑制肠道细菌生长

口服新霉素 1.0 ~ 1.5 g，每日 4 次；或甲硝唑 0.2 g，每日 4 次。也可选用巴龙霉素、卡那霉素、氨苄西林口服，均有良效。

4. 乳果糖

急、慢性肝性脑病服用乳果糖可使临床症状和脑电图均得以改善。乳果糖可口服或鼻饲，开始时剂量为 30 ~ 50 ml（67 g/100 ml），每日 3 次口服，进餐时服用；以后剂量以调整至每日排 2 次糊状便为度，或使新鲜粪便的 pH 值降至 6.0 以下。

（三）促进有毒物质的代谢清除，纠正氨基酸代谢的紊乱

1. 降低血氨药物

当肝细胞有坏死时，线粒体将血氨合成尿素的能力降低，使血氨升高，血氨经血脑屏障进入脑细胞，可加重昏迷，故在抢救中给降血氨药物是必要的。

1）谷氨酸钠（钾）：能与血氨结合形成无毒的谷氨酰胺。谷氨酸钠 23 ~ 46 g 或谷氨酸钾 25.2 g 加入 5% ~ 10% 葡萄糖液 500 ml 中静脉滴注，每日 1 ~ 2 次。使用时应注意钾、钠的平衡。

2）乙酰谷氨酰胺：0.5 ~ 1.0 g 静脉滴注，易通过血脑屏障而发挥治疗作用，有降血氨和恢复脑功能的作用。

3）精氨酸：用药后 16 小时即出现尿素合成。为酸性，10 g 相当于盐酸 48 mmol，有利于纠正肝硬化、肝性脑病时常见的碱中毒。20 ~ 25 g 加入 5% ~ 10% 葡萄糖液中静脉滴注，每日 1 ~ 2 次。鱼精蛋白：含精氨酸 80%，注入体内可释放出精氨酸而降氨，并能减少出血。其用法为 100 mg 静脉滴注，每日 3 次。

4）丝氨酸：与氨结合形成甘氨酸，0.5 g/kg 静脉滴注。

5）门冬氨酸钾镁注射液：降血氨、退黄疸及用于肝性脑病治疗。

2. 纠正氨基酸代谢失衡

Fisher 认为肝性脑病的发生与人体内氨基酸失衡有关。维持大脑功能必需的支链氨基酸减少，芳香族氨基酸增多，支链氨基酸与芳香族氨基酸比值（正常 3 ~ 3.5）可减少至 1 或 1 以下。以支链氨基酸为主的氨基酸溶液治疗肝性脑病，可降低血中芳香族氨基酸浓度，并增加支链氨基酸与芳香族氨基酸比值，纠正氨基酸代谢的不平衡，促进脑功能恢复。每日用量 250 ~ 500 ml，静脉滴注。国外有报道采用口服法，长期治疗慢性潜在性肝性脑病，获得较满意效果。

3. 左旋多巴

直接使用多巴胺及去甲肾上腺素无治疗作用，因为它们不能通过血脑屏障。左旋多巴可以通过血脑屏障，在脑内经脱羧酶的作用而形成多巴胺以取代假性递质，以治疗慢性肝性脑病。用法：每日 0.2 ~ 0.6 g，最大量可用至每日 1.2 g，加入 5% 葡萄糖液 500 ~ 1 000 ml 静脉缓滴，每日 1 次。2 ~ 6 g 分 2 ~ 4 次口服或加入生理盐水中鼻饲或灌肠。

配伍禁忌：不能与单胺氧化酶抑制剂如麻黄碱共用，以免发生血压骤升；与维生素 B_6 同用，可有降低左旋多巴的作用，因维生素 B_6 有多巴脱羟酶作用，使进入脑中的多巴浓度降低。氯丙嗪有削弱左旋多巴的作用，因其可阻断多巴胺与神经受体的连接。

（四）其他治疗

国内外曾试用于临床的治疗方法有换血疗法、交叉循环、血液透析、腹膜透析、体外肝脏灌注、吸附性血液灌流、肝脏移植等，这些疗法有一定的危险性因素，现仍在探索之中，不宜广泛应用。

四、护理要点

1）患者宜安置在单人病室，有专人护理，建立特别护理记录单。对有兴奋、躁动不安或昏迷患者应加强护理，采取必要的防护，如加床档、约束、去义齿、去发夹等，以防发生坠床或其他意外等。

2）饮食上应给低脂肪、无蛋白、高热量饮食，总热量每日在 6 688 ~ 8 360 J 为好，高热量饮食有利于肝脏的修复，改善机体状况。其中糖为热量的主要来源，每日给 300 g 以上，可防止低血糖和肝糖原的分解，从而保护肝脏。脂肪每日限制在 30 g 左右，不宜过高，高脂饮食可导致酮症，不利于肝脏的再生。严格控制蛋白质的摄入量，蛋白质的摄入能增加氨的来源，加重肝性脑病，故肝性脑病时无蛋白饮食为好。饮食采用流质为主，如不能进食时，可用鼻饲法，导管选择较软的，并涂以润滑油，插管时应慎重，防止用力过猛，以免损伤食管，引起曲张的食管静脉破裂出血。胃管注入的饮食须加温，进食不宜过快、过急、过多，以免引起嗳气、上腹饱胀、呕吐等。每隔 2 小时灌注 1 次，每次 200 ml 左右，饮食以蜂蜜、果汁、40% 葡萄糖液、干酵母 0.5 g 为好。

因精神症状进行和放置胃管均有困难者，须静脉输注 20% ~ 25% 高渗葡萄糖供给营养，必要时行锁骨下静脉或颈静脉穿刺插管，以较长时间经静脉供应营养、水和药物。在大量静脉滴注葡萄糖液过程中，必须警惕发生低钾血症、心力衰竭和脑水肿的可能。

3）保持大便通畅

（1）用生理盐水或弱酸性溶液（食醋 10 ~ 20 ml，加清水或生理盐水 500 ~ 1 000 ml）高位灌肠，应禁忌用肥皂水灌肠。原因是肝性脑病患者肠蠕动减弱，易发生便秘，用弱酸液灌肠，使肠内保持 pH 值为 5 ~ 6，酸性环境有利于血中氨逸出肠黏膜进入肠腔，最后形成铵根离子排出体外。如用碱性溶液灌肠，则肠腔内 pH 值呈碱性，肠腔内铵根离子转变为氨弥散入肠黏膜再入血液循环至脑组织，使昏迷加重。灌肠后，可注入 1 ~ 2 g 新霉素，1:5 000 呋喃西林 100 ml，减少肠道有毒物质的产生与吸收。

（2）导泻：口服或鼻饲 50% 硫酸镁 30 ~ 60 ml，清除肠内有毒物质。

4）注意保暖，防止受凉而继发感染，保持呼吸道通畅，必要时给予氧气吸入。

5）定期翻身，加强皮肤护理，注意口腔清洁，以预防感染。

6）严密观察体温、脉搏、呼吸、血压，并做记录，应严格记录液体出入量。

7）病情观察，肝性脑病有一定临床过程及 50% 以上的病例有诱因存在，肝性脑病时大脑功能紊乱大多数是可逆的，如能早期发现肝性脑病，就能阻止进入昏迷。因此，对肝脏患者尤其是肝硬化病例，要密切观察体温、血压和大便颜色等，以便及早发现出血、感染等情况，及时处理，避免发展成肝性脑病。在有肝性脑病诱发因素存在的情况下，应严密观察下列病情改变：

（1）密切观察有无性格、行为的改变，如以往性格开朗者变得沉默寡言；抑郁或性格内向者变得精神欣快，易激动；衣冠不整、随地便溺、步态失调、扑击样震颤等，提示患者为肝性脑病前驱期，应及时报告医生，找出肝性脑病的病因和诱因，从而采取切实有效的治疗护理措施。肝性脑病病情复杂，变化多端，在整个治疗过程中，护理人员应详细观察和记录患者的神志状态及有关体征，及时掌握病情变化，判断疾病的转归，及时准确地为医生提供临床资料，以赢得抢救时间。

（2）观察患者是否有乏力、恶心呕吐、食欲缺乏、肠胀气等，以及水和电解质及酸碱平衡紊乱的情况，应按医嘱定时抽血查血钠、钾、尿素氮和二氧化碳结合力，每日入液量以不超过 2 500 ml 为宜。尿少时入液量应相应减少，以免血液稀释，血钠过低，加重昏迷。所以必须正确记录每日液体出入量，以利掌握病情，确定治疗方案。

（3）及时发现出血、休克、脑水肿等现象，并及时协助医生处理。脑水肿可用脱水剂如 20% 甘露醇或 25% 山梨醇，快速静脉滴注，也可用 50% 葡萄糖液静脉注射。在使用脱水剂过程中，应注意水、电解质平衡，随时抽血查钾、钠、氯等。

8）对症监测

（1）肝性脑病患者常有兴奋、躁动、抽搐等表现，主要为神经、肌肉等组织产氨量增加所致。除采取安全措施外应给镇静药，如异丙嗪、地西泮、水合氯醛等。

（2）高热患者给予物理降温，降温可减轻肝细胞损害，头置冰帽可降低颅内温度，保护脑细胞。

（3）常规吸氧，行呼吸道管理。

（4）腹腔穿刺放液。肝性脑病患者多有大量腹腔积液，需放液对症处理。在放液过程中除观察患者的脉搏、血压、皮肤颜色和温度外，应严格控制一次放液量不得超过 3 000 ml。因放液量过多会导致腹压骤降，门静脉系统淤血，从而使回流至肝脏的血流减少，肝细胞可因缺氧而急剧坏死，加重病情。另外，放液过多还可使蛋白质、电解质等丢失过多，诱发或加重肝性脑病。

9）如患者神志丧失或完全进入深昏迷，对各种刺激无反应，瞳孔散大或有惊厥，此时已进入昏迷阶段，应按昏迷护理常规进行。

（1）体位：肝性脑病患者应采取侧卧位或侧俯卧位，头部放平偏于一侧，以利于呼吸道分泌物的引流，也可防止分泌物或呕吐物进入肺内而继发感染。

（2）保持呼吸道通畅：及时协助患者翻身，拍背以助排痰。患者呼吸道分泌物增多时迅速吸痰，以保持呼吸道通畅。一般每 15~30 分钟吸痰 1 次，吸痰器要严密消毒，选用柔软的导管。插管要轻柔，当吸痰管进入气管到达深度时，启动吸痰器，并轻轻地转动吸痰管，边退边吸，直到痰液吸尽。但吸痰时间不宜过长，以免发生窒息意外，如有舌后坠影响呼吸时，可用舌钳拉出。

（3）肝性脑病患者一般机体抵抗力减弱，口腔内细菌极易繁殖而引起口腔局部的炎症、溃疡和口臭；口腔内感染性分泌物误入呼吸道也可引起吸入性肺炎，故肝性脑病患者的口腔护理十分重要。应每日用生理盐水或复方硼酸液清洁口腔、齿垢、舌苔、唾液等 3~4 次。有炎症和口臭的患者可用 5% 过氧化氢液清洁。护理时严防棉球遗留在口腔内。张口呼吸的患者口上敷以盐水纱布，保持吸入的空气湿润。

（4）患者的眼睛常不能闭合或闭合不严，易受尘土污染的空气或光线的刺激，使角膜发炎致溃疡，故宜用生理盐水纱布或油纱布盖眼来保护眼睛。如眼有分泌物，则宜用生理盐水冲洗干净。护理人员观察患者瞳孔变化时，手动作要轻巧，防止擦伤角膜。

（5）肝性脑病患者大多数大小便失禁，出汗多，护理人员应注意随时更换污染的被服，及时更换衣服。用 50% 乙醇、滑石粉按摩皮肤受压部位，用气垫，勤翻身，一般 1~2 小时翻身 1 次，衣服要轻柔，以防皮肤擦破和发生压疮。

（6）肝性脑病时常有尿潴留，应设法排空膀胱。可采用导尿术，但严格注意无菌操作，防止尿路感染。少尿、无尿时应严格记录尿量，每日尿量不应少于 1 000 ml。便秘时可导泻或灌肠，并准确记录排便次数。

（7）应每日进行肢体按摩和帮助患者被动活动，以防肢体萎缩和关节强直。同时足部采用保护架，以防足下垂。

（8）患者意识不清，易发生坠床、烫伤、碰伤等情况，应及时采取保护性措施，如加用床栏等。用热水袋保暖时，水温应为 50℃ 左右，以防烫伤。

五、健康指导

1）指导患者及家属掌握会引起肝性脑病的基本知识，防止和减少肝性脑病的发生。

2）应使患者及家属认识到病情的严重性。嘱患者要加强自我保健意识，树立战胜疾病的信心。

3）肝性脑病主要为各类肝硬化所致，并且有明显的诱发因素，应要求患者自觉避免诱因，即限制蛋白质摄入，改变不良生活习惯及方式，不滥用对肝有损害的药物，保持大便通畅，避免各种感染，戒烟酒等。

4）家属要给予患者精神支持和生活照顾，指导家属学会观察患者病情的变化，特别是思维过程的变化，性格行为、睡眠等有关精神神经的改变，一旦出现异常应及时治疗，防止病情恶化。

（赵金城）

第五节　急性出血性坏死性肠炎

急性出血性坏死性肠炎是与 C 型产气荚膜梭菌感染有联系的一种急性炎症性肠炎，其主要临床表现为腹痛、便血、发热、呕吐和腹胀。严重者可有休克、肠麻痹等中毒症状以及肠穿孔等并发症。

一、病因和发病机制

本病确切病因迄今未明，可能与肠道非特异性感染或免疫学机制有关，多数学者认为身体对致病因子敏感性增高可能是本病的内因。细菌或病毒感染、暴饮暴食、摄入生冷不洁食物、营养不良和蛔虫感染均能为致病的诱因。

本病的病变主要见于空肠下段和回肠上段，但也可见于十二指肠、结肠或食管。其预后与病变范围有关，累及肠管越大，症状越重，预后越坏。轻者血便持续 2～6 日，及时治疗，可于 7～14 日恢复健康。重症者病死率约为 25%。并发肠穿孔及腹膜炎者，如治疗不当，病情可迅速恶化而死亡。本病一经恢复，很少留有后遗症。

二、病情评估

（一）临床表现

多有病前进食不洁饮食的病史。夏季发病率高，约占 38%，次为春季、秋季，冬季较少，约占 14%，罹病多为 10 岁以下儿童和 20 岁以下青年人。男性为女性的 2～3 倍。

1. 腹痛

初期为腹部不适感，逐渐加重为持续性钝痛，阵发性加重，疼痛多位于左上腹或左中腹，亦可在脐周或波及全腹。婴儿表现为无原因的阵发性哭闹，四肢屈曲，面色苍白。

2. 恶心、呕吐

次数不等，早期即可发生，多为胃内容物或伴有胆汁及咖啡样物，甚至呕血。肠道蛔虫而致病者，可伴有吐蛔虫。

3. 腹泻及便血

常随腹痛发作出现腹泻，1 天数次到十数次，初为黄色稀便，1～2 日转为暗红色糊状或赤豆汤样血水便，粪质少。无脓液及黏液，有特殊腥臭味。肛门指诊可发现肉眼血便。

4. 中毒症状

病初精神萎靡、发热、食欲减退、痛苦状。常于血便出现的前、后出现明显的中毒症状及循环衰竭。其面色苍白，四肢厥冷，皮肤呈紫色网状花纹，脉细弱频速，血压下降。病情严重者多有高热及中毒性脑病，常伴有明显的腹胀或麻痹性肠梗阻，腹部可出现包块或肠型。

（二）实验室及其他检查

1. X线检查

腹部X线检查是急性出血性坏死性肠炎诊断的主要方法，其X线特征分为三个阶段：

1）早期阶段：胃肠道动力性肠梗阻，表现为小肠扩张呈管状，排列紊乱，内有短浅液平，结肠则少气或无气。肠道不规则性痉挛狭窄。

2）典型阶段：肠黏膜炎症水肿，动力减退，病变肠段管状充气扩张且肠壁增厚，边缘模糊，肠腔内气体通过破坏的黏膜进入肠壁，形成黏膜下和（或）浆膜下积气，呈现出本病特征征象，即肠壁积气。

3）晚期阶段：门静脉积气时提示预后不良；肠袢扩张固定，为肠壁全层坏死即将穿孔的重要X线征象；气腹则提示已穿孔；腹腔渗液进行性增多。另外，急性期过后（急性期忌做胃肠钡餐检查）钡灌肠可见肠黏膜粗糙、肠壁增厚、肠间隙增宽、肠壁张力和蠕动减弱、肠管扩张和僵硬。部分有肠痉挛、狭窄和肠壁囊样积气表现。

2. 粪便检查

镜检有大量红细胞、少量白细胞，潜血多阳性。培养多为大肠杆菌、克雷伯菌、梭状芽孢杆菌。

3. 血培养

多为革兰阳性杆菌。

4. 血常规

白细胞及中性粒细胞增多，并有核左移及中毒颗粒。血小板减少，血红蛋白和红细胞也可有不同程度的减少。血沉也多增快。

5. 生化检查

便血重者可并发贫血及水、电解质紊乱等。

6. 心电图

重症者常并发心肌炎，可出现ST段偏移及T波变化。

7. 腹腔镜检查

腹腔镜检查可帮助确诊，多能发现坏死的肠段。

（三）诊断和鉴别诊断

诊断主要根据临床症状。突然腹痛、腹泻、便血和呕吐，伴中等度发热，或突然腹痛后出现休克症状，应考虑本病的可能。腹部X线检查有助于诊断。

1. 诊断

本病可根据以下两项之一做出诊断：

1）患者（尤以儿童和青少年）有急性腹痛、呕吐、腹泻、发热，继而出现血便、肠梗阻征象或（及）败血症休克。腹部 X 线检查符合本病的改变。

2）有上述症状，经剖腹或尸解证实为本病者。或粪便培养证实为 C 型产气荚膜梭菌者。

2. 鉴别诊断

1）痢疾：多有典型脓血便，临床有里急后重，大便镜检有大量脓细胞，而红细胞少许。

2）绞窄性肠梗阻：表现腹痛发作急骤、剧烈，呈持续性并阵发性加重；早期即有呕吐且频繁；腹部压痛固定，并有反跳痛，或可触及孤立胀大的肠袢；病情进展快，甚至很快休克。

3）急性胰腺炎：血清、尿淀粉酶测定可帮助鉴别。

另外，尚需与急性胃肠炎、输尿管结石等急腹症相鉴别。

三、治疗措施

本病治疗以非手术疗法为主，加强全身支持疗法，纠正水、电解质失常，解除中毒症状，积极防治中毒性休克和其他并发症。必要时才予手术治疗。

（一）内科治疗

1. 休息与禁食

患者在发热、腹痛期应卧床休息及禁食，以减少胃肠活动。当症状明显好转或消失时先少量多次给予流质饮食，后按患者耐受情况逐渐过渡至半流质饮食、软食，乃至正常饮食。

2. 支持疗法和维持水、电解质平衡

禁食期间应静脉补液以保证生理需要，并纠正失水、失钠、失钾和酸中毒。一般成人每日补液量为 2 000 ~ 3 000 ml，务使每日尿量在 1 000 ml 以上，同时补充维生素 C、B 族维生素、K 族维生素。对重症或便血多者可适当输入新鲜全血。

3. 抢救中毒性休克

休克是本病死亡的主要原因，早期发现、及时处理是治疗本病的重要环节。开始应迅速补充血容量，改善组织缺氧，在补足液体的基础上，早期可用血管扩张剂，必要时用右旋糖酐、全血、血浆，以维持血浆渗透压，使血压回升。亦可同时应用山莨菪碱或阿托品。为抑制变态反应，减轻中毒症状，用氢化可的松每次 5 ~ 10 mg/kg，静脉滴注，疗程最多 7 日，不宜过长，以免发生肠穿孔。同时应用广谱抗生素，如氨苄西林和庆大霉素或阿米卡星静脉滴注。甲硝唑可控制肠道厌氧菌的繁殖。用法：轻者甲硝唑每日 50 mg/kg 分 3 次口服；重者给 0.5% 甲硝唑 1.5 ml/kg 静脉滴注，每 8 小时 1 次。

4. 控制肠道感染

轻症患者可口服吡哌酸 0.5 g，每日 3 次；或甲硝唑 0.2 ~ 0.4 g，每日 3 次；较重者应静脉给予氯霉素、庆大霉素、卡那霉素或头孢菌素，并同时应用甲硝唑静脉滴注。

5. 肾上腺皮质激素

肾上腺皮质激素可减轻中毒症状，成人氢化可的松每日 200 ~ 300 mg 或地塞米松

$5 \sim 10$ mg 静脉滴入。

6. 对症治疗

高热时给予解热剂、肾上腺皮质激素，并每日多次予以物理降温。烦躁不安时肌内注射地西泮、苯巴比妥，或用冬眠 1 号静脉滴注，但要密切观察血压变化。腹痛时肌内注射阿托品，如无效可用 0.25% 普鲁卡因做两侧肾囊封闭，必要时也可联合使用哌替啶与阿托品，腹泻严重可应用复方地芬诺酯、洛哌丁胺，并配合服用诺氟沙星、小檗碱等肠道抗菌药物。

7. 胰蛋白酶口服

每次 0.6 ~ 1 g，每日 3 次，重症者可肌内注射，每次 1 000 U，每日 1 次。有人研究，此药能水解产气荚膜梭菌 β 毒素，减少吸收，清除肠道坏死组织，有利于修复。

8. 注射抗毒血清

国外培养出产气荚膜梭菌后制备成抗毒血清，一般给患者静脉注射 42 000 ~ 85 000 U，有较好的疗效。

（二）手术治疗

手术指征：①肠梗阻经保守治疗无效。②有腹膜炎症或疑肠穿孔者。③多次大量出血，内科治疗不能止血者。④中毒性休克经抢救效果不明显或不稳定者。⑤腹部症状迅速恶化，明显腹胀，肠麻痹，有固定压痛点，估计为肠段坏死者，可行手术治疗。

四、护理要点

（一）一般护理

1）卧床休息，直至病情好转。

2）遵医嘱给予禁食，并由静脉补给液体及营养。待症状缓解后可由流质软食逐渐恢复到正常饮食，但应注意以无渣易消化的食物为宜。

3）注意口腔、皮肤的清洁护理，大便后擦洗臀部，及时更换污染的衣裤和床单。防止压疮。

4）详细准确记录 24 小时出入量，除急性期快速输液外，平时为禁食而补充热量和水分的输液速度应避免过快或过慢。

5）加强心理护理，应向患者宣传疾病的有关知识及治疗目的，消除其思想顾虑，树立其战胜疾病的信心，使之积极配合治疗。

（二）病情观察

1）观察腹痛部位及性质，观察有无腹胀、腹肌紧张等肠穿孔、腹膜炎的表现；注意呕吐次数、量及呕吐物的颜色、气味、黏稠度；观察大便的性质、有无坏死脱落的肠黏膜；是否有脱水、低钠、低钾及酸中毒的表现；观察体温、呼吸、脉搏、血压及神志状态，有无烦躁、抽搐、昏迷、面色发灰、血压下降等，发现异常立即通知医生。

2）行胃肠减压者，要注意保持引流管通畅，注意引流物的性质和数量。观察呕吐及大小便情况，保持呼吸道通畅。

3）对有手术指征的患者，应迅速做好术前准备，给予手术治疗。

（赵金城）

第六节 急性胰腺炎

急性胰腺炎是指胰腺消化酶消化胰腺自身所引起的急性炎症。其临床特征为急性腹痛、发热、恶心、呕吐及血清尿淀粉酶增高。按病理组织学分为水肿型和出血坏死型两型。前者多见，约占90%，预后良好；后者少见，但病情急重，并发症多，死亡率高。

一、病因和发病机制

（一）病因

1. 梗阻与反流

1）胆管疾病：约半数急性胰腺炎由胆管疾病引起，其中胆石症是最常见的原因。胆管疾病引起急性胰腺炎可能与下列因素有关：壶腹部出口处有结石或寄生虫阻塞，或因炎症致 Oddi 括约肌痉挛，使胆汁反流入胰管；胆管炎症等引起 Oddi 括约肌松弛，使富含肠激酶的十二指肠液反流入胰管；胆管炎症时，细菌毒素、游离胆酸、非结合胆红素及溶血卵磷脂等可通过胆胰间淋巴管交通支激活胰腺消化酶。

2）胰管阻塞：胰管结石、狭窄及肿瘤等可使胰液排泄受阻及胰管内压增高，导致胰腺腺泡破裂，胰腺消化酶溢入间质。

3）十二指肠乳头邻近部位病变：十二指肠憩室炎、输入肠襻综合征及肠系膜上动脉综合征等可伴有十二指肠内压增高和 Oddi 括约肌障碍，使十二指肠液反流入胰管。

（二）酗酒和暴饮暴食

在欧美国家，酗酒是慢性胰腺炎最常见的原因，在此基础上发作急性胰腺炎者增多。也有初次大量饮酒引起急性胰腺炎者。一般认为饮酒史需 6～8 年才可疑其有关。乙醇引起胰腺炎的机制为：①饮酒后引起胃泌素、胰泌素、胰酶泌素分泌，使胃酸及胰液分泌增加。②急性饮酒过量，特别是烈性酒，可引起胃炎及十二指肠炎伴黏膜水肿。胰酶泌素使 Oddi 括约肌放松，当十二指肠腔内压力增高时，十二指肠内容物很易反流入胰管。③长期饮酒者胰液内蛋白含量增加，形成蛋白"栓子"导致胰管梗阻。④饮酒者血液中三酰甘油的浓度常增高。⑤饮酒者的饮食常含较多蛋白质和脂肪。暴饮暴食使胰腺分泌过度旺盛，一旦排泌受阻即易引起胰腺炎。

（三）手术和外伤

腹部手术后6%～32%患者的淀粉酶增高，其中仅极少数真正为胰腺炎，而非胰腺手术患者，术后并发胰腺炎者约占5%。胃及胆管手术后最易并发胰腺炎，其并发率分别为0.8%～17%（胃）及0.7%～9.3%（胆管）。手术后胰腺炎的发病机制为：①手术时对胰腺及其血供的直接影响。②手术后胰腺内胰蛋白酶抑制物减少，使胰腺易遭损害。③胰腺缺血，如体外循环及大血管再建手术时。

（四）胰管梗阻

如胰管狭窄、结石、肿瘤或 Oddi 括约肌痉挛，可引起胰管梗阻，致胰液排泌障碍。当胰液分泌旺盛时，则因胰管梗阻近段腔内高压，可使胰腺泡破裂，胰液溢入间质，引起急性胰腺炎。

（五）感染

急性胰腺炎继发于感染性疾病者多数较轻，常为亚临床型，随感染痊愈而自行消退。如急性流行性腮腺炎、传染性单核细胞增多症、柯萨奇病毒、埃可病毒和肺炎支原体感染等，同时可伴有特异性抗体滴度升高。沙门菌或链球菌败血症时，可出现胰腺炎。蛔虫和华支睾吸虫进入胰管，带来细菌与肠液，引起胰管梗阻与感染。

（六）其他病因

高脂蛋白血症、妊娠及一些药物，如皮质类固醇、噻嗪类利尿剂等均可引起急性胰腺炎。

关于急性胰腺炎的发病机制，近年来，许多学者提出了防御机制与致病因素失衡学说。该学说认为，在胰腺内具有不同形式的自身防御机制，能有效地防止胰酶的激活和对胰腺组织的自体消化。当防御机制遭到破坏或由于某些原因胰液分泌异常亢进或胰酶在胰腺管道中被激活时，才引起胰腺组织的自体消化，导致胰腺炎的发生。

二、病理

当胰液排出受阻，混合的胰胆液逆流，使胰管压力增高，扩张，胰管上皮受损，大量胰酶激活而对胰组织起消化作用，于是胰腺发生充血、水肿及急性炎症反应，此为水肿型胰腺炎。如果梗阻因素未及时解除，病变发展，或发病初期即伴有胰腺细胞的大量破坏，则胰腺可发生广泛的自体消化，如胰蛋白酶、糜蛋白酶消化蛋白组织；磷脂酶 A 可使逆流胆汁中的卵磷脂变为溶血卵磷脂，致胰腺组织坏死；脂肪酶分解中性脂肪，产生脂肪酸，与血钙结合形成脂肪酸钙，即皂化斑；弹性蛋白酶分解血管壁弹性纤维；胶原酶使胶原纤维溶解等，上述变化结果导致胰腺出血和坏死，使之失去正常形态。胰液侵犯后腹膜和腹腔可发生血性腹腔积液，大小网膜、肠系膜、腹膜后脂肪广泛溶解。胃肠道亦有水肿、出血等严重病理改变。

此外，在胰腺组织坏死分解过程中，胰腺周围及腹腔内大量渗液，使血容量锐减，从而导致休克。随后又可继发化脓性感染，由肠道革兰阴性菌或厌氧菌等引起化脓性腹膜炎，胰周围组织脓肿及败血症等。同时，因大量细菌毒素损害、休克、组织缺血缺氧，又可导致多器官功能衰竭，如急性肾衰竭、ARDS、中毒性脑病、心力衰竭、肝衰竭等。急性炎症被控制后，部分病例可形成胰腺假性囊肿、慢性胰腺炎及复发性胰腺炎等。

综上所述，急性胰腺炎，特别是出血坏死型胰腺炎的病理演变过程极为凶险，决不能与一般化脓性炎症等同视之。

三、病情评估

（一）病史

详细询问病史，患者既往有无胆管疾病，如胆管结石、感染、蛔虫等；有无十二指肠病变；有无酗酒及暴饮暴食的习惯。询问患者腹痛的部位、性质，有无明显诱因，是否伴有发热、恶心、呕吐、腹胀，既往有无类似症状发作；进行过何种检查，目前治疗情况如何。

由于本病呈急性起病，患者出现剧烈腹痛，一般止痛药无效。而出血坏死型则症状重，预后差，常使患者及家属产生不良的心理反应，故应注意评估患者及家属的心理状况，是否存在紧张、恐惧、焦虑等。询问患者及家属对疾病的认识程度，家属能提供的支持等。

（二）症状

1. 腹痛

腹痛为本病的主要表现，多数为急性腹痛，常在胆石症发作不久、大量饮酒或暴饮暴食后发病。腹痛常位于腹中部，亦有偏左或偏右者，疼痛剧烈呈持续性钝痛、刀割样痛、钻痛或绞痛，可向腰背部呈带状放射，取弯腰抱膝位可减轻疼痛。水肿型者腹痛3~5日缓解，出血坏死型者剧痛持续时间较长，当有腹膜炎时则疼痛弥散全腹。应注意少数年老体弱者有时腹痛轻微，甚或无腹痛。

2. 恶心、呕吐及腹胀

起病即伴恶心、呕吐，有时十分频繁。剧烈呕吐者可吐出胆汁或咖啡样液体，同时有腹胀。出血坏死型者常有腹胀显著或麻痹性肠梗阻。

3. 发热

水肿型者可有中度发热，少数为高热，一般持续3~5日；出血坏死型者发热较高，且持续不退，特别在胰腺或腹腔有继发感染时，常呈弛张高热。

4. 休克

仅见于出血坏死型，在病初数小时突然出现，提示胰腺有大片坏死，也可逐渐出现，或有并发症时发生。休克主要为有效循环血量不足所致。

5. 水、电解质及酸碱平衡紊乱

多有轻重不等的脱水，呕吐频繁者可有代谢性碱中毒。出血坏死型者每有明显脱水与代谢性酸中毒，常伴有血钾、血镁降低。因低钙血症引起手足搐搦者，为重症与预后不佳的征兆。

（三）体征

水肿型者仅有较轻的上腹压痛，可有轻度腹胀和肠鸣音减弱。出血坏死型者可出现腹肌紧张、全腹压痛和反跳痛等急性腹膜炎体征。伴麻痹性肠梗阻时，出现明显腹胀、肠鸣音减弱或消失。腹腔积液多呈血性，含高浓度的淀粉酶。少数患者在两侧胁腹部皮肤呈暗灰蓝色，称 Grey - Turner 征；脐周围皮肤青紫色，称 Gullen 征。这是胰酶、坏死组织及出血沿腹膜间隙与肌层渗入腹壁皮下所致。当形成胰腺假性囊肿或周围脓肿时，上腹可能触及包块。少数病例可出现轻至中度黄疸，是由原有胆管疾患，胰头炎症水肿、胰腺脓肿或假性囊肿压迫胆总管或肝细胞损害所致。低血钙可引起手足搐搦，提示预后不良。

（四）并发症

1. 局部并发症

1）脓肿形成：多见于出血坏死型，起病 2～3 周出现腹部包块，是胰腺本身、胰腺周围脓肿形成。此时高热不退，持续腹痛。

2）假性囊肿：胰腺被胰酶消化破坏后，胰液和坏死组织在胰腺本身或胰腺周围被包裹而形成，囊壁无上皮，仅见坏死、肉芽、纤维组织。常发生在出血坏死型胰腺炎起病后3～4周，多位于胰腺体尾部，如有穿破则造成慢性胰源性腹腔积液。

3）慢性胰腺炎：部分水肿型胰腺炎，反复发作最终致慢性胰腺炎。

2. 全身并发症

出血坏死型胰腺炎可并发败血症、血栓性静脉炎、ARDS、肺炎、心律失常、心力衰竭、肾衰竭、糖尿病及 DIC，少数发生猝死。

（五）实验室及其他检查

1. 淀粉酶测定

血清淀粉酶起病后 6～12 小时开始升高，12～24 小时达到高峰，一般持续 3～5 日下降，超过 500 U 即有确诊价值。尿淀粉酶升高较晚，下降较慢，持续 1～2 周，超过 500 U 提示本病。

2. 血常规

白细胞计数升高，严重者可有粒细胞核左移。

3. 血清脂肪酶测定

此酶升高较晚，发病后48～72 小时开始升高，可持续 7～10 日，急性胰腺炎时常超过 1.5 U，对就诊较晚的患者有诊断价值。

4. C 反应蛋白

C 反应蛋白（CRP）是组织损伤和炎症的非特异性标志物，有助于评估急性胰腺炎的严重程度，CRP＞250 mg/L 提示广泛胰腺坏死。

5. 影像学检查

腹部 X 线片可显示肠麻痹；B 超可显示胰腺肿大、脓肿或假性囊肿；CT 对胰腺炎的严重程度有较大价值。

6. 其他

可根据病情酌选其他的检查项目，如血钙降低，常提示病情严重；有胸腔积液、腹腔积液患者，胸、腹腔积液中淀粉酶含量增高；血糖、血胆红素、心电图等都有价值。

典型病例诊断不难，有剧烈上腹痛、恶心、呕吐等症状，且血清、尿淀粉酶升高者，可初步诊断本病。如腹痛剧烈、发热、血清淀粉酶持续不降，出现休克、腹腔积液、低血钙、高血糖、低血氧和氮质血症者，可诊断为出血坏死型胰腺炎。

四、治疗措施

大多数水肿型急性胰腺炎经3～5 日对症治疗可以治愈。对出血坏死型胰腺炎必须早期发现，采取积极的综合性抢救措施。

（一）内科治疗

1. 严密观察病情

注意腹痛和腹部体征，每日化验 1 次血清、尿淀粉酶和白细胞计数及分类。对疑有或确诊为出血坏死型胰腺炎者还应定期监测以下指标：体温、血压、脉搏、呼吸、神志、尿量。检查血钙、血糖、血肌酐、尿素氮、血清总蛋白和白蛋白、转氨酶、胆红素、血电解质，进行血气分析、心电图、X 线、CT 或超声检查，以便及时判断病情变化。

2. 维持水、电解质平衡，保持血容量

根据化验结果及时补充钾、钠、钙、镁等，必要时监测中心静脉压以维持有效血容量。出血坏死型患者应输注白蛋白、鲜血及血浆代用品，必要时可给予静脉高营养治疗。

3. 解痉止痛

剧烈痉挛疼痛可使血管收缩，胃肠道、胆管、胰管紧张度增高，这些均不利于胰酶的排泄。同时疼痛也可导致或加重休克。所以止痛不仅是治标，也有治本的意义，应积极控制。选用止痛药时要考虑到对胆管括约肌的影响，常用的有以下几种：

1）哌替啶：常用哌替啶镇痛而不用吗啡，因吗啡可使 Oddi 括约肌收缩痉挛，加重疼痛。方法：根据病情 2～3 小时或 4～6 小时肌内注射 50～100 mg。

2）氯丙嗪：本品是一种强烈的磷脂酶 A_2 抑制剂，在实验性急性胰腺炎中有显著疗效，对人体急性胰腺炎也有镇痛效果。

3）普鲁卡因：取 0.1%～0.25% 普鲁卡因 500 ml 静脉滴注，每日 1～2 次；用 0.25% 普鲁卡因 50 ml 肾囊封闭；用 1% 普鲁卡因 20 ml 左侧腹腔神经节封闭；疼痛严重者亦可予 $T_{8～10}$ 硬脊膜外阻滞。

4）甘露醇、地塞米松：20% 甘露醇 250 ml 静脉滴注，每日 2～4 次，首次可加地塞米松 8 mg，间歇期加呋塞米。30 分钟腹痛减轻，1～2 小时达高峰，持续 4 小时左右。

5）酚妥拉明：有人用本品治疗 42 例，疗效满意，认为其止痛作用迅速可靠。用法：每分钟 0.3～0.5 mg 静脉滴注，疗程为 3～7 日。

6）吲哚美辛：有人将确诊为急性胰腺炎的患者 30 例分为 2 组。治疗组 14 例给吲哚美辛栓剂 50 mg，每日 2 次，对照组给安慰剂。2 组患者均收治 7 日，同时给予补液，注射阿片制剂等常规治疗。结果表明，吲哚美辛组患者疼痛程度减轻，疼痛日数减少，阿片制剂用量也明显减少，住院日数也相应缩短，但治疗前后的血清淀粉酶无明显变化。因此认为急性胰腺炎时腹腔积液中有大量前列腺素，而吲哚美辛是一种前列腺素合成酶的强效抑制剂，故吲哚美辛可用于治疗急性胰腺炎。

4. 抑制胰腺分泌

1）禁食及胃肠减压：轻型水肿型者可短期禁食，不须胃肠减压，待腹痛消失后可给流质饮食，逐渐恢复正常饮食。病情重者，有肠麻痹、肠胀气明显或需手术者应行胃肠减压。

2）抗胆碱药

（1）阿托品：0.5 mg，肌内注射，每6小时1次。有肠麻痹、严重腹胀时不宜使用。

（2）溴丙胺太林：15～30 mg，口服或肌内注射，每日3次。

（3）山莨菪碱：山莨菪碱可抑制胃酸和胰腺分泌，松弛平滑肌，解除血管痉挛，改善微循环；还可减少胰腺细胞溶酶体和线粒体的破坏，提高细胞对缺血、缺氧的耐受性，从而阻断胰酶激化的途径，防止胰腺自身消化。用法：每10～20分钟滴注10～20 mg，当肢体变得温暖，心率每分钟120次或血压接近正常时可逐渐减量，延长给药时间。临床症状消失，血清、尿淀粉酶恢复正常后，方可停药，疗程为7～10日。

3）H_2受体拮抗剂：西咪替丁可减少胃酸分泌，抑制胃泌素及胆囊收缩素的释放，从而降低胰腺外分泌及急性胃黏膜出血。用法为每日600～1 000 mg，静脉滴注。

4）乙酰唑胺：0.25～0.5 g，口服，每日2～3次，此药为碳酸酐酶抑制剂，减少胰腺水分和碳酸氢钠分泌。

5. 抑制胰酶活性药物

其可不同程度地抑制逸脱的胰蛋白酶、弹性蛋白酶、磷脂酶C、激肽酶等的活性。病情较重者应早期大量静脉给药，常用的有以下几种：

1）抑肽酶：属碱性多肽，能抑制胰蛋白酶、糜蛋白酶、血管舒缓素、纤溶酶等，适用于早期患者。常用剂量为每日2万U/kg，静脉滴注，疗程5～8日。

2）福埃针（FOY）：能抑制胰蛋白酶、血管舒缓素、纤维蛋白溶解酶、凝血酶、磷脂酶C及激肽酶生成。常用剂量为100～200 mg，静脉缓慢滴注，以免产生血管刺激反应。

3）胞磷胆碱：能阻断磷脂酶A_2的活性，减少多器官损害。用法：将500 mg加入5%葡萄糖液500 ml中静脉滴注，每日2次，持续1～2周。

4）胰岛素：能阻断胰脂酶消化腹内脂肪细胞。用法：胰岛素加入5%葡萄糖液1 000 ml中，滴速根据腹痛控制的情况而定，24小时内可滴2 000 ml。

5）5－氟尿嘧啶：有抑制胰腺泡细胞分泌胰酶的作用，适当的病例可以选用。近年来的报道意见不一，有的认为有效，多数报告均缺乏严格的对照。据最近的实验研究，5－氟尿嘧啶在相当高的浓度时确有作用，但通常静脉给药方法不易达到此浓度或者患者不能耐受。如果能给动脉局部灌注，其效果可能要好些。给药途径可试行股动脉插管到腹腔动脉，经肝总动脉或更好是胃十二指肠动脉给药，但多数情况下不具备此条件。周围静脉给药以短时间内给完比均匀持续小量为好，每日可以2次，每次0.5 g。

6）叶绿素a：近年来临床及动物实验均证明叶绿素a的某些衍生物有抑制胰蛋白酶活性的作用，治疗急性与慢性胰腺炎疗效显著。剂量：每日用5～20 mg，加入200～500 ml 5%葡萄糖液或生理盐水内，分次静脉输注。或叶绿素a 10～15 mg加入5%葡萄糖液中静脉输注。

7）Miracliol：是另一种新的蛋白酶抑制剂，对胰蛋白酶、透明质酸酶、CK等都有抑制作用。用法：20～25万U加入糖盐水或复方生理盐水中静脉滴注，每日1次。不可与其他抑肽酶类同用。据报道对急性胰腺炎总疗效为86.8%，轻症者为90.9%，重症者为 77.8% 。

6. 抗菌药物

水肿型胰腺炎以化学性炎症为主，抗菌药物并非必要，但因多数急性胰腺炎与胆管疾病有关，故多应用抗菌药物。出血坏死型患者常有胰腺坏死组织继发感染或并发胆管系统感染，应及时、合理给予抗菌药物：

1）氧氟沙星，每次 200～400 mg，每日 2～3 次，口服；静脉给药每日 400 mg。

2）环丙沙星，每次 250～500 mg，每日 2～3 次，口服；静脉给药每日 400 mg。

3）克林霉素，每日 0.6 g，静脉滴注。

4）亚胺培南 - 西司他丁钠，对革兰阳性、阴性菌及厌氧菌均有效，1.0 g/d，静脉滴注。

5）头孢噻肟、头孢唑肟、哌拉西林可作为二线药物选用。并应联合应用甲硝唑或替硝唑，两者对各种厌氧菌均有强大杀菌作用。

7. 改善患者的微循环

有研究认为胰腺缺血是引起急性胰腺炎的始发因素，实验研究和临床病理形态学研究显示，患胰有间质水肿、毛细血管扩张和通透性增加、出血和血栓形成、毛细血管前微动脉痉挛、血液黏滞度增加，这些变化严重影响了胰腺的血液灌注，使胰腺组织缺血坏死。因此，改善微循环十分重要，微循环的改善可防止残存的具有生机的胰腺组织继续坏死。具体措施有：①减轻或消除胰腺间质水肿，用白蛋白。②降低血液黏滞度，可用低分子右旋糖酐。③其他改善微循环的药物，如硝苯地平、复方丹参、脉络宁等。

8. 腹膜透析

对急性出血坏死型胰腺炎伴有腹腔内大量渗出液，或并发急性肾衰竭者可行透析，清除有很强生物活性的酶、肽类和炎症、坏死产物，早期透析效果较好。

9. 积极抢救多器官功能衰竭

如出现急性糖代谢障碍可用胰岛素治疗；并发 DIC 时可根据凝血酶原时间使用肝素；发生 ARDS 时尽早行气管切开，使用 PEEP。应用大剂量肾上腺皮质激素可防止肺泡内皮细胞损伤及稳定胰腺细胞的溶酶体膜。应用大剂量利尿剂以减轻肺间质水肿，严重呼吸衰竭时可静脉注射呼吸兴奋剂。

10. 中医中药

国内报道中药治疗轻型急性胰腺炎有良好效果。亦有用于重症胰腺炎（胃肠减压时通过胃管灌注中药），据报道可改善病情。常用的有清胰汤。

（二）内镜下 Oddi 括约肌切开术

作为胆管紧急减压引流及去除嵌顿胆石的非手术治疗方法，可去除胆源性急性胰腺炎病因，降低病死率。内镜治疗应在起病初期尽早施行（一般在起病前 2～3 日）。

（三）外科手术治疗

外科治疗适应于下列情况：出血坏死型胰腺炎经内科治疗无效时；胰腺炎并发脓肿、假囊肿或肠麻痹坏死；胰腺炎并发胆结石、胆管炎者；胰腺炎与其他急腹症，如胃肠穿孔、肠梗阻等难于鉴别时。

急性胰腺炎的预后取决于病变程度以及有无并发症。轻型急性胰腺炎预后良好，多在 1 周内恢复，不留后遗症。重症急性胰腺炎病情重而凶险，预后差，病死率为30% ~ 60%，经积极救治后幸存者可遗留不同程度的胰功能不全，少数演变为慢性胰腺炎。

五、护理要点

（一）一般护理

高热患者绝对卧床休息，协助取舒适的体位，以降低其代谢率，减少能量消耗，促进组织修复和改善病情。高热应及时给予物理降温，或遵医嘱给予药物降温。腹痛剧烈、坐卧不宁者应有专人看护，防止意外创伤。禁饮食，安置胃肠减压的患者要保持口腔清洁。遵医嘱加强营养，适当补充蛋白质、水、电解质，以保持酸碱平衡。伴有呼吸困难者要及时给予吸氧，以保持胰腺组织有足够的氧气交换，有利于胰腺炎的恢复。

（二）病情观察

1）观察腹痛性质和腹部体征，剧烈腹痛伴恶心呕吐、腹胀严重时，常为麻痹性肠梗阻，可按医嘱行胃肠吸引和持续减压，以减少胃酸对胰腺分泌的刺激，减轻腹胀。此类患者尤其应注意口腔护理，以防止继发感染。

2）休克在重症胰腺炎早期即可出现，因而抢救休克是治疗护理中的重要问题，应严密观察体温、脉搏、呼吸、血压及神志变化。快速输平衡盐溶液、血浆、人血白蛋白、右旋糖酐等增溶剂，可以恢复有效循环血量及纠正血液浓缩，并密切观察中心静脉压以随时了解血容量及心脏功能。留置导尿管，随时了解尿量及尿比重变化，进行血气分析监测，随时纠正酸碱失衡，如患者呼吸频率增快（30 次/分），PaO_2 下降到 60 mmHg以下，增大氧流量仍不改善时，应及时进行机械辅助呼吸功能，提高肺部氧的交换量。当血容量已基本补足，酸中毒纠正时，如血压仍偏低，可适当给予升压药，如多巴胺等治疗。

3）观察呕吐的量、性质，呕吐严重时应注意水、电解质紊乱，可根据病情按医嘱补充液体和电解质，常用的为 5% ~10% 葡萄糖液和生理盐水静脉滴注，并保证热量供应，低钾时可用 10% 氯化钾 1 ~2 g 静脉滴注。

4）观察皮肤、巩膜是否有黄疸，并注意其动态变化。阻塞性黄疸时常有皮肤瘙痒。应注意皮肤的清洁卫生，可擦止痒剂，以免搔伤后引起感染。

5）经内科治疗无效，出现弥散性腹膜炎或中毒性休克者，应采用手术治疗，并做好术前术后的护理。

（三）对症护理

1）持续腹痛不缓解应给止痛药，注意药物反应。大量呕吐时要严格禁饮食，同时安置胃肠减压，补充水分及电解质，尤其注意补充钾、钙、镁等。根据血清淀粉酶的升降给予抗胆碱药或蛋白酶抑制剂，注意此类药物只能经静脉途径补入，切勿渗到组织间引起血管外组织损伤。患者高热、白细胞增高时应给予广谱抗生素控制感染。

2）有大量腹腔渗液时，应给予腹腔引流或置管冲洗，同时注意无菌操作。保持管道通畅，置管位置要适当，固定要牢靠，管道的皮肤出、入口要经常更换敷料、消毒，防止感染。

3）个别患者起病急骤，瞬即发生休克，故应备好各种抢救物品。

六、健康指导

帮助患者及家属了解本病的主要诱发因素，教育患者应避免暴饮、暴食及酗酒，平时应食用低脂、无刺激的食物防止复发。有胆管疾病、十二指肠疾病者宜积极治疗。指导患者及家属掌握饮食卫生知识，嘱患者应戒酒以避免复发。

水肿型胰腺炎预后良好，若病因不去除常可复发。出血坏死型胰腺炎轻症病死率为20%～30%，全胰腺坏死者病死率在60%以上，故积极预防病因减少胰腺炎发生是极为重要的。

（赵金城）

第四章　泌尿系统急重症

第一节 急进性肾小球肾炎

急进性肾小球肾炎简称急进性肾炎，是指多种病因引起严重的（暴发性）急性肾小球炎症性病变。其发病机制可为免疫复合物、抗肾小球基底膜抗体或免疫球蛋白所致。病理形态最突出特点为肾小囊腔内广泛新月体形成（50%以上），临床表现为急进性肾炎综合征，即病程进展较为迅速，主要表现为少尿（无尿）、血尿（常为肉眼血尿）、蛋白尿，伴有或不伴水肿、高血压。可在数日、数周或数月内肾功能急剧恶化出现肾衰竭。治疗上目前尚无肯定的有效方法，但可根据不同病因、发病机制、病理变化和病程等分别或联合使用糖皮质激素、免疫抑制剂、抗凝、血液或腹膜透析和血浆交换等方法。预后较差，其预后与基本病因、新月体形成严重程度、早期诊断和治疗等因素有关。5 年存活率仅为 25%，如能做到早期诊断和合理治疗，效果可望提高。

一、病因

目前尚不甚清楚，是一组病理、临床表现相似而病因复杂的疾病。如系统性红斑狼疮、过敏性紫癜、肺出血肾炎综合征、硬皮病、结节性多动脉炎等，继发于上述各种疾病的称为继发性急进性肾炎。约 50%患者有前驱链球菌感染史或胃肠道、呼吸道感染表现，此称为原发性急进性肾炎。

二、发病机制

（一）抗肾小球基底膜型（Ⅰ型）

此型占本病 10%～30%，有抗肾小球基底膜抗体，患者血中抗肾上球基底膜抗体也常呈阳性，目前公认为抗肾小球基底膜抗体致病。免疫荧光检查发现肾小球基底膜上有弥漫性线状沉积，主要成分是 IgG，亦可有 IgA、IgM 及备解素沉积，常伴有 C3 沉积，而 IgG、C3 也可呈颗粒状沉积。许多研究证明本病的抗原是肾小球基底膜抗原，它是由多种成分构成的细胞外基质混合体，包括胶原Ⅳ、层粘连蛋白、硫酸类肝素、糖胺聚糖和内在蛋白等。胶原Ⅳ是基底膜的主要成分，构成其骨架结构的网络系统。胶原Ⅳ分子呈典型的三股螺旋结构，现证实本病的抗原位点存在于胶原Ⅳ羧基端的非胶原区 1（NC1）。

（二）免疫复合物型（Ⅱ型）

此型占本病 30%左右，血中可测出免疫复合物，免疫荧光检查在肾小球基底膜及系膜区可见弥漫性颗粒状沉积，主要成分是 IgG、IgM 伴有 C3，故认为是免疫复合物介导的疾病，即外源性或内源性的非肾性抗原与相应抗体形成可溶性免疫复合物在肾小球沉积，激活补体，引起肾脏炎症。

（三）微量免疫球蛋白沉积型（Ⅲ型）

此型约占本病的50%。血中抗肾小球基底膜抗体和免疫复合物均为阴性，荧光镜和电镜检查均未见有免疫沉积物，故可能为非免疫性损伤。近年研究发现80%以上此型患者血清中抗中性粒细胞胞质抗体（ANCA）阳性，由免疫复合物介导的Ⅱ型患者ANCA阳性小于5%，抗肾小球基底膜抗体介导的Ⅰ型患者则ANCA极少阳性，有人提出该型命名为ANCA相关性新月体肾炎。ANCA是存在于血管炎患者血清中，而上述疾病是血管炎的一部分，故有不少人认为Ⅲ型是局限于肾脏的坏死性血管炎，又称非免疫性坏死性肾炎。

三、病理

以广泛的（>50%）肾小球囊内新月体形成为特点，早期以细胞成分为主，后期胶原组织及成纤维细胞浸润渐成纤维性新月体、肾小球血管袢灶性坏死，电镜下可见断裂，数周发展为肾小球硬化。免疫复合物型细胞浸润较明显。常伴肾间质细胞浸润和纤维化。以上病理改变可导致肾小球结构严重不可逆损害，临床上患者可于患病后短期内出现尿毒症。表现为肺出血肾炎综合征的患者，除肾脏病理改变外，尚有肺泡间毛细血管炎症、肺泡内出血，肺泡腔内有较多的吞噬含铁血黄素细胞，并常有局灶性肺泡纤维组织增生表现。

四、病情评估

（一）病史

约半数患者在发病前1个月内可有流感样或链球菌感染的前驱表现，如发热、食欲减退、全身肌肉酸痛及消瘦等非特异症状，或有烃（碳氢化合物）接触史。

（二）身体状况

多呈急性起病，表现有血尿、蛋白尿、水肿、高血压，肾功能急剧进行性恶化。

1. 症状

1）急性肾炎综合征：表现为严重的血尿、蛋白尿、水肿、高血压。几乎所有患者都有血尿，蛋白量较多，水肿轻至重度不等，高血压一般轻至中度。

2）急性肾衰竭：数周及数月内出现进行性少尿、无尿，终至肾衰竭。常伴有贫血（中度）及恶心、呕吐、进行性上消化道出血等胃肠道症状，严重者发生肺水肿、心包炎、酸中毒、高血钾及其他电解质紊乱，甚至心律失常、脑水肿等严重并发症。此外，感染也是常见的并发症。

3）全身症状：起病隐匿，常以虚弱、疲劳和发热为最显著的症状；恶心、呕吐、关节痛、腰痛亦常见；由于高血压和体内毒素的蓄积也可以出现精神症状，如嗜睡、意识模糊等；肺出血肾炎综合征可有咳嗽、气促以及咯血、发绀等。

2. 体征

1）水肿：约半数患者起病时即出现水肿，以面部及双下肢为主。25%~30%患者表现为肾病综合征，水肿常持续，不易消退。

2）高血压：部分患者可有血压升高，短期内可出现心、脑的并发症。

（三）实验室及其他检查

1. 尿液检查

尿蛋白 + ～ + + +，镜下血尿，红细胞 + ～ + + +。红细胞管型 +。

2. 肾功能检查

血尿素氮和肌酐逐步增高，肌酐清除率下降。

3. 免疫学检查

血 CH50、C3 及 C1q，一般正常。部分患者血冷球蛋白增高。血和尿中纤维蛋白降解产物（FDP）常增高。

4. 放射线检查

静脉肾盂造影（IVP）可见肾脏正常大小或增大。

5. B 超检查

肾脏正常大小或增大。

6. 肾穿刺活检

50% 以上的肾小球有阻塞性的新月体形态。

凡急性肾炎综合征伴肾功能急剧恶化，无论是否已达到少尿性急性肾衰竭，应疑及本病并及时进行肾活检。若病理证实为新月体肾炎，根据临床和实验室检查能除外系统性疾病，诊断可成立。

五、治疗措施

治疗的关键在于早期确诊，充分治疗，及时针对免疫反应及炎症过程给予"强化治疗"。治疗方案的选择应根据免疫病理分型，Ⅰ型以血浆交换为宜，Ⅱ型及Ⅲ型首选甲泼尼龙冲击疗法。

（一）一般治疗

绝对卧床，予无盐、优质低蛋白饮食，预防和控制并发症。

（二）大剂量糖皮质激素冲击疗法

甲泼尼龙 0.5 ～ 1.0 g，每日或隔日 1 次，3 次为 1 个疗程。间歇 3 ～ 5 日可再重复疗程，2 ～ 3 个疗程后改为口服泼尼松 40 ～ 60 mg/d 及环磷酰胺 100 ～ 150 mg/d，共 3 ～ 6 个月撤药，应用过程中除糖皮质激素的一般不良反应外，尤应注意冲击过程中引起的急性水、钠潴留所导致严重高血压、左心衰竭。

（三）四联疗法

本法包括抗血小板聚集药、抗凝或溶栓剂、糖皮质激素及免疫抑制剂等四类药物。

1. 肝素

5 000 U 加入 5% ～ 10% 葡萄糖液中，静脉滴注，然后用维持量，全日量为 1.5 万 ～ 2 万 U。5 ～ 10 日改双香豆素类维持。

2. 泼尼松

每日 1 ～ 2 mg/kg。

3. 硫唑嘌呤

每日 1 ～ 3 mg/kg，或环磷酰胺每日 2 ～ 3 mg/kg。

4. 双嘧达莫

每次 50 mg，每日 3 ~ 4 次。

（四）透析疗法

病情严重，肌酐清除率低于 5 ml/min 者，可行透析治疗。对年龄大、心血管功能差、有出血倾向者以选用腹膜透析为宜，拟采用血浆交换者可先做血液透析。

（五）血浆交换法

多数学者认为在发生无尿前使用血浆交换，可以改善部分急进性肾炎的自然病程，提高存活率；在使用糖皮质激素、免疫抑制剂、抗凝疗法及（或）透析的同时配合多次血浆交换治疗，可显著改善肾功能。早期采用此治疗方法常可挽救肺出血肾炎综合征大量肺出血患者的生命。

（六）肾移植

若透析疗法后肾功能仍未恢复，可考虑做肾移植。若为Ⅰ型患者则双肾切除后，需待循环中抗肾小球基底膜抗体转阴后再行肾移植，以防肾炎复发。

六、护理要点

（一）一般护理

1）保持病区环境清洁、安静，维持病室适宜的温度和湿度，定期做好病室空气消毒；减少探访人数和次数；协助患者做好皮肤黏膜的清洁卫生，保持床铺平整、干燥，衣裤柔软，以免损伤水肿的皮肤而引起感染；进行血浆交换、透析时应注意严格无菌操作。

2）嘱患者增加卧床休息时间，尤其是全身重度水肿或有器官功能损害者。

3）体贴、关心患者，向患者及家属解释本病的相关知识及各项检查的意义和必要性，使患者自觉配合检查和治疗，减轻恐惧、紧张、焦虑、抑郁等负性情绪，以免加重病情，加速肾功能的衰退。

4）给予低盐、低蛋白饮食（一般为每日每千克体重 0.6 ~ 0.8 g），对于因急性肾衰竭而进行透析的患者应增加蛋白质的摄入（一般为每日每千克体重 1.0 ~ 1.3 g），以增加机体营养和抵抗力，必要时经静脉补充营养。

（二）病情护理

1）注意观察生命体征、尿量、皮肤黏膜出血等情况，注意有无心、脑并发症，发现异常，及时报告医生，并协助处理。

2）注意观察药物的疗效及不良反应。行透析疗法时应做好透析护理。

（三）康复指导

1）预防感染（尤其是皮肤感染及肺炎球菌感染），控制感染，纠正水、电解质紊乱。

2）指导患者绝对卧床，低盐、低蛋白饮食。

3）耐心向患者讲解疾病的有关知识，解除患者的思想负担，保持良好的心态，愉快地接受各种治疗。

4）向患者说明药物的作用、不良反应，使患者了解坚持疗程的意义。忌用对肾脏有毒性作用的药物，如庆大霉素、卡那霉素等。

5）出院时指导患者定期门诊复查，发现异常情况及时就诊。

（宋雪）

第二节 急性肾盂肾炎

尿路感染（UTI）是指肾盂、肾盏、输尿管、膀胱、尿道的感染性炎症。分为上、下尿路感染，上尿路感染为肾盂、肾盏、肾小管及输尿管的感染，主要为肾盂肾炎；下尿路感染为膀胱、尿道的感染，主要为膀胱炎。上尿路感染常伴有下尿路感染。下尿路感染可单独存在。在我国发病率为91‰，多见于女性，女∶男为10∶1，好发于已婚妇女、育龄妇女、老年人及女婴，妊娠期患病率最高，其中又以农村妇女多见。本节主要叙述急性肾盂肾炎。

一、病因和发病机制

（一）致病菌

革兰阴性杆菌为尿路感染的常见致病菌，约占所有尿路感染的95%，其中以大肠杆菌最多，占60%~80%，其次为副大肠杆菌、变形杆菌、葡萄球菌、粪链球菌和产碱杆菌。少数为铜绿假单胞菌，偶尔可由真菌、病毒和寄生虫等感染致病。通常致病菌为一种，但两种或多种细菌混合感染也并非少见。

（二）传染途径

1. 上行感染

约95%尿路感染其致病菌从尿道口上行进入膀胱或肾脏引起感染。由于女性尿道远较男性为短而宽，女婴的尿道口常被粪便污染，故本病好发于女性。

2. 血行感染

不足3%的尿路感染致病菌从身体内的病灶经血流播散至肾脏，首先侵犯皮质，然后沿肾小管向下扩散至肾盂。其病变常为双侧性，致病菌以金黄色葡萄球菌最多见。

3. 淋巴道感染

升结肠与右肾之间淋巴管以及下腹和盆腔器官的淋巴管与肾周围的淋巴管，均有多数的交通支相通，因此盆腔部位有炎症或肠道感染时，致病菌可经淋巴道侵犯肾脏。

4. 直接感染

少数情况下，肾周围组织器官的感染可直接蔓延到肾脏。

近年来发现急性肾盂肾炎感染后在肾瘢痕中可残留细菌抗原，并可刺激机体产生抗体，从而引起免疫性肾损害，这一发现使肾盂肾炎的发病机制增加了一条途径，值得重视。

（三）机体抗病能力

虽然细菌常可进入膀胱，但并不都引起尿路感染。这主要是人体对细菌入侵尿路有自卫能力：①在尿路通畅时，尿液可冲走绝大部分细菌。②男性在排尿终末时，前列腺收缩，排泄前列腺液于后尿道，有杀菌作用。③尿路黏膜有杀菌能力，可分泌有机酸和IgG、IgA及通过吞噬细胞的作用来杀菌。④尿液 pH 值低，内含高浓度尿素及有机酸，尿液 pH 值过低或高，均不利于细菌生长。

（四）易感因素

1. 女性

由于女性尿道较男性短而宽，尿道口易污染。女性在经期、妊娠期、绝经期因内分泌激素改变及性生活易致细菌感染等。

2. 尿路梗阻或泌尿道畸形

尿路梗阻或泌尿道畸形导致尿流不畅，有利于细菌生长、繁殖，其尿路感染率比无梗阻者高 10 倍之多。

3. 全身抵抗力下降

全身抵抗力下降多见于糖尿病、重症肝病、慢性肾病、肿瘤晚期等。

4. 医源性感染

医源性感染常见于导尿、泌尿道器械检查，操作会损伤尿道黏膜，还可将尿道口的细菌直接带入膀胱。

5. 炎症

尿道口周围或盆腔有炎症等。

（五）细菌的致病力

细菌进入膀胱后，能否引起尿路感染与它的致病力有很大关系。以大肠杆菌为例，并不是其所有菌株均能引起症状性尿路感染，能引起者仅为其中的少数菌株，如 O、K 和 H 血清型菌株，它们具有特殊的致病力。细菌对尿路上皮细胞的吸附能力，是引起尿路感染的重要致病力。细菌表面有菌毛，是由蛋白质组成的头发样物，能与尿路上皮细胞的特殊受体吸附。例如能引起急性非复杂性尿路感染的大肠杆菌的某些菌株，都具有特殊的菌毛（P 菌毛），它可吸附于尿路上皮细胞含糖基团脂类的受体上。此外，这些菌株能产生溶血素等毒素，以及对人类血清的杀菌能力有抵抗性。目前认为，只有少数致病力强的细菌才能引起急性非复杂性尿路感染，相反，急性复杂性尿路感染，则不一定都由致病力强的细菌引起。

二、病理

急性肾盂肾炎的病理形态资料多来自动物模型。肉眼见肾体积肿大，剖开肾脏时可见肾盂、肾盏黏膜充血、肿胀，表面有脓性分泌物。镜检见黏膜下和肾间质中有白细胞浸润，还可有小脓肿形成。炎症常侵犯多个肾乳头部，在肾髓质部形成楔形病灶，尖顶指向肾乳头，基底伸入肾髓质，在炎症区域内的肾小管上皮肿胀、脱落，管腔中有脓性分泌物。炎症剧烈时，可发生肾实质大片出血，这样的病灶，恢复后会留下瘢痕。

三、病情评估

（一）身体状况

尤以育龄妇女发病多见。起病急骤，以炎症轻重程度不同，临床表现有较大差异，主要表现为：

1. 全身症状

高热、寒战，体温多在 39℃ 以上，热型不定，以弛张热较多见。伴头痛、全身酸痛、乏力、食欲下降、恶心、呕吐等。

2. 泌尿系统症状

绝大多数患者有腰痛或肾区不适，多为钝痛或酸痛，程度不一。少数患者可有腹部绞痛，沿输尿管向膀胱方向放散。体格检查时有上输尿管点（腹直肌外缘平脐处）或腰肋点（腰大肌外缘与第 12 肋骨交叉处）有压痛，肾区叩痛阳性。患者常有膀胱刺激症状，尤其在上行感染时，可出现在全身症状之前。

3. 儿童表现特点

泌尿系统症状多不明显。起病时除高热等全身症状外，常有惊厥和抽搐。多见厌食、呕吐、消化不良、腹泻等非特征性症状。少数出现无症状性菌尿和体重增长缓慢，或可出现尿失禁、遗尿、腹痛、腰痛等。

急性肾盂肾炎经及时治疗，1～3 日症状可消失。有些可在数日后症状自行缓解，但菌尿持续阳性，以后易复发；少数患者可因机体抵抗力差、不利因素存在、致病菌毒性强或为耐药菌株等，使病情进展或迁延不愈。

（二）实验室及其他检查

1. 血常规检查

血白细胞计数轻度或中度增高，中性粒细胞可有核左移现象。血沉可轻度加快。

2. 尿常规检查

脓尿（每高倍视野≥5 个白细胞）为其特征性改变；若平均高倍视野中有 0～3 个白细胞，而个别视野中可见成堆白细胞，仍有诊断意义。尿中白细胞也可间歇性出现。红细胞数目多少不一，少数患者甚至有肉眼血尿。白蛋白一般不多（<1 g/24 h 尿），如出现大量蛋白尿，应考虑并发其他肾脏病的可能。如发现白细胞管型，尤有诊断意义。

3. 尿细菌检查

1）尿沉渣涂片染色检查：当尿中含有大量细菌时，用尿沉渣涂片做革兰染色镜检，约 90% 可找到细菌。此法简单，阳性率高。

2）细菌定量培养：清洁中段尿培养，细菌、菌落数 $<10^4/ml$ 为阴性；$10^4～10^5/ml$ 为可疑；$>10^5/ml$ 为阳性。

3）尿细胞计数：白细胞计数每小时大于 30 万个属于正常范围；每小时小于 20 万个为阳性；每小时小于 3 万个为阴性。

4. 血清抗体滴度测定

用直接细菌凝集法测定血清抗革兰阳性细菌的"O"抗原的抗体，若为阳性者，均可提示肾盂肾炎。

5. 抗体包裹细菌试验

肾盂肾炎时肾实质能产生抗体将细菌包裹，通过免疫荧光技术处理，荧光显微镜检可见绿色的荧光包裹细菌，有助于肾盂肾炎的诊断。

6. 肾功能检查

在急性期多无改变，在慢性期随着病情的发展，可出现夜尿增多，尿浓缩功能减退，晚期可有血尿素氮升高甚至发展为尿毒症。

7. 影像学检查

急性期不宜做 IVP，如有需要，可做 B 超检查，确定是否有梗阻、结石。女性 IVP 的适应证为：①再发的尿路感染。②疑为复杂性尿路感染。③有肾盂肾炎的临床证据。④少见细菌，如变形杆菌等感染。⑤妊娠期曾有无症状细菌尿或尿路感染者。⑥感染持续存在，对治疗反应差。男性首次尿路感染亦应做 IVP。IVP 的目的是找寻是否有能用外科手术纠正的易感因素。有反复发作史者，还应做排尿期膀胱—输尿管反流检查。个别尿路感染患者在很有必要时，还需做逆行肾盂造影。

根据感染中毒症状、膀胱刺激症状、尿液改变及尿液细菌学检查诊断并不难。急、慢性肾盂肾炎的诊断标准：

1）有尿路感染的证据。

2）有感染累及肾脏的证据。

（1）腰痛，肾区或肋脊角叩压痛及上输尿管点压痛。

（2）细菌白细胞管型。白细胞管型且能除外急性肾炎。

（3）尿液抗体包囊细菌。

（4）膀胱冲洗灭菌后尿培养阴性。

（5）有下列症状之一有利于慢性肾盂肾炎的诊断：①血清铜蓝蛋白及唾液酸增高。②尿碱性磷酸酶、天冬氨酸转氨酶、丙氨基转氨酶明显增加。③慢性肾功能损害。

（6）四唑氮蓝试验（TTC 试验）阳性。

（7）尿蛋白十二烷基磺酸钠—聚丙烯酰胺凝胶电泳（SDS – PAGE）出现异常条带。

（8）泌尿道 X 线证实有结构异常。

判定：凡具有 1）加 2）中（2）或（3），1）加 2）中的任何 4 项均可确诊。

四、治疗措施

1. 一般处理

症状明显者需卧床休息。鼓励患者多饮水，以增加尿量，促使细菌和炎性渗出物排出。口服碳酸氢钠 1 g，每日 3 次，可碱化尿液，以减轻尿路刺激症状。对反复发作或慢性患者，应积极寻找和去除易感因素，尤其是解除尿流不畅、尿路梗阻、矫正尿路畸形，提高机体免疫力。

2. 抗菌治疗

抗菌治疗为最重要的治疗，在留取尿标本做尿常规及细菌检查后应立即选择对革兰阴性菌有效的杀菌药物。常用药物有：①喹诺酮类如诺氟沙星 0.2 g，每日 3 次；环丙沙星 0.25 g，每日 2 次；氧氟沙星 0.2 g，每日 2 次。②青霉素类，如青霉素 160 万 ~ 320 万 U，每日 2 次静脉滴注；氨苄西林 4 ~ 6 g，每日 1 次静脉滴注。③磺胺类，如复方磺胺甲噁唑 2 片，每日 2 次口服。④氨基糖苷类，如庆大霉素 0.08 ~ 0.12 g，每日 2 次肌内注射或静脉滴注。⑤头孢类，如头孢唑啉 0.5 g，每 8 小时肌内注射 1 次；头孢噻肟 2 g，每 8 小时肌内注射 1 次；头孢他啶 1 g，每日 2 次肌内注射或静脉滴注。若药物选择得当，则用药 24 小时后症状即可好转，如 48 小时仍无改善，应考虑换药或联合用药，此时，最好根据药敏试验选药。抗菌药物疗程通常为 10 ~ 14 日，或用药至症状完全消失、尿检阴性后再继续用药 3 ~ 5 日，停药后应每周复查尿常规和尿培养 1 次，共 2 ~ 3 周，第 6 周再复查 1 次，若尿培养均为阴性可认为临床治愈。若随访中有复发者，应再用抗菌药物 1 个疗程。

五、护理要点

（一）一般护理

1）进食清淡并富有营养的食物，补充多种维生素，多饮水，一般每日饮水量要超过 2 000 ml，以增加尿量冲洗尿道的细菌和炎症物质，减少炎症物质对膀胱和尿道的刺激，并且可降低肾脏内的高渗环境，使其不利于细菌的繁殖。急性肾盂肾炎、慢性肾盂肾炎急性发作第 1 周可以卧床休息，但不需要绝对卧床。慢性肾盂肾炎非发作期一般不宜从事重体力活动。

2）发热是机体对细菌感染的反应，有利于机体杀灭细菌。39℃ 以下，无特殊情况，可以等到抗菌药物起效后，体温自行下降，但要做好患者及家属的思想工作。体温过高（ >39℃ ）时，可影响到心、脑等重要器官的功能，宜进行物理降温，如乙醇擦浴，冰袋降温、温水擦浴等措施，必要时给予药物降温。

3）肾区疼痛为肾脏炎症所致，如肾周炎症时疼痛更明显。减轻疼痛的方法为卧床休息，采用屈曲位，尽量不要站立或坐立，因为肾脏下移受到牵拉会加重疼痛。炎症控制后疼痛消失。

4）多饮水是减轻尿路刺激征最重要的措施之一。分散患者的注意力（如听音乐、看报纸杂志、与人谈话等）以及嘱患者避免紧张情绪，可以明显缓解排尿次数。

（二）病情护理

1）注意观察体温的变化，尿的性质、量、次数，腰痛的部位、性质，慢性患者后期有无肾功能损害的表现。若体温逐渐下降，表示感染已被控制，病情好转。若体温持续升高，表示病情加重。若体温超过 39℃，应给予物理降温，同时报告医生，按医嘱给予药物降温或其他治疗措施。

2）注意观察尿急、尿频、尿痛的变化，若不见减轻，说明病情未被控制，护士应报告医生并按医嘱采取措施；同时鼓励患者多饮水或其他饮料，借以冲洗尿路。症状严重的患者，可加服碳酸氢钠使尿液碱化，以减轻症状。

3）应用抗生素时注意观察疗效及不良反应。按医嘱留取中段尿或导尿做培养加药敏试验。腰痛剧烈者可局部热敷。尿痛明显者给予解痉剂。

（三）康复指导

1）增加营养，锻炼身体。多饮水，勤排尿，避免劳累和便秘。

2）女患者急性期治愈后一年内应避孕。

3）保持外阴清洁，女患者禁止盆浴，注意月经期、妊娠期、产褥期卫生，女婴应勤换尿布，以免粪便污染尿道。

4）避免不必要的导尿或泌尿道器械检查。

（王梦璐）

第三节　急性肾衰竭

急性肾衰竭是指各种病因导致的肾功能在短时间内急剧地进行性下降，以氮质代谢废物积聚和水、电解质、酸碱失衡为临床表现的综合征。临床上依尿量多少分为少尿型和非少尿型急性肾衰竭。如能及时去除病因和诊治，大多数患者可以完全恢复。

急性肾衰竭按病因可分为肾前性、肾性和肾后性。肾前性急性肾衰竭是各种病因引起血容量不足和循环衰竭使肾脏血流量减少，从而导致肾损害。肾后性急性肾衰竭是由于急性尿路梗阻而造成的肾功能损害。肾性急性肾衰竭，是肾实质病变所致肾功能损害，主要是由肾缺血和中毒两个原因引起，是本节讨论的重点，即狭义的急性肾衰竭。

一、病因和发病机制

（一）病因

各种原因的大出血、大面积烧伤、严重的水和电解质紊乱、败血症、创伤、手术、误输异型血、心力衰竭、急性胰腺炎、肾血管疾病（如肾动脉粥样硬化，肾动脉血栓形成、栓塞或狭窄，狼疮性肾炎）、各种急腹症、糖尿病、梗阻性黄疸、某些化学物质、药物、中毒、老年人前列腺肥大、尿路结石、肿瘤、囊肿等都可能引起急性肾衰竭。

（二）发病机制

由于病因不同。急性肾衰竭的发病机制也不尽相同，本节仅讲述最常见的急性肾小管坏死的发病机制，其发病机制尚未完全阐明，可能不同病因及不同肾小管损伤有着不同的始动机制。

1. 肾血流动力学改变

肾神经体液因素（如肾上腺素、肾素血管紧张素）使肾血管收缩、肾血管内皮细胞肿胀、肾血管自身阻力调节受损，从而使肾血流量下降和肾血管阻力增加，导致肾小管缺血，引起细胞内ATP减少、细胞骨架和细胞黏附分子受破坏、细胞质和微粒体膜功能受损、细胞内电解质含量改变、细胞肿胀、细胞质内游离钙增加、细胞内酸中毒、酶被激活（如磷脂酶、蛋白酶）、再灌注损伤、肾的髓质持续性缺氧等。

2. 肾小管阻塞学说

肾缺血、毒素等导致肾小管上皮细胞损伤，坏死及脱落的上皮细胞或血红蛋白、肌红蛋白等阻塞肾小管，导致阻塞部位以上的肾小管内压升高，继而使肾小囊内压升高，肾小球滤过率下降或停止。若肾小管基底膜完整，数日或数周后基底膜上可再生出上皮细胞，使肾小管功能逐渐恢复。

3. 反漏学说

反漏学说指肾小管上皮细胞坏死脱落，肾小管管腔与肾间质直接相通，致使肾小管管腔中原尿反流扩散到肾间质，引起间质水肿，压迫肾单位，加重肾缺血，使肾小球滤过率更低。

4. 弥散性血管内凝血

多由菌血症、流行性出血热、休克、产后出血、出血坏死型胰腺炎等原因引起。

二、病情评估

（一）病史

病史对病情的判断有非常重要的意义。致病因素有：

1. 肾前性急性肾衰竭

1）血容量不足：大量出血；皮肤体液丢失（如烧伤、大汗），胃肠道液体丢失（如呕吐、腹泻），肾脏液体丢失（如多尿、利尿、糖尿病），液体在第三间隙潴留（如腹膜炎、胸膜炎）等。

2）心排血量减少：充血性心力衰竭、心律失常、低流量综合征、肺动脉高压、败血症、过敏性休克等。

2. 肾性急性肾衰竭

由各种原因所致的肾实质病变均可发生急性肾衰竭。可以为急性，也可在肾脏疾病中突然恶化。多见于急性肾小管坏死和急性肾皮质坏死、急性肾炎和细小血管炎、急性肾大血管疾病、急性间质性肾炎等。

1）肾小管病变：急性肾小管坏死（占40%），常由肾脏缺血、中毒、肾小管堵塞引起。

2）肾小球疾病：占25%～26%，见于各种类型急性肾炎，包括狼疮性肾炎、紫癜性肾炎等。

3）肾间质疾病：约占90%，药物过敏引起的急性间质性肾炎多由磺胺类、新型青霉素、氨基青霉素、止痛药、非激素类抗炎药等引起。

4）肾血管疾病：约占25%，诸如坏死性和过敏性血管炎、恶性高血压、肾动脉闭塞、肾静脉血栓形成、妊娠子痫、DIC等。

5）其他：移植肾的肾排斥，或慢性肾炎急性发作等。

3. 肾后性急性肾衰竭

尿路单侧或双侧梗阻（如结石、肿物、血凝块），单侧或双侧肾静脉堵塞（如血栓形成、肿物、医源性）等。

（二）身体状况

突然少尿（或逐渐减少），进入本病时期，临床经过可分为少尿期、多尿期和恢复期。

1. 少尿或无尿期

本期经历 12 日左右，也可为 6～62 日。每日尿量在 400 ml 以下或每小时小于 17 ml 称少尿，每日尿量小于 100 ml 为无尿，完全无尿者少见。有蛋白尿、血尿、上皮细胞碎片及粗大的肾衰竭管型。血肌酐、尿素氮增高并呈直线上升。由于水盐、氮质代谢产物的潴留，可有下述表现：

1）水中毒：因肾脏失去排水能力及补液过多导致软组织水肿、高血压、肺水肿、心力衰竭等。

2）代谢性酸中毒：因肾小管排泄酸性代谢产物功能障碍及其产氨泌氢的功能丧失，故于少尿期 3～4 日发生代谢性酸中毒表现，如库斯莫尔（Kussmaul）或潮式呼吸、昏迷、血压降低、心律失常等。

3）电解质紊乱

（1）高钾血症：肾衰竭时若伴有肌肉、软组织破坏及严重创伤、大血肿、重大手术、热量不足、感染、发热、溶血、酸中毒、软组织缺氧等，则血钾升高甚速；由于少尿，钾不能排出，故血钾升高。有时一日可升高 0.7 mmol/L 以上，常为少尿期死亡原因之一。

高钾血症的表现是：肌无力，烦躁不安，神志恍惚，感觉异常，口唇及四肢麻木，心跳缓慢，心律失常，心搏骤停而突然死亡。心电图中出现电轴左倾，T 波高尖，QT 间期延长，ST 段下移，PR 间期延长等。若伴有低钙、低钠、酸中毒，则症状更为显著。

（2）低钠血症：血钠常降低至 130 mmol/L 以下。除了呕吐、腹泻、大面积灼伤等丢钠产生真正的低钠之外，常由于以下因素引起钠的重新分布而致低钠血症：①钠进入细胞内。②钠与有机酸根结合。③饮食减少及肾小管功能不全，重吸收减少。④水分潴留致使钠稀释。因此，血钠虽低，但体内总钠量不少，只是钠的重新分布所致。

（3）高磷、低钙血症：正常情况下，60%～80% 的磷由肾脏排泄，急性肾衰竭时磷不能从肾脏排出，同时组织破坏亦产生过多的磷，血清无机磷升高。高血磷本身并不产生症状，但可影响血清中钙离子浓度。由于过多的磷转向肠道排泄，与钙结合成不溶解的磷酸钙，影响了钙的吸收，出现低钙血症。但在酸中毒时钙的游离度增加，故不发生临床症状。当酸中毒纠正时，血游离钙减低引起手足抽搐。低血钙还可加重高血钾对心脏的毒性作用。

（4）高镁血症：急性肾衰竭时，血镁与血钾常平行升高，当血镁升高至 3 mmol/L 时即可产生症状，其症状及心电图改变与高钾血症相似。所以临床上遇有高钾血症症状而血钾并不高时，应考虑高镁血症。

（5）低氯血症：急性肾衰竭时，钠和氯以相同的比例丢失，所以低氯血症常伴有低钠血症。若患者有呕吐或持续胃管抽吸，造成大量胃液丢失，则氯与氢的丢失较多，可出现低氯性碱中毒。

相应的症状还有厌食、恶心、呕吐、腹胀等，少数可有胃肠道出血。此外尚有头痛、嗜睡、肌肉抽搐、惊厥等神经系统并发症，以及高血压和心力衰竭、心律失常及心包炎等。并发感染，以呼吸道、泌尿道和伤口感染为多见，发生率为 30% ~ 70%，也是急性肾衰竭的主要死亡原因。

2. 多尿期

尿量从少尿逐渐增多，是肾功能开始恢复的标志。每日尿量可在 3 000 ~ 5 000 ml，主要为体内积聚的代谢产物在通过肾单位时产生渗透性利尿作用。少数患者可出现脱水、血压下降及各种感染并发症。此期多持续 1 ~ 3 周。

3. 恢复期

患者感觉良好，尿量接近正常，血尿素氮和肌酐基本恢复正常。肾小管功能（特别是浓缩功能）需半年以上才能恢复正常。

近年来非少尿型急性肾小管坏死有增多的趋势，即每日尿量可在 500 ml 以上，病情较轻，预后也较好。

（三）实验室及其他检查

1. 血液检查

少尿期可出现：①轻、中度贫血。②血肌酐每日升高 44.2 ~ 88.4 μmol/L，多在 353.6 ~ 884 μmol/L 或更高；血尿素氮每日升高 3.6 ~ 10.7 mmol/L，多在 21.4 ~ 35.7 mmol/L。③血钾浓度升高，部分可正常或偏低。④血 pH 值常低于 7.35，碱储负值增大。⑤血钠浓度可正常或偏低。⑥血钙可降低，血磷升高。⑦血氯低、血镁高。

2. 尿液检查

①尿量改变，少尿期尿量在 400 ml/d 以下，非少尿型可正常或增多。②尿常规检查：外观多混浊，尿色深，尿蛋白多 + ~ + +，部分可为 + + + ~ + + + +，以中小分子蛋白质为主。尿沉渣检查可见肾小管上皮细胞、上皮细胞管型、颗粒管型及少许红、白细胞。③尿比重低而固定，多在 1.015 以下。④尿渗透浓度低于 350 mOsm/(kg·H_2O)，尿与血渗透浓度之比低于 1.1。⑤尿钠浓度增高，多在 40 ~ 60 mmol/L。⑥尿尿素与血尿素之比降低，常低于 10。⑦尿肌酐与血肌酐之比降低，常低于 10。⑧肾衰竭指数 > 2。⑨滤过钠排泄分数（FE_{Na}），FE_{Na} > 1% 为急性肾小管坏死致肾衰竭；FE_{Na} < 1% 为肾前性少尿性肾衰竭。

3. 影像学检查

影像学检查包括 B 超、腹部平片、CT、尿路造影、放射性核素扫描等，应结合患者具体情况，权衡检查本身对病情影响后选择进行。B 超可观察到肾脏的大小、肾脏结石，同时提示有无肾盂积水。但如果检查肾大小正常，有轻度肾盂积水，也可能仅反映为输尿管或肾盂蠕动无力。反流性肾病或者尿崩症尿量过多伴失水而致的肾前性肾衰竭，有时也能观察到肾盂积水，必须予以注意。腹部平片也可观察到肾脏大小，同时能发现阳性结石。CT 对判断结石、肾盂积水、有无梗阻及梗阻原因，特别是对确定有无后腹膜病变引起急性肾衰竭等有帮助。有时常需配合膀胱镜、逆行肾盂造影或 IVP 等检查结果来判断。

4. 肾穿刺

使用于可以完全排除肾前、肾后性引起的急性肾衰竭，而肾内病变不能明确者，特别是各型急进性肾炎、血管炎、溶血尿毒症综合征以及急性间质性肾炎等。

（四）诊断和鉴别诊断

根据原发病因，急剧进行性氮质血症（即短期内血肌酐每日上升50%）伴少尿，结合相应临床表现和实验室检查，一般不难做出诊断。

1. 诊断标准

1）48 小时内血肌酐升高≥26.5 μmol/L。

2）确诊或推测 7 日内血肌酐较基础值升高≥50%。

3）尿量减少（<0.5 ml/（kg·h），持续≥6 小时）。

2. 鉴别诊断

1）肾前性少尿：该病有血容量不足或心力衰竭病史，补充血容量后尿量增加，氮质血症较轻，尿比重 > 1.020，尿渗透浓度 > 550 mOsm/（kg·H_2O），尿钠浓度 < 15 mmol/L，尿、血肌酐和尿素氮之比分别在 40:1 和 20:1 以上，据此易于鉴别。

2）肾后性尿路梗阻：有泌尿系结石、肿瘤或外伤史，尿量突然减少，或间歇性无尿，尿常规多无异常，经 B 超和 X 线检查可找到原发病灶而明确诊断。

3）急性肾间质病变：有引起急性肾间质性肾炎的依据，如药物过敏等，易于鉴别。

三、治疗措施

（一）病因治疗

急性肾衰竭病因多，发病机制复杂，病死率为 40% ~ 50%。及时恰当地治疗导致急性肾衰竭的基础病，纠正内环境的平衡，能有效降低急性肾衰竭的发病率及病死率。因此，治疗急性肾衰竭的首要措施就是要及时治疗原发病，迅速去除导致肾功能恶化的可逆因素，例如排除血容量不足等肾前性因素和尿道梗阻等肾后因素，尽力促进排尿；创伤引起者要彻底清创；脱水、失钠与低血容量性休克者要有效纠正血容量与电解质紊乱；败血症休克除使用大剂量有效抗菌药物、纠正血容量外，可考虑使用大剂量糖皮质激素以解除内毒素血症；避免应用肾毒性抗生素及联合应用对肾小管损伤有协同作用的药物。

（二）初发期的治疗

1. 一般治疗

初发期如能及时正确处理，肾衰竭往往可以逆转，即使不能完全逆转，亦可使少尿型肾衰竭转变为非少尿型。可输注 ATP、辅酶 A 及细胞色素 C 等高能物质，许多学者还认为应用 ATP - $MgCl_2$ 混合液的疗效较单用 ATP 为优。卡托普利治疗早期急性肾衰竭，既能阻断管球反馈，又能抑制血管紧张素 Ⅱ 的生成，使缓激肽浓度增高而增加肾血流量。维拉帕米、普萘洛尔可分别通过阻止钙内流及减少肾素分泌，增加肾血流量和肾小球滤过率。

2. 扩充血容量

扩容治疗可促进毒素排泄，但扩容治疗限于急性肾衰竭前期，宜测定中心静脉压做监护。若中心静脉压和血压均降低，说明有效循环血量不足，患者处于肾前性氮质血症或为急性肾衰竭前期，可于 30～60 分钟输液 500～1 000 ml，补液后尿量每小时增至 30 ml 以上或超过补液前 2 小时尿量，则应继续补液。若中心静脉压增加 5 cmH$_2$O 或达到 10 cmH$_2$O，应减慢或停止补液。并注意观察患者神志、心率、血压、尿量等变化。

3. 利尿剂的应用

目前用以防治急性肾衰竭的利尿剂仍是甘露醇和呋塞米。

1）甘露醇：甘露醇是一种渗透性脱水剂，借其高渗作用能迅速将细胞内液水分移至细胞外，增加血容量。它易从肾小球滤过，几乎不被肾小管吸收而发挥利尿效果。上述机制能维持肾小管内的静水压，其高渗作用使肾间质液体被吸入，防止了肾间质水肿。肾小管内因有大量水分通过，减少了管型阻塞。甘露醇还可使红细胞变形和缩小，降低血流的黏度，减少血管阻力和增加肾血流量。若患者中心静脉压正常或补足血容量后中心静脉压恢复正常而尿量仍 <17 ml/h，为应用甘露醇的适应证。一般用 20% 甘露醇 100～200 ml 在短时间内快速静脉滴注，输后尿量达每小时 30 ml 或超过前 2 小时的尿量，则可每 4～8 小时重复 1 次。若第 1 次无效，也可重复 1 次，如仍无效则停用，以免诱发急性左心衰竭。对于中心静脉压高或心力衰竭者，应慎用或不用，可选用呋塞米。

2）呋塞米：能增加肾皮质血流，减少髓质充血，抑制肾组织对糖的酵解，增加肾小球滤过率，抑制袢段升支对钠的重吸收，使钠、水、钾的排出增加。急性肾小管坏死初发期使用大剂量呋塞米能阻止肾衰竭发生，即使急性肾衰竭已经确立，也可使部分少尿型急性肾衰竭转变为非少尿型急性肾衰竭。首剂用量 200～500 mg，缓慢静脉注射，观察 2 小时如无尿量增加，立即加倍重复应用。呋塞米每次静脉注射超过 200 mg 时，最好稀释使用以减轻或避免消化道的不良反应。药物的不良反应少，少数人可出现过敏反应、恶心、呕吐、视物模糊、体位性低血压、低血糖、眩晕，个别出现白细胞、血小板减少，抑制尿酸排出，并可引起暂时性神经性耳聋。注药速度每小时不超过 250 mg 可减少其毒性。目前认为，呋塞米对功能性肾衰竭和器质性肾衰竭的早期是很有效的利尿剂。

4. 血管扩张剂

近年来不少血管扩张剂试用于急性肾衰竭，尚有一些药物仍处于动物实验阶段。血管扩张剂是否终止急性肾衰竭的发生发展，目前无肯定结论。在急性肾衰竭早期应用可能有效，当发生肾小管坏死和肾小管回漏时则无效，故主张早期应用。

1）多巴胺：多主张与呋塞米联合应用。动物实验证明二者有协同保护作用，使肾血管明显扩张。Graziani 等报告对大量甘露醇和呋塞米无效的 24 例少尿性急性肾衰竭，用多巴胺每分钟 3 μg/kg 加速为每小时 10～15 mg/kg 静脉滴注，19 例经 6～24 小时尿量从每小时（11 ±7）ml 增加到每小时（85 ±15）ml。许多学者认为二药合用治疗急性肾衰竭早期是非常有效的方法。常用量：多巴胺 10～20 mg 和呋塞米 500 mg 加入 100～200 ml 液体中 1 小时内静脉滴注，每日 2～4 次。

2）α受体阻滞剂：此类药物可解除肾微循环痉挛，改善心功能，预防肾小管坏死，改善肾功能，尤适于伴有高血压及左心衰竭的患者。文献报道以大剂量酚妥拉明（每日 40~80 mg）为主治疗出血热急性肾衰竭患者 40 例，治愈率 95%，与单用呋塞米比各项指标有显著差异。酚妥拉明也可与多巴胺、呋塞米合用以增加疗效。使用时应密切观察血压变化。也可选用酚苄明口服，每日 10~20 mg。

3）卡托普利：治疗早期急性肾衰竭，既能阻断管球反馈，又能抑制血管紧张素Ⅱ的生成，使缓激肽浓度增高而增加肾血流量。

4）前列环素：前列环素具有较强的血管扩张作用。晚近有人报告用前列环素治疗急性肾衰竭可使急性肾缺血改善，肾小球滤过率增加，制止了急性肾衰竭的发生，推荐用量为每分钟 8 ng/kg 静脉滴注。

此外，文献报道山莨菪碱（10~20 mg）、罂粟碱（90 mg）、普鲁卡因（1 g）等血管扩张剂治疗急性肾衰竭具有一定疗效。

（三）少尿期的治疗

重点在于维持水、电解质平衡，控制感染，控制氮质血症，治疗原发病。

1. 饮食和营养疗法

提供量每日 >1 800 kcal 的可使内源性蛋白质分解降低，有利于肾组织修复、再生。碳水化合物量不应少于每日 100 g，同时给予胰岛素。限制蛋白质入量每日 <0.6 g/kg，供应的蛋白质至少要有 1/3 为高效生物效价的优质蛋白。氨基酸溶液已广泛用于急性肾衰竭治疗。氨基酸即可增加营养，又能促使病变的修复，必需氨基酸还能促进体内尿素氮重新被利用以合成蛋白质。饮食中限制钠及钾的摄入量。

2. 控制入水量

以量出为入为原则，严格控制入水量，防止体液过多导致肺水肿。每日液体入量应为前 1 日液体出量（包括尿、大便、呕吐、引流及伤口渗出）加 300~500 ml 为宜。体温增加 1℃ 每日酌增 1.2 ml/kg。以下指标可判断补液量是否适当：

1）如每日体重减少 0.3~0.5 kg，血钠为 140~150 mmol/L，中心静脉压正常，表示补液适当。

2）如体重不减或增加，血钠 <140 mmol/L，中心静脉压升高，则表示补液过多，易发生急性肺水肿或脑水肿。

3）如体重下降每日 >1 kg，血钠 >145 mmol/L，中心静脉压低于正常，提示脱水，补液不足。

3. 保持电解质平衡

电解质紊乱引起的疾病主要有高血钾轿症、低血钠症、代谢性酸中毒低钙血症、高磷血症。

1）高钾血症：含钾高的食物、药物和库存血均应列为严格控制的项目。积极控制感染，纠正酸中毒，彻底扩创，可减少钾离子的释出。当出现高钾血症时，可用下列液体静脉滴注：10% 葡萄糖酸钙 20 ml，5% 碳酸氢钠 200 ml，10% 葡萄糖液 500 ml 加胰岛素 12 U。疗效可维持 4~6 小时，必要时可重复应用。严重高血钾应做透析治疗。

2）低钠血症：绝大部分为稀释性，故一般仅需控制水分摄入即可。如出现定向力障碍、抽搐、昏迷等水中毒症状，则需予高渗盐水滴注或透析治疗。如出现高钠血症，应适当放宽水分的摄入。

　　3）代谢性酸中毒：对非高分解代谢型肾小管坏死，在少尿期，补充足够热量，减少体内组织分解，一般代谢性酸中毒并不严重。但高分解代谢型往往酸中毒发生早，程度严重。如血浆碳酸氢根（HCO_3^-）低于 15 mmol/L，可根据情况选用 5% 碳酸氢钠治疗，剂量可自 100 ml 开始，以后酌情加量。对于顽固性酸中毒患者，宜立即进行透析治疗。酸中毒纠正后，常有血中游离钙浓度降低，可致手足抽搐，可予 10% 葡萄糖酸钙 10 ~ 20 ml 稀释后静脉注射。

　　4）低钙血症、高磷血症：对于无症状性低钙血症，不需要处理，如出现症状性低钙血症，可临时予静脉补钙。中、重度高磷血症可给予氢氧化铝凝胶 30 ml，每日 3 次口服。

　　4. 心力衰竭的治疗

　　最主要原因是水钠潴留，致心脏前负荷增加。由于此时肾脏对利尿剂的反应很差，同时心脏泵功能损害不严重，故洋地黄制剂疗效常不佳，合并的电解质紊乱和肾脏排泄减少，则使洋地黄剂量调整困难，易于中毒，应用时应谨慎。内科保守治疗以扩血管为主，尤以扩张静脉、减轻前负荷的药物为佳。透析疗法在短时间内可通过超滤清除大量体液，疗效确实，应尽早施行。

　　5. 贫血和出血的处理

　　急性肾衰竭的贫血往往较慢性肾衰竭为轻，血红蛋白一般在 80 ~ 100 g/L，可不予特殊处理。中、重度贫血应注意引起肾衰竭原发病的诊断和肾衰竭并发出血的可能，治疗以输血为主。急性肾衰竭时消化道大量出血的治疗原则和一般消化道大量出血的处理原则相似，但通过肾脏排泄的抑制胃酸分泌药（如西咪替丁、雷尼替丁等）在较长期应用时，需减量使用。

　　6. 感染的预防和治疗

　　开展早期预防性透析疗法以来，在少尿期死于急性肺水肿和高钾血症者显著减少。少尿期主要原因是感染，常见为血液、肺部、尿路、胆管等感染。应用抗生素时，由肾脏排泄的抗生素在体内的半衰期将延长数倍至数十倍，极易对肾脏引起毒性反应。因此，需根据细菌培养和药敏试验，合理选用对肾脏无毒性的抗菌药物治疗，如第二或第三代头孢菌素、各种青霉素制剂、大环内酯类、氟喹诺酮类等。原则上氨基糖苷类、某些第一代头孢菌素及肾功能减退易蓄积而对其他脏器造成毒性的抗生素，应慎用或不用。但近年来，耐甲氧西林金黄色葡萄球菌、肠球菌、假单胞菌属、不动杆菌属等耐药菌的医院内感染渐增多，故有时也需权衡利弊，选用万古霉素等抗生素，但需密切观察临床表现。有条件时，应监测血药浓度。许多药物可被透析清除，透析后应及时补充，以便维持有效血药浓度。

　　7. 血液透析或腹膜透析治疗

　　透析指征为：①急性肺水肿，高钾血症，血钾在 6.5 mmol/L 以上。②高分解代谢状态。③无高分解代谢状态，但无尿 2 日或少尿 4 日以上。④二氧化碳结合力在 13 mmol/L 以下。⑤血尿素氮 21.4 ~ 28.6 mmol/L 或血肌酐 44.2 μmol/L 以上。⑥少尿 2

日以上并伴有体液过多，如眼结膜水肿、胸腔积液、心奔马律、中心静脉压高于正常、持续呕吐、烦躁或嗜睡、心电图疑有高钾图形等任何一种情况。

近年来采用持续性动—静脉血滤疗法（CAVH）对血流动力学影响小，脱水效果好，适用于有严重水肿所致高血压、心力衰竭、肺水肿或脑水肿者，还可补充静脉高营养。不需血管造瘘，准备时间短，操作简便，但需严密监测。血液灌流术配合血液透析是抢救急性药物或毒物中毒所致急性肾衰竭的有效措施。

8. 简易疗法

简易疗法包括吸附法、导泄法及鼻胃管持续吸引。对降低血尿素氮、肌酐等体内蓄积的毒性物质有一定作用，可试用。尤其适用于不能开始透析疗法的医疗单位。

1）吸附法：氧化淀粉每日 20～40 g，可使尿素氮、血钾下降，氢氧化铝每日 20～30 g，分 3～4 次服用。其他还有聚丙烯醛、聚乙烯吡咯烷酮等。

2）导泄法：20% 甘露醇 25 g，1 小时服完，每日 1～2 次。复方口服透析液，每升中含有甘露醇 32.4 g、钠 60 mmol、钾 4 mmol、氯 46 mmol、碳酸氢钠 70 mmol。生大黄、桂枝、槐花各 3 g，水煎灌肠。生大黄 15～30 g，附子 9 g，牡蛎 60 g，水煎 150～200 ml 作为保留灌肠，每日 1 次，3～7 日为 1 个疗程，5 日后无效改用透析。大黄 30 g，黄芪 30 g，红花 20 g，丹参 20 g，水煎，每次 100 ml，加 4% 碳酸氢钠 20 ml 加温至 38℃，作为结肠灌洗，每日 6 次，用至病情好转为止。

3）鼻胃管持续吸引：此疗法减轻急性肾衰竭少尿期的高血容量症；经鼻胃管吸出的液体主要是唾液和胃液，除水分外还含有许多电解质，如钾、氯、钠等；吸出的消化液中含有一定量的尿素氮和肌酐，对改善急性肾衰竭病情有益。

（四）多尿期的治疗

治疗重点仍为维持水、电解质和酸碱平衡，控制氮质血症，治疗原发病和防治各种并发症。部分急性肾小管坏死病例多尿期持续较长，每日尿量多在 4 L 以上，补充液体量应逐渐减少（比出量少 500～1 000 ml），并尽可能经胃肠道补充，以缩短多尿期。

（五）恢复期治疗

一般无须特殊处理，定期随访肾功能，避免使用对肾脏有损害的药物。

（六）中医中药

急性肾衰竭近年来采用中西医结合治疗，取得了较好疗效。中医学认为，急性肾衰竭以热毒、水毒和瘀毒内结为主。在少尿期配合清热利湿、活血化瘀、通腑泄浊，或通腑泄热兼养阴利尿，兼有温阳泄浊、攻补兼施，可缩短少尿期，避免透析治疗。多尿期及恢复期，也可辅以健脾补肾或益气养阴法，选用肾气丸、地黄丸、八珍丸或十全大补膏等，对早日恢复肾小管功能、改善临床症状和恢复体力有一定帮助。

四、护理要点

（一）一般护理

1. 休息

一旦急性肾衰竭的诊断确立后，应对患者进行临床监护。患者应卧床休息以减轻肾脏的负担，降低代谢率，减少蛋白质分解代谢，从而减轻氮质血症。

2. 保证营养与热量的摄入

急性肾衰竭少尿期营养很重要，应尽可能供给足够的热量。补充营养的方法有：

1）口服法：能口服的患者，尽量鼓励口服。

2）鼻饲法：恶心、呕吐，无法进食而胃肠功能正常者可采用鼻饲。胃管尽量选用小号、软管。可间歇性灌注，也可用泵持续滴入要素饮食。注入液的量与浓度宜逐步增加，直至满足需要。

3）静脉营养：不能口服、鼻饲者必须行静脉营养。可经中心静脉导管或动静脉外瘘管（透析用）输入高渗葡萄糖、脂肪乳剂及氨基酸等。定时测血糖，根据需要加入胰岛素。

3. 预防感染

1）清洁病室环境，每日早晚通风 1 小时。

2）病床环境每日紫外线消毒 1 次。

3）患者每日早晚 1 次口腔护理和会阴部冲洗。每次所有创口换药、所有静脉导管拔除后应做血培养。每日 2 次用呋喃西林做膀胱冲洗。每 2 周更换 1 次尿管。

4）由于患者病情较重，长期卧床应帮助患者翻身、擦背、按摩，减少皮肤受压时间，保持床单的平整、无渣、无皱折，不拖拉患者，避免发生压疮和皮肤感染。

5）年老体弱患者注意保持呼吸道通畅，避免发生上呼吸道感染及肺炎。

（二）病情护理

1）做好生命体征的观察，定时测量体温、呼吸、脉搏、血压并记录，密切观察神志，注意有无嗜睡、感觉迟钝、呼吸深而大、昏迷等酸中毒表现。注意有无高血压脑病及心力衰竭征象。发现异常，及时报告医生。

2）急性肾衰竭临床最显著的特征是尿的变化。凡是有引起急性肾衰竭的病因存在，即应密切观察尿量及尿比重的变化，必要时查血生化，以期尽早发现急性肾衰竭初期患者。

3）水与电解质平衡的观察，严格记录 24 小时出入量，包括尿液、粪便、引流液、呕吐物、出汗等，如条件允许，每日应测体重 1 次。每日测定电解质及肌酐，密切观察补液量是否合适，可参考下列指标：①每日体重 0.2～0.5 kg。②血钠保持在 130 mmol/L。如血钠明显降低，则提示可能有水过多的情况。③中心静脉压 > 10 cmH$_2$O、颈静脉怒张、水肿急剧加重、血压增高、脉压增宽、心搏增强等表现，提示体液过多。

4）高血钾是急性肾衰竭患者常见的致死原因，应密切监测心电变化。一旦出现嗜睡、肌张力低下、心律失常、恶心、呕吐等高血钾症状时，应立即建立静脉通路，备好急救药品，并根据医嘱准备透析物品。

5）水中毒是急性肾衰竭的严重并发症，也是引起死亡的重要原因之一。如发现患者有血压增高，头痛、呕吐、抽搐、昏迷等脑水肿表现，或肺部听诊闻及肺底部啰音伴呼吸困难、咳血性泡沫痰等肺水肿表现时，应及时报告医生并采取急救措施。

（三）心理安抚

1）向患者介绍急性肾衰竭的病因、治疗方法，说明通过治疗，大多数患者可恢复正常。并可用实例来鼓励患者，提高战胜疾病的信心。

2）建议家属多以温和、关切的态度接近患者，医护人员应关心体贴患者，并参与患者的活动，积极配合治疗。

（四）透析疗法的指导

1. 血液透析

1）透析前的准备

（1）做好透析前的卫生宣教及心理安抚，向患者说明血液透析的目的和过程，使患者充分了解血液透析治疗的目的、意义，消除紧张和恐惧心理，以取得患者的密切配合。

（2）全面了解患者的病情及心、肺、脑、肝、肾等重要脏器的功能。需进行下列各项检查：心电图、胸片、肝功能、肾功能（如血尿素氮、血肌酐、血/尿肌酐）、血渗透浓度、血常规、出血和凝血时间、纤维蛋白原定量、血气分析以及血钠、钾、氯、钙、磷等。

（3）建立血管通路：行动静脉内瘘或外瘘术，紧急情况下可直接行动—静脉或静—静脉穿刺术。

（4）根据病情及化验报告制订透析方案，选择透析器及抗凝方法，拟定透析时间、超滤量及透析液浓度。

（5）每次透析前测体重、体温、脉搏、呼吸、血压。

（6）透析室应严格执行定期清洁与消毒制度。

2）透析过程中的指导

（1）每小时测体温、脉搏、呼吸及血压各1次。

（2）密切观察透析过程中病情变化及透析过程中常易发生的不良反应，如恶心、呕吐、头痛、头晕、心悸、气短、胸闷、出冷汗、寒战、发热、意识障碍、抽搐、出血等，根据病情变化及时调整透析方案。

（3）密切观察血液透析机监护系统的各项参数：血流量、静脉压、温度、透析液流量、透析液压力（超滤压）、电导率及漏血等。如发生异常，及时查找原因，排除故障，以保证透析顺利进行。

（4）根据球结膜水肿及全身水肿情况，随时调整透析液压力（超滤压）。

（5）密切观察血液在透析器及血路管道中的流动情况，观察有无血液分层及凝血现象，如发生血液分层及凝血，应适当追加肝素用量。

（6）连接透析器及血路管道时，应严格执行无菌操作，避免血行感染。

（7）透析完毕，接好动静脉瘘，加敷料包扎。

3）透析后指导

（1）在透析结束时严密观察病情，定期测体重、体温、脉搏、血压、呼吸。

（2）查血肌酐、血尿素氮、血钾、血钠、血氯、血气分析。

（3）观察有无出血情况，如有出血倾向，应给予适量鱼精蛋白拮抗肝素。

（4）透析后8小时内应尽量避免各种注射、穿刺及侵入性检查，避免发生出血。

（5）准确记录液体出入量，少尿或无尿者应严格控制水的入量。

（6）避免使用肾毒性药物。

（7）饮食原则为低盐、低钾，充足的热量及维生素，适量蛋白质。血液透析患者蛋白质入量为每日每千克体重 1 g 左右，其中优质蛋白大于 50%，热量按每日 146 J/kg 体重。

（8）做好动静脉瘘的观察及护理。

2. 腹膜透析的指导

1）置管术前

（1）准备操作环境，遵医嘱备齐用物。

（2）向患者说明透析的目的和过程，做好术前解释工作、减轻恐惧，取得患者术中配合。

（3）清洁腹部皮肤、备皮。

（4）做普鲁卡因皮试。

（5）术前排空大小便。如有便秘，应清洁灌肠。

2）术中配合

（1）患者取仰卧位。

（2）按常规协助医生消毒皮肤、戴无菌手套、铺无菌孔巾、局麻。用肝素盐水充满腹膜透析管。

（3）打开输液器连接腹膜透析液。

（4）术者在脐与耻骨联合线上 1/3 分层切开腹膜，用卵圆钳夹持腹膜透析管前端，徐徐进入膀胱直肠窝内。腹膜荷包缝合，然后将导管近腹腔的涤纶埋藏在腹直肌前鞘与皮下脂肪之间，将导管弯曲通过皮下隧道引出腹壁，以无菌纱布覆盖伤口。

（5）连接输液器与腹膜透析管，悬挂起腹膜透析液，即可行腹膜透析。

3）腹膜透析的指导

（1）密切观察患者的全身情况，每日测体温、脉搏、血压、呼吸。

（2）半卧位，鼓励患者咳嗽，注意保暖。

（3）按时、按量注入腹膜透析液，一般每次 1 000～2 000 ml，每日 4～6 次，每次保留于腹腔内 30～60 分钟，病情严重者可根据腹膜透析的不同目的，选用不同注入量、次数及保留时间。

（4）注意观察腹痛情况及透析后流出液的性质。

（5）严密观察水及电解质平衡情况。

（6）注意观察灌注速度和排出速度，及时发现和排除导管滑脱、扭曲等引起引流不畅的原因。

（7）保持腹透液温度 37～38℃，温度过高可引起腹痛和无菌性腹膜炎，温度过低可使患者不适而影响效果。

（8）严格记录 24 小时出入量。根据患者的出入量，随时调整腹膜透析液的渗透压。

（9）严格记录透析时间。透析液入量、出量及保留时间。

（10）严格无菌操作，保证工作环境清洁，腹膜透析室应每日进行空气消毒。

（11）保持患者皮肤清洁，每日更换衣服及被服。

（12）注意做好饮食护理，透析期间依病情适当补充蛋白质或按医嘱输血浆等。

（五）康复指导

急性肾衰竭的预后与原发病性质、患者年龄、原有慢性疾患、肾功能损害的严重程度、早期诊断和早期透析与否、有无多脏器衰竭和并发症等因素有关。随着透析疗法的不断改进和早期预防性透析的广泛开展，直接死于肾衰竭本身的病例显著减少，而主要死于原发病和并发症，尤其是多脏器衰竭。

应教育急性肾衰竭患者积极治疗原发病，及时发现与治疗血容量不足，增加抵抗力，减少感染的发生，避免伤肾的食物、药物和毒物等进入体内。

（张彩霞）

第五章　血液系统急重症

第一节 急性粒细胞缺乏症

循环血液中的白细胞包括中性粒细胞、单核细胞、嗜碱性粒细胞、嗜酸性粒细胞和淋巴细胞，它们在白细胞中占有不同的比例，有着各自独特的功能。正常白细胞计数为 $(4.0 \sim 10.0) \times 10^9/L$。当白细胞计数 $< 4.0 \times 10^9/L$ 时称为白细胞减少。因为中性粒细胞在白细胞中占绝大部分（$50\% \sim 70\%$），所以白细胞减少在大多数情况下是中性粒细胞减少所致。当中性粒细胞绝对计数 $< 2.0 \times 10^9/L$ 时称为轻型粒细胞减少，$< 0.5 \times 10^9/L$ 时称为粒细胞缺乏症，为重症粒细胞减少症，极易发生严重的难以控制的感染。

一、病因和发病机制

外周血中白细胞中的 $60\% \sim 70\%$ 为粒细胞，故在多数情况下，白细胞减少也是粒细胞减少所致。粒细胞减少和缺乏的病因和发病机制大致相同，有以下几种可能。

（一）生成减少

粒细胞在骨髓中生成，原粒、早幼粒及中幼粒细胞都具有分裂、增殖的能力。各种微生物、放射性物质、化学毒物（如苯、二硝基甲苯等）、抗癌药、氯霉素、磺胺类药、氨基比林、抗甲状腺药物等均能影响粒细胞代谢，使 DNA 合成受阻，粒细胞生成减少。当恶性肿瘤细胞浸润骨髓，粒细胞亦因生成障碍而减少。

（二）破坏增加

在正常情况下，部分粒细胞储存在骨髓中，成为储备池。当血液或组织中粒细胞破坏超过了自骨髓内的释放数，骨髓虽呈代偿性增生活跃，但储存池细胞呈明显耗竭状态。粒细胞破坏过多的原因多为自身免疫性疾病，血清中的白细胞抗体或白细胞凝集素，使粒细胞寿命缩短。此外，亦见于急性感染、败血症和慢性炎症、脾功能亢进等。

（三）分布异常

正常情况下，约有 55% 的粒细胞在血液循环中运行，构成循环池。由于外周循环池中的粒细胞大量转移到外周边缘池，聚集于血管壁上，而循环池的粒细胞则相对减少，但骨髓增生正常，白细胞寿命亦无变化，故称为假性粒细胞减少或转移性粒细胞减少。见于疟疾、异体蛋白反应、内毒素血症等。

（四）混合因素

某些疾病造血组织受损与外周血的粒细胞破坏过多可同时存在。可见于恶性组织细胞病、白血病及败血症等。

（五）其他

①慢性特发性中性粒细胞减少症，病因未详。②家族性慢性白细胞减少症，是一种较良性的白细胞减少，与遗传有关。③周期性粒细胞减少症可能因骨髓干细胞的周期性生长抑制，生成障碍，骨髓中的中性粒细胞储备缺乏，甚至缺失。发病周期一般为 3 周

左右（15～45 日）。

二、病情评估

（一）病史

粒细胞缺乏症大多由药物或化学毒物通过免疫反应引起，应注意详细询问病史。

（二）临床表现

起病多急骤，可突然出现畏寒、高热、周身不适。2～3 日临床上可缓解，仅有极度疲乏感，易被忽视。6～7 日粒细胞已极度低下，出现严重感染，再度骤然发热。咽部疼痛、红肿、溃疡和坏死，颌下及颈部淋巴结肿大，可出现急性咽峡炎。此外，口腔、鼻腔、食管、肠道、肛门、阴道等处黏膜可出现坏死性溃疡。严重的肺部感染、败血症、脓毒血症等往往导致患者死亡。

（三）实验室及其他检查

1. 血常规

红细胞及血小板计数正常。

白细胞计数低于 $2.0 \times 10^9/L$，粒细胞绝对计数常在（0.5～1.0）$\times 10^9/L$，可低于 $0.2 \times 10^9/L$，甚至更少。胞质中可见中毒颗粒，细胞质、细胞核内可出现空泡。

2. 骨髓细胞学检查

粒细胞缺乏症可出现粒系受抑制现象，粒系幼稚细胞减少或成熟障碍。红细胞及巨核细胞系常无改变。

3. 氢化可的松试验

用以测定骨髓粒细胞储备能力。试验前连做 2～3 次白细胞计数及分类，取平均值，然后静脉滴注氢化可的松 100 mg，注射后 1、3、5 小时各做白细胞计数及分类 1 次，3 小时后白细胞开始上升 5 小时达高峰，正常人上升 2 倍。

4. 肾上腺素试验

皮下注射 0.2 mg 后 20 分钟测白细胞数，如升高 $2.0 \times 10^9/L$ 或较原水平高 1 倍以上，提示血管壁上有粒细胞过多聚集在边缘池。如无脾肿大，则可考虑为假性粒细胞减少症。

5. 白细胞凝集素

在个别免疫性粒细胞减少症患者血清中可出现白细胞凝集素，有辅助诊断意义。

（四）诊断和鉴别诊断

粒细胞缺乏症常有肯定病因，起病多急骤，结合临床表现、血常规和骨髓细胞学检查改变，一般不难确诊。有时须与白细胞不增多性白血病、急性再生障碍性贫血（简称急性再障）鉴别，此两种疾病常伴有贫血及血小板减少，骨髓检查可以明确诊断。

三、治疗措施

（一）去除病因

停止任何可能引起粒细胞缺乏的药物，也不应使用可能会导致骨髓功能低下的药物，如氯霉素、苯巴比妥等。

（二）预防感染

患者入院后应置于无菌层流病室内，如条件不允许，至少置于经严格消毒措施的单人病室内，医务人员接触患者必须戴口罩、洗手，以减少交叉感染。患者饮食应注意，生冷菜肴须煮熟，注意口腔卫生，餐后及入睡前应漱口，如0.02%氯己定及制霉菌素溶液（10 ml含100万U）漱口，还可口服新霉素或复方磺胺甲噁唑、喹诺酮类制剂如诺氟沙星、环丙沙星进行肠道消毒。

（三）积极控制感染

发生感染者应尽早使用抗菌药物，并仔细寻找病因。进行胸部X线检查，反复做血、痰、尿、大便等细菌培养及药敏试验。若致病菌尚不明确亦应以足量广谱抗生素做经验治疗，待病原体及药敏试验明确后再调整抗生素。对一般感染常用氨基糖苷类（如庆大霉素、阿米卡星等）加β-内酰胺类药物（如哌拉西林等）。如上述药物无效，应改用第三代头孢菌素或抗真菌药物。

（四）支持疗法

补充足够热量，饮食高压灭菌，补充氨基酸和B族维生素和维生素C。

（五）促白细胞生长药物

近年来由于基因工程技术发展，粒细胞—巨噬细胞集落刺激因子（GM－CSF）已经作为一种药物在临床应用，疗效确切，其商品名称为"生白能"，能快速促进骨髓粒细胞生长与恢复，降低死亡率。用量为每日3～6 μg/kg，皮下注射或静脉滴注，连用5～7日。

（六）输入血液或白细胞悬液

少量输血不能显著提高白细胞，但对严重感染或衰竭的患者可提高其机体抵抗力。输注白细胞悬液，短期内能有效地提高白细胞数量，每日应输入2×10^{10}个白细胞，连续3～4日，效果较好。

（七）肾上腺皮质激素

严重病例可在有效抗生素治疗的基础上，给予肾上腺皮质激素，剂量宜大，疗程宜短。常用泼尼松（60～80 mg/d，口服），氢化可的松（200～300 mg/d，静脉滴注），可用地塞米松（20～30 mg/d，静脉滴注）。

（八）雄激素

当无脾功能亢进、无其他代谢病或无肿瘤时均可采用。常用羟甲雄酮每日1～2 mg/kg，分次口服，或配合小剂量泼尼松每日10～20 mg/kg，常需用药长达3个月才见效。

（九）脾切除术

对脾功能亢进所致者或某些免疫性疾病引起者有效。

四、护理要点

（一）一般护理

1）严重者应卧床休息，加强生活护理，避免外伤。病室应定期消毒，采取严密隔离措施，有条件者最好住在层流无菌室。医护人员接触患者应穿隔离衣，戴口罩。

2）加强营养，以高热量、高维生素和易消化的食物为宜。口腔有溃疡者，给软食或流质饮食，食物不宜过热或过咸。

3）加强皮肤、黏膜、口腔护理。如保持床铺清洁整齐，勤换内衣，防止压疮；有口腔溃疡者可用1%甲紫、利福平口腔溃疡膜涂抹；便后用1∶5 000的高锰酸钾溶液坐浴，防止肛周感染等。

4）做好患者思想工作，说明大部分患者在一段时间内均可恢复，以得到患者的配合。

5）粒细胞缺乏时，常有高热、头痛、全身乏力等感染征象，应注意观察患者咽峡部、齿龈、鼻腔、阴道、肛门等处黏膜有无坏死性溃疡；颈部或颌下有无淋巴结肿大；并注意体温及血常规变化。患者体温若超过39.5℃，应给予物理降温，头部置冰袋及温水擦浴。咽痛、扁桃体发炎时，可用3%过氧化氢漱口，含服溶菌酶含片，每次8万U，每日4~6次；或六神丸10粒，每日3~4次含化。

（二）健康教育

1）做好预防宣传工作，告诉患者应尽量少用或不用易引起白细胞减少的药物，应及时检查血常规，以便及早发现，及早治疗。对放射线工作者或接触放射性物质者，应劝告定期检查。

2）指导患者注意保暖和个人卫生，避免外伤，防止交叉感染。

3）鼓励患者坚持治疗，定期门诊复查，以便了解病情变化。

（刘雅伟）

第二节　急性再生障碍性贫血

再生障碍性贫血简称再障，是由多种病因引起，以造血干细胞数量减少和质的缺陷为主所致的造血障碍，导致红骨髓总容量减少，代以脂肪髓，骨髓中无恶性细胞浸润，无广泛网硬蛋白纤维增生，临床上以全血细胞减少为主要表现的一组综合征。据国内21省（市、自治区）的调查，年发病率为0.74/10万人口，明显低于白血病的发病率；慢性再障的发病率为0.60/10万人口，急性再障为0.14/10万人口；各年龄组均可发病，但以青壮年多见；男性发病率略高于女性。

一、病因和发病机制

再障可分为原发性和继发性两大类：

（一）原发性（或特发性）

原因不明，占再障的半数以上，其中有的是先天性的（如Fanconi贫血），但多数无明显病因。

（二）继发性

由物理、化学、生物等因素所引起，或继发于其他疾病。

1. 物理因素

各种电离辐射，如 X 线、放射性核素等。放射线可直接损伤干细胞及损害骨髓微循环，影响干细胞的增殖和分化。

2. 化学因素

有一些化学物质及药物，只要剂量较大，就会引起再障，如苯、三硝基甲苯、无机砷、各种化疗药物，［如氮芥类、蒽环类（如柔红霉素、ADM 等）及抗代谢药（如阿糖胞苷、6 - 巯基嘌呤、甲氨蝶呤等）］；另一类在治疗剂量下，对有些人可引起再障，较常见的有氯霉素、磺胺类药、砷剂、吲哚美辛、保泰松、苯妥英钠、硫氧嘧啶、甲巯咪唑、氯丙嗪、氯氮、金盐。有机磷农药、染发剂等在少数情况下，也可成为再障的原因。苯和氯霉素是引起再障最常见的两种化学物质及药物。据国内有的报道，氯霉素引起的再障，可占再障病因中的 20% ~80%。

3. 感染因素

严重的细菌感染，如粟粒性结核、肺炎、伤寒、白喉等，因细菌毒素抑制骨髓造血；病毒感染，其中以肝炎（主要为病毒性肝炎）后再障最为严重，可能为肝炎病毒直接抑制骨髓、损伤干细胞或通过自身免疫产生抗干细胞自身抗体等所致；严重的寄生虫病，如黑热病、晚期血吸虫病等。

4. 生物因素

肝炎病毒及其他性质尚不清楚的病毒。

5. 其他疾病

如阵发性睡眠性血红蛋白尿症（PNH）后期。

本病的病理机制尚不确切。一般认为与骨髓干细胞受损、骨髓微环境缺陷及自身免疫机制有关。在有害的化学、物理、生物等因素的影响下，骨髓造血干细胞受到损伤，自身复制率低下。干细胞的减少，最终引起全血细胞减少。骨髓微环境（包括微循环和基质）是骨髓造血功能的基础（土壤），在微环境遭受破坏后，即影响到干细胞的生长发育，以致造血功能低下。同时在自身抗干细胞抗体和淋巴细胞的细胞毒作用下，可引起干细胞的免疫损伤，而致造血功能低下。

主要是造血组织减少，红骨髓总量显著减少，有一些病例的红骨髓中散在一些造血灶，造血灶中有不同比例的造血细胞成分，并可见较多的淋巴细胞及浆细胞，其增生程度可接近或超过正常。

根据骨髓损害发展的快慢及范围的大小不同，再障可分为急性型和慢性型：急性型病例骨髓损害发展迅速而广泛，全身骨髓多被波及。慢性型病变进展缓慢，先累及髂骨而后波及脊椎及胸骨。除骨髓损伤外，淋巴组织、肾上腺、睾丸也有萎缩。

二、病情评估

（一）病史

询问患者就诊的原因及主要症状，活动后有无心悸、气短，有无头晕、咳嗽、咽痛、胸痛、尿频、尿急、尿痛、肛周疼痛、头痛、视物模糊、呕血、便血、阴道出血等；是以贫血症状为主，还是以出血、感染症状为主；患者起病的缓急、主要症状的持续时间；患病后是否经过治疗及所用药物，若应用丙酸睾酮，需了解使用时间及疗效、用药后有无不良反应等；患者在居住区和工作环境中是否接触有害物质，如苯类、放射线等；起病前数周至数月是否服用过易致再障的药物，如氯霉素、磺胺、吲哚美辛、阿司匹林等；是否患过病毒性感染，如呼吸道感染、各型肝炎等。对育龄期妇女，尚需注意询问妊娠、生育情况，再障可发生于妊娠时，分娩后贫血减轻或缓解。

（二）临床表现

主要表现为进行性贫血、出血、反复感染而肝、脾、淋巴结多无肿大。起病急、发展快，早期主要表现为：①出血。常见口腔血泡、鼻腔黏膜及全身皮肤广泛出血，内脏出血多见，如消化道出血、血尿等。多数病例有眼底出血，约有半数患者发生颅内出血，多为死亡重要原因之一。②感染。常见咽部黏膜、皮肤及肺部发生感染，严重者可并发败血症，表现为高热中毒症状。多见病原菌有大肠杆菌、铜绿假单胞菌、金黄色葡萄球菌及真菌，感染多不易控制。贫血在早期较轻，但进展快。本型治疗效果不佳，患者多在病后 1 年内死亡。

（三）实验室及其他检查

1. 血液检查

全血细胞减少。贫血多属正常细胞、正常色素型；白细胞减少以粒细胞和单核细胞减少为主；血小板减少，其中小型者约占 50%，且有形态异常；网织红细胞绝对值显著减少。

2. 骨髓检查

急性再障骨髓象多部位增生低下，粒细胞、幼红细胞及巨核细胞三系均明显减少，淋巴细胞相对增多，骨髓小粒非造血细胞增多。慢性再障骨髓至少一个部位增生不良，骨髓小粒脂肪细胞增加。若要明确诊断需多次、多部位穿刺，有条件时应做骨髓活检。

3. 骨髓活检

造血组织减少，脂肪组织增加，其比值常在 2 : 3 以下。巨核细胞减少，非造血细胞增加，间质水肿及出血。

三、治疗措施

再障的治疗原则：寻找并尽可能去除有关致病因素。急性再障应尽早进行骨髓移植或抗淋巴细胞球蛋白（ALG）等免疫抑制剂治疗；慢性再障则以雄激素为主，辅以中药治疗、支持治疗，包括防治感染和出血及输血等。

（一）病因治疗

如消除有毒的重金属，停用致病或抑制造血的药物等。

（二）一般治疗

卧床休息，增加营养。保持口腔、皮肤的清洁。饮食上给易消化、高蛋白、高维生素、低脂肪饮食。

（三）对症治疗

1）输血：当血红蛋白低于 60 g/L 时输血。有明显的症状，患者代偿能力较差时，可考虑输血。输血量及间隔时间视病情而定。多次输血可导致输血反应及体内含铁血黄素沉着，故应严格掌握输血适应证。

2）止血：可用一般止血剂，如卡巴克洛、酚磺乙胺等。出血严重时可输新鲜血或浓缩的血小板悬液。鼻出血较重者，需给予局部处理。月经过多可注丙酸睾酮，每日 25 ~ 50 mg，或给予避孕药物口服。

3）抗感染：有感染时给予相应足量的抗生素积极控制，但不宜以抗生素作为预防药。

（四）雄激素

大剂量雄激素可以刺激骨髓造血，对慢性再障疗效较好，其发生疗效时间往往在服药 2 ~ 3 个月，故对重型再障无效。目前常用的为睾酮衍生物司坦唑醇，口服，每次 2 mg，每日 3 次。

（五）免疫抑制剂

ALG 或抗胸腺细胞球蛋白（ATG）是目前治疗重型再障的主要药物。ALG 每次 4 ~ 20 mg/kg，每日 1 次或隔日 1 次，14 日为 1 个疗程。也可与其他免疫抑制剂（如环孢素）同时用。除环孢素以外，临床上还常用大剂量甲泼尼龙、大剂量丙种球蛋白治疗重型再障。应根据患者不同情况分别采用或联合应用。环孢素亦可用于慢性再障。

（六）造血因子

造血因子主要用于重型再障，可在用免疫抑制剂的同时或在其以后使用，有促进血常规恢复的作用，是必不可少的治疗。包括粒细胞集落刺激因子（G - CSF）、GM - CSF 及红细胞生成素（EPO）等。G - CSF，开始每日 2 ~ 5 μg/kg，以 5% 葡萄糖液稀释后皮下注射或静脉滴注，根据中性粒细胞升高的情况增减剂量或停止用药；GM - CSF，开始每日 3 μg/kg，皮下注射，一般 2 ~ 4 日白细胞开始升高，以后调节剂量，使白细胞升高至希望水平；EPO，开始剂量为 50 ~ 150 U/kg，静脉注射或皮下注射，每周 3 次，视血细胞比容或血红蛋白水平调整剂量或调节维持剂量。

（七）骨髓移植

骨髓移植主要用于重型再障。最好在患者未被输血、没有发生感染前早期应用。患者年龄不应超过 40 岁，有合适的供髓者。

四、护理要点

（一）一般护理

1）合理安排休息与活动，重症患者应卧床休息，一般患者应适当休息，避免劳累，减低耗氧量。病情稳定后，与患者及家属共同制订日常活动计划，并指导活动，保证安全。

2）给予高热量、高蛋白、丰富维生素、易消化的软食或半流质饮食，以补充能量消耗，大出血患者应暂禁食。

3）加强心理护理，除表现出对患者倍加关心与同情外，要多与患者接触，加强沟通，了解其思想顾虑；解释通过积极治疗，能控制病情，缓解症状；介绍如何减少出血及感染的措施，防止病情恶化；鼓励患者正确面对疾病，消除不良情绪；争取家属的关心，使患者获得心理支持，积极配合治疗和护理。

4）对有出血倾向的患者，应指导其保持皮肤及口腔清洁，避免皮肤黏膜损伤，如禁止挖鼻、剔牙，刷牙时不要用力等。

5）保持病室清洁、定期消毒，外周血中性粒细胞 $< 0.5 \times 10^9/L$ 时应进行保护性隔离，预防交互感染；进行各项护理操作时要严格遵守无菌原则；观察体温变化，及时发现继发感染，并积极配合医生进行抗感染治疗。

（二）病情观察与护理

1）急性型再障患者症状重，预后差，应特别注意有无感染和出血倾向，尤其是消化道和颅内出血。注意观察患者口腔黏膜、牙龈、鼻黏膜及皮肤等处有无出血情况。女性患者应详细询问月经量是否增多。如发生消化道或颅内出血，应立即通知医生，并做好各种抢救准备。

2）注意观察药物的不良反应，长期用雄激素可出现痤疮、水肿、体重增加、毛发增多，应向患者解释，消除顾虑。

（三）健康教育

1）保持良好的生活、卫生、饮食习惯和精神上的乐观。劳逸结合，适当增加营养，增强身体素质。

2）严格掌握用药适应证，防止滥用对造血系统有损害的药物。

3）防止受凉感冒，传染病流行季节勿到公共场所，以免感染。

（毕苗苗）

第三节　急性特发性血小板减少性紫癜

特发性血小板减少性紫癜（ITP），也叫免疫性血小板减少性紫癜，是临床上最常见的一种血小板减少性疾病。主要由于自身抗体与血小板结合，引起血小板生存期缩短。ITP 的人群发病率估计约 1/10 000，女性与男性比例为（2～3）:1。临床上分为急性型和慢性型。慢性型多见于成人。

一、病因和发病机制

急性型在发病前常有病毒感染史，血清中抗病毒抗体滴定度较高。急性原发性血小板减少性紫癜常在感染恢复期出现，提示感染为非直接因素，可能是感染后的自身免疫反应所致。

慢性型发病前常无感染病史。将慢性型患者的血清输给正常人，可很快出现血小板减少，甚至出现紫癜。反之，输给患者的正常人血小板也迅速遭破坏。故认为有抗血小板自身或同族抗体存在。目前认为其发病机制如下：

（一）免疫因素

通过实验证实，有60%～85%的患者血清中查出抗血小板抗体。它可破坏血小板，缩短血小板寿命，使血小板的转换率较正常人加速4～9倍。骨髓活检时发现巨核细胞数量增多，是由于血小板寿命缩短及转换率加速的结果。

（二）脾脏因素

患者脾脏内的B淋巴细胞受到抗原的刺激后，即可产生大量抗血小板抗体。其浓度要比血浆内高10～20倍。同时，脾脏又是破坏血小板的主要场所。因此，脾脏在本病的发病中占有重要地位。

（三）血管因素

本病患者的出血程度与血小板数量减少程度不成比例。已经证明，毛细血管脆性增高与本病的发生有关。可见本病的发生是因为抗原抗体反应引起了血小板破坏增加，数量减少，功能改变以及该抗体对毛细血管的损害，从而导致出血、出血时间延长、毛细血管脆性增高。

二、病情评估

（一）临床表现

了解患者在起病前1～2周有无呼吸道感染，特别是病毒感染史；有无使用对血小板数量和功能有影响的药物，如阿司匹林、双嘧达莫、吲哚美辛、保泰松等；既往健康状况、出血性疾病家族史及患者的年龄和性别等。

多见于2～6岁儿童，起病前1～3周有病毒感染史，如上呼吸道感染。起病急骤，可有畏寒、发热、皮肤黏膜出血广泛而严重，黏膜出血多见于鼻、牙龈、口腔，其次为消化道、泌尿道。颅内出血少见，但后果严重，是致死的主要原因。多数病例经治疗，在2周至2个月逐渐缓解或痊愈。

体征：皮肤有大量淤点、淤斑，分布不均，先发生在四肢，尤以下肢为多，如有颅内出血还可出现瘫痪。

（二）实验室检查

1. 血常规

发作期血小板数量减少，急性型常低于$20 \times 10^9/L$，慢性型常为$(30～80) \times 10^9/L$。涂片中可见到巨大血小板及畸形血小板碎片。白细胞计数正常，有时嗜酸粒细胞和淋巴细胞增多；血红蛋白一般正常，但反复或严重出血的病例可呈正常细胞性贫血或小细胞低色素性贫血，贫血程度与失血程度成正比。

2. 出、凝血时间

出血时间延长，凝血时间正常，血块退缩不良，凝血因子消耗不良。

3. 毛细血管脆性试验

毛细血管脆性试验常呈阳性。

4. 骨髓细胞学检查

巨核细胞成熟障碍，血小板生成减少是骨髓象改变的主要特征。急性型巨核细胞常增多，多为幼稚型，胞质少，颗粒也少，无血小板生成。慢性型巨核细胞增多或正常，多为颗粒型，血小板生成减少。

5. 血小板相关免疫球蛋白的测定

血小板相关免疫球蛋白（PAIg）增高，随着病情好转，此值逐渐下降，故可作为疗效观察和判断预后的指标。

6. 其他检查

同位素^{51}Cr（铬）标记方法测定，示血小板寿命缩短，出血时间延长；部分患者C3增高和抗人球蛋白试验阳性。

三、治疗措施

治疗原则为制止出血，减少血小板破坏及提高血小板数量。

（一）药物治疗

1. 糖皮质激素

一般情况下为首选治疗，近期有效率为80%。作用机制：减少PAIg生成及减轻抗原抗体反应；抑制单核吞噬细胞系统对血小板的破坏；改善毛细血管通透性；刺激骨髓造血及血小板向外周血的释放。剂量与用法：常用泼尼松30～60 mg/d，分次或顿服，病情严重者用等效量地塞米松或甲泼尼龙静脉滴注，好转后改口服。待血小板升至正常或接近正常后，逐步减量（每周减5 mg），最后以5～10 mg/d维持治疗，持续3～6个月。

2. 免疫抑制剂

不宜作为首选。适用于肾上腺皮质激素和脾切除治疗无效或手术后复发的患者。可用长春新碱2 mg静脉注射，每周1次，第3周后减半剂量或延长间歇期；环磷酰胺50 mg口服或静脉注射，每日2～3次；硫唑嘌呤50 mg口服，每日1～2次；环孢素A是一种强力免疫抑制剂，剂量每日4～12 mg/kg，1～4周出现疗效，但很快复发，复发者重复治疗可再次缓解。此药对肝、肾毒性大。免疫抑制剂的疗程一般为4～6周，也可适当延长至数月，使用中注意观察免疫抑制剂的不良反应。

3. 丙种球蛋白

丙种球蛋白可抑制PAIg生成，并使血小板被吞噬率降低，一般剂量为0.4 g/kg，连用5日为1个疗程。平均每4周重复1次。一般只做急救用。

4. 血浆交换法

血浆交换法适用于暴发性血小板减少性紫癜或血小板危象者。血浆交换量和次数依病情而定。一般不少于3 L，分次进行，每次小于30 ml/kg。

5. 成分输血

成分输血适用于急性重型或有颅内出血倾向者。用法：浓缩血小板悬液1～2 U，静脉滴注。不宜反复多次使用，因可诱发产生更多的PAIg。

（二）脾切除

脾切除可能有较好的疗效，但不应作为首选疗法。脾切除的适应证为：

1）糖皮质激素治疗6个月以上未见效。

2）需要较大剂量糖皮质激素（如泼尼松 20 mg 以上）才能维持者。

3）对糖皮质激素有禁忌者。

4）同位素标记血小板输入体内后，脾区放射指数较高，或脾与肝的比值增高。

5）拟进行其他手术，但有导致出血危险者。脾切除前的准备工作包括输新鲜血液以纠正贫血，增加糖皮质激素剂量至每日 80~100 mg 泼尼松，应用 3~4 日酌情减量。脾切除后 12 小时血小板数量明显升高，1~2 周达高峰。维持正常 2 个月以上作为有效，6 个月以上定为治愈。危重病例可输注血小板悬液，给予大剂量丙种球蛋白和进行血浆交换。除少数急性型病例可发生颅内出血而预后不良外，大多数病例为自限性，预后良好，约 80% 的慢性病例可反复发作。

四、护理要点

（一）一般护理

1）急性型发作严重者，应卧床休息，避免剧烈活动，要特别注意头颅，以防引起颅内出血。注意保暖。

2）给易消化、少渣、高热量、高蛋白、高维生素的半流质饮食，多服带衣花生、红枣、桂圆肉、扁豆、茄子及绿叶蔬菜等食物。不宜食用油腻煎炸食品。有消化道出血时，应根据情况给予禁食，或进流质饮食，禁酒，用糖皮质激素治疗时给予低盐饮食。

3）保持病室内空气新鲜，定时通风及空气消毒，严格执行探视陪护制度，防止交叉感染。

4）要加强皮肤及口腔护理，出血期间禁用牙刷刷牙，以免齿龈出血。可用棉球轻擦代替，平时勤漱口。皮肤瘙痒者嘱患者勿用手指搔抓，患者内衣应保持柔软清洁，避免皮肤损伤。对有出血倾向的患者应尽量避免肌内注射。凡注射或穿刺后，皆应局部按压片刻，观察无出血，方可离去。静脉注射及抽血时注意止血带缚扎不宜过紧，时间不宜过长。

5）加强心理护理，帮助患者解除思想顾虑，使患者保持平静，避免情绪过度紧张而激发或加重出血，必要时给予镇静药。

（二）病情观察与护理

1）注意观察患者有无剧烈头痛、恶心呕吐、视物模糊、烦躁或神志不清等颅内高压症状，发现异常，应及时通知医生并做好颅内出血的抢救准备。

2）注意观察有无腹痛、恶心、呕吐物呈咖啡色或有柏油样大便，有无面色苍白、血压下降、烦躁不安、脉搏细弱等消化道出血性休克征象，一经发现，应密切观察出血情况，每 15~30 分钟记录血压、脉搏、呼吸 1 次。有休克症状时，应积极配合医生按休克护理。

3）女患者在妊娠期易引起流产、早产和胎盘早剥，护士应密切注意患者阴道出血情况，必要时请妇科医生协助处理。如在经期病情加重，可在经前做好预防性治疗。

4）鼻出血严重时，先用肾上腺素或麻黄碱棉球压迫止血，如无效再用凡士林纱布条或吸收性明胶海绵填塞。

5）准备好各种急救药品，输血时应密切观察输血反应。长期应用肾上腺皮质激素治疗时给低盐、低钠饮食。每日测血压 1 次。每周测体重 1 次，并详细记录。注意观察药物不良反应。需做脾切除者，应与外科联系，并做好转科准备。

（三）健康教育

1）加强心理指导，给患者讲述本病的有关知识，使患者能正确认识疾病，避免情绪紧张及波动，保持乐观态度，积极配合治疗。

2）加强休息和营养的指导，慢性患者适当活动。血小板数量在 $50 \times 10^9/L$ 以下时，不要做较强体力活动，可适当散步。

3）告知患者应坚持服药。

4）出院时应嘱患者在日常生活中尽量避免外伤，但在情况稳定时可以参加一些无创伤性活动，以增强体质，提高对疾病的抵抗能力。避免服用抑制血小板功能或引起血小板减少的药物，如阿司匹林、双嘧达莫、吲哚美辛、保泰松等，以防本病复发。

（毕苗苗）

第四节　弥散性血管内凝血

弥散性血管内凝血（DIC）是由多种致病因素导致机体微细血管内广泛血栓形成，继而出现凝血因子及血小板大量消耗和继发性纤溶亢进为特征的一种全身性血栓—出血综合征。

一、病因和发病机制

血管内血栓形成的主要病理过程是血管内凝血过程的启动和血小板激活。引起血管内凝血过程启动和血小板激活的原因是多样的，但归纳起来是血管内皮损伤和组织损伤。而引起血管内皮损伤和组织损伤的相关疾病主要见于：

1. 感染性疾病

1）细菌感染：革兰阴性菌感染，如脑膜炎双球菌引起的暴发性流行性脑脊髓膜炎、胆管感染、伤寒、暴发性菌痢、败血症等；革兰阳性菌感染，如溶血性链球菌、金黄色葡萄球菌及肺炎球菌引起的败血症。

2）螺旋体病：如钩端螺旋体感染。

3）立克次体感染：如斑疹伤寒、恙虫病。

4）病毒感染：流行性出血热、重症肝炎、乙型脑炎、天花、麻疹、传染性单核细胞增多症、巨细胞病毒感染等。

5）真菌感染：霉菌性败血症。

6）原虫感染：脑型、恶性疟疾、黑热病等。

7）诱发因素：①病原体、毒素或免疫复合物损伤血管内皮，使其下的胶原暴露。②致病性微生物直接激活因子Ⅻ，启动内源性凝血途径。③致使组织损伤继而激活外源性凝血途径。④微循环障碍导致组织缺氧、酸中毒损伤内皮细胞。⑤继发性红细胞、血小板损伤激活内源性凝血途径。⑥严重肝细胞损伤致使对活化的凝血因子清除能力减弱；抗凝血酶Ⅲ及纤溶酶原合成减少。⑦单核吞噬细胞系统功能受抑制。

2. 组织损伤

1）外科疾病：如广泛性手术、血管外科手术、大面积烧伤、挤压综合征、毒蛇咬伤、急性出血性胰腺炎等。

2）产科疾病：羊水栓塞、胎盘早剥、子痫、先兆子痫、刮宫、死胎残留、感染性流产较为常见。

3）恶性肿瘤：如胰、胃、前列腺及支气管癌、黏液腺癌，尤其是肿瘤晚期广泛转移的患者。

4）白血病：各型白血病，其中以急性早幼粒细胞白血病（尤其是经化疗后）最多见。

3. 肝病

急性重型肝炎、亚急性重型肝炎和肝硬化等严重肝病的全身性出血常和 DIC 有关。

4. 其他

严重的输血和输液反应、肺心病、急性坏死性肠炎、某些结缔组织病、药物过敏及中暑等都可能诱发 DIC。

二、病情评估

（一）临床表现

DIC 的临床表现可因原发病、DIC 类型及分期不同而有较大差异。最常见的表现有出血倾向、休克、微血管栓塞及微血管病性溶血等。

1. 出血

发生率为 84%～95%，以多发性皮肤大片淤斑，注射、手术、创伤部位渗血不止为临床特征。常见的发生部位是皮肤黏膜，表现为出血点、淤斑，纤溶亢进时皮肤可见大片淤斑。穿刺部位和手术创口渗血往往是 DIC 的首发表现。深组织出血包括：呕血、便血、咯血、血尿、阴道出血和颅内出血，以颅内出血最为严重，常在短时间内危及生命。

2. 微循环障碍

发生率为 30%～80%，特征是不能用原发病解释的微循环障碍和顽固性休克。由于广泛微血栓形成使回心血量减少，致使低血压或休克出现，加上被激活的缓激素及 FDP 的扩血管作用，可使毛细血管通透性增加，血容量进一步减少，休克可因此而加重。在临床上表现为一过性或持续性血压下降，早期即出现肾、肺、大脑等器官功能不全，出现肢体湿冷、少尿、呼吸困难、发绀及神志改变等。

3. 栓塞症状

栓塞可导致受累器官或组织坏死，器官功能衰竭，引起相应器官的有关症状和体征。栓塞最常见于肺、脑、肝、肾和胃肠道等。

4. 溶血

微血管病性溶血可引起红细胞大量破碎，引起黄疸。

（二）实验室检查

有下列 3 项以上异常：

1）血小板 $<10 \times 10^9 / L$ 或进行性下降。

2）凝血因子时间正常或缩短 3 秒以上，或呈动态性变化。

3）纤维蛋白原定量减少，常低于 2 g/L，但在感染、妊娠、创伤、休克等情况时，因机体处于应激状态，纤维蛋白原仍可维持在较高水平。因此在 DIC 早期，纤维蛋白原可能并不降低，但在动态观察中，纤维蛋白原有持续下降趋势。若含量低于 1.5 g/L，有诊断价值。用凝血酶的方法测定时，因受 FDP 的影响而使数值偏低，故常用纤维蛋白原滴定度的半定量方法。

4）3P 试验阳性或 FDP 超过 20 mg/L。

5）血涂片中破碎细胞比例超过 2%。

6）部分疑难病例在条件允许时可行下列检查：抗凝血酶Ⅲ含量测定；因子Ⅷ活性或Ⅷ：C/ⅧR：Ag 测定；β 血小板球蛋白（β – TG）测定；纤维蛋白原转换率测定。

存在易引起 DIC 的基础疾病且有下列 2 项以上临床表现：多发性出血倾向；不易用原发病解释的微循环衰竭和（或）休克；多发性微血管栓塞的症状、体征，如皮肤、皮下、黏膜栓塞性坏死及早期出现的肺、肾、脑等脏器功能衰竭；抗凝治疗有效，同时实验室检查有 3 项以上异常则可诊断 DIC。

三、治疗措施

治疗原则包括积极治疗原发病、阻断 DIC 的病理过程（抗凝治疗）、补充缺乏的凝血成分和抑制纤溶活性。

（一）积极治疗原发病

这是治疗成败的关键，它常常可迅速终止或明显减弱血管内凝血的过程，也可使抗凝等其他治疗易于奏效。如有效的控制感染，清除原发性感染灶，及时果断地清除子宫内致病性因素，纠正酸中毒与休克状态。

（二）抗凝治疗

抗凝治疗的目的在于阻断血管内凝血的病理过程，目前仍以肝素为主。主要用于 DIC 高凝期伴明显血栓形成，或病因不能迅速消除时。消耗性低凝期或纤溶亢进期应慎用肝素，但经积极治疗原发病和补充凝血成分后出血仍不能控制，而且 DIC 的病因持续存在，应加用肝素以阻断仍未终止的血管内凝血过程。

肝素应用方法：剂量应因人而异。一般首次用量为 0.5 ~ 1 mg/kg，每 4 ~ 6 小时给 1 次维持量，维持量一般为 0.25 ~ 0.5 mg/kg。具体应根据试管法凝血时间的测定来监护肝素用量，使凝血时间控制在 20 ~ 30 分钟，如小于 20 分钟，可酌情加量；大于 30 分钟，应及时减量或停用。同时严密观察临床病情进展和有无出血加重的倾向。急性 DIC 一般需持续治疗 3 ~ 5 日，当临床上出血基本停止，休克纠正，急性肾衰竭等血栓形成表现得以恢复，即可开始减量，2 ~ 3 日完全停用。实验室检查结果也可作为减量和停药的参考。肝素停药时，原则为逐渐减量至停药。下列指标可停药：出血停止、休克改善、尿量增多、血小板计数回升、凝血因子时间较前缩短5秒以上。对肝素应用过量时，可用鱼精蛋白与肝素对抗，可抗1:1，即鱼精蛋白1 mg中和1 mg的肝素（1 mg相当于125~130 U）。鱼精蛋白一般用量25~50 mg，一次量不超过50 mg，静脉内缓注3~10分钟。

肝素治疗失败的原因：①使用太晚，微血管内血栓已广泛形成，造成器官与组织不可逆性损害。②如纤维蛋白已经形成，肝素无法阻止其在微血管内沉积。③剂量不够或用药时间太短。④原发病太重，未消除诱因。⑤蛇毒引起的DIC，用肝素不能抑制蛇毒凝血酶。

其他抗凝治疗：低分子右旋糖酐可扩充微循环、修复损伤的血管内皮细胞。防止血小板黏附和聚集，每日500~1 000 ml，分2次静脉滴注。若在500 ml右旋糖酐内加入100~200 mg双嘧达莫（每日200~400 mg），可获得更好的疗效。但应防止低分子右旋糖酐及双嘧达莫所引起的血压下降、出血加重和头痛等不良反应。或双嘧达莫100 mg，肌内注射，或200~400 mg加入5%葡萄糖溶液500 ml，静脉滴注。

（三）补充血小板及凝血因子

适应证：①DIC出血倾向严重或继发性纤溶亢进时。②与肝素治疗同时进行。为提高凝血因子和血小板的水平，可输新鲜血浆或新鲜全血。若纤维蛋白原明显减少可输纤维蛋白原。每克纤维蛋白原可增加血浆纤维蛋白原25 mg。血小板降低时，每次输入血小板8 U。凝血因子复合物（PPSS），含因子Ⅱ、Ⅶ、Ⅳ、Ⅹ，每瓶200 U，相当于200 ml新鲜血的因子量，加入5%葡萄糖液50 ml中静脉滴注。维生素K_1、维生素K_3、维生素K_4 5~10 mg口服或肌内注射，2~3次/日。

（四）纤溶抑制药物

一般宜与抗凝剂同时应用，适用于：①DIC的基础病因及诱发因素已去除或控制。②有明显纤溶亢进的临床及实验室证据。③DIC晚期，继发性纤溶亢进已成为迟发性出血的主要原因。6-氨基己酸：首剂4~6 g加入生理盐水或5%葡萄糖液100 ml中，15~30分钟滴入。因其排泄迅速，需用维持量1g/h。氨甲苯酸：每次200~500 mg，1~2次/日，静脉注射。抑肽酶：具有抗纤溶和抗X_α作用，适用于DIC中、晚期，8万~10万 U/d，3~4次，静脉滴注。

四、护理要点

（一）一般护理

安静卧床，保持心情平静，对于神志清醒者尤为重要。向患者解释积极配合治疗病情会逐渐好转，避免其情绪紧张。做好家属工作，给予理解和配合。保持呼吸道通畅，持续吸氧，以改善组织缺氧状况及避免脑出血发生。

（二）病情观察与护理

1）严密观察病情变化，及时识别DIC的早期征象，注意有无寒战、面色苍白、四肢厥冷、指（趾）发绀、皮肤有无花斑、脉细弱、血压降低、尿少等情况。注意有无嗜睡、烦躁、意识障碍、昏迷及肢体瘫痪等神经系统表现。发现异常，及时报告医生并协助处理。

2）护士应备齐抢救设备及药品，积极配合医生及时治疗原发病及抗休克治疗，并协助医生及时测定凝血时间，以助诊断。DIC 晚期可有广泛性出血，常见有皮肤黏膜或内脏出血、鼻出血、齿龈出血、血尿、脑出血等，应配合医生抢救。如鼻出血时可用 0.1% 肾上腺素棉球或碘仿纱条填塞鼻腔。齿龈出血时先用生理盐水含漱，再用消毒纱布压迫牙龈出血。穿刺或注射部位易出血不止，操作后用消毒棉球按压局部 3 分钟以上，至出血停止为止。如有呕血、黑便等消化道出血时，可暂禁食，按病情需要给流质饮食，并按消化道出血常规护理。剧烈头痛、视物模糊疑为脑出血时，应将头部抬高和冷敷。疑有颅内压增高时，按医嘱及时给降颅压药物。护士要熟悉肝素、链激酶等药物的药理、用法及不良反应，发现异常，速告医生并协助处理。

（三）对症护理

DIC 时所发生的多部位出血倾向，应根据不同情况予以护理：

1）皮肤出血：衣服、被单应柔软，翻身宜轻。穿刺和注射部位可行压迫止血。患者接受抗凝治疗时，尽量减少有创伤性检查和肌内注射。

2）鼻出血：鼻部冷敷，用 1∶1 000 肾上腺素棉条或凡士林纱条填塞鼻腔。

3）口腔黏膜出血：用生理盐水或 1∶5 000 呋喃西林液漱口加强口腔护理。

4）呕血：按上消化道出血护理。

（四）健康教育

存在易诱发 DIC 的基础疾病（如感染性疾病、病理性产科疾病、恶性肿瘤）患者要及时积极治疗。急性型 DIC 预后较差，死亡原因多与原发病较重、诱因不能及时去除、诊断不及时及治疗不当有关。

（马丽）

第六章　内分泌、代谢系统急重症

第一节　高血糖危象

高血糖危象指糖尿病昏迷。根据其发生机制不同，可分为两类，一是糖尿病酮症酸中毒，1型糖尿病患者中比较常见；另一类是糖尿病高渗性昏迷，在2型糖尿病患者中更为多见。

糖尿病酮症酸中毒

糖尿病酮症酸中毒是由于体内胰岛素缺乏，胰岛素的反调节激素增加，引起糖和脂肪代谢紊乱，以高血糖、高血酮和代谢性酸中毒为主要特点的临床综合征。

一、病因和发病机制

（一）病因

本症的病因主要是急性化脓性感染，胰岛素中断或不适当地减量，各种手术、创伤、麻醉、呕吐、腹泻、食欲减退或饮食不节及过量，妊娠及分娩，强烈精神刺激，以及对胰岛素产生抗药性等。临床上往往有几种病因同时存在。

（二）发病机制

本症的主要发病机制是胰岛素绝对或相对性分泌不足，导致糖、脂肪及蛋白质的代谢紊乱，并继发性引起水、电解质紊乱及酸碱失衡。此外，拮抗胰岛素的激素，包括胰高血糖素、生长激素、儿茶酚胺、肾上腺皮质激素同时分泌过多，亦为产生酮症酸中毒的重要因素。

二、病理生理

（一）酸中毒

糖尿病代谢紊乱加重时，脂肪动员和分解加速，大量脂肪酸在肝经 β 氧化产生大量乙酰乙酸、β - 羟丁酸和丙酮，三者统称为酮体。当酮体生成量剧增，超过肝外组织的氧化能力时，血酮体升高称为酮血症，尿酮体排出增多称为酮尿，临床上统称为酮症。乙酰乙酸和 β - 羟丁酸均为较强的有机酸，大量消耗体内储备碱，若代谢紊乱进一步加剧，血酮体继续升高，超过机体的处理能力，便发生代谢性酸中毒。

（二）酮血症

脂肪大量分解后的终末代谢产物乙酰辅酶 A，在肝脏不能被氧化为丙酮酸，生成大量酮体（乙酰乙酸、β - 羟丁酸、丙酮），当生成量超过肾脏排泄速度时，体内就会形成酮血症。

（三）水、电解质紊乱

酮症酸中毒时，由于血糖增高，大量的糖带着水从肾脏丢失，患者出现厌食、恶心、呕吐，水的摄入量减少，使脱水加重。大量蛋白质分解，产生酸根，排出时又带走不少水分。严重脱水使细胞外液容量减少，血压下降，可引起循环衰竭及急性肾衰竭。

血钠、氯、磷、镁都有大量丢失。血钾初期体内已下降，但由于酸中毒，大量的氢离子进入细胞内，钾离子交换到细胞外，此期血钾可正常或偏高。随着酸中毒的纠正，氢离子从细胞内到细胞外，大量钾离子进入细胞内，此时可引起严重的低血钾，如不及时纠正，可致心律失常，严重时可发生心搏、呼吸骤停。

（四）带氧系统异常

酸中毒时，体内不出现缺氧，但当酸中毒纠正后，糖化血红蛋白高，2，3-二磷酸甘油酸降低，氧解离曲线左移，两者均使氧释放减少，可造成组织缺氧。

（五）周围循环衰竭和肾功能障碍

严重失水，血容量减少，加以酸中毒引起的微循环障碍，若未能及时纠正，最终可导致低血容量性休克，血压下降。肾灌注量减少，引起少尿或无尿，严重者发生肾衰竭。

（六）中枢神经功能障碍

在严重失水、循环障碍、渗透压升高、脑细胞缺氧等多种因素综合作用下，引起中枢神经功能障碍，出现不同程度的意识障碍、嗜睡、反应迟钝，以至昏迷，后期可发生脑水肿。

三、病情评估

（一）病史

有糖尿病病史。可发生于任何年龄，以 30~40 岁多见，有明确糖尿病病史及使用胰岛素史、反复出现酮症的病史，大多为胰岛素依赖型糖尿病。本症性别差异不显著。

（二）临床表现

早期患者仅表现为原有糖尿病的症状加重，如多饮、口渴、乏力、嗜睡等症状加重，随着病情发展，患者出现食欲减退、恶心、呕吐，或有腹痛；呼吸深大，呼气有酮臭味（烂苹果味）；脱水貌，皮肤黏膜干燥、弹性差，眼球下陷；心动过速，脉搏细数；血压下降，甚至出现休克或心肾功能不全；神志由烦躁不安、嗜睡逐渐发展为昏迷。

（三）实验室检查

1. 尿

尿糖、尿酮体强阳性。当肾功能严重损害而阈值增高时，尿糖、尿酮体阳性程度与血糖、血酮体数值不相称。可有蛋白尿和管型尿。

2. 血

血糖多数为 16.7~33.3 mmol/L，有时可在 55.5 mmol/L 以上。血酮体升高，多在 4.8 mmol/L 以上，二氧化碳结合力降低，轻者为 13.5~18.0 mmol/L，重者在 9.0 mmol/L以下。$PaCO_2$ 降低，pH 值 <7.35。碱剩余负值增大（< -2.3 mmol/L）。阴

离子间隙增大，与碳酸氢盐降低水平大致相等。血钾正常或偏低，尿量减少后可偏高，治疗后可出现低钾血症。血钠、血氯降低，血尿素氮和肌酐常偏高。血清淀粉酶升高可见于 $40\% \sim 75\%$ 的患者，治疗后 $2 \sim 6$ 日降至正常。血浆渗透压轻度上升，白细胞数升高，即使无合并感染，也可达 $10 \times 10^9/L$，中性粒细胞比例升高。

（四）诊断和鉴别诊断

对昏迷、酸中毒、失水、休克的患者，均应考虑本病的可能性，尤其对原因不明的意识障碍，呼气有酮味、血压低而尿量仍多者，应及时做有关化验以争取及早诊断，及时治疗。少数患者以本病作为糖尿病的首发表现，某些病例因其他疾病或诱发因素为主诉也容易让医务人员误诊。

要注意与急性胃炎、急腹症、糖尿病患者合并其他致昏迷疾病（如脑血管意外等）相鉴别，更要注意与低血糖昏迷、糖尿病高渗性昏迷及乳酸性酸中毒之间的鉴别（见表 6 - 1）。

表 6 - 1　糖尿病并发昏迷的鉴别要点

	糖尿病酮症酸中毒	低血糖昏迷	糖尿病高渗性昏迷	乳酸性酸中毒
病史	常有感染、胰岛素治疗中断等病史	有应用降糖药物、进食过少等病史	多见于老年人，常有感染、胃肠炎等病史	常有肾功能不全，服苯乙双胍等病史
起病时症状	糖尿病症状加重、伴有胃肠道症状等	多以交感神经兴奋症状为主	多以中枢神经症状为主	有胃肠道症状及伴发病症状
体征	脱水征，呼吸深快，可有酮味	皮肤潮湿多汗，呼吸平稳	脱水征，呼吸加快，无酮味	脱水征，呼吸深快，无酮味
血糖	显著增高（ >16.7 mmol/L）	显著降低（ <2.8 mmol/L）	极度增高（ >33.3 mmol/L）	正常或增高
尿糖	$+ + + \sim + + + +$	$-$	$+ + + +$	$+$ 或 $-$
尿酮	$+ + \sim + + + +$	$-$	$+$ 或 $-$	$-$ 或 $+$
血酮	显著升高	正常	偏高或正常	正常或偏高
HCO_3^-	降低	正常	正常或降低	降低
乳酸	稍升高	正常	正常	显著升高
血浆渗透压	偏高或正常	正常	显著升高（ >350 mOsm/(kg·H_2O)	正常

四、治疗措施

治疗原则，应用速效胰岛素迅速纠正代谢紊乱，纠正酸中毒和水、电解质紊乱。

（一）治疗过程中的检验

全部病例均应住院救治，并立即做血糖、血酮、尿糖、尿酮测定，此后每 2 小时复查 1 次，待血糖下降至 14 mmol/L 后，改每 6 小时复查 1 次。同时在治疗前行血气分析、二氧化碳结合力、尿素氮、心电图检查。以后每 4 ~ 6 小时复查 1 次。

（二）足量补液

补液是治疗糖尿病酮症酸中毒首要的、极其关键的措施。患者常有重度失水，可在体重 10% 以上。只有在有效组织灌注改善、恢复后，胰岛素的生物效应才能充分发挥。补液时通常宜用等渗氯化钠液。开始时补液速度应较快，在 2 小时内输入 1 000 ~ 2 000 ml，第 3 ~ 6 小时再输入 1 000 ~ 2 000 ml，第 1 天输液总量为 4 000 ~ 5 000 ml，严重失水者可为 6 000 ~ 8 000 ml。根据血压、心率、每小时尿量及末梢循环情况，决定输液量和速度，有心功能不全的患者应强调监测中心静脉压，以防止发生心力衰竭。血钠浓度过高（ > 160 mmol/L）时，可用 5% 葡萄糖液（须加入一定量的胰岛素）代替等渗氯化钠液，此时宜保持血浆渗透压平稳下降，血糖水平可保持相对稳定。如治疗前已有低血压或休克，快速输入晶体液不能有效升高血压者，应输入胶体溶液并采用其他抗休克措施。

（三）小剂量胰岛素治疗

大量基础研究和临床实践证明，小剂量胰岛素治疗方案（即每小时每千克体重 0.1 U，加入生理盐水中持续静脉滴注），能使血糖平稳下降，每小时降低 3.9 ~ 6.1 mmol/L，还有较少引起脑水肿、低血糖、低血钾等优点。治程中应强调监测血糖，更应注意观察一般状况、生命体征及综合生化指标，如两小时后病情无改善，综合生化指标无好转，血糖无肯定下降，应酌情增加胰岛素剂量。当血糖下降速度较快或降至较低水平（ < 13.9 mmol/L）时，宜将胰岛素加入 5% 葡萄糖氯化钠注射液中继续静脉滴注，至食欲恢复后可改为肌内或皮下注射，每 4 ~ 6 小时 1 次，直至酮症消失后再改为常规治疗。

（四）电解质紊乱的纠正

糖尿病酮症酸中毒时，低钠低氯已通过补充生理盐水得到补充。体内钾缺失常较严重，治疗前因酸中毒影响，血钾可正常甚至增高，血钾不能反映体钾缺失真实程度，治疗 4 ~ 6 小时血钾常明显降低，尤其在胰岛素与碱剂同时应用时，细胞摄钾功能异常增高，有时可达危险程度。如治疗前血钾低于正常，开始治疗时即需补钾，一般在治疗开始 1 ~ 4 小时补钾。每小时补钾 1.0 ~ 1.5 g，或 1 000 ml 液体中加入 3 ~ 4 g 氯化钾于 4 ~ 6 小时输完。此外，低钾常伴有低镁血症，当补钾后，临床症状不见好转时，应用镁剂治疗。检测血镁用药。一般可用 25% ~ 50% 硫酸镁 10 ml，深部肌内注射。或重症给 10% 硫酸镁 20 ml 加入 10% 葡萄糖液 200 ml 中缓慢静脉滴注。低磷时可补磷酸钾。

（五）谨慎补碱

轻症患者经输液和注射胰岛素后，酸中毒可渐纠正，不必补碱。一般认为，血 pH 值 > 7.1 或 HCO_3^- > 10 mmol/L，无明显酸中毒大呼吸时，可暂不予补碱；如血 pH 值 ≤ 7.1 或 HCO_3^- ≤ 5 mmol/L 时，宜小剂量补碱（避免使用乳酸钠）：静脉滴注 5% $NaHCO_3$ 50 ~ 100 ml，2 小时后，如酸中毒无明显改善，可重复补碱，至血 HCO_3^- 浓度达到 15 mmol/L 时，即应停止补碱。

（六）处理诱发病和防治并发症

1. 休克

如休克严重且经快速输液后仍不能纠正，应详细检查分析其原因，如有无合并感染或急性心肌梗死，并给予相应措施。

2. 严重感染

感染是本症的常见诱因，亦可继发于本症。因糖尿病酮症酸中毒可引起低体温和血白细胞升高，故此时不能以有无发热或血常规改变来判断，应积极处理。

3. 心力衰竭、心律失常

年老或合并冠状动脉病变，尤其是急性心肌梗死，补液过多可导致心力衰竭和肺水肿，应注意预防。可根据血压、心率、中心静脉压、尿量等情况调整输液量和速度，并视病情应用利尿剂和正性肌力药。血钾过低、过高均可引起严重心律失常，宜用心电图监护，及时治疗。

4. 肾衰竭

应强调早期发现：脱水征已改善，尿量不见增加，血尿素氮趋于增高时，即应按急性肾衰竭处理。

5. 脑水肿

死亡率甚高，抢救过程中要注意避免诱发本病的因素。若血糖已降低，酸中毒已改善时，昏迷反而加重，并出现颅内压增高的征象，应及早给予甘露醇、呋塞米、地塞米松等治疗。

五、护理要点

（一）一般护理

1. 休息

患者绝对卧床休息，注意保暖，吸氧。有休克者使患者的头和腿均抬高30°的卧位和平卧位交替使用。保持呼吸道通畅，防止舌后坠堵塞喉头，适当吸痰。

2. 饮食护理

严格和长期执行饮食管理，禁止食用含糖较高的食物，按一定比例分配糖、蛋白、脂肪，对患者饮食进行检查，督促、教育患者遵守饮食规定。

3. 皮肤护理

因糖尿病患者易生疖、痈，故应保持皮肤清洁，勤换内衣裤，勤洗澡，保持床单清洁；如发生疖、痈，应及时处理，必要时抗生素治疗。

4. 口腔护理

糖尿病患者抵抗力降低，进食量减少，细菌易在口腔内迅速繁殖，并分解为糖类，使发酵和产酸作用增强，导致口腔局部炎症、溃疡等并发症。可用2%～3%硼酸溶液（可改变细菌的酸碱平衡起抑菌作用）。霉菌感染时，可用1%～4%碳酸氢钠漱口。通过口腔护理保持口腔清洁、湿润，使患者感觉舒适。

5. 记录24小时出入量

定时留尿测定尿糖量。

6. 胰岛素治疗的护理

定时注射胰岛素30分钟后保证患者进食。收集小便，检查尿糖，防止发生低血糖。

（二）病情观察与护理

1）严密观察体温、脉搏、呼吸、血压及神志变化，通过观察生命体征能及时反映出病情好转及恶化。低血钾患者应做心电监测，为病情判断和判断治疗反应提供客观依据。

2）遵医嘱及时采血、留尿，送检尿糖、尿酮、血糖、血酮、电解质及血气等。

3）认真按医嘱查对胰岛素类型及用量，注意观察，避免出现低血糖昏迷。

4）昏迷患者应保持呼吸道通畅。应密切观察和详细记录患者意识状态、瞳孔、血压、脉搏、呼吸等变化，还应注意呼吸道、口腔、泌尿道、皮肤、眼睛、大便、肢体等的护理，防止并发症的发生。

5）快速建立两条静脉通道，纠正水、电解质紊乱，维护酸碱平衡，纠正酮症，抗感染等。一条为扩容治疗，按医嘱给予适宜、适量的液体及足量的抗生素，以疏通微循环增加心肌收缩力，恢复正常的血流；另一条作为维持稳定血压，输入血管活性药物等。

6）因患者血液中酮体堆积，呼吸中枢兴奋出现深呼吸，造成换气过度，二氧化碳排出增多；由于酸性代谢产物大量堆积，使血中碳酸氢钠浓度降低，二氧化碳结合力降低脱水，使血容量减少，组织灌注不良，组织缺氧。因此，应快速纠正缺氧，在短时间内用鼻导管或面罩给予高浓度的氧气吸入，但不宜超过 24 小时，待二氧化碳结合力恢复正常，呼吸转为平稳后，可给低浓度，低流量持续吸氧，每分钟氧流量为 1~2 L，浓度为 24%~28%。

（三）健康教育

1）指导患者积极治疗糖尿病，避免诱发因素。

2）指导患者根据病情坚持饮食疗法、运动疗法和药物疗法。当出现酮症酸中毒时，要卧床休息。

3）指导患者正确用药方法，口服降糖药物应严格掌握服用剂量、时间、不良反应等基本用药知识。

4）为患者设计有姓名、年龄、住址、疾病名称的卡片，患者随身携带，病情危重时便于送往医院治疗。

5）糖尿病患者应戒烟、酒及其他不良嗜好，注意生活的规律性。

6）指导患者定期复查有关项目，有变化及不适时随时就诊。

高渗性非酮症昏迷

糖尿病高渗性昏迷是糖尿病急性重症并发症的另一特殊类型。本症起病隐匿，病情凶险，死亡率高（50%以上）。发病率占糖尿病的 1.5%~2.0%。血糖异常增高（多超过 33 mmol/L，常见 56 mmol/L 以上）造成的血液高渗、利尿失水是本症的基本病理生理。血酮体一般不高，或仅轻度增高。起病多有诱因。

一、病因和发病机制

多种临床情况可成为本症的病因。

（一）感染

感染见于肺炎、泌尿道感染、胰腺炎、急性胃肠炎、亚急性细菌性心内膜炎等。

（二）应激因素

严重烧伤、中暑、脑外伤、心脏直视手术、脑血管意外、心肌梗死、淋巴瘤、某些急症等。

（三）摄水不足

摄水不足是诱发本症的重要因素，可见于口渴中枢敏感性下降的老年患者、不能主动进水的幼儿或卧床患者、精神失常或昏迷患者，以及胃肠道疾病患者等。

（四）失水过多

失水过多见于严重的呕吐、腹泻以及大面积烧伤患者。

（五）高糖的摄入

高糖的摄入见于大量服用含糖饮料、静脉注射高浓度葡萄糖、完全性静脉高营养，以及含糖溶液的血液透析或腹膜透析等。值得提出的是，本症被误认为脑血管意外而大量注射高渗葡萄糖液的情况在急诊室内并不少见，结果造成病情加剧，危及生命。

（六）治疗用药

使用肾上腺皮质激素、呋塞米及噻嗪类利尿剂、苯妥英钠、普萘洛尔、氯丙嗪、左旋多巴、免疫抑制剂等。

（七）中枢神经损害

中枢神经损害见于儿童中枢神经系统发育不良、脑外科疾病及手术等所致的中枢性渗透压调节功能障碍。以上诸因素均可使机体对胰岛素产生抵抗而升高血糖、加重脱水，最终导致本症的发生。

本症发病机制复杂，未完全阐明。患者年老、脑血管功能差，极度高血糖、失水严重、血液浓缩、继发性醛固酮分泌增多加重高血钠，使血浆渗透压增高，脑细胞脱水，从而导致本症突出的神经精神症状。缺乏酮症的原因尚无满意解释，推测患者体内尚有一定量的胰岛素抑制脂肪分解。此外，高血糖和高渗透压本身也可能抑制酮体生成。

二、病情评估

（一）病史

患者有糖尿病病史，发病前数日或数周常有糖尿病逐渐加重的临床表现，如烦渴、多饮、多尿、乏力、头晕、食欲下降或呕吐等。

（二）临床表现

起病比较缓慢，通常需数日甚至数周。常先有多尿、烦渴、多饮，但多食不明显，或反而食欲减退、厌食，以致常被忽视。失水程度逐渐加重，出现神经精神症状，表现为嗜睡、幻觉、定向障碍、偏盲、上肢拍击样震颤、癫痫样抽搐（多为局限性发作）等。本症容易并发脑血管意外、心肌梗死或肾衰竭等。

（三）实验室检查

尿糖强阳性，但无酮症或较轻，血尿素氮及肌酐升高。血糖常高至 33.3 mmol/L 以上，血钠升高可达 155 mmol/L，但也有正常，甚或偏低者。血浆渗透压显著增高为 330 ~ 460 mOsm/（kg·H₂O），一般在 350 mOsm/(kg·H₂O) 以上。

根据高血糖、高血浆渗透压状态、无明显酮症酸中毒、重度脱水和突出的精神神经系统表现，结合病史不难诊断，但患者多为老年，多无糖尿病史，可继发于各种严重疾病，临床表现复杂多变，误诊、漏诊率较高。因此，临床上应提高对本病的警惕性。并注意与酮症酸中毒、乳酸性酸中毒、低血糖昏迷、脑炎、脑瘤、脑血管意外鉴别。

三、治疗措施

高渗性昏迷的治疗原则与酮症酸中毒相似。

（一）尽快输液纠正失水及血容量不足

失水、血容量不足是本症一系列临床表现的病理生理基础。故纠正失水宜较酮症酸中毒更积极一些。可按体重 10% ~ 15% 估计给液量。除非有心功能不全，否则应快速输注。前 4 小时输入液量的 1/3，12 小时内输入补液量的一半加尿量，余下 1/2 在以后的 12 小时内输完。如血压正常，血钠大于 155 mmol/L，可先用 0.45% 低渗盐水，但不宜太多，先输 1 000 ml 后视血钠含量酌情决定，血浆渗透压 <320 mOsm/(kg·H₂O) 时改为等渗溶液。低渗溶液输入太快应注意脑水肿并发症。血压低者宜采用生理盐水。

（二）胰岛素的应用

本症对胰岛素可能较酮症酸中毒敏感，所需胰岛素用量较少。仍主张以小剂量持续滴注。每小时 5 ~ 6 U。如血压偏低首剂可给 14 ~ 20 U 静脉推注。血糖下降至 14.0 ~ 16.8 mmol/L 时改用 5% 葡萄糖液加胰岛素 6 ~ 8 U 维持，方法与酮症酸中毒相同。

（三）碱性药物的应用与电解质补充

本症一般无须使用碱性药物。如二氧化碳结合力 <11.23 mmol/L 可酌情给 5% 碳酸氢钠 200 ~ 400 ml 滴注。虽然血钾可能正常，但体内总钾含量减少。经充分补液和使用胰岛素后，血钾将下降。治疗开始后 2 小时即应予补钾。原则也与酮症酸中毒同。应密切注意治疗过程中由于输液太快、太多及血糖下降太快，造成脑细胞从脱水转为脑水肿的可能。其发生机制可能为长时间组织缺氧，细胞内外渗透压持续不平衡，血浆高渗状态的骤然下降，水分向细胞内转移而造成。此时患者意识障碍加深或一度好转后又昏迷。应及时采用脑细胞脱水剂如甘露醇、地塞米松静脉滴注或静脉注射。

（四）积极治疗诱发病，去除诱因

选用恰当的抗生素预防和治疗感染。防止心力衰竭、肾衰竭。二氧化碳结合力 <11.23 mmol/L 时应注意乳酸性酸中毒可能。

四、护理要点

（一）一般护理

同糖尿病酮症酸中毒。

（二）病情观察与护理

同糖尿病酮症酸中毒，在病情观察方面尚需注意以下情况，如迅速大量输液不当时，可发生肺水肿等并发症。补充大量低渗溶液，有发生溶血、脑水肿及低血容量休克的危险，故应随时观察呼吸、脉搏，如发现呼吸困难、咳嗽、咳粉红色泡沫样痰，烦躁不安，脉搏加快，特别是在昏迷好转过程中出现上述表现，应及时处理，并调整输液速度或停止输液。

为防止输液过量，应及时测定中心静脉压。此外，应注意患者血压、脉搏、尿液情况及意识状态。在治疗过程中如意识逐渐恢复而再次出现意识不清应立即停用低渗溶液；如发现尿色变为粉红，应及时报告医生。

（三）健康教育

同糖尿病酮症酸中毒。

（龙晓燕）

第二节　低血糖危象

正常情况下，通过神经内分泌等调节，糖的分解代谢与合成代谢保持动态平衡，血糖浓度亦相对稳定。正常人血糖虽受进食、饥饿、劳动、运动、精神因素、生长发育等多种因素影响，但波动范围狭窄，一般血糖浓度饱餐后很少超过 8.89 mmol/L，饥饿时很少低于 3.33 mmol/L，此为血糖内环境稳定性。当某些病理和生理原因使血糖降低，引起交感神经兴奋和中枢神经异常的症状及体征时，称为低血糖危象。

一、病因和发病机制

低血糖症常见的病因有：①胰岛素过多（如胰岛素瘤、胰岛细胞增生、降糖药物治疗）；②摄食不足或耗糖过度；③肝脏疾病（硬化、急性黄色肝萎缩、肝癌等）；④垂体前叶、甲状腺或肾上腺皮质功能低下等；⑤中胚层源性肿瘤（如纤维肉瘤、平滑肌肉瘤等）；⑥反应性低血糖（如早期糖尿病、功能性低血糖、胃大部切除术后）；⑦药物中毒（乙醇、阿司匹林等）、荔枝中毒；⑧食管肿瘤、吞咽困难、孕妇、剧烈运动等。

上述诸多因素均可导致血糖过低以致脑部或（及）交感神经受到影响，产生一系列症状群。因为脑的主要能源是葡萄糖，但脑细胞储糖量很有限，主要靠血糖随时供给。脑部变化初期反映在大脑皮质受抑制，晚期神经细胞坏死，中脑及延脑活动受影响。同时高胰岛素血症可以促进钠、钾离子进入细胞内，导致脑水肿和颅内压增高。若低血糖昏迷时间持续超过 6 小时，脑细胞可因缺乏能量而发生不可逆的变性、坏死，严重损害中枢神经功能，因此本症最突出的表现是意识障碍。若血糖急剧下降但历时短暂，则以肾上腺过多并发症为著。由于肾上腺素释放增加，引起交感神经兴奋。一般而言，血糖值越低，持续时间越长，发病越快，其症状越明显，预后也越差，即使治疗恢复也成为痴呆或去大脑僵直状态。

二、病情评估

（一）病史

低血糖常呈发作性，发作时间及频度随病因不同而异，常在饥饿或运动后出现，多在清晨空腹或下半夜发生。少数患者亦可在餐后发作。

（二）临床表现

典型临床表现主要包括以下两种。

1. 交感神经过度兴奋

表现为心悸、软弱、饥饿感、脉快、出冷汗、皮肤苍白、手足颤抖。如继续发展，可伴有一系列程度不同的脑功能障碍表现。

2. 脑功能障碍

表现为精神不集中，思维和言语迟钝、头晕、不安、视物不清、步态不稳，有时可出现易怒、幻觉、行为怪异，常被误诊为精神病。病情严重者可出现癫痫样抽搐甚至昏迷。

（三）诊断和鉴别诊断

1）有低血糖危象发作的临床表现。

2）即刻测血糖<2.8 mmol/L。

3）立即给予葡萄糖后可以消除症状。

鉴别诊断：患者出现昏迷时应注意与糖尿病酮症酸中毒、糖尿病高渗性昏迷、癫痫、癔症、脑血管病、药物中毒等所致的昏迷相鉴别。主要靠发作时血糖检查及注射葡萄糖后的反应鉴别。

三、治疗措施

要充分认识反复、严重的低血糖发作，或低血糖持续时间过长可引起不可逆脑损害。因此，对低血糖症应尽早识别，及时处理。

（一）低血糖症发作时的紧急处理

轻症者，一般经喂食糖果、糖水等食物即可缓解；疑似低血糖昏迷的患者，应立即抽血做有关检查，并马上供糖而不必等待检查结果，可予以下治疗：

1）立即静脉注射50%葡萄糖液60~100 ml，多数患者能立即清醒，继而进食；未恢复者可反复注射直至清醒。处理后即使意识完全恢复，仍需继续观察，因为口服降糖药物引起的低血糖症，血液中较高的药物浓度仍继续起作用，患者再度陷入昏迷的可能性仍很大，宜继续静脉滴注5%~10%葡萄糖液，根据病情需要观察数小时至数日，直至病情完全稳定为止。

2）血糖不能达到上述目标，或仍神志不清者，必要时可选用：氢化可的松100 mg静脉推注，并视病情需要再以100 mg加入5%~10%葡萄糖液500 ml中缓慢滴注，一般一日总量在200~400 mg；或给予高血糖素0.5~1.0 mg皮下、肌内或静脉注射，一般 20 分钟内起效，但维持时间仅 1.0 ~ 1.5 小时。

（二）病因治疗

如手术切除胰岛 β 细胞瘤、腺癌及中胚层源性肿瘤等。如未找到肿瘤，可从胰尾起行逐段胰腺部分盲目切除，直至血糖回升，并需注意切除异位腺瘤。

四、护理要点

（一）一般护理

1）患者出现低血糖表现应绝对卧床休息，立即口服葡萄糖或静脉推注葡萄糖液。注意保暖，避免受凉。对于有抽搐患者，除补糖外可酌情用适量镇静药，并注意保护患者，防止外伤。昏迷患者应按昏迷常规护理。

2）间歇期患者应合理饮食，注意休息，生活规律，防止刺激减少发作。对胰岛素细胞瘤的患者，因常年患病，又有脑部症状，多有情绪低沉、神志模糊和悲观失望，医护人员态度要和蔼，耐心鼓励患者安定情绪，建立战胜疾病的信心。嘱患者随身携带糖块，遇有心悸、出汗、烦躁等先兆症状时随时口含糖块，防止发作。

（二）病情观察与护理

1）密切观察生命体征及神志变化，例如有无心悸、出汗、头昏等低血糖先兆，定时监测血糖，注意血压、脉搏、呼吸等生命体征的变化。要注意观察尿、便情况，记录出入量。观察治疗前后的病情变化，评估治疗效果。

2）临床上可见到低血糖抢救成功后再度发生昏迷的病例，因此患者清醒后，仍需要观察 12 ~ 48 小时，以便及时处理。

3）在糖尿病的治疗过程中注射胰岛素或口服降糖药物过多时，要注意低血糖的发生。除要严格掌握剂量外，还要密切观察，熟悉低血糖的诊断、临床症状、不同患者存在个体敏感性的差异。

（三）健康教育

指导患者避免精神刺激，饮食有节有时，起居有常，不妄劳作，坚持力所能及的体育锻炼，以增强体质。对各种病因进行针对性预防，如肝功能受损者应积极保肝治疗；半乳糖血症应停服乳类食品；延迟型倾倒综合征患者应少食多餐等。

（毕苗苗）

第三节　甲状腺危象

甲状腺危象是甲亢患者在急性感染、精神创伤、妊娠或甲状腺手术等各种诱因的刺激下，发生大量甲状腺激素释放入血，病情突然加重而出现的一系列临床症状。病情危重，死亡率高，必须及时抢救，否则患者往往死于高热、心力衰竭、肺水肿及水、电解质紊乱。

一、病因和发病机制

（一）手术性因素

甲亢患者在术中或术后 4～16 小时发生危象常与手术直接有关。凡在术后 16 小时后出现者，应寻找感染病灶或其他诱因，如输液、输血反应等。甲状腺本身的手术或其他急诊手术如急腹症、剖宫产，甚至拔牙等均可引起危象。手术引起甲状腺危象的原因如下：

1. 甲亢病情未控制

术前未用抗甲状腺药物做准备或准备不充分，甲亢病情未完全控制；或甲状腺手术延误致抗甲状腺药物停用过久，碘剂作用脱逸，甲状腺又可以合成并释放甲状腺激素。

2. 甲状腺激素释放

手术应激或手术时挤压甲状腺，导致大量甲状腺激素释放入血液循环。全麻亦可使组织中的甲状腺激素进入血液循环。术中或术后并发喉头水肿、行气管切开等，造成再次手术刺激。

（二）非手术性因素

非手术性因素指手术以外的诱因引起，常见有如下几种

1. 感染

细菌感染是目前诱发危象的主要原因。多见于急性扁桃体炎、肾盂肾炎、支气管肺炎、阑尾炎、败血症、术后伤口感染等急性及严重感染病例。

2. 停用抗甲状腺药物

甲亢病情未控制，突然停用抗甲状腺药物而激发危象。

3. 精神神经因素

严重精神创伤、精神紧张、恐惧等亦为激发危象的常见原因。有因精神创伤及惧怕甲状腺手术而激发危象的报道。

4. 代谢性疾病

糖尿病酮症酸中毒、严重脱水、电解质紊乱、酸碱失衡等。

5. 应激

过度紧张、高温环境、过度疲劳、情绪激动等应激可导致甲状腺激素突然释放。

6. 其他

过度挤压甲状腺、放射性^{131}I（碘）治疗引起放射性甲状腺炎等均可导致大量的甲状腺激素释放入血。甲状腺危象的发病机制和病理生理尚未完全阐明。由于危象都发生于甲亢未能有效控制者，而且危象发作时血中甲状腺激素明显增高，因此许多学者认为危象的病因是单位时间内甲状腺激素分泌过盛，导致机体代谢紊乱的结果。但甲亢患者服甲状腺激素后，一般不引起危象，因此不能简单地认为甲状腺危象是由于血甲状腺激素过多所致。重症甲亢长期不能控制者常伴有潜在性肾上腺皮质衰竭，有些病例死后尸解发现肾上腺皮质有萎缩、变性及出血。激发危象的诱因与肾上腺危象的诱因相同，危象的许多表现与肾上腺危象相似，用大剂量肾上腺皮质激素治疗危象亦能收到较好疗效。这些均支持危象的发生与肾上腺皮质衰竭有密切的因果关系。但完全凭此解释危象

发生的全部过程尚存不足，可能为多种因素相互作用的结果。

二、病情评估

（一）病史

有甲亢病史，或体检发现甲状腺肿大伴血管杂音、甲亢眼征等支持有甲亢病史，并应努力询问或寻找感染等诱因史。

（二）症状和体征

几乎所有患者均呈急性起病，外科手术所致危象多在术后 12 ~ 24 小时。放射性 ^{131}I 治疗引起危象一般在服药后 2 周内发生，但多数发生于 1 周内。危象发生前甲亢症状往往加剧，可有数日、数周的前驱期，表现为心悸加剧、多汗明显、烦躁、失眠、食欲减退、恶心、大便次数增加、体重显著减轻等。亦可有中等度发热即所谓危象前期。若不及时治疗则迅速发展至危象期。其主要临床表现有：

1. 发热

常有发热，多超过 39℃，有时可在 40℃ 以上。一般为持续性高热，常规退热措施及药物往往不易奏效。

2. 皮肤症状

皮肤湿润、发红、潮热多汗，重者大汗淋漓，常与发热同时出现，与感染性发热在退热时伴多汗有所不同。至晚期出现循环衰竭及休克时则皮肤转为苍白、末梢发绀、湿冷等。

3. 心血管系统症状

心动过速，常在 160 次/分以上，与体温升高程度不成比例，多呈窦性。可有心房颤动及其他心律失常，有甲亢性心脏病的患者易出现心力衰竭或肺水肿，血压升高，以收缩压升高明显，脉压增大，病情发展可出现血压下降及休克。

4. 胃肠道症状

食欲极差，恶心呕吐，腹泻十分突出，每日在 10 多次，严重者可有黄疸。

5. 神经及精神症状

表现为烦躁不安、激动、谵妄、嗜睡、木僵、四肢震颤、抽搐，严重时呈昏迷状态。部分患者出现幻觉、定向力丧失、精神失常等。

6. 水与电解质紊乱

由于代谢亢进，高热、呕吐、腹泻、摄入减少等因素，多数患者均有不同程度的失水及电解质紊乱，轻至中度代谢性酸中毒。电解质紊乱以低血钠为常见，其他包括低血钾、低血钙、低血镁及低血磷等。

7. 其他

体重明显减轻，少数患者有胸痛、呼吸急促等。

（三）实验室及其他检查

1）血白细胞计数常可升高。

2）甲状腺功能检测：3，5，3′-三碘甲腺原氨酸（T_3）、甲状腺素（T_4）升高。

3）肝功能：血清转氨酶可升高；黄疸指数可超过正常。

（四）诊断

本症诊断主要根据临床表现，实验室检查帮助较小。如果原已有甲亢史、突眼或甲状腺肿，则足以依靠临床表现确诊，而不必等化验结果。但对原来未获确诊或误诊者，特别是淡漠型甲亢，患者来诊时已进入危象期，则应努力寻找甲亢证据，如突眼、甲状腺肿大等，并详细询问家属，以明确甲亢既往史。努力寻求诱发因素，如甲状腺或其他部位手术、感染等的证据。

临床表现中以下几点最有诊断价值：①高热、大汗，体温 39℃ 以上，退热药无效；②心动过速，心率超过 160 次/分；③谵妄、激动、极度不安或精神错乱；④腹泻，但大便检查无明显异常。

具备上述条件多可诊断，若查得游离 T_4 升高、促甲状腺激素（TSH）降低更有助确诊。

（五）鉴别诊断

需与败血症、肺和肠道感染、其他原因引起的心力衰竭、糖尿病酮症或低血糖、中暑及震颤性谵妄（乙醇脱瘾综合征）等鉴别。

三、治疗措施

（一）降低血液循环中甲状腺激素水平

阻断甲状腺激素的合成、抑制其继续释放是抢救甲状腺危象的重要措施之一。应用碘剂可抑制已合成的甲状腺激素释放，抗甲状腺药物能阻断甲状腺激素的合成，两者共同使用可迅速降低血液循环中甲状腺激素的水平。一般立即给予丙硫氧嘧啶 600 mg，服药后 1 小时发挥作用，以后 20 mg，4～6 小时 1 次，不能口服者鼻饲，也可给予甲巯咪唑，但丙硫氧嘧啶能抑制外周 T_4 转变为 T_3，故为首选。抗甲状腺药物应用 1 小时后使用碘剂，如复方碘溶液口服，首剂 30～60 滴，以后 20～40 滴每 6 小时 1 次。

（二）降低周围组织对甲状腺激素的反应

常用药物有两类：

1. β 受体阻滞剂

常用普萘洛尔 20～80 mg 口服，4～6 小时 1 次，或静脉注射 1 mg，5 分钟 1 次，心率下降后再改口服。

2. 利血平与胍乙啶

有严重心力衰竭及哮喘者不宜用普萘洛尔，可用利血平 1 mg 肌内注射，6 小时 1 次，可改善精神、兴奋症状；胍乙啶能使组织中的儿茶酚胺消耗，并阻断节后肾上腺素能神经释放儿茶酚胺，每日 100～200 mg 分次口服，24 小时后起效。

上述两药低血压者禁用。

（三）碘剂

服抗甲状腺药物后 1～2 小时再加服复方碘溶液，首剂 30～60 滴，6 小时后每 6～8 小时给 5～10 滴；或用碘化钠 0.5～1.0 g 缓慢静脉滴注，于 8 小时内滴完，24 小时内可用 2～3 g，以后视病情好转逐渐减量，一般使用 3～7 日停药。

（四）肾上腺皮质激素

能改善机体的反应性，提高应激能力，降低血中甲状腺激素的分泌，抑制 T_4 脱碘转变为 T_3，对可能存在的肾上腺皮质功能衰竭进行替代治疗，并具有非特异性退热、抗毒、抗休克作用。故在甲状腺危象尤其是高热、虚脱及休克时宜用肾上腺皮质激素。可用氢化可的松琥珀酸钠 200～400 mg（或相当于此剂量的地塞米松 15～30 mg）静脉滴注。亦可口服地塞米松，每次 2 mg，6 小时 1 次。

（五）抗感染与支持疗法

有针对性地给予足量的抗生素，积极预防和控制感染。在此基础上，可由静脉滴入大量的葡萄糖、维生素 C、B 族维生素以及适量的辅酶 A、ATP 等，以补充由于代谢亢进所致的机体消耗和促进代谢的恢复，而且对肝脏亦有保护作用。

（六）换血疗法

上述方案治疗无效时或反而加重，提示血液循环中的甲状腺激素下降缓慢。放血 300～500 ml，去除血浆，将红细胞混悬于复方氯化钠中重新输回，隔 6～12 小时 1 次。必要时可补充正常人的血浆或白蛋白。也可选用透析疗法。

（七）对症治疗

1. 人工冬眠

冬眠药物能使大脑皮质及脑干网状结构处于抑制状态，从而使机体对外界反应降低，并具有降温及降低代谢的作用，缓解各器官组织的危象状态。以冬眠 Ⅱ 号为宜，因其有降低心率作用。冬眠 Ⅱ 号处方为哌替啶 50～100 mg，异丙嗪 25～50 mg，双氢麦角碱 0.3～0.6 mg，肌内注射或加入葡萄糖液中静脉滴注，每 6～12 小时 1 次，以达亚冬眠为度。

2. 吸氧

有缺氧表现给予吸氧。

3. 降温

轻度发热可用退热药，但水杨酸类退热药能与血中甲状腺激素载体蛋白结合，使游离的 T_4、T_3 增加，加重甲亢症状，故不能使用。高热可用物理降温，包括冰袋、冰水洗胃、灌肠等，必要时使用冬眠疗法。

四、护理要点

（一）一般护理

1）意识清醒时应鼓励患者多饮水、增加排尿量，以促进体内血钙的排出。

2）应给予易消化、低钙的流食或半流食，限制牛奶等摄入。

3）加强生活护理 本病患者因有骨骼系统的症候群，护理上应注意协助患者料理生活，保持舒适卧位，限制患者运动，防止发生骨折。

4）因患者有不同程度的精神症状，必要时加床档，适当应用约束带，保护患者，防止发生意外。

5）按时采取动、静脉血及尿标本，不可在输液侧肢体采血标本，以保证化验数据的准确可靠。

（二）病情观察与护理

1）严密观察病情变化，注意血压、脉搏、呼吸、心率、心律的变化，每15～30分钟测量1次，做好重症记录。如有异常应及时通知医生处理。记录液体出入量。

2）输液时应注意滴速，保持输液通畅。输入碘化钠溶液时，需用黑纸将输液管、输液器罩上，以避免光照。碘溶液对血管刺激较大，注意不要漏到血管外，应避免浓度过高或滴注速度过快，以防引起静脉炎和组织损伤。

3）患者体温过高时要及时降温，以免加重脑耗氧量。可选用氯丙嗪降温。此药既有降温作用，又可阻滞中枢神经冲动，亦可采用物理降温，方法为头部带冰帽，四肢大血管处放置冰袋等。降温时需密切观察体温下降情况及一般状态，防止因体温骤降而发生虚脱。

4）甲状腺危象患者可出现烦躁、谵妄、抽搐甚至昏迷。故在治疗过程中应严密观察神志的变化，给予专人护理，加床栏，防止坠床。治疗开始后应密切观察昏迷程度的改变，并记录时间，及时报告医生，以便及时调整治疗方案。神志恢复后亦不可大意，以防因其他原因再度昏迷。

5）由于患者恶心、呕吐、腹泻极其严重，导致体液大量丢失，造成血容量不足、电解质紊乱等，所以迅速补液是治疗甲状腺危象的一个重要措施，也是某些药物的重要给药途径；同时还要注意液体的滴速，因甲状腺危象患者大多伴有心力衰竭，所以滴速不宜太快，以免加重心脏负荷。根据医嘱所进液体的种类、先后顺序仔细认真核对，严格执行。

6）患者出现恶心、呕吐时，可针刺人中、合谷、曲池等穴位，必要时给予维生素B_6、甲氧氯普胺等。腹泻严重时，应注意肛周护理，便后清洗肛门，预防肛周感染，同时应保持被褥的清洁干燥。

7）当患者出现四肢无力、精神萎靡、腹胀、肠鸣音减弱或消失、心音低钝时，应尽早补钾，调整饮食，鼓励患者进含钾较高的食物。出现全身无力等其他严重缺钾表现时，应尽快抢救。及时吸氧，保持呼吸道畅通，协助患者咳嗽时头偏向一侧，以免痰液无力咳出，阻塞呼吸道，必要时可拍背协助排痰。补钾可根据缺钾的轻重给予口服或静脉滴注。滴注时速度不宜过快，浓度不宜太大。一般每日总量3～5 g，加入5%葡萄糖液1 000～1 500 ml，每100 ml溶液中含钾0.3 g为宜，每小时输入氯化钾不超过1 g，滴速每分钟40滴为宜。补钾时应注意患者的尿量，严格掌握见尿补钾的原则。

8）密切观察血压、脉搏的变化是确定休克及监测病情进展的重要措施。当患者出现脉搏细速、血压下降、脉压进一步缩小、尿量减少时，表示病情危重，应立即报告医生及时处理。

9）观察神志、皮肤的变化，当患者出现烦躁、皮肤苍白，继而表现为神情淡漠、反应迟钝、口唇肢端发绀、四肢湿冷等，为病情严重表现，须报告医生立即采取抢救措施。

（三）健康教育

1）加强心理指导，说明不良情绪对疾病的影响，应保持精神愉快，勿受凉及过劳，防止感染，预防危象的发生。

2）指导患者定时服药及复查，服用抗甲状腺药物时，严格掌握剂量及疗程，讲解药物的作用、不良反应。坚持服药，完成疗程。

3）指导患者定期复查血 T_3、T_4 及相关的项目以决定治疗方案。

4）出院时指导患者合理安排工作和休息，避免过劳、紧张，保持情绪稳定。

5）出院带药时为患者提供药物知识，指导正确用药。

6）指导患者门诊随访。

（徐红艳）

第七章　神经系统急重症

第一节　脑血栓形成

脑血栓形成是脑部动脉粥样硬化和血栓形成，使血管腔变窄成闭塞，产生急性脑供血不足所引起的脑局部组织软化、坏死，引起急性或亚急性脑的局灶性神经功能障碍。本病占全部急性脑血管病的 50% ~ 60%。

一、病因和发病机制

脑梗死病变最常见的病因是动脉粥样硬化，其次为各种原因的脑动脉炎（如钩端螺旋体病、结核、红斑性狼疮、结节性多动脉炎、大动脉炎和其他非特异性脑动脉炎等），以及少见的血管外伤、先天性动脉狭窄、真性红细胞增多症等。脑梗死的形成常在血管壁病变的基础上，伴有血流动力学（如脑灌注压的突然降低）改变、血液成分异常和血液黏滞度升高或血压与黏度比值异常的条件下发生。

脑的任何血管均可发生血栓形成，但以颈内动脉、大脑中动脉为多见，基底动脉和椎动脉分支为次之。当血压降低、血流缓慢和血液黏稠度增高时，血小板、纤维蛋白及血液红、白细胞逐渐发生沉积而形成血栓。其次，各种原因的脉管炎，可引起内膜增厚，管腔变窄，亦可引起血栓形成，如常见的钩端螺旋体脉管炎、闭塞性动脉内膜炎、胶原纤维病的血管损害等，此外，颈部外伤、感染、先天性血管变异也可造成脑血栓形成。

动脉闭塞后 6 小时内其组织改变不明显，为可逆性。通常在 12 ~ 24 小时大体检查才能较明显地看出。血管壁出现大量结缔组织，包括胶原纤维、弹力纤维、糖蛋白。细胞内外脂质堆积，并可有钙质沉积。动脉管腔内可见大量血小板、红细胞，血管壁向血栓内生长的纤维细胞。陈旧的血栓内尚可机化及管腔再通。梗死发生后缺血最重的中心部位，脑组织坏死，神经元、轴索、髓质及胶质细胞均遭受破坏。后期坏死组织液化，被吸收后形成小腔。一种多见于皮质下、基底核等处小动脉硬化引起的梗死，形成多个不同时期的小腔，称为腔隙性梗死。在坏死组织周围为水肿区，其间部分神经元的损害可能是可逆的，若能及时抢救，其功能可望恢复，此区称缺血半暗带或半影区。

脑血栓形成一般为供血不足引起的白色梗死，少数近皮质梗死区，由于血管丰富，于再灌流（即血管再通）时可继发出血，称出血性梗死。

病理解剖检查见各主要血管血栓形成的发生率约为：颈内动脉起始处及虹吸部 29%，大脑中动脉 43%，二者共占 2/3 以上，大脑前动脉 5%，椎动脉 7%，基底动脉 7%，大脑后动脉为 9%。

二、病情评估

(一) 病史

动脉硬化性脑梗死的发生与年龄及动脉硬化的程度有密切关系，95%的患者在50岁以后发病，65~74岁年龄组发病率可达到每年1%，高于脑出血，男性较女性多见。约有60%的患者起病前有过度疲劳、兴奋、愤怒和气温突变等诱因，80%在安静状态下发病，其中约1/5在睡眠中发病。

(二) 症状和体征

1. 一般特点

1) 常在安静、休息状态下发病。部分患者起病前有短暂性脑缺血发作（TIA）、头痛、眩晕、肢体麻木、无力等前驱症状。

2) 病情发展缓慢，逐渐加重，1~2日达到高峰。

3) 多数患者意识清楚、生命体征平稳、颅高压情况比较少见。

2. 神经系统特点

闭塞的脑动脉不同，神经系统表现不同。

1) 大脑中动脉闭塞症状：最常见。主要影响内囊区供血，表现为"三偏征"。

(1) 偏瘫：病灶对侧舌、面瘫痪，肢体瘫痪。

(2) 偏身感觉障碍：病灶对侧面部、肢体感觉异常。

(3) 偏盲：病灶对侧同向性偏盲。

大脑中动脉闭塞使优势半球（往往是左半脑）受累，可出现失语。非优势半球受累，可出现体象障碍（外貌正常者想象自己的外貌有缺陷，或对轻微的躯体毛病过度担心），甚至有意识障碍。若特定部位损害可出现失读、失写、失认等情况。

2) 颈内动脉闭塞症状：主要是大脑中动脉闭塞症状，此外，还有病灶侧单眼一过性失明（眼动脉缺血）、颈动脉搏动减弱等症状。

3) 椎基底动脉闭塞症状：主要影响脑干及小脑的功能。

(1) 脑干受损表现为眩晕、恶心、呕吐、交叉性瘫痪、交叉性感觉障碍、针尖样瞳孔、复视、眼肌麻痹、构音障碍、吞咽困难等，重者还可出现不同程度的意识障碍及四肢瘫痪。

(2) 小脑受损表现为眩晕、恶心、呕吐、眼球震颤、共济失调等。

3. 特殊类型脑梗死

1) 大面积脑梗死，可出现意识障碍，甚至危及生命。

2) 出血性脑梗死，脑梗死灶内血管破损，血液漏出。

3) 多发性脑梗死，两个或两个以上不同供血系统脑血管闭塞引起的脑梗死。

(三) 实验室及其他检查

1. 腰椎穿刺查脑脊液

腰椎穿刺（简称腰穿）查脑脊液多数正常，压力不高，清晰。大面积梗死时压力升高。

2. CT 检查

发病 24 ~ 48 小时可见到相应部位低密度梗死灶，梗死后 2 ~ 3 周脑软化坏死，CT 平扫呈等密度不易显示，需做增强扫描。颅后窝梗死病灶由于骨伪影响 CT 影像显示欠佳。

3. MRI 检查

MRI 比 CT 具有一定优越性。梗死后任何时候都能显示病灶异常信号影，可以提供更多的切面影像，脑血管造影无骨性伪影干扰，并能显示后颅窝脑干内的较小病灶。

4. 血流变学指标

血流变学指标异常。

5. SPECT 检查

发病后即可见病灶部位呈灌注或减退区或缺损区。

6. 经颅多普勒超声（TCD）

经颅多普勒超声根据收缩峰流速、平均流速、舒张期末流速及脉动指数等衡量颅内主要动脉血管的血流状况，梗死区常出现相应血管多普勒信号减弱或消失。

（四）诊断

1）50 岁以上，有动脉硬化、糖尿病、高脂血症或既往有 TIA 发作史。

2）常于休息时突然发病，症状多在几小时或更长时间内逐渐加重。

3）意识清楚或轻度障碍，大多数无明显头痛或呕吐，但偏瘫、失语等神经系统局灶体征明显。

4）无脑膜刺激征，脑脊液多正常。

5）脑部 CT 或 MRI 检查可显示梗死部位和范围。

（五）鉴别诊断

本病应与下列疾病鉴别：

1. 脑出血

发病更急，常在动态下起病，常有头痛、呕吐等颅内压增高症状及不同程度的意识障碍，血压显著增高，头 CT 检查示高密度灶等可相鉴别。

2. 脑栓塞

起病急骤，常有心脏病史，特别有心房颤动、细菌性心内膜炎、心肌梗死或其他原因易产生栓子来源时，应考虑脑栓塞。

三、治疗措施

（一）急性期治疗

入院前应争分夺秒，将脑梗死患者在最短时间内送至相应的医疗机构，以做恰当处理。治疗原则是维持患者生命需要，调整血压，防止血栓进展，增加侧支循环，减少梗死范围，挽救半影区，减轻脑水肿，防治并发症。

由于脑血栓患者致病原因各异，病情轻重及就诊时间不同，治疗时应遵循个体化原则。

1. 一般处理

急性期应静卧休息，头放平，以改善脑部循环。对于脑水肿明显伴意识障碍者，可立即予以吸氧及降颅内压治疗，如静脉滴注地塞米松、甘露醇等。对血压偏高者，降压不宜过快、过低，使血压逐渐降至发病前水平或 150/90 mmHg 左右。血压偏低者头应放平或偏低，可输胶体物质或应用升压药物维持上述水平，吞咽困难者给予鼻饲。预防压疮，保持口腔卫生。

2. 控制血压

除非血压过高，一般在急性期不使用降压药物，以免血压过低而导致脑血流灌注量的锐减，使梗死发展及恶化。维持血压比患者病前平日血压或患者年龄应有的血压稍高水平。

3. 控制脑水肿

急性脑梗死中颅内压增高并不常见。大脑中动脉主干、颈内动脉梗死者可产生急性颅内压增高症状，但几乎所有的脑梗死者均有脑水肿，并以发病后 2～5 日为最明显。常用的脱水制剂有：

1）甘露醇：20% 甘露醇 125 ml，静脉滴注，每 8～12 小时 1 次，脑水肿明显者可用 20% 甘露醇 250 ml 静脉滴注，6～8 小时 1 次。治疗中应随访尿常规和肾功能，血尿和尿中见到管型应当减量或停用。

2）甘油果糖：10% 甘油果糖 250～500 ml，静脉滴注，每日 2 次。

3）20% 人血白蛋白：10～20 g 静脉滴注，每日 1～2 次。适用于发病 24 小时后的严重脑水肿患者。

4）皮质类固醇：可用于常规脱水剂不能控制的脑梗死者，但应注意高血压、高血糖等并发症的发生。

4. 控制高血糖

脑梗死后，急性期 20%～30% 的患者出现血糖升高。不管是糖尿病，还是应激性血糖升高，都与脑梗死的预后直接相关。因此，除了血糖升高用降血糖药物控制高血糖外，脑梗死后 24～48 小时，不输葡萄糖液体，而用生理盐水、706 羧甲淀粉等。

5. 溶栓治疗

多数脑卒中是颅内动脉血栓引起，因此最佳治疗措施为溶解血栓，恢复或增加缺血区的血液灌注。虽然梗死区的中心部分不可能存活，但在一定的时间内恢复缺血区的血液循环能挽救半暗带区的功能。尽快恢复缺血区的脑血流是治疗成功的关键，至今仅证实静脉 rtPA 有效。

1）rtPA 静脉溶栓：1995 年美国第 1 次报道 rtPA 的溶栓治疗，表明急性缺血性脑卒中 3 小时内给予 rtPA（0.9 mg/kg）治疗，能明显改善脑卒中的预后。1996 年再次肯定了上述治疗的安全性和有效性，美国食品药品监督管理局（FDA）于 1996 年批准这项治疗措施。624 名急性缺血性脑卒中患者症状出现后 3 小时内给予安慰剂或 rtPA（0.9 mg/kg，最大剂量 90 mg）治疗，其中 50% 患者在症状出现后 90 分钟内给予 rtPA，用美国国立卫生研究院（NIH）量表评定，完全神经功能恢复或 NIH 量表增加 4 分或 4 分以上为改善，31%～50% 应用 rtPA 的患者脑卒中后 3 个月内预后改善，而安慰剂组仅 20% ~ 30%。rtPA 的主要危险是症状性脑出血，rtPA 治疗组脑出血的发生率为 6.4%，安慰剂组为 0.6%，但 2 组 3 个月的病死率（分别为 17% ~ 20%）和年病死率（分别为 24% ~ 28%）相似。美国国家神经病与卒中研究所（NINDS）试验的亚组分析表明，与对照组相比症状出现 90 分钟内给予 rtPA 的患者 3 个月后症状改善的比率为 2.11，而 90 ~ 180 分钟给予 rtPA 患者症状改善的比率为 1.69，因此认为治疗开始较早，疗效越好。脑卒中后 91 ~ 180 分钟给予 rtPA 的患者，NIH 量表评分 ≤ 5 占 19%，对照组仅为 4%，据此推测中度脑卒中患者 rtPA 疗效较好。

2）链激酶：静脉给予链激酶时，出血相关病死率增加，3 项链激酶治疗的临床试验因疗效欠佳而提前终止。

3）其他溶栓药：其他静脉内给予的血栓溶解药包括瑞替普酶、尿激酶、阿尼普酶及葡激酶。有研究表明动脉内应用尿激酶治疗大脑中动脉供血区梗死效果较好，但需在特定的中心并拥有超选择性血管造影等条件下进行。至今未对其中任何一种药物进行广泛的临床试验。

4）动脉溶栓：尚无试验直接比较急性脑卒中患者静脉溶栓与动脉溶栓再通率的高低。动脉内溶栓仍处于实验阶段，以下观点基于非对照或小型非正式试验的结果，这些试验评估是多种溶栓药（尿激酶、链激酶、rtPA）对急性脑卒中，包括基底动脉闭塞的治疗效果。1 个前瞻性随机对照试验评估了大脑中动脉闭塞 6 小时内动脉内联合给予重组尿激酶原和肝素的有效性，重组尿激酶原组给予肝素和重组尿激酶原治疗，对照组仅给予肝素，90 日后 40% 的重组尿激酶原组（121 例）患者 Rankin 评分改进了 0 ~ 2 分，而对照组（59 例）只有 25% 的患者改进了 0 ~ 2 分。重组尿激酶原组中 66% 的患者大脑中动脉闭塞后再通，而对照组仅 18%。10% 的重组尿激酶原组患者和 2% 的对照组患者接受治疗后 24 小时内出现颅内出血、神经系统症状恶化，2 组总体病死率并无显著差异。目前 FDA 并未认可这种药物。

6. 抗凝治疗

适用于非出血性梗死，尤其适用于进展型脑卒中，亦可预防再次血栓形成。在治疗开始前及治疗中需多次监测凝血时间。

1）肝素：成人首次剂量以 4 000 ~ 6 000 U 为宜。以后一般以肝素 12 500 ~ 25 000 U 溶于 10% 葡萄糖液 500 ~ 1 000 ml，静脉滴注，每日 1 次，使用 1 ~ 2 日。以后根据病情及实验室检查结果调整药量。出血性疾病、活动性溃疡病、严重肝肾疾患、感染性血栓及高龄患者忌用。

2）双香豆素：可在使用肝素的同时口服，第 1 日 200 ~ 300 mg，以后维持量每日 50 ~ 100 mg，治疗时间依病情而定。治疗中应使凝血酶原指数在 20% ~ 30%，或凝血时间（试管法）维持在 15 ~ 30 分钟。应经常检查有无血尿及其他出血倾向，如有出血立即停药，并用鱼精蛋白静脉滴注对抗。

3）华法林：第 1 日给药 4 ~ 6 mg，以后每日 2 ~ 4 mg 维持。

4）藻酸双酯钠：研究表明，该药具有抗凝，降低血黏度，降血脂和改善微循环作用。常用剂量为每日 1 ~ 3 mg/kg 静脉滴注，10 日为 1 个疗程。目前认为，该药疗效确切、显著，无明显不良反应及出血倾向，是治疗脑血栓形成比较理想的药物。

7. 脑保护剂的使用

常用的有钙通道阻滞剂、亚低温治疗及自由基清除剂（甘露醇、维生素 E、维生素 C、糖皮质激素和巴比妥类等）。

8. 抗血小板聚集治疗

阿司匹林 100 ~ 300 mg/d，噻氯匹定 250 mg/d。

9. 降纤溶治疗

目的是降解血中纤维蛋白原，增强纤溶系统活性。常用药物有巴曲酶、降纤酶和蚓激酶等。

10. 中药治疗

可应用复方丹参、川芎嗪、三七总苷、疏血通、刺五加、银杏制剂等。

11. 其他治疗

其他治疗包括右旋糖酐 – 40、706 羧甲淀粉、倍他司汀、胞磷胆碱、奥托格雷纳、马来酸桂哌齐特等。

12. 手术治疗和介入治疗

如颈动脉内膜切除术、颅内外动脉吻合术、开颅减压术、脑室引流术等对急性脑梗死患者有一定疗效（如大面积脑梗死和小脑梗死而有脑疝征象者，宜行开颅减压治疗）。近年来，国内开展了颅内外血管经皮腔内血管成形术及血管内支架置入等介入治疗。

13. 高压氧治疗

高压氧治疗可增加脑组织供氧，清除自由基，提高脑组织氧张力，并具有抗脑水肿，提高红细胞变形能力，控制血小板聚集率，降低血黏度和减弱脑血栓形成等作用。

（二）恢复期治疗

要加强语言训练、被动运动、按摩、防止关节挛缩及足下垂。采用理疗、超声波治疗、针灸等综合康复治疗均有一定疗效。

四、护理要点

（一）一般护理

1）急性期患者应卧床休息，取头低位，以利脑部的血液供给。有眩晕症状的患者，头部取自然位，避免头部急转动和颈部伸屈，以防因脑血流量改变而加重头晕和产生不稳感。病情稳定后鼓励患者早期于床上或下地活动。

2）起病24 ~ 48 小时后，仍不能自行进食的患者应给予鼻饲。对有高血压、心脏病的患者，可根据病情给低脂或低盐饮食。

3）昏迷患者按昏迷护理常规护理。

4）由于患者长期卧位，要加强皮肤、口腔及大小便的护理，防止压疮的发生。早日进行被动、主动运动，按摩患肢，以促进血液循环。

5）加强心理护理，由于老年人在病前曾看到过脑梗死后遗症对健康的危害，都存有不同程度的恐惧感，瘫痪和失语造成自理能力的丧失，给患者增加了精神上的负担，要做好精神护理，给予安慰，使其积极配合治疗。

（二）病情观察与护理

1）密切观察病情变化，注意患者的意识改变、呼吸循环状况、瞳孔大小及对光反射、体温、脉搏、血压等，并详细记录。发现异常及时报告医生。

2）应用双香豆素类或肝素等药物抗凝治疗时，应严格执行医嘱，密切观察皮肤、黏膜、大小便、呕吐物，注意有无出血倾向，如有出血立即通知医生。

3）观察血压变化，备好止血药物，做好输血准备。

4）使用链激酶或尿激酶溶栓治疗者，注意有无发热、头痛、寒战或其他过敏反应，观察有无出血倾向。发现异常及时报告医生处理。

（三）健康教育

1）积极防治高血压、糖尿病、高脂血症、高血黏稠度等脑血管疾病的危险因素，尤其是患高血压的老年人，必须定期监测血压，定期有规律的服用降压药物。高脂血症能促进动脉粥样硬化和血液黏稠度增高等血液流变学变化，所以老年人应定期复查血脂、血糖、胆固醇等。注意劳逸结合，避免过度的情绪激动和重体力劳动。

2）多食谷类、豆类、蔬菜、水果等高复合碳水化合物以及高纤维、低脂肪的食物，少食甜食，戒除烟酒，保持大便通畅。

3）出院时应注意指导患者避免过度劳累和精神刺激，加强瘫痪肢体功能锻炼，低脂饮食，多吃新鲜蔬菜，坚持语言训练。

（于民善）

第二节　脑出血

脑出血是神经科常见的危重急症，是指原发性非外伤性脑实质内出血，也称自发性脑出血，占急性脑血管病的20%～30%。发病率为每年60～80人/10万人，急性期病死率为30%～40%，是急性脑血管病中最高的。在脑出血中大脑半球出血约占80%，脑干和小脑出血约占20%。新近文献报道脑出血占所有脑卒中患病率的10%～15%，病死率和致残率高，发病后1个月内病死率为35%～52%，其中半数死于48小时以内，6个月后仅有20%的幸存者能够生活自理。

一、病因和发病机制

（一）病因

高血压合并小动脉硬化是脑出血的主要因素。还可由先天性脑动脉瘤、脑血管畸形、脑瘤、血液病（如再障、白血病、血小板减少性紫癜及血友病等）、感染、药物（如抗凝及溶栓治疗等）、脑血管淀粉样变性、脑动脉炎等所致。

（二）发病机制

脑内动脉具有动脉壁薄，中层肌细胞及外膜结缔组织均少且缺少外弹力层的特点。

长期高血压可导致脑内小动脉或深穿支动脉壁纤维素样坏死或脂质透明变性，小动脉瘤或微夹层动脉瘤形成，当血压骤然升高时，血液自血管壁渗出或动脉瘤壁直接破裂，血液进入脑组织形成血肿。脑内小动脉随着年龄增长变得弯曲呈螺旋状，使深穿支动脉成为出血的主要部位。豆纹动脉自大脑中动脉近端呈直角分出，受高压血液冲击易发生粟状动脉瘤，是脑出血最好发部位，其外侧支被称为出血动脉。

二、病情评估

（一）病史

了解起病的方式、速度及有无明显诱因。是否在白天活动中发病，是否因情绪激动、过分兴奋、劳累、用力排便或脑神经过度紧张而发病。起病前有无头昏、头痛、肢体麻木和口齿不利。起病后主要的症状特点：是否存在头痛、呕吐、打哈欠、嗜睡等颅内高压症状。既往有无高血压、动脉粥样硬化、血液病和家族脑卒中病史。了解目前的治疗与用药情况，是否持续使用过抗凝、降压等药物。评估患者及家属心理状态，有无焦虑、恐惧、绝望等心理。

（二）症状和体征

起病急骤，绝大多数患者出现不同程度的意识障碍，并伴有头痛、恶心、呕吐等急性颅内压增高症状。重症者迅速进入深昏迷，呕吐咖啡状胃内容物，面色潮红或苍白，双侧瞳孔不等或缩小，呼吸深沉，鼾声大作，大小便失禁或潴留。

根据出血部位可相应的出现神经系统症状和体征。

1. 内囊出血

最多见，典型表现为三偏综合征：对侧偏瘫、偏身感觉障碍及同向偏盲。出血侧如为主半球则可出现失语。

2. 脑桥出血

重症常迅速波及双侧，瞳孔呈针尖样，中枢性高热，双侧面瘫和四肢强直性瘫痪。出血破入第四脑室呈深昏迷、高热、抽搐、呼吸衰竭而死亡。轻症常累及单侧，表现为交叉性瘫痪，即病灶侧面瘫、外展麻痹或面部麻木，对侧上下肢瘫痪，头和双眼偏向健侧，双眼凝视。

3. 小脑出血

暴发型者突然死亡。多数突感后枕部剧痛、眩晕、呕吐、复视、步态不稳、眼震，而无肢体瘫痪，病情常迅速恶化进入昏迷。后期因压迫脑干可有去大脑强直发作，或因颅内压急剧升高产生枕骨大孔疝而死亡。

4. 脑室内出血

昏迷加深，体温升高，瞳孔缩小，呼吸不规则，并常有上消化道出血。

（三）实验室及其他检查

1. CT 检查

CT 检查为确诊脑出血的首选检查。急性期血肿呈边界清楚的肾形、类圆形或不规则形均匀高密度影，并可显示出血部位、血肿大小和形状、脑室有无移位受压和积血，以及出血周围脑组织水肿等。多模式 CT 检查包括 CT 脑灌注成像（CTP）和增强 CT。

CTP 能够反映脑出血后脑组织的血供变化,可了解血肿周边血流灌注情况。增强 CT 发现造影剂外溢是提示患者血肿扩大、风险高的重要证据。

2. MRI 检查

脑内血肿的信号随着血肿期龄而变化。超急性期(0~2 小时)血肿为 T_1 低信号,T_2 高信号,与脑梗死不易区别;急性期(2~72 小时)血肿 T_1WI 呈等信号,T_2WI 呈稍低信号,显示不如 CT 清楚;亚急性(3 日至 3 周)T_1WI 和 T_2WI 均表现为高信号;慢性期(>3 周)T_1WI 呈低信号,T_2WI 呈高信号,周边可见含铁血黄素沉积所致低信号环,此期 MRI 探测比 CT 敏感。多模式 MRI 检查如磁敏感加权成像(SWI)对早期脑出血及微出血较敏感。

3. 其他

脑脊液检查颅内压多数增高,并呈血性,但约 25% 的局限性脑出血脑脊液外观也可正常。腰穿易导致脑疝形成或使病情加重,故只在无条件进行 CT 检查时,慎重考虑。同时要进行血、尿常规,血糖、肝功能、肾功能、凝血功能、电解质及心电图等检查,以了解患者的全身状态。CT 显示的血肿不在高血压脑出血的好发部位,应行脑血管造影[磁共振血管成像(MRA)、CTA、数字减影血管造影(DSA)],以明确有无脑动脉瘤、血管畸形等病因。

(四)诊断和鉴别诊断

50 岁以上的高血压患者,突然起病,有较多的全脑症状,病情进展快,伴局灶性神经症状应疑为本病。血性脑脊液有助于诊断,但脑脊液无血不能排除脑出血,头颅 CT 检查可以确诊。

1. 诊断

1)发病前或发病时常有头痛、恶心、呕吐。

2)多数呈完全性卒中,也可有进行性卒中。

3)常有偏瘫等脑的局灶性体征。

4)多有意识障碍。

5)脑脊液多为血性。

6)CT 可完全证实。

2. 鉴别诊断

应与下列疾病鉴别:

1)蛛网膜下隙出血:起病急骤,伴剧烈头痛、呕吐,明显的脑膜刺激征,很少有神经系统局灶体征、血性脑脊液等。

2)脑梗死:病前多有 TIA 发作史,意识障碍轻或无,头痛轻或无,一般无生命体征变化,脑脊液无色透明,压力多不高,CT 检查为低密度影等。

3)其他:脑出血昏迷应与肝性脑病、糖尿病昏迷、低血糖昏迷、尿毒症昏迷鉴别。

三、治疗措施

脑出血急性期颅内压急剧升高危及生命,应积极抢救。处理原则是降低颅内压,防治脑水肿、脑缺氧，治疗心血管、呼吸、消化与泌尿系统并发症，预防感染、压疮，维持营养、水、电解质平衡等。

（一）一般治疗

使患者安静休息，就地诊治，避免长途搬动。一般应卧床休息 2~4 周。保持呼吸道通畅，昏迷患者应使头歪向一侧，以利于口腔、气道分泌物及呕吐物流出，并防止舌根后坠阻塞呼吸道，随时吸出口腔内的分泌物和呕吐物，必要时行气管切开。有意识障碍、血氧饱和度下降或有缺氧现象的患者给予吸氧。昏迷或有吞咽困难的患者在发病第 2~3 日应鼻饲。过度烦躁不安的患者可适量使用镇静药，便秘者适时、适量给予缓泻剂。留置导尿时应做膀胱冲洗。昏迷患者可酌情使用抗生素预防感染。病情危重时，应进行体温、血压、呼吸和心电监测。加强护理，定期翻身，防止压疮。注意维持水、电解质平衡，加强营养。

（二）脱水降颅内压，减轻脑水肿

颅内压升高的主要原因为早期血肿的占位效应和血肿周围组织的水肿。脑出血 3~5 日，脑水肿达到高峰。药物治疗的主要目的是减轻脑水肿、降低颅内压，防止脑疝形成。降颅内压的目标是使颅内压控制在 20 cmH_2O 以下，并使脑灌注压不低于 7 cmH_2O。

渗透性脱水剂甘露醇是最重要的降颅内压药物。20% 甘露醇，用量为 125~250 ml 快速静脉滴注或静注，每 6~8 小时 1 次，使血浆渗透压维持在 310~320 $mOsm/(kg \cdot H_2O)$，时间不宜过长，建议为 5~7 日。可同时应用呋塞米 20~40 mg，静脉注射，二者交替使用。维持渗透梯度。用药过程中注意监测肾功能和水、电解质平衡。20% 人血白蛋白 50~100 ml 静脉滴注，每日 1 次，能提高血浆胶体渗透压，减轻脑水肿，但价格昂贵，应用受限。甘油果糖 500 ml 静脉滴注，每日 1~2 次，脱水作用温和，没有反跳现象，适用于肾衰竭患者。皮质类固醇因其副作用大，不建议使用。

（三）控制高血压

脑出血时血压升高，是在颅内压增高情况下，为了保证脑组织供血出现的脑血管自动调节反应，当颅内压下降时血压也随着下降，所以首先应进行脱水、降颅内压治疗，暂不使用降压药。但血压过高时，容易增加再出血的危险性，则应及时控制高血压。目前理想的血压控制水平还未确定，主张采取个体化原则，根据患者年龄、高血压病史的长短、脑出血病因、发病后的血压情况、颅内压水平及距离发病的时间间隔等，进行血压调控。一般可遵循下列原则：

降颅内压治疗后，收缩压≥200 mmHg，舒张压≥110 mmHg 时，应降血压治疗，使血压维持在略高于发病前水平。收缩压 <180 mmHg 或舒张压 <105 mmHg 时，可不必使用降压药。降压治疗时避免使用利血平等强降压药，注意血压降低幅度不宜过大，防止因血压下降过快而造成脑的低灌注，加重脑损害。血压过低者应升压治疗，以保持脑灌注压。

（四）亚低温治疗

局部亚低温治疗是脑出血的一种新的辅助治疗方法，能够减轻脑水肿，减少自由基产生，促进神经功能缺损恢复，改善患者预后，且无不良反应，安全有效。局部亚低温治疗实施越早，效果越好，建议在脑出血发病6小时内给予低温治疗，治疗时间应至少持续48小时。

（五）糖皮质激素的应用

可减少脑脊液生成与毛细血管通透性，抑制神经垂体抗利尿激素分泌，稳定溶酶体而减轻脑水肿。在脑出血最初3日内防治脑水肿有利，远期疗效并不理想，且有引起应激性溃疡的不良反应。可选地塞米松10~20 mg，每日1次，最好与甘露醇、呋塞米联合应用。目前多数学者主张地塞米松可用5~7日。此外，可配成激素利尿合剂，如5%或10%葡萄糖液500 ml加地塞米松10~15 mg加25%硫酸镁8~10 ml加氨茶碱0.25 g静脉滴注，每日1次，效果较好。

（六）止血剂

多数患者凝血机制无障碍，一般认为，止血剂无效。但当脑实质内多发点状出血或渗血，特别是并发消化道出血时，可用西咪替丁0.4 g静脉滴注，每日1~2次；亦可选用6-氨基己酸、酚磺乙胺等。

（七）营养、水和电解质的补充

昏迷时第1~2日，禁食，静脉补液，每日补1 500~2 000 ml，如高热、多汗加量，注意速度要慢，注意补充钾盐。1~2日，如仍昏迷不能进食，可给以鼻饲低盐流质饮食，注意补充热量、维生素，纠正水、电解质酸碱平衡。

（八）抗生素

对于昏迷时间较长，部分并发感染患者，针对可能查明的致病菌正确地选用抗生素。

（九）防治并发症

定时翻身、叩背、吸痰，加强口腔护理。尿潴留可导尿或留置导尿管，加强呼吸系统、循环系统、消化系统、泌尿系统、压疮等并发症的防治。

（十）手术治疗

在CT、MRI引导下行颅内血肿吸除术。此法仅在局麻下施行，手术本身损害少，对各年龄组及有内脏疾病者均可进行。抽出血肿后，用尿激酶或精制蝮蛇抗栓酶反复冲洗，从CT结果看，血肿、脑水肿及脑占位效应可在短期消失，效果显著优于保守治疗，是一个有前途的手术方法。对小脑、脑叶、外囊出血应及时争取手术治疗。对脑干的出血禁用。

（十一）恢复期治疗

主要是瘫痪肢体的功能恢复锻炼，失语者应积极进行言语训练，应用改善脑循环及代谢的药物，并配合针灸、理疗、按摩、推拿等治疗。

四、护理要点

（一）一般护理

1）患者症状无论轻或重，为避免再出血，均应卧床休息4~6周。卧位宜取头高斜坡位，可减轻颅内高压和头痛，昏迷患者取侧卧位，头稍向后仰，保持下颌角向前，以防舌根后坠，且可防止吸气时呼吸困难。为预防再出血，急性期的患者不宜搬动，更换体位要视病情权衡利弊，开始可做小幅度翻身，病情稳定后常规护理。注意头部不宜过曲或过度转动，以免影响脑部的血液供应。

2）各种护理操作如吸痰、插胃管均需轻柔，防止因患者烦躁、咳嗽而加重或诱发脑出血。

3）意识障碍不能经口进食的患者，起病3日内可依靠静脉输液维持营养。过早插胃管或因留置胃管等刺激会引起患者躁动不安、呕吐或使呕吐物反流入气管内，引起窒息或发生再出血。一般起病3~4日，无呕吐、腹胀，肠鸣音良好，无明显消化道出血，可予鼻饲。液体摄入量每日约2 500 ml，限制食盐摄入每日5 g左右，以免加重脑水肿。意识清醒的患者，进食应从健侧入口，不可过急，避免呛咳。饭后漱口，防止食物残渣存留在瘫痪侧齿颊之间引起口腔炎。

（二）病情观察与护理

1）密切观察病情变化，详细记录患者意识、瞳孔、体温、呼吸、血压、脉搏的变化。定时观察瞳孔、意识改变，如昏迷加深、病灶侧瞳孔散大、对光反应迟钝或消失，即为脑疝症状，应立即静脉滴注脱水降颅内压药物，同时通知医生进行抢救。

2）注意呼吸频率、节律及形式。如呼吸由深而慢变为快而不规则或呈双吸气、叹息样、潮式呼吸，提示呼吸中枢受到严重损坏，按医嘱给呼吸兴奋剂。呼吸过速者，注意可能引起碱中毒。

3）观察心率、心律变化。观察呕吐物及大便的颜色及性质，如呕吐物为咖啡色及大便呈柏油样，应密切观察血压、脉搏变化，并做好输血准备。

4）密切观察药物疗效及反应，如甘露醇要保持滴速不宜太慢，药液不要外渗。另外，还要及时查血、尿常规及血生化，防止发生水、电解质紊乱及肾功能障碍。同时，输液速度不宜太快，以免增加心脏负担，影响颅内压。

5）需开颅手术清除血肿者，要做好术前准备及术后护理。

6）恢复期应配合针灸、按摩、理疗等，加强局部肌肉及关节的功能锻炼。

（三）对症护理

1）意识清醒的患者，头痛、呕吐为常见症状。应取头高位，减轻颅内高压，利于止血。并应按时应用降低颅内压的脱水剂，忌用吗啡制剂，以防抑制呼吸。呕吐频繁的患者，应及时清除口腔内呕吐物，预防吸入性肺炎，必要时应用止吐剂。

2）降温可使大脑耗氧量减少，增强脑组织对缺血、缺氧时发生坏死的耐受力，也可增强大脑皮质的保护性。物理降温可用温水、50%乙醇擦澡或用冰帽、冰枕、医用制冷袋等置于患者头、颈和四肢大血管处。如用人工冬眠降温，则应做好相关的护理，如并发感染需积极应用抗生素等。

3）患者有呼吸困难、发绀时，应给氧、吸痰，氧流量每分钟2~4 L，流量过大易使血中氧分压增高引起脑血流量减低。

4）意识障碍，呈昏迷状态的患者应按昏迷常规进行护理。

5）如因出血破入脑室或出血形成血肿致脑疝形成的患者，应迅速做好脑室穿刺体外引流或开颅清除血肿的术前转科准备，必要时先剃头、配血，做青霉素、普鲁卡因皮肤敏感试验，为转手术争取时间。

6）对局灶性损害症状，如失语、偏瘫、抽搐、吞咽障碍及排尿困难等的患者，应按各自的特点进行护理。

（四）健康教育

预防脑出血的发生和再发，关键是控制高血压，定期监测血压，有规律地接受降压药治疗等。适当地锻炼身体，如太极拳等。平时应生活规律、劳逸结合、心平气和、戒除烟酒，以防止诱发高血压脑出血。脑出血的急性期病死率虽高，但如能及时抢救、合理治疗、坚持康复训练，约有半数或更多的患者可能存活，半数以上的患者可重获自理生活和工作能力。此外，要教育患者克服急躁、悲观情绪，预防再次发生脑出血。

（于民善）

第八章　围手术期监护

第一节　手术前患者的监护

从确定手术治疗时起，至进入手术室时为止，这一时期的护理，称为手术前护理。手术前护理的重点在于评估和改善患者的生理和心理问题，给予有关手术的健康教育，指导适应手术后变化的功能锻炼，帮助患者以最佳状态进入手术。

一、病情评估

在护理工作过程中，通过交谈、观察等方法，收集患者的情绪反应、家庭及社会因素的资料；通过健康史调查、体格检查及辅助检查，全面了解患者身体方面的主、客观资料；对患者做出准确评估。

（一）病史

1. 现病史

本次发病的诱因、主诉、主要症状与体征。

2. 既往史

既往有无高血压、心脏病、糖尿病、肝肾疾病；了解患者用药情况、有无药物过敏史；是否有过手术史及手术的大致情况。

3. 个人史

吸烟与饮酒习惯、家族遗传及传染病史；女患者的月经、婚育史。

（二）评估患者的一般情况

评估手术患者全身情况的同时，还要注意增加手术危险性的因素，诸如发育不全、营养不良、贫血、脱水、水肿、发绀、发热、消瘦或肥胖等。

1. 年龄

1）新生儿、婴幼儿：多对手术的耐受力差，危险大，手术时易并发心脏停搏、误吸、呼吸道不通畅、药物及液体过量。

2）老年人：器官功能普遍低下，并常有脱水、血容量较低、营养不良等现象，易发生休克，组织愈合差。老年男性患者多并有前列腺肥大，术后易致尿潴留和尿路感染等。

2. 营养状况

1）营养不良：蛋白质及某些维生素不足者，手术麻醉的耐受力明显降低。

（1）蛋白质不足常伴低血容量或贫血，耐受失血和休克的能力较低，由于常并发组织水肿，致术后抗感染能力降低、创口愈合延迟。

（2）维生素缺乏可导致凝血功能异常、肺部或创口感染。

2）肥胖

（1）肥胖者常并存肺功能减退，术后可出现肺部感染和肺不张。

（2）肥胖者易患原发性高血压、心脑血管疾病、糖尿病、脂肪肝，手术时或术后易出现并发症。

（3）切口处脂肪组织缝合后易形成无效腔，循环差，创口感染机会多，易致切口手术或伤口裂开。

3. 水、电解质

1）水、电解质失衡：原因有摄入不足、发热、呕吐、腹泻、多尿、肠梗阻、急性胃扩张、消化道出血等。

2）脱水及体液丢失：使患者术中和术后引起休克的危险性增加，以及出现其他并发症。

4. 体温

1）发热：因体内存在炎症或代谢紊乱，易增加手术并发症。

2）体温低于正常：由于代谢低下，手术危险性增加。

5. 伴随的健康问题

如伴随有心、肺、肝、肾疾病，糖尿病，过敏性和出血性疾病，手术危险性增加。

（三）心理状态

外科患者常有明显心理及情绪状态的改变。

1）急、危、重症的病情，可能使患者无充分心理准备，惊慌不安，无所适从。

2）患者遭受较大痛苦的折磨，如忍受剧烈疼痛、严重不适、肢体或体内器官功能障碍，使其心烦意乱，情绪暴躁。

3）并发症多，对生命威胁大，患者易产生不安全感和恐惧感。

4）严重损伤、严重感染、恶性肿瘤、麻醉与手术，让外科患者对生与死的感受强烈，不同职业、不同文化、不同年龄、不同价值观的患者将会表现出各种复杂心态。尤其手术具有创伤性、破坏性，又有一定风险性，一般患者都有不同程度的焦虑或恐惧。

5）其他社会、心理因素，如医疗经费负担、家庭角色变化等。

（四）评估患者对疾病和手术治疗的理解程度

根据患者的性格、职业、文化程度，通过交谈、观察和调查，了解患者对所患疾病及治疗方法等知识的理解程度，尤其注意患者和家属对手术、麻醉及预后情况有无正确认识及经济承受能力。

（五）诊断检查

通过护理体检，结合辅助检查，分析患者各重要脏器功能、营养状况、体液代谢情况，评估对术中及术后恢复的影响程度。

（六）手术的分类

1. 根据手术的时限可分为3种类型

1）择期手术：一段时间内手术实施的迟早不会影响治疗效果，应做好充分的术前准备。如胃、十二指肠溃疡的胃大部分切除等。

2）限期手术：手术时间可以选择，但有一定限度，不宜过久延迟，应在一段时间内尽可能地做好充分的术前准备。如恶性肿瘤根治术等。

3）急诊手术：需在短时间内迅速手术，按照病情的轻重缓急重点做好必要的术前准备。情况紧急应立即手术，如脾破裂等。

2. 根据手术目的的不同可分为 4 种

1）诊断性手术：目的是帮助确定或证实可疑诊断。如活检或剖腹探查等。

2）治疗性手术：对病变、受损或先天畸形的组织器官进行修复或切除，达到治疗目的，或对有缺陷的器官进行修补，以改善其外形或增进功能。

3）姑息性手术：目的是减轻无法治愈疾病的症状。如为解决进食问题给晚期胃癌患者实施的胃空肠吻合手术。

4）美容性手术：目的是改善外形，以患者个人喜好为主要实施理由。如去皱术、重睑术等。

3. 根据手术的无菌情况分类

1）无菌手术：手术的全过程是在无菌条件下进行，如甲状腺大部切除术等。

2）污染手术：在手术过程中的某一环节，手术区有可能被细菌污染，如胃肠道手术等。

3）感染手术：手术部位已有感染者，如脓肿切开引流术等。

（七）麻醉分类

麻醉就是用药物或其他方法，使患者全身或某一部分暂时失去感觉。根据麻醉作用部位和所用药物不同，将麻醉分为全麻和局麻两大类。

1. 全身麻醉

应用麻醉药抑制中枢神经系统，使患者意识及周身痛觉消失，肌松，反射活动减弱称为全麻，整个抑制过程是可逆的，当药物排出体外或在体内降解后，患者即恢复清醒，无后遗症。

按麻醉的方法不同，可分为吸入和非吸入麻醉。凡经呼吸道吸入给药的称吸入麻醉，经静脉或肌内给药的为非吸入麻醉。

1）吸入麻醉：吸入麻醉药经呼吸道吸入，使血液中达到一定浓度，产生麻醉效果，称为吸入麻醉。吸入麻醉一般划分为两个阶段：①全麻诱导期，是从吸入麻醉药开始到患者意识消失，并达到手术无痛的麻醉深度为止。②全麻维持期，系指在整个手术过程中，根据手术操作的需要及患者全身情况的变化，随时调整麻醉深度，以保持患者重要生理功能接近正常直到术终。

（1）优点：可控性好，麻醉强度大。

（2）缺点：对心血管系统和呼吸系统有抑制作用，使颅内压增高，有的易燃易爆（如乙醚）。

（3）常用药：氧化亚氮（N_2O）、异氟烷、恩氟烷、氟烷、甲氧氟烷。

2）静脉麻醉：将药物经静脉注入，通过血液循环作用于中枢神经系统而产生全身麻醉的方法称为静脉麻醉。静脉麻醉具有诱导迅速、对呼吸道无刺激性、患者舒适、苏醒较快、无污染及操作方便等优点，是临床上常用的麻醉方法。常用药物有硫喷妥钠和氯胺酮。

（1）优点：诱导迅速，对呼吸道无刺激，患者舒适无污染，操作方便。

（2）缺点：麻药不易排出，麻醉深度不易控制。

（3）常用药：硫喷妥钠、氯胺、芬太尼、γ-羟丁酸、咪唑地西泮、依托咪酯、异丙酚。

3）肌松药：是全麻中常用的辅助药，它能减少全麻药用量，产生适当的肌松效果。

常用药：维库溴铵、阿曲库铵、氯琥珀胆碱。

2. 局部麻醉

局麻时，麻醉药中常加入1:（20万~40万）的肾上腺素，其优点有：收缩血管，延缓局麻药的吸收，延长阻滞时间，减少局麻药的毒性反应，消除局麻药引起的血管扩张，减少创面渗血。但末梢动脉部位、气管内表面麻醉及老年、高血压、甲亢、糖尿病患者局麻药中不加肾上腺素。

1）表面麻醉：将麻醉药喷或涂于黏膜表面，以阻滞神经末梢，产生无痛状态，如口、鼻腔、阴道、尿道黏膜麻醉。

常用药：4%~10%可卡因、1%~2%丁卡因、1%~2%利多卡因。

2）局部浸润麻醉：将麻醉药注射到要切割部位的皮肤和皮下组织中。

常用药：0.5%~1%普鲁卡因、0.25%~0.5%的利多卡因。

3）区域阻滞：围绕手术区四周和底部注射局麻药，以阻滞进入手术区的神经干和神经末梢。

常用药：同局部浸润麻醉。

4）神经阻滞：将局麻药注入神经干旁，暂时阻断神经冲动传导而达无痛的方法。

常用药：普鲁卡因、丁卡因、利多卡因、丁哌卡因。

5）椎管内麻醉：椎管内有两个可用于麻醉的腔隙，一个是蛛网膜下隙，另一个是硬脊膜外隙，如将局麻药注入上述腔隙中，即能产生下半身麻醉。根据注入腔隙的不同，分别称为蛛网膜下隙阻滞（亦称腰麻）和硬脊膜外阻滞，统称椎管内麻醉。在这类麻醉下，患者神志清醒，镇痛效果确切，肌松良好，但可能引起一系列生理紊乱，且不能完全消除内脏牵拉反应。

6）复合麻醉：两种以上麻醉技术先后或同时并用的麻醉方法，如静脉—吸入复合麻醉（简称静吸复合麻醉）。

二、护理

（一）心理护理

多数患者对于手术有恐惧心理，怕手术疼痛，怕手术出血，怕手术有危险，怕出现不良后果等。因此，要做好心理护理，了解患者的思想状况，向患者讲明手术的目的、效果及注意事项，解除其思想顾虑，帮助患者尽快走进角色，适应环境，树立战胜疾病的信心。护士对工作要认真、负责，对患者态度要和蔼、热情。关心、体贴患者，加强与患者及家属沟通，避免不良刺激，稳定患者的情绪状态。

（二）健康指导

在手术前向患者作健康指导，可减轻患者的心理负担，使其了解有关疾病和手术的知识，主动配合治疗和护理。如讲述手术的名称、目的、必要性、时间、麻醉方式及有关术中、术后不适的应对方法。讲解术前辅助检查的方法及有关问题，尿、粪标本的采集方法，X 线、B 超等特殊检查的准备及注意事项。说明患者的饮食管理、戒烟及保持口腔卫生的意义，解释备皮、配血、服用泻药或灌肠、洗胃、插导尿管的重要性或作用。指导患者学习有关技能：①术中采用的体位及其适应性练习。②训练深呼吸及有效的咳嗽和排痰方法。③床上排尿，排便的适应性训练。④指导床上翻身及下床活动的方法。描述手术室的有关环境及规则。介绍术前用药（如甲亢患者服用抗甲状腺药物和碘剂，黄疸、肝功能障碍患者须注射维生素 K 等）的作用及注意事项。

（三）提高手术耐受力

1. 体质准备

手术前给患者做好必要的化验。血、尿、粪常规，出凝血时间等化验检查，常能提示患者对手术耐受的程度，以便及早采取预防措施。例如，了解患者有无贫血、糖尿病、肾病等有助于手术的准备，因此手术前应认真收集这些化验标本，送验标本后要了解化验结果，及早发现有无并发症，一旦发现异常可与医生联系。

为了正常估计患者对手术的耐受力，在做好三大常规的基础上还要进行其他一些检查，这些检查包括重要器官的功能试验。如心、肺、肝、肾功能试验和 B 超检查，肺部 X 线检查，心电图检查，凝血功能试验，谷丙转氨酶、血浆蛋白、血糖和钾、钠、氯化物以及二氧化碳结合力测定等，还应了解各种化验及检查的方法、意义及其正常值。抽血时要注意每一种化验对标本采集的要求，以提高化验的准确性。

2. 提供患者良好的环境，保证充足的睡眠

做好病室的清洁、通风、床单位的整理工作，给患者一个整洁的休息环境；良好的睡眠可以提高机体的免疫力，鼓励情绪紧张的患者参加适当的活动来改善睡眠，如散步、听音乐、阅读，以不劳累为宜，必要时辅以镇静、安眠药物。

（四）术前常规准备

1. 一般准备

1）呼吸道准备：目的是改善通气功能，预防术后并发症。主要措施包括戒烟 2 周、深呼吸、咳嗽和咳痰训练。已患有呼吸系统疾病者应进行雾化吸入、体位引流、抗感染等治疗。

深呼吸的正确方法是横膈和腹式呼吸，通过用鼻吸气，用嘴呼气来实现。具体方法是平卧、半卧或坐卧，屈膝，放松腹部，双手放两侧肋缘下感觉胸腹部的移动。用鼻吸气使腹部膨隆，坚持几秒，然后缩唇吐气同时收缩腹肌。每做 5~6 次后放松休息，术后每小时做 5~10 次。

咳嗽、咳痰的具体方法是采用坐位或半坐卧位，上身稍前倾，双手十指交叉，压在切口部位上方，像夹板一样保护切口。做数次深呼吸，然后微张开口，深吸一口气，从肺部深处向外咳嗽。

2）胃肠道准备：①一般患者手术前 12 小时常规禁食，4~6 小时常规禁饮水，以防麻醉或手术中呕吐而引起窒息或吸入性肺炎。②胃肠道手术患者术前 1~2 日进流质饮食，择期手术行椎管内麻醉或全麻者，手术前 1 日晚行肥皂水通便灌肠或服用番泻叶、酚酞等缓泻剂，以避免术前结肠积存粪便而加重术后便秘及腹胀。③结肠或直肠手

术，术前3日常需做特殊肠道准备，如口服甲硝唑、新霉素及清洁灌肠等，以减少术中污染。

3）配血：大手术常有较多失血，术前做血型测定和血型交叉试验，备足术中用血。

4）药物过敏试验：术前1日应常规做青霉素、链霉素、普鲁卡因过敏试验。有特殊要求者，还需做碘过敏试验、破伤风抗毒素过敏试验等。

5）排尿练习：术后患者因创伤和麻醉的影响，加之不习惯在床上大小便，易发生尿潴留，尤其老年男性患者。术前应进行练习。

6）手术区皮肤准备：皮肤准备包括剃除毛发、清洁皮肤。

（1）目的：防止术后切口感染。

（2）注意事项：一般在术前1日剃除手术区毛发，范围不可小于手术切口周围15 cm。绷紧皮肤勿剃破，以防感染。各备皮区域的皮肤若有炎症应经治愈后考虑手术。操作过程要注意保暖。备皮完成后嘱患者沐浴，修剪指甲，更衣。

（3）皮肤准备范围：

颅脑手术：剃去整个头部和颈部的头发及毛发。除前额手术外，可保留眉毛。

颈部手术：自下唇至乳头连线，两侧到斜方肌前缘。

乳房手术：自下颌至脐平，前到健侧锁骨中线，后过腋后线，包括患侧上臂及腋毛。

胸部手术：自锁骨至脐平，前过对侧锁骨中线，后过背正中线，包括患侧上臂上1/3及腋毛。

腹上区手术：自乳头连线至耻骨联合，两侧到腋后线，剃净阴毛，清洁脐孔。

耻区手术：自剑突至大腿上1/3前内侧，两侧到腋后线，剃净阴毛，清洁脐孔。

肾手术：自乳头连线至耻骨联合，前后均过正中线，剃净阴毛，清洁脐孔。

腹股沟部手术：自脐平至大腿上1/3前内侧，两侧到髂嵴，剃净阴毛。

会阴及肛门部手术：自髂前上棘至大腿上1/3，包括会阴及臀部。

四肢手术：以切口为中心，上下超过20 cm的整段肢体，修剪指（趾）甲。

（4）特殊要求：阴囊、阴茎手术患者入院后，局部每日用肥皂水清洗、温水浸泡至术前1日备皮。骨科手术术前3日开始用肥皂水清洗，术前1日剃除毛发后用70%乙醇消毒备皮区并用无菌巾包扎，术日晨重新消毒后包扎。

7）休息：充足的休息对患者的康复起着不容忽视的作用。术前正确评估患者睡眠形态、时间及质量，鼓励其表达失眠的原因。促进睡眠的有效措施包括：①消除引起不良睡眠的诱因。②创造良好的休息环境，做好陪客管理，保持病室安静，避免强光刺激，定时通风，保持空气新鲜，温、湿度适宜。③提供放松技术，如缓慢深呼吸、全身肌肉放松、听音乐等自我调节方法。④在病情允许下，尽量减少患者白天睡眠的时间和次数，适当增加白天的活动量。⑤必要时遵医嘱使用镇静安眠药，如地西泮、水合氯醛等，但呼吸衰竭者应慎用。

8）其他准备：拟行大手术前，做好血型鉴定和交叉配血试验；手术前夜，为保证患者充分睡眠可给予镇静药；手术晨护士全面检查术前准备情况，测量体温、脉搏、呼吸、血压，若发现患者有体温、血压升高或女性患者月经来潮时，及时通知医生，必要时延期手术；需做植皮、整形、关节手术者，手术区皮肤用 70% 乙醇消毒后。用无菌巾包扎；术前 30~60 分钟遵医嘱注射术前用药；胃肠道及上腹部手术者，术前置胃管；患者入手术室前取下义齿、发夹、眼镜、手表、首饰等；排尽尿液，估计手术时间长或拟行盆腔手术者，应留置导尿，使膀胱处于空虚状态，以免术中误伤；准备手术需要的物品，如病历、X 线片、CT 片、MRI 片、药品、引流瓶等，并随患者一同带入手术室。

2. 特殊准备

对手术耐受不良的患者，除了要做好一般的术前准备外，还需根据患者的具体情况，做好特殊准备。

1）营养不良患者：蛋白质缺乏往往伴有血容量减少，因而耐受失血、休克的能力降低。低蛋白状况可引起组织水肿，影响愈合；营养不良的患者抵抗力低下，容易并发感染。因此，术前应尽可能予以纠正。如果血浆白蛋白测定值在 30~35 g/L，应补充富含蛋白质饮食予以纠正；如果低于 30 g/L，则需通过输入血浆、人血白蛋白制剂才能在较短的时间内纠正低蛋白血症。

2）高血压患者：高血压患者的危险性主要在于手术中、手术后有心力衰竭、脑出血、心肌梗死和肾功能不全的危险。因此手术前适当用药以控制血压程度，一般用药将血压控制在 180/100 mmHg 以下时，手术危险减小。对血压在 160/100 mmHg 以下的高血压患者，可不必做特殊准备。

3）心脏病患者：心脏病患者的手术死亡率是无心脏病患者的 2.8 倍。心脏病的类型与手术耐受力的状况有密切关系，麻醉作用、手术刺激、失血与缺氧等因素都易使心脏病患者出现心律失常、心力衰竭甚至心搏骤停。应十分注意并积极纠正水、电解质紊乱和贫血；手术前多需内科、麻醉科、外科参与会诊，拟定有效内科治疗方案，延期手术，护士应主动做好有关配合工作。急性心肌梗死患者发病后 6 个月以上且无心绞痛发作者，才考虑在良好的监护条件下施行手术。心力衰竭患者，最好在病情控制 3~4 周，再考虑施行手术。

4）肝疾病患者：肝硬化、阻塞性黄疸等肝疾病患者常存在贫血、低蛋白血症和凝血功能障碍等，同时在手术中、手术后有发生急性肝衰竭的可能。术前应重视患者的肝功能情况；注意给予高糖、高蛋白质、高维生素饮食；小量多次输给新鲜血液或人血白蛋白制剂；选用对肝功能无损害的抗生素；避免使用损害肝功能的药物。大多数肝疾病患者经过一段时间内科治疗后，能明显改善肝功能，提高手术耐受力。

5）呼吸功能障碍：呼吸功能不全的主要表现是轻微运动后就出现呼吸困难。常见的是哮喘和肺气肿。凡有呼吸功能不全的患者，术前都应做血气分析和肺功能检查。手术前并发感染者，必须采取积极措施，控制感染，否则不能施行手术。

手术前准备：停止吸烟 2 周，鼓励患者多练习深呼吸和咳嗽，以增加肺通气量和引流。痰液稠厚的患者，可采用蒸汽吸入，口服氯化铵或碘化钾，使痰液稀薄。经常发作哮喘的患者，可口服地塞米松，以减轻支气管黏膜水肿。

6）肾疾病患者：麻醉、手术创伤都会加重肾的负担。因此，凡有肾病者，都应进行肾功能检查。肾功能损害的程度，可根据 24 小时内生肌酐清除率和血尿素氮测定值判断。轻、中度肾功能损害患者，经过适当的内科疗法处理，都能较好地耐受手术；重度损害者，需要在有效的透析疗法处理后，才能实施手术。手术前准备要点应该是最大限度地改善肾功能。

7）肾上腺皮质功能不足患者：除慢性肾上腺皮质功能不足患者外，凡是正在应用肾上腺皮质激素治疗或在 6 ~ 12 个月曾用肾上腺皮质激素治疗超过 2 周者，肾上腺皮质功能就可能受到不同程度的抑制。可在手术前 2 日开始，给用氢化可的松，每日100 mg；第 3 日即手术当日，给用 300 mg。在手术过程中，出现低血压者，可静脉注射 100 mg。手术后每日 100 ~ 200 mg，直至手术性应激过去后，方可停用。

8）糖尿病患者：糖尿病患者对手术的耐受力差，术前应适当控制血糖水平，纠正水、电解质紊乱和酸中毒，改善营养情况。凡是施行有感染可能的手术，术前都应使用抗生素。

施行大手术前，要求患者血糖稳定于轻度升高状态（5.6 ~ 11.2 mmol/L）、尿糖 + ~ + +。这样既不致因胰岛素过多而发生低血糖，也不致因胰岛素过少而发生酸中毒。如果患者应用降血糖药或长效胰岛素，均应改用胰岛素皮下注射，每 4 ~ 6 小时 1次，使血糖、尿糖控制于上述水平。

（五）手术日晨护理

1）检查手术野皮肤准备是否符合要求，测量体温、脉搏、呼吸、血压，患者如有感冒、发热或女患者月经来潮等情况，均应报告医生，考虑是否延期手术。

2）排空小便，下腹部、盆腔手术及手术在 4 小时以上者均应安置导尿管，须妥善固定。

3）胃肠道手术及上腹部大手术，应安置胃管。

4）取下义齿、发夹、眼镜、手表、首饰等，将贵重物品及钱财交患者家属或护士长保管。

5）根据医嘱于术前半小时注射麻醉前用药。

6）准备手术需要的病历、X 线片、CT 片、MRI 片、引流瓶及药品等，随患者一起带入手术。

7）准备术后监护室。

（六）急诊手术术前准备

急诊手术系指病情危急、需在最短时间内迅速进行的手术，如脾破裂、空腔器官穿孔、绞窄性肠梗阻等。术前应根据病情在做好急救和处理的同时，尽快进行必要的术前准备。

1）密切观察病情变化，如神志、生命体征、瞳孔、肤色及肢端温度等，并做好记录，发现问题立即与医生联系，及时正确处理。

2）通知患者禁食、禁饮，给予输液，迅速做好配血、备皮、药物过敏试验、术前用药等工作。并及时做好血、尿常规和出、凝血时间的检查。急诊手术患者术前不做灌肠，不用泻药。危重患者不宜做复杂的特殊检查。时间紧迫时，可记录药物过敏试验的执行时间，通知手术室观察药物过敏试验结果。

3）在可能情况下，与患者及家属适当沟通，简要介绍病情及治疗方案。同时注意稳定患者的情绪。

（七）健康教育

应注意向患者及家属介绍疾病及手术的有关知识，如术前用药、准备、麻醉及术后恢复的相关知识；指导患者进行深呼吸锻炼、床上排便练习以及床上活动等，以减少并发症的发生，促进机体尽快恢复。

（周陆敏）

第二节 手术中患者的监护

自患者进入手术室，直至手术完毕患者返回恢复室或病房的这一阶段为手术中期。手术室护士的主要职责是保证手术过程中患者的安全以及手术的顺利、高效进行。在手术过程中必须严格遵守无菌原则，防止患者发生感染。

一、手术室布局及设施要求

手术室应选择在大气含尘浓度较低，自然环境较好的地方。一般位于低层建筑的中上层或顶层，高层建筑不宜设在首层或顶层，可设在单独一端或专用一层，并尽可能减少尘埃、远离污染源以保持空气清洁。同时要与手术科室病房、化验室、血库、病理科、放射科、消毒供应室、监护室等相关科室邻近。手术间与手术科室床位比为 1 : （30 ~ 40）。一般大手术间面积 50 ~ 60 m^2，中手术间面积 30 ~ 40 m^2，小手术间面积 20 ~ 30 m^2。手术室内净高 2.8 ~ 3.0 m，走廊宽 2.2 ~ 2.5 m。手术室内分内走廊和外走廊，内走廊为无菌手术通道，供医护人员、患者和洁净物品的供应使用，外走廊为非洁净处置通道，供术后手术器械、敷料等污物的运送。手术室的布局应符合功能流程和无菌技术要求，要做到分区明确、供应方便、洁污分流、无交叉感染、使用合理。

二、手术室护理人员的要求

（一）思想方面

热爱护理专业，全心全意为患者服务，具备高尚的医德和崇高的思想，具有承受压力、吃苦耐劳、献身的精神，并有自尊、自爱、自强的思想品质，诚实勤奋，工作认真、细心、谨慎，主动克服困难。为护理科学事业的发展做出自己的贡献。

（二）业务方面

作为一名手术室护士，除了伦理道德修养外，还应有现代医学、护理学基础理论知识和专业技术知识，熟练掌握无菌操作和抢救技术，精通各科手术配合技能，勇于钻研，精益求精，不断提高业务技术水平。此外，要了解各种仪器的基本结构、使用方法，熟练掌握操作技能。只有这样，才能高质量完成护理任务。

（三）心理方面

工作中能高度集中注意力，动作敏捷，机动灵活，情绪稳定，能沉着果断地处理意外情况，善于建立良好的人际关系和营造和谐气氛。

（四）身体方面

要有强健的身体素质，能胜任连续手术而仍保持精神饱满的良好作风和适应力。

三、手术人员和患者的术前准备

（一）手术人员的一般准备

手术人员进手术室，应换穿手术室准备的清洁鞋及衣裤，并戴好手术室准备好的帽子和口罩。帽子要盖住全部头发，口罩要盖住鼻孔。剪短指甲，去除甲缘下的积垢。手、臂部皮肤有破损或感染时，不能参加手术。

（二）手臂消毒法

在皮肤皱纹内和皮肤深层如毛囊、皮脂腺等处都藏有细菌。手臂消毒法仅能清除皮肤表面的细菌，并不能消灭藏在皮肤深处的细菌。在手术过程中，这些深藏的细菌可逐渐移到皮肤表面。所以在手臂消毒后，还要戴上无菌橡胶手套和穿无菌手术衣，以防止这些细菌污染手术伤口。

手臂消毒分两个过程，首先是清洁刷洗，然后是消毒处理。肥皂水洗手法消毒手臂已应用多年，现逐渐被应用新型消毒剂的方法所替代。但作为一种最基本的应用方法，目前仍不失其意义及价值。

1. 碘尔康洗手法

先用普通肥皂水擦洗双手、前臂至肘上 10 cm，3 分钟后，用无菌纱布擦干。用浸透 0.5% 碘尔康的纱布球涂擦手和前臂 1 遍后即可。

2. 灭菌王洗手法

灭菌王是不含碘的高效复合型消毒液，先用清水冲洗双手、前臂至肘上 10 cm 后，用无菌刷蘸灭菌王 3～5 ml，刷手和前臂 3 分钟后，用流动水冲净，无菌纱布擦干，再用浸透灭菌王的纱布球擦手和前臂，皮肤干后即可。

不论采用何种方法，均应按从指尖到肘上 10 cm 的顺序，交替刷洗两手及臂，特别注意指甲缘、甲沟和指蹼等皱褶处；冲洗时，保持肘关节于最低位；擦手毛巾应从指尖向上擦，绝不能来回擦手。洗手、消毒完毕后，均应保持拱手姿势，手臂不能下垂，也不可接触未经消毒的物品。

对于紧急抢救手术，来不及按常规洗手时，可用 3% 碘酊涂擦双手及前臂，再用 70% 乙醇脱碘 2 次，待晾干后戴手套、穿手术衣。

（三）穿无菌手术衣

1）选取适当号码的无菌手术衣，在无菌区域范围内较宽敞的地方双手持衣领打开手术衣，举至与肩同齐水平，内面朝向自己。

2）向上轻抛手术衣，顺势将双手同时伸入左、右袖筒中，两臂前伸，不可过肩，也不可左右伸开。

3）巡回护士在穿衣者背后抓住衣领内面，协助拉袖口，并系住衣领后带。

4）双手交叉，身体略向前倾，用手指夹住腰带递向后方，由巡回护士接住并系好。

5）手术衣的无菌范围为腋前线以前、肩以下、腰以上及袖子。穿好无菌手术衣后，双手应置于胸前，不可上举过肩、下垂过腰或伸于腋下。等待时，应靠近无菌区域，避免污染。

（四）戴无菌手套

在穿好手术衣后再戴无菌手套，方法分为闭合式和开放式两种。开放式戴手套的方法参见基础护理学相关章节，在此详细介绍闭合式戴手套的方法。

1）双手伸入左右袖管后，不要伸出袖口，双手在袖筒内将无菌手套包装打开平放于无菌台面上。

2）左手隔着衣袖将左手手套的大拇指与袖筒内的左手大拇指对正，右手将手套边反翻向左手背，左手五指张开伸进手套，同样方法戴好右手套。未戴手套的手不可接触手套外面，已戴手套的手不可接触未戴手套的手和非无菌物。

3）戴好手套后用无菌生理盐水冲洗手套上的滑石粉，以防引起患者术后肠粘连。手术中手套如有破损或污染，应立即更换。

（五）患者手术区域的准备

1. 一般准备

1）手术前患者的护理：重要的是向患者解释手术的必要性，增强手术的信心，以取得术中患者配合，另外适当交代手术的不良影响，使患者有一定的心理准备，尊重患者的知情权。这就要求护士具有丰富的工作经验，扎实的专业知识，良好的交际沟通能力，富有同情心。

去手术室前去除义齿、首饰、手表等。在手术间不可喧器，减少手术器械的响声。适当和患者交流，解释手术过程和麻醉方法，使患者对手术有一个大概的了解，减少陌生感和恐惧感，接受患者的咨询，用手抚摸患者能减轻其焦虑，增加舒适感。

2）手术中患者的护理

（1）接患者时和患者进手术室后，详细核对患者姓名、性别、年龄、科室、住院号、床号、诊断、手术部位、麻醉方式等。

（2）清醒患者，对周围的环境非常敏感。巡回护士应控制手术室的环境，说话轻、走路轻，对手术操作发出的声响，也可以向患者解释。

（3）用电极板时，一般放在患者肌肉丰富的部位，手术过程保持肢体绝缘，防止非手术部位烧伤。

（4）手术时要观察四肢末端的血液循环情况，如皮肤有无苍白、水肿、发绀等；记录止血带的使用时间；在绷带、约束带的着力部位和骨突位置加垫，以缓解压力。

（5）在患者消毒、内脏暴露、冲洗等情况下容易造成体温下降，注意患者的保暖，手术室内的温度维持在 22～25℃。

（6）手术中严格管理器械、敷料、缝针，手术开始前和关闭体腔前后，手术护士、巡回护士及术者要共同清点，做好记录，确保准确无误，防止异物存留。

（7）观察术中的出血量、尿量、输液量，观察患者的生命体征，发现问题及时向麻醉医生报告。

2. 手术体位

手术体位由巡回护士摆置，必要时由手术者或第一助手对患者的位式做最后核实。

患者手术体位的要求：①最大限度地保证患者的舒适及安全。②按手术要求，充分暴露术野，减少不必要的裸露患者。③肢体不能悬空，须托垫稳妥。④要保证呼吸和血液循环通畅。⑤避免神经血管受压。⑥防止身体各部肌肉扭伤。

常用的手术体位：

1）仰卧式：为最常用的手术体位。适用于腹部、乳房及身体前面的各种手术。手术台平置；患者仰卧，两臂用中单固定在体侧；头部置软枕；膝部用较宽固定带固定，膝下置一软枕，使腹肌松弛；足跟部垫脚圈。手术床的头端放置麻醉架或升降器械台，注意患者口鼻部要外露，以利呼吸和病情的观察，足端放升降器械台，离患者身体约20 cm。

乳腺手术，患者仰卧位，术侧靠近台边，肩胛下垫以卷折的中单。上臂外展，置于臂托上。对侧上肢用中单固定于体侧，其余与上述相同。

颈前部手术，如甲状腺、气管切开术，仰卧，手术床头端抬高10°～20°，颈后垫以卷枕，使头颈向后仰或转向健侧。

2）侧卧式：适用于胸部、腰部及肾手术。

胸部手术，患者侧卧90°，背部、胸部、肋下各垫一软橡皮枕，使手术野暴露明显，又可减轻臀部压迫，两手伸直固定在托架上，上面一腿屈曲90°，下面一腿伸直，两腿间用软枕垫平，髋部及膝部以固定带固定。

肾手术与胸部手术侧卧位相同，但应注意：①手术床的腰桥要对准患者的第11、第12肋，摇高腰桥后可使凹陷的腰区逐步变平。②下肢安放与胸部手术体位相反，即下方的下肢屈曲，上方的下肢伸直，这样可以使肾区转为平坦，便于手术操作。

3）俯卧位：适用于脊椎及其他背部手术。基本姿势为患者俯卧，两手屈置头前，头转向一侧，胸部两侧、髋部、耻骨联合、两小腿胫前各放置软垫。若为颈椎手术，患者面部向下，额部与两侧颊部与头托接触，使口鼻部位于头托空隙处，可保证患者呼吸通畅。头托位置应适当低于手术台平面，使枕骨和颈部突出。

4）膀胱截石卧式：适用于会阴部手术。患者做仰卧式，臀部位于手术床尾部摇折处，用橡皮单及中单置于手术床下部，必要时在臀下放一小枕，以便手术操作。患者换上裤套，两腿分放在两侧搁脚架上，腘窝部垫以软垫，外用扎脚带固定。

5）半坐卧式：适用于鼻及咽部手术，如鼻中隔矫正术、鼻息肉摘除及扁桃体手术等。可减少出血，防血液流入气管。把手术床头端摇高75°，床尾摇低45°，两腿半屈，头与躯干依靠在摇高的手术床上，整个手术床后仰15°，两手在身旁用中单固定。

3. 手术区皮肤消毒

患者手术区皮肤消毒与手术人员的手臂消毒基本相同，区别是一般用涂擦法，仅某些植入性手术用浸泡法。一般由第一助手洗手后执行，先用2.5%～3%碘酊棉球或小纱布团以切口为中心向周围皮肤顺序涂擦2次，待干后再用70%乙醇涂擦2～3次，以充分脱碘。消毒范围应包括手术切口周围15 cm的区域。如为腹部手术，可先滴少许碘酊于脐孔，以延长消毒时间。消毒步骤应自上而下，自切口中心向外周，涂擦时应稍用力，方向应一致，不可遗漏空白或自外周再返回中心部位。或碘伏涂擦 2 次，第二次应更换卵圆钳。对婴儿、面部皮肤、口腔、会阴部一般用 1:1 000 苯扎溴铵酊或 1:1 000 氯己定酊涂擦 2 次。不宜用碘酊，以防损伤皮肤及黏膜。

手术区灭菌应注意：①纱布球蘸药液量不可过多，以免浪费及流到身下造成损伤。②涂擦时要稍用力，从手术区中心部向四周涂擦，如为感染伤口或肛门等处手术，则应由外周涂向感染部或会阴肛门部。③已接触消毒范围边缘或污染部位的药液纱布，不能再返擦清洁处。④消毒范围要包括切口周围 15 cm 的区域，如有延长切口的可能，则应扩大消毒范围。⑤消毒者的手切勿接触患者的皮肤或其他物品，消毒后双手应再浸泡乙醇 3 分钟或涂擦灭菌王，然后穿手术衣及戴手套。

4. 手术区铺无菌巾

铺无菌巾的目的是除显露手术切口所必需的皮肤区以外，遮盖住其他部位，以避免和尽量减少手术中发生污染的机会。小手术仅盖一块洞巾即可。较大手术需铺盖无菌手术巾和其他必要的手术单等。原则是：除手术野以外，至少要有两层无菌布单遮盖。一般的铺巾方法如下：用四块无菌手术巾，每块一边双折少许，遮盖手术切口四周。一般先铺切口的远侧或不洁处（如会阴部、下腹部），后铺近侧，并以巾钳夹住手术巾交角处，以资固定。手术巾一经铺下，便不许移动；如位置不当，只能由内向外移动，然后根据情况，再铺中单、大单。大单的头端应盖过麻醉架，大单两侧和足端向下垂至少要超过手术台 30 cm。

5. 铺无菌器械桌

手术器械桌按手术的大小需要有大号小号两种，构造简单，易清洁灭菌，有车轮可推动；桌面四周有栏边，栏高 4~5 cm，防手术器械滑下。大号器械桌，长 110 cm，宽 60 cm，高 90 cm（颅脑手术桌高 120 cm）。小号器械桌长 80 cm，宽 40 cm，高 90 cm。

1）无菌桌选择清洁、干燥、平整、规格合适的器械桌，将无菌敷料包置于器械桌上，揭开无菌敷料包的外层，按折叠顺序由里向外打开双层桌布，然后铺上无菌巾 4~6 层。

2）无菌单应下垂过桌缘不少于 30 cm，周围的距离要均匀，桌缘下应视为污染区，参加手术人员双手不得扶持器械桌边缘。

3）打开无菌包及无菌盆。

4）洗手护士穿好无菌手术衣及戴无菌手套后，将器械按使用先后次序及类别排列整齐放在无菌桌上。

使用无菌桌原则：

（1）铺好备用的无菌桌超过 4 小时不能用。

（2）凡垂落桌缘平面以下物品，必须重新更换。

（3）必须严格保持器械桌上无菌要求，术中污染的器械、用物不能放回原处。如术中接触胃肠道等污染的器械应放于弯盘等容器内，勿与其他器械接触。

（4）如有水或血渗湿者，应及时加盖无菌巾以保持无菌效果。

（5）手术开始后，该无菌桌仅对此手术患者是无菌的，而对其他患者则属于污染的。

（6）洗手护士应及时清理无菌桌上器械及用物，以保持无菌桌清洁、整齐、有序，并及时供应手术人员所需的器械及物品。

四、手术进行中的一般无菌原则

为了保证在手术进行中保持无菌，参加手术人员必须自觉地严格遵守下列规则，如发现自己或别人有违反这些原则时，应立即纠正或指出。

1）必须避免与无菌区外的物品、人员、地区接触。穿无菌手术衣戴无菌手套后，背部、腰部以下及肩部以上都应认为是有菌区。手术台头架以外、两侧和足端以外的布单下垂部分也认为是有菌区。不要接触。还要注意肘部不碰及参观人员和灯架。

2）不得在手术人员的背后传递器械及手术用品。

3）更换位置时必须面向无菌手术台或器械桌，然后背对背交换，或先离开手术台，再交换位置。

4）布类品一经潮湿即可有细菌通过，必须另加干的手术单覆盖，如衣袖潮湿或碰触有菌地方，应另加无菌袖套。手套破损或污染，必须立即更换。

5）做皮肤切口前及缝合皮肤的前、后，均需用70%乙醇或0.1%苯扎溴铵溶液再次消毒皮肤。

6）皮肤切口边缘，应以大纱布垫或无菌巾遮盖，并用巾钳或缝线固定，或切皮前贴上无菌医用保护膜保护皮肤；切开空腔脏器前，先用盐水纱布垫保护周围组织，以防止或减少内容物溢出污染。

7）手术进行过程中，手术人员除有关手术配合必要的联系外，禁止谈笑；避免向手术区咳嗽或打喷嚏；应随时警惕有无灰尘、小昆虫或汗珠落入手术区内。

8）参观手术人员不可贴近手术人员或脚站得高于手术台平面，不得随意在室内走动；对患有上呼吸道感染或急性化脓性感染者，禁止进入手术室；进入手术室前必须更换手术室专用的参观衣、鞋，并戴好口罩、帽子，人员尽量少或予以限量。

9）手术室内工作人员，必须严格执行并认真监督和指导无菌原则的实施。

五、手术室物品准备、消毒及处理

（一）布类用品

手术室的布类用品较多，用于制成铺盖手术野或建立无菌区的布单或手术衣、帽等。各种布类用品应选择质地细柔、厚实的纯棉布为宜。

1. 手术衣

遮盖参加手术人员未经消毒的衣着和手臂，以免细菌侵入手术野。手术衣分为大、中、小三号，以适应不同身材的需要，要求穿上后能遮至膝下，前襟至腰部双层，防止手术时血水浸透，影响无菌要求。袖口用纯棉针织品制成松紧口，便于手套腕部盖于袖口之上。按一定的方法折叠，衣面向里，领子在最外侧，取用时不致污染手术衣的无菌面。每包1~3件，高压蒸汽灭菌。

2. 手术单

有大单、中单、桌巾、手术巾、颈部手术单、腹部手术单等，均有各自的规格尺寸和一定的折叠方法，用以铺手术野或无菌区。所有布类用品经高压蒸汽灭菌，灭菌后分别存放于无菌柜内，保存时间为1周。过期应重新灭菌。

目前，无纺布代替棉制品的一次性手术衣帽及布单类，可以减少清洗、折叠、包装及再消毒所需的人力、物力及时间。

（二）敷料类

1. 一般敷料

一般敷料包括纱布类和棉花类。

1）纱布类：手术用的纱布用品以质量柔软、富有吸水的脱脂纱布，纤维不易脱落为佳。

（1）纱布垫：有干纱布垫和盐水纱布垫。干纱布垫用于手术中遮盖伤口两旁的皮肤，盐水纱布垫用于保护术中显露的内脏。有带纱布垫，目前已用粘贴型手术巾取代。

（2）纱布块：大纱布块用于大手术拭血，小纱布块用于皮肤消毒及较小的手术拭血。

（3）纱布球及纱布条。

2）棉花类：有棉花垫、带线棉片、棉花球及棉签。

纱布、棉花类敷料用于手术止血、拭血及压迫包扎者均有不同的规格和制作方法。有的包成小包或放于敷料罐内，或放于手术敷料包内，采用高压蒸汽灭菌，以供手术之用。

2. 特殊敷料

如碘仿纱条、脑棉片等。碘仿纱条制作过程要严格执行无菌操作，制成后置于消毒容器内，紧密封盖，避光保存。

（三）引流物

引流物的种类很多，常用的引流物有橡皮片引流、烟卷式引流、管状引流、纱条及双套管引流。根据手术部位、深浅情况，使用不同的引流物。

1. 橡皮片引流

橡皮片引流用于浅层引流，如甲状腺手术及脑部手术。可用废橡皮手套的橡皮，按需要剪成宽窄不等的橡皮片，经煮沸消毒后用75%乙醇浸泡，置于罐内备用。

2. 烟卷式引流

烟卷式引流用于腹腔或深部组织的引流。包装时将烟卷上撒以滑石粉，盛器皿内，高压蒸汽灭菌，使用时将滑石粉揩掉。

3. 管状引流

管状引流包括T形管、蕈形管、导尿管等橡皮管或塑料管。T形管用于胆总管引流，蕈形管用于膀胱及胆囊手术引流。消毒方法可按橡皮类煮沸法或高压蒸汽灭菌处理。

4. 双套管

双套管由两根不同粗细的乳胶管所组成，细管套在粗管内，两管用针线缝扎固定。

用于腹腔脓肿等手术冲洗、注药或胃肠、胆、胰瘘的引流。用煮沸法或高压蒸汽灭菌处理。

5. 纱条引流

纱条引流包括凡士林纱条及碘仿纱条，凡士林纱条用于填塞伤口止血，碘仿纱条多用于放置引流。应记录数目，以免遗忘或滑落于伤口内。

（四）缝线及缝针

1. 缝线类

各种缝线在手术中为缝合各类组织和脏器，直到手术伤口愈合为止，又可结扎缝合血管，起止血作用。缝线可分为可吸收及不可吸收两类，理想的缝线是抗张力强度大、组织反应轻微、结扎不易滑脱、灭菌方便、消毒后不变质、对人体无害及价格低廉。各种缝线的粗细以号码表明，号码越大表示越粗。常用有 1～10 号线。

2. 缝针

缝针有三角针及圆针两类，两类缝针均有弯、直两种，粗细、大小各异。

（五）器械类

1. 一般器械

一般器械是指手术的基本器械，如手术刀、手术剪、手术镊、各种血管钳、牵引器及拉钩、探查及扩张器、取拿异物钳等。以上手术器械多为不锈钢制成。打包时要检查功能是否完好，术后将器械用清水洗刷干净，煮沸消毒、烘干、上液状石蜡保护，特别注意轴关节部位，然后按种类分放于器械柜内。术前按手术需要准备器械，包装好进行高压蒸汽灭菌。

2. 特殊器械

如胃及支气管缝合器，血管、食管及直肠吻合器，植皮机，高频电刀，电钻及电锯，激光刀等。应由专人保管，按一定的操作规程处理。

（周陆敏）

第三节 手术后患者的监护

患者自手术结束后回到病房直至出院的这个阶段称为手术后期。手术后期的护理对于帮助患者尽快康复，减少术后并发症有着非常重要的作用。

一、病情评估

（一）手术情况

患者已实施的手术名称，手术中输液和用药情况、麻醉与手术过程是否顺利、生命体征是否平稳等，目前安置引流管情况。

（二）身体状况

1. 生命体征

中、大型手术常对呼吸、循环、内分泌、神经系统等多方面生理功能造成干扰，严重者有生命危险。手术后注意体温变化，脉搏的频率、节律、强度，呼吸节律、频率、深浅，血压是否正常。同时注意神志情况。及时评估手术对机体生命活动的影响程度。

2. 营养状况

手术后患者大多处于应激状态，机体代谢活动增强，故重点注意患者营养的摄入量是否能满足机体的需要。也要注意水与电解质的平衡。

3. 其他生理状态

①排泄是否正常，有无腹泻或便秘，排尿是否正常。②皮肤的完整性是否受损，有无皮肤受压等现象。③判断患者的自理能力，以便在手术后不同时期拟订合适的护理计划。

4. 伤口情况

注意渗血渗液、有无感染等，评估伤口愈合质量。

（三）心理—社会状况

大多数患者在手术后即能脱离由于手术带来的焦虑和恐惧，但仍有部分患者在术后恢复期由于术后出现的不适或并发症而产生焦虑、抑郁等心理反应。如果手术使患者失去身体的某些部分（如截肢、乳房切除术等），或造成外观改变（如结肠造瘘术），患者则会出现各种不同的情绪反应，如愤怒、哭泣等，甚至拒绝配合治疗和康复。

二、护理

（一）一般护理

护士应根据患者术中、术后的具体情况及出现不适的原因做好患者及家属的解释工作，并给予对症护理；避免各种不良刺激，缓解不良心理反应，做好针对性的心理疏导；创造安静、舒适的病区环境，保证患者有足够的休息和睡眠，以利早日康复。

（二）病情观察与护理

1. 严密观察生命体征

每15~30分钟记录1次血压、脉搏、呼吸频率，直至病情平稳，从苏醒室送出后数小时内仍需监测并记录。要进行心电监护、经面罩或鼻导管给氧，还要鼓励患者深呼吸以防肺不张。有气管插管的患者，要及时吸痰和进行其他必要的呼吸系统治疗。

2. 监测中心静脉压

如术中有大量失血或体液丢失，应在术后一段时间内监测中心静脉压；如患者有心肺功能异常，必要时还可用 Swan – Ganz 导管监测肺动脉压、肺动脉楔压及混合静脉血氧分压等。

3. 其他监测项目

根据不同手术或患者术前的病情而定，如颅脑手术后应监测颅内压及苏醒程度、有血管疾病的患者术后应监测末梢动脉循环状况等。

4. 体液平衡

要详细记录液体的入量、失血量、排尿量、胃肠减压及各种引流的丢失量。计出入量可用来评估体液平衡和指导补液。尿量是反映生命器官血液灌流情况的重要指标，必要时应留置导尿管观察每小时的尿量。

（三）体位

全麻后而尚未清醒的患者，应平卧，头转向一侧，使口腔内分泌物或呕吐物易于流出，避免吸入气管。椎管内麻醉患者，亦应平卧或头低卧位 12 小时，以防止因脑脊液外渗致头痛。全麻清醒后、腰麻 12 小时后、硬脊膜外阻滞、局麻等患者，可根据手术需要安置卧式。

施行颅脑手术后，如无休克或昏迷，可取 15°～30° 头高脚低斜坡卧位。施行颈、胸手术后，多采用高半坐位卧式，便于呼吸及有效引流。腹部手术后，多取低半坐位卧式或斜坡卧位，以减少腹壁张力。脊柱或臀部手术后，可采用俯卧或仰卧位。腹腔内有污染的患者，在病情许可情况下，尽早改为半坐位或头高脚低位。

休克患者，应取平卧位，或下肢抬高 20°，头部和躯干抬高 5° 的特殊体位。肥胖患者可取侧卧位，有利于呼吸和静脉回流。

手术后第 2 日开始，就可试行离床活动。先坐在床沿上，做深呼吸和咳嗽，再在床旁站立，可试着站立排尿，并稍走动或在椅上略坐片刻，然后逐步增加活动范围、次数和时间。

（四）维持呼吸和循环功能

手术当日根据手术的大小，定时监测血压、脉搏、呼吸。中小型手术可每 1～2 小时测 1 次，大型手术有可能发生内出血而出现循环、呼吸不稳定者，必须密切观察，每 15～30 分钟测 1 次，直至病情稳定后改为 1～2 小时测 1 次，并做好观察记录。

一般手术后的患者，体温、脉搏、呼吸应每 4 小时测 1 次。由于手术创伤的反应，术后患者的体温可略升高，变化幅度在 0.5～1.0℃，一般不超过 38℃，临床上称为外科手术热，属正常范围，于术后 1～2 日逐渐恢复正常，无须特殊处理。如术后体温持续升高不退或术后 3 日又出现发热，应引起重视，寻找发热原因，尤其应警惕手术切口、双肺及尿路有无感染或其他并发症。

脉搏、呼吸虽然随体温的变化而变化，但患者出现体液不足、失血、休克时，脉搏可快而弱、脉压缩小、血压下降等；若出现脉搏快、呼吸急促，也可能为心力衰竭的表现。因此，应认真仔细观察，结合其他临床表现做出正确判断，及时与医生联系，以免贻误病情的判断和治疗。

注意保持呼吸道通畅，患者的呼吸有时可因胸、腹带包扎过紧而受影响。所以当出现呼吸困难或急促时应先检查胸、腹带的松紧度，予以适当调整后，再继续观察有无呼吸道不畅等其他原因。呼吸道分泌物较多，体弱不能有效咳嗽排痰者，给予导管吸痰，必要时可采用纤支镜吸痰或气管切开吸痰。

一般老年患者术后持续低流量或中等流量给氧，以提高动脉血氧分压。

预防低血压：根据病情调整输液速度及量；患者坐起、站立时应缓慢，以免体位突然变动而引起体位性低血压。

（五）维持营养平衡

术后应根据患者病情给予输液、恢复饮食，以补充营养，防止内源性能量和蛋白质消耗。

1. 非消化道手术

视手术大小、麻醉方法和患者的反应决定开始进食的时间。局麻小手术后不引起或很少引起全身反应者，一般即可进食；大手术患者因生理干扰较大，要根据患者实际情况，决定进食时间；其他患者术后 6 小时开始进食，先给流质饮食，以后根据病情改为半流质饮食或普食。

2. 消化道手术

一般情况下禁食 2～3 日，待肠蠕动恢复、肛门排气、腹胀消失后可进流质饮食，从少量向全量过渡，术后 5～7 日可进半流质，10 日左右改为普食。开始进食早期，避免服用牛奶、薯类等胀气食物。食管手术后为预防吻合口瘘，禁食时间可达 7 日，开始进食后，食物量和性状的过渡更为细致、严格。

记录 24 小时出入液量，术后禁食患者须经静脉获得水、电解质和营养素，如禁食时间较长，可考虑肠外营养支持。

禁食期间须注意口腔卫生，防止口腔炎、腮腺炎等的发生，对生活不能自理的患者做好口腔护理，反之，鼓励患者刷牙、漱口；随时注意口腔黏膜情况，若有溃疡或真菌感染，给予积极处理，可用漱口液漱口或涂锡类散、制真菌等药物。

（六）保证有效的引流

手术后为了达到排出渗出物，观察有无出血，防止消化液积累，减少吻合口张力等目的，常需放置各种引流管。如胃管、T 形管、胸腔引流管、双套管、负压引流管、导尿管等。无论何种引流，都须保证通畅、有效，要防止外部受压、扭曲、折叠，管内的阻塞可用挤压或冲洗的方法解除（冲洗时注意无菌和压力）；观察记录引流物的色、质、量，从而判断有无出血、感染或其他并发症；管道各部位的衔接要牢固，防止脱落，如胸腔引流特别强调密闭；另外，妥善固定，保证无菌，并对周围皮肤进行适当保护也为引流护理中的重要内容。

（七）促进切口的愈合

手术后定时观察切口情况，敷料是否脱落，有无被渗血、渗液湿透，如有上述情况要及时更换并记录；切口在会阴部或肛门附近，要防止大、小便污染，增加敷料更换次数；加强患者营养，特别是蛋白质和维生素的补充；早期要注意局部出血情况，后期注意有无红、肿、热、痛等感染征象。

（八）协助早期活动

术后长期卧床甚至固定不动，会使患者变得虚弱，易于发生肺不张、肺炎、静脉血栓形成、骨质疏松等。为减少术后此类并发症，应鼓励患者早期活动，在床上翻身和移动、咳嗽及深呼吸，屈伸踝、膝关节等。经过早期活动，术后 3～4 日可在医护人员协助下在床旁做轻微活动。如无头晕、虚脱等，可在术后 3～5 日离床活动。手术后及早恢复身体活动，可加速复原，缩短住院时间，增强患者对术后恢复正常生活、工作的信心。

（九）手术后不适的护理

1. 疼痛

麻醉作用消失后，患者开始感觉切口疼痛，24 小时内最剧烈。凡是增加切口张力的任何动作，例如咳嗽、翻身，都会加剧疼痛的程度。因而，患者找到比较合适的体位后，就不愿移动。2～3 日疼痛明显减轻，在安静休息时不感到疼痛。

疼痛除造成患者痛苦外，重者还可以影响各器官的生理功能，必须有效地解除。小手术口服止痛片，对皮肤和肌肉性疼痛有较好效果。大手术后 1～2 日，常需用哌替啶做肌内注射，必要时可间隔 6 小时重复使用。近年来输注式镇痛泵在术后止痛中广泛应用。如术后 3 日伤口仍疼痛剧烈，应检查伤口是否包扎过紧或有感染，不得轻易使用止痛针，以免掩盖病情。

2. 出血

术后 24～48 小时，伤口有渗血，敷料染血，引流液为血液，出血量 24 小时不到 200 ml，患者生命体征平稳，这种出血基本属于正常出血范围。手术后给予静脉使用止血药，护士及时通知医生更换敷料，正确记录引流量和性质，必要时局部止血处理。

3. 恶心、呕吐

恶心、呕吐常见原因为麻醉反应和手术引起的胃肠功能紊乱，其他原因可能为电解质紊乱、颅内压增高、糖尿病酸中毒、尿毒症等。腹部手术后反复呕吐并有腹痛，应考虑有肠梗阻可能。

4. 腹胀

腹胀常由术后胃肠蠕动功能受抑制，肠腔积气过多所致。多见于腹部手术后，系手术操作刺激胃肠道所引起。一般术后 2～3 日随胃肠道蠕动恢复、肛门排气后可以自行缓解。如手术后数日仍未排气，腹胀伴有肠鸣音消失，可考虑为腹膜炎或其他原因（低钾血症等）所致的肠麻痹。如腹胀伴有阵发性绞痛，肠鸣音亢进，可考虑是早期肠粘连或其他原因（如腹内疝等）所引起的机械性肠梗阻。

5. 便秘

手术后患者由于麻醉和活动太少、术前灌肠、术后禁食或仅进少量流质饮食，手术近期便秘较为常见，一般不需要处理。但如手术后需灌肠，则应注意有无禁忌证。在阑尾和小肠以上的手术，2 日后如需要灌肠，应用 300 ml 等渗盐水或小量植物油做低压灌肠。左半结肠和直肠肛管手术后近期禁忌灌肠。

6. 呃逆

呃逆在手术后并不少见，多为暂时性，但有的为顽固性，患者常因呃逆严重影响休息，并因震动而引起切口痛。呃逆主要是不规则的膈肌痉挛性收缩所致。发生呃逆的原因很多，可能为神经中枢或膈肌直接受到刺激所致。多发生在手术后早期，采用安眠镇静药、压迫眶上神经、针刺疗法、抽出胃内潴留液、短暂二氧化碳吸入等措施常可制止。顽固性呃逆的治疗比较困难，在这种情况下应考虑有无特殊激惹膈肌的原因存在，如胃扩张、膈下感染、腹膜炎、上腹腔引流物等，如检查不出原因可以用哌甲酯肌内注射，或在颈部做膈神经阻滞注射。

7. 尿潴留

尿潴留在腰麻和肛门疾患术后比较常见。尿潴留系指膀胱内充满尿液而不能排出，必须与因尿少或尿闭而不能排尿做鉴别。如膀胱膨胀过久，膀胱壁肌肉可失去其收缩功能，不易在短期内恢复，因而排尿不畅，特别在老年患者更为多见，有残余尿易发生尿路感染。因此，如患者在手术后 8 小时内尚未排尿，即应注意有无尿潴留，应检查患者下腹部膀胱区有无膨胀，患者有尿意但不能排出，即可确定有尿潴留存在，须及时予以处理。有时患者有尿潴留，由于膀胱过度膨胀后经常有少量尿液不自觉地溢出，但尿意不消失，不要误认为患者已能自解小便而忽视尿潴留的存在。通常在上午做完手术的患者，应在当日傍晚即有排尿。

尿潴留的处理措施决定于尿潴留的原因。在盆腔广泛手术（如直肠癌根治术）后，由于骶丛神经损伤影响膀胱收缩功能，致使排尿困难和尿潴留。在男性患者手术后排尿困难和尿潴留可能是隐性前列腺肥大所致。这些器质性病变引起尿潴留不是短时间内可以恢复的，在手术后近期常需置保留导尿管。

除外器质性原因后，可给予安慰，做好精神护理解除顾虑，增强其自行排尿的信心。如利用条件反射和听流水声，用温水缓缓冲洗外阴，轻轻按摩下腹部，并放置热水袋进行热敷等方法刺激膀胱肌肉收缩引起排尿反应，然后试行排尿。如采用上述措施无效，则可在严格无菌技术下进行导尿。尿潴留时间过长，导尿时尿液量超过 500 ml 者，应留置导尿管 1 ~ 2 日，有利于膀胱壁的逼尿肌恢复收缩力。有器质性病变，如骶前神经损伤、前列腺肥大等，也需要留置导尿管。

（十）术后并发症的护理

1. 内出血

常发生在术后 1 ~ 2 日，特别是术后数小时内。护理措施：①严密观察术后患者的生命体征、手术切口及引流管出血的情况，如有明显异常，及时通知医生。②置患者于平卧位，稳定患者的情绪，吸氧，遵医嘱输液、输血、使用止血药物等。③积极做好再次手术准备，经保守处理而效果不佳者必须再次手术止血。

2. 肺不张、肺炎

肺不张、肺炎常发生在胸、腹部大手术后，多见于老年人、长期吸烟和患有急、慢性呼吸道感染者。临床表现为术后早期发热、呼吸和心率增快等。胸部叩诊时，常在肺底部可以发现浊音或实音区，听诊时有局限性湿性啰音，呼吸音减弱、消失或为管性呼吸音。继发感染时，体温明显升高，白细胞和中性粒细胞计数增加。

保持呼吸道通畅是主要的预防措施。术前锻炼深呼吸，术后避免限制呼吸的固定或绑扎。患者如有吸烟习惯，术前 2 周应停止吸烟。鼓励患者咳痰，并利用体位或药物协助排出支气管内分泌物，防止术后呕吐物或口腔分泌物误吸。护理措施：术后并发肺不张，要鼓励患者深吸气，帮助患者多翻身，用双手帮助患者按住肋部或切口两侧，嘱患者深吸气后用力咳痰并做间断深呼吸。痰液黏稠不易咳出者，可使用蒸汽吸入、雾化吸入等使痰液变稀，利于咳出。给予抗生素进行针对性治疗。

3. 切口感染

切口感染常发生于术后 3 ~ 5 日。预防措施：严格无菌原则细致操作，加强患者营养。护理措施：早期可理疗，脓肿形成后拆开缝线引流，全身应用抗生素。

4. 切口裂开

切口裂开多见于腹部手术后 1 周左右。护理措施：①安慰患者不要紧张，稳定情绪，安静休息。②切口部分裂开，用蝶形胶布固定伤口并以腹带加压包扎。③切口全层裂开，立即用无菌生理盐水纱布覆盖切口及脱出的脏器，通知医生立即送往手术室重新缝合。注意肠管脱出切口外时，应妥善保护，切不可将其回纳腹腔，以免引起腹腔感染。

5. 下肢静脉血栓形成及血栓性静脉炎

下肢静脉血栓形成及血栓性静脉炎多发生于术后长期卧床活动少，同时下肢静脉多次输注高渗液体和刺激性药物的老年人或肥胖患者。预防和护理措施：①指导和协助患者在清醒时做腿部运动，病情允许时鼓励患者早期下床活动，预防该并发症的发生。②观察有无下肢静脉炎及静脉回流障碍的症状和体征。③有并发症发生时，尤其有深静脉栓塞症状者，补足液体，抬高患肢，按医嘱局部湿热敷、理疗、抗凝治疗及抗生素的应用；但禁止局部按摩，应使患肢制动，以防止血栓脱落。

6. 急性胃扩张

术后急性胃扩张可在胸腹部、脊柱手术之后出现，由于麻醉及手术过程中患者吞咽大量气体，或是手术后胃壁张力减退、胃黏膜继续分泌胃液，使得胃过度扩张；胃扩张及向下移位可使十二指肠通道不畅，造成大量的液体潴积在胃腔内，数量可为 3～4 L，可引起严重的水、电解质失衡，甚至休克。护理措施：发现术后患者有急性胃扩张时应协助医生置入鼻胃管并行胃肠减压，通常在插入胃管后即可抽吸出大量的气体、液体，腹胀常可缓解。胃肠减压应持续到胃壁张力及蠕动恢复后为止。急性胃扩张的患者常有脱水及电解质失衡，应按医嘱静脉输注等渗盐水、钾盐等以纠正失衡。

7. 尿路感染

尿路感染常继发于术后尿潴留。术后尿潴留常因膀胱过度膨胀，膀胱壁肌肉失去收缩力，在短期内不能恢复其正常功能所致。长期留置导尿管或反复多次导尿者亦可引起尿路感染。尿路感染首先发生于膀胱，其后可逆行到肾盂发生肾盂肾炎。急性膀胱炎的主要表现为尿频、尿急、尿痛、排尿困难，一般无全身症状，小便常规检查有较多的红细胞和脓细胞。急性肾盂肾炎以女性患者多见，主要表现为肾区疼痛、尿频、尿急伴发冷发热、白细胞计数增高，做中段尿液检查，可发现红细胞、白细胞和脓细胞。尿培养可明确有无细菌生长，这对选择有效抗生素有较大的帮助。

预防和护理措施：术后指导患者自主排尿防止尿潴留，及时处理尿潴留是预防膀胱炎及上行感染的主要措施。尿潴留的处理原则是在膀胱过度膨胀前设法排尿。如尿潴留量超过 500 ml 时，应放置导尿管做持续引流。安置导尿管和冲洗膀胱时，应严格掌握无菌操作。尿路感染的治疗，主要是应用有效抗生素，维持充分的尿量，以及保持排尿通畅。

8. 压疮的预防

患者因麻醉需要；或因大手术后，经久不改变体位，致软组织受压，局部血液循环障碍；或因全身营养不良，手术后虚弱多汗，皮肤经常受潮湿摩擦，以及床单皱褶不平整等都容易诱发压疮，特别在支持较多重量的骨隆突处的皮肤最易发生。因此，手术后要定期给患者更换卧位，对夹板或其他矫形器械应适当调节松紧，并加以衬垫或褥垫，过重的棉被应用护架，对消瘦患者使用橡皮圈、棉圈减少局部所承受的压力。患者术后虚弱多汗，每日应给予全身热水擦浴 1 次，并用 50% 乙醇按摩压疮好发部位，每日 2 ~ 3 次以促进血液循环。每日清洁皮肤时要检查有无异常。要保持床单、衣服的整洁干燥。给消瘦患者传递便盆时应用手托起臀部，切忌拖拉便盆以免擦破皮肤。

（十一）心理护理

由于麻醉和手术期的安全度过，患者术后在心理上能产生解脱感，多数患者在术后能消除手术引起的恐惧、焦虑，但部分患者仍存在心理障碍，如有的患者对正常的术后反应认识不足，长时间不敢翻身、活动，不敢咳嗽、不敢进食，认为手术会造成残疾，对术后恢复缺乏信心。身体不适、切口疼痛和生活不能自理也会增加新的焦虑。因此，针对患者的不良心理状态，应根据患者社会背景、个性以及手术类型不同，对每个患者提供个体化的心理支持，给予心理疏导和安慰，以增强战胜疾病的信心。

（十二）健康指导

1）疾病康复指导：指导患者学会自我护理、自我保健，避免疾病的诱发因素，防止疾病复发。

2）心理健康指导：针对患者的心理特点，指导患者保持乐观的心理状态。

3）饮食卫生知识指导：根据疾病性质及手术的具体情况，教育患者遵守有关饮食标准。

4）合理用药知识指导。

5）术后功能恢复及活动指导：指导患者在身体条件允许下，循序渐进开展有关功能训练，最大限度地恢复生活和工作能力。

6）确定复诊的要求和时间等。

（李岩）

第九章　麻醉监护

利用物理和药物的方法，使患者暂时消除痛觉的传导，为手术创造良好的条件，所采取的方法称为麻醉。麻醉多用于手术保障患者安全，使手术顺利进行。

麻醉作用的产生主要是利用麻醉药使神经系统中某些部位受到抑制的结果。麻醉药的作用使中枢神经系统受抑制，周身都不感到疼痛，称全麻；麻醉药作用于外周神经时，只产生躯体某一部位的麻醉，称局麻。临床中常将几种药物或（和）几种麻醉方法相互配合使用，称为复合麻醉，利用某些药物使患者进入类似睡眠（但非麻醉）的状态，称基础麻醉。为了确保呼吸道通畅，可将导管置入患者的气管内，从而建立一人工的通气道，通过这种气管内导管进行麻醉的方法，称气管内麻醉。理想的麻醉要求安全、无痛、精神安定和适当的肌肉松弛。

麻醉学是临床医学的重要组成部分，随着麻醉学的发展，麻醉已远远超出单纯解决手术镇痛的范围，而涉及手术前后围麻醉期患者的检查与治疗，重要生理功能的监测，维护循环、呼吸、代谢等主要系统功能的稳定平衡，对手术麻醉期间发生的意外及严重并发症的治疗，以及重症监护治疗、复苏和急慢性疼痛治疗与监护。

第一节　麻醉前监护

一、麻醉前病情评估

麻醉前病情评估主要包括三方面内容。

（一）患者一般情况

1. 年龄

小于 10 岁或大于 70 岁，对麻醉及手术的耐受力差，麻醉并发症发生率和麻醉死亡率亦较高。

2. 营养状况

病态性肥胖、甲状腺功能低下的黏液性水肿或营养不良对麻醉的耐受力都有影响。

3. 水、电解质及酸碱平衡

脱水，易致心排血量低下；水过多易致肺水肿及意识障碍，给麻醉带来困难。重要电解质丢失，可能影响心肌收缩力，也会增加麻醉药的不良反应；而酸碱失衡，会抑制中枢神经，引起心率改变、心律失常，影响组织灌注等。

4. 体重

体重超重，全麻药量可能较一般人稍大；消瘦患者，全麻药量应适量减少；极度消瘦的患者，麻醉要特别谨慎，尤其要重视对呼吸和循环系统的监护。

5. 过敏史

对麻醉而言，在各类过敏疾病中，要特别强调吸入性过敏及药物过敏的病史。

6. 烟酒嗜好

有大量饮酒嗜好者，对麻醉反应一般较差；长期吸烟患者气道往往存在病变，对麻醉不利。

7. 其他

如高热、体温低下、糖尿病等。

（二）患者特殊检查结果

1. 胸部 X 线片

胸部 X 线片可了解肺或心脏大血管病变，有无肺炎、肺水肿；心脏大小；总支气管粗细的估计。

2. 心电图

心电图可了解术前心肌有无缺血、心脏传导系统有无异常、有无洋地黄中毒征象。

3. 血常规

血常规可了解有无贫血，因贫血可影响氧合。了解凝血情况是否正常，尤其对使用肝素或抗凝剂患者。

4. 肝肾功能

麻药的最终转归，由肝代谢或经肾排除，肝肾功能不良时，麻醉后可发生积蓄中毒作用。

5. 肺功能

估计呼吸功能以判断患者能否耐受麻醉以及术后是否须用呼吸器。

（三）患者的心理状况

面对次日即将到来的麻醉和手术，患者的各种心理问题更为突出。尤其是患者经常提到的"麻醉是否安全""麻醉会不会影响智力"等问题，往往使患者辗转反侧。为此，手术室医护人员应该根据患者的年龄、文化层次等具体情况，介绍自己并耐心讲解有关的麻醉知识，纠正患者对麻醉的错误认识，并对次日麻醉时患者的配合提出要求。良好的心理准备，不但能减轻患者的焦虑，且对平稳进入麻醉也极有帮助。

（四）患者对麻醉和手术的耐受力

临床多采用国际通用的 ASA 分类法，有助于对病情的判断和评估，分类标准如下：

一类（Ⅰ）：患者的心、肺、肝、肾和中枢神经系统功能正常，发育、营养良好，能耐受麻醉和手术。

二类（Ⅱ）：患者的心、肺、肝、肾等实质器官有轻度病变，但代偿健全，对一般麻醉和手术仍无大碍。

三类（Ⅲ）：患者的心、肺、肝、肾等实质器官病变严重，功能减损，虽在代偿范围内，但对施行麻醉和手术需谨慎。

四类（Ⅳ）：患者的心、肺、肝、肾等实质器官病变严重，功能代偿不全，威胁着生命安全，施行麻醉和手术有危险。

五类（Ⅴ）：患者的病情危重，随时有死亡威胁，麻醉和手术异常危险。

如系急诊手术，则在评定的级别后加 E，以资区别。根据评估的级别，拟施行手术的性质、范围和种类，以及年龄、心理承受能力，选择麻醉方式，估计可能出现的问题及防治措施。

二、患者术前准备

对麻醉耐受力良好的一类患者，准备的目的在于保证手术安全性，使手术经过更顺利，术后恢复更迅速。麻醉前患者一般准备工作包括以下几个方面：

（一）精神状况准备

手术患者不同程度的思想顾虑和恐惧、紧张和焦急心理，以及情绪激动或彻夜失眠，均可致中枢神经系统和交感神经系统过度活动，由此足以削弱对麻醉和手术的耐受力，术中、术后易出现休克。为此，术前应从关怀、安慰、解释和鼓励着手，例如，酌情将手术目的、麻醉方式、手术体位以及麻醉或手术中可能出现的不适等情况，用恰当的语言向患者作针对性的具体性的解释，术前可用适量的镇静药，晚间给安眠药。

（二）营养状况改善

麻醉前应尽力改善患者的营养状态和纠正生理功能的紊乱。如营养不良致蛋白质和某些维生素不足，可明显降低麻醉及手术的耐受力。蛋白质不足常伴低血容量或贫血，耐受失血和休克的能力降低；还可伴组织水肿而降低术后抗感染能力和影响创口愈合。维生素缺乏可致营养代谢异常，术中易出现循环功能或凝血功能障碍，术后抗感染能力低下易出现肺部及创口感染。因此，应尽可能地经口或静脉补给足够的必需营养物质，如静脉补给蛋白、维生素或输血等。

（三）其他准备

如胃肠道准备、膀胱准备、术前排尿（必要时置保留尿管）、口腔卫生准备、输血输液准备及适应手术后需要的训练，如体位、大小便、切口痛及各种不适、各种引流管等。

病情复杂的患者，术前常已接受一系列药物治疗，麻醉前除要全面检查药物的治疗效果外，还应重点考虑某些药物与麻醉药之间存在相互作用的问题，有些易引起不良反应。为此对某些药物要确定是否继续用，调整剂量再用或停止使用。如洋地黄、胰岛素、肾上腺皮质激素，一般都需继续用至术前，但对剂量要做调整。对1个月前曾较长时间服用皮质激素，而术前已经停服者，术中仍有可能发生急性肾上腺皮质功能不全危象，故术前必须恢复使用外源性肾上腺皮质激素，直至术后数日。抗凝药物术前要停用，并设法拮抗其残余作用。对呼吸循环有抑制作用的药物，根据情况尽量使用或少用。

此外，麻醉前应常规禁食12小时，禁饮水4~6小时，以防在手术中因呕吐而发生误吸和窒息的危险。即使是局麻，除了门诊小手术之外，也应事前禁食，因有可能局麻效果不佳，而中途改为全麻。胃肠手术者需置胃管。

（四）特殊患者的准备

1. 心血管病的麻醉前准备

患有心脏病行非心脏手术，要特别注意下列问题：长期用利尿剂和低盐饮食患者有并发低血钾和低血钠的可能，术中易发生心律失常和休克，术前应做化验检查，一般先停药48小时，病情允许可在严格观察下静脉补钠和钾，谨防发生呼吸困难、端坐呼吸、肺啰音和静脉压升高等危象。如伴有失血或严重贫血，携氧能力减弱，可影响心肌供氧，术前应给予少量输血。为避免增加心脏负担，除控制输血量和速度外，输红细胞悬液优于全血。有心力衰竭病史、心脏扩大、心电图显示心肌劳损或冠状动脉供血不足的老年患者，术前可考虑使用小量强心苷，如口服地高辛 0.25 mg，每日 1 ~ 2 次，但要防止其中毒。对并存严重冠心病、主动脉瓣狭窄或高度房室传导阻滞的患者，必须施行紧急手术者，需做到以下几点：动脉插管直接测血压；插 Swan - Ganz 导管测肺毛细血管楔压；定时抽测动脉血气分析；经静脉置入带电极导管，除用于监测外，可随时施行心脏起搏；准备血管扩张剂（硝普钠）、正性肌力药（多巴胺）、利多卡因、肾上腺素等；准备电击除颤器；严格麻醉选择和麻醉管理。

2. 呼吸系统的准备

禁烟至少 2 周，避免吸入刺激性气体；彻底控制急慢性肺感染，术前 3 ~ 5 日应用有效的抗生素，体位引流，控制痰量。练习深吸气和咳嗽，作胸部体疗以改善通气功能。对阻塞性肺功能不全或听诊有支气管痉挛性哮鸣音者，需雾化吸入解痉药（如麻黄碱、氨茶碱、肾上腺素或异丙肾上腺素等）以扩张支气管，可利用 FEV₁ 试验衡量用药效果；痰液黏稠者，应用蒸汽吸入或口服氯化铵或碘化钾以稀释痰液；哮喘发作频繁者，可应用肾上腺皮质激素，以减轻支气管黏膜水肿，如可的松 25 mg 口服，每日 3 次或地塞米松 0.75 mg 口服，每日 3 次；对肺心病失代偿右心衰竭者，应给予强心、利尿、吸氧和降低肺血管阻力的药物进行治疗。麻醉前用药以小剂量为原则，哌替啶比吗啡好，因有支气管解痉作用，阿托品应待痰量控制后使用，以免痰液难以排出。

一般来讲，伴有肺功能减退的呼吸系统疾病，除非存在肺外因素，通过上述综合治疗，肺功能都可得到明显改善。麻醉期只要切实做好呼吸管理，其肺的通气和换气功能均能保持良好。这类患者的安危关键是术后近期一般较容易发生肺功能减退，从而出现缺氧、二氧化碳积蓄和肺不张、肺炎等严重问题。因此，还应重点加强手术后近期的监测和处理。

3. 肾功能损害的准备

保护肾功能的原则是维持肾血流量和肾小球滤过率，具体应尽可能做到下列几点：术前补足血容量，防止因血容量不足所致的低血压和肾脏缺血。避免使用缩血管药，因大多数该类药物易导致肾血流量锐减，可加重肾脏损害，尤以长时间使用为严重，必要时只能选用多巴胺或美芬丁胺；经常保持充分尿量，术前一般均需静脉补液，必要时可同时用利尿剂（如甘露醇、呋塞米等）；纠正水、电解质和酸碱代谢失衡；避免使用对肾脏有明显毒害的药物，如汞利尿剂、磺胺药、抗生素、止痛药非那西丁、降糖药苯乙双胍和麻醉药甲氧氟烷等，尤其是某些抗生素如庆大霉素、甲氧西林、四环素等对肾脏毒性最大，故禁用。有些抗生素如先锋霉素单独使用无毒性，但与庆大霉素同时使用可导致急性肾衰竭；避免使用通过肾脏排泄的药物，如肌松药中的戈拉碘铵和氨酰胆碱，强心剂中的地高辛等，否则药效延长，难以处理。有尿路感染者，术前必须做有效控制。

4. 肝功能损害的准备

肝功能损害患者经过一段时间保肝治疗，多数获明显改善，麻醉和手术耐受力亦相应提高。保肝治疗包括：高碳水化合物、高蛋白质饮食，以增加糖原储备和改善全身状况，必要时每日静脉滴注 GIK 溶液（10% 葡萄糖液 500 ml 加胰岛素 10 U、氯化钾 1 g）；低蛋白血症时，间断给 25% 浓缩白蛋白 20 ml，稀释成 5% 的溶液静脉滴注；小量多次输新鲜全血，以纠正贫血和提供凝血因子；应用大量维生素 B、C、K；改善肺通气；如有胸水、腹水或水肿，要限制钠盐，应用利尿剂或抗醛固酮药，同时注意水和电解质平衡。

5. 糖尿病的准备

糖尿病临床常见，糖尿病对于手术、麻醉是不利的，即是术前的时间很短也要争取时间，根据病情轻重，补给水、电解质、葡萄糖并适当给予胰岛素，以降低血糖［血糖应控制在 8.3 mmol/L 以下，尿糖（－）或（＋）］和酮体［尿酮体（－）］，要随时进行血糖或尿糖监测。

6. 其他疾病的准备

如内分泌病、血液病、过度肥胖等，应根据各病的特点及与手术麻醉的特殊关系做相应的处理。

（五）药品及器械准备

为了使麻醉经过顺利，防止麻醉意外事件的发生，麻醉前必须对麻醉用具和药品进行检查。即使是一个简单的麻醉方法或较小的手术，也不应忽视。必须准备好可能要用的麻醉、急救药品及器械（如吸引器、开口器、通气道、气管导管、喉镜、氧气及麻醉机等），检查麻醉器械的性能，保证用时不失灵。药品、器械应放在固定地点，取之立就。

三、麻醉前用药

麻醉前用药是不可缺少的麻醉前准备工作。

（一）麻醉前给药的目的

使患者情绪安定，缓解忧虑和恐惧；加强全身麻醉药的效果；缓和或解除术前的疼痛；减少麻醉药的不良作用，消除麻醉手术中的一些不良反应，使麻醉手术过程平稳。

（二）麻醉前常用药

一般自术前晚开始，务必能保证患者入睡 4~6 小时，常用的麻醉前用药有以下几种：

1. 催眠药

主要用苯二氮䓬类和巴比妥类。有镇静、抗焦虑、催眠、抗惊厥及中枢性肌松作用。对局麻药的毒性反应也有一定的防治疗效。常用药物有：地西泮、劳拉西泮、咪达唑仑和苯巴比妥、戊巴比妥、司可巴比妥等。

2. 镇痛药

用于术前有疼痛的患者，缓解疼痛，消除紧张和焦虑心情；与全身麻醉药起协同作用，减少麻醉药的用量；椎管内神经阻滞辅助应用能减轻腹部手术中的牵拉反应，常用药物有：吗啡、哌替啶和芬太尼等。

3. 抗胆碱药

能阻滞节后胆碱能神经支配的效应器上的胆碱受体，抑制多种平滑肌，抑制多种腺体分泌，抑制迷走神经反射。常用药物有：

1）阿托品：有对抗乙醚胆碱的毒蕈样作用，阻滞自主神经节后胆碱能神经的作用，除抑制腺体分泌外，还有解除平滑肌和血管壁张力及松弛支气管平滑肌等多方面作用。常用量 0.3 ~ 0.5 mg，肌内注射。

2）东莨菪碱：效果优于阿托品，适于老年、小儿。常用量 0.3 ~ 0.5 mg，术前 30 分钟肌内注射。

3）格隆溴铵：又名胃长宁，亦可用于麻醉前给药。其有效作用时间较阿托品长 3 ~ 4 倍。剂量为 4 ~ 8 μg/kg，于麻醉前 1 小时肌内注射，亦可酌用低于 4 μg/kg 的剂量。

4. 镇静药

主要作用为强化镇痛、催眠、解痉和止吐。

1）氯丙嗪：常用量 12.5 ~ 25 mg，术前 30 分钟肌内注射。

2）异丙嗪：有镇吐抗痉挛作用，常用量 12.5 ~ 25 mg。

3）氟哌利多与氟哌啶醇：镇静催眠，抑制呕吐中枢产生镇吐，大量使用引起锥体外系症状。成人 1 次 5 mg，麻醉前 1 小时肌内注射。

4）咪达唑仑：0.05 ~ 0.1 mg/kg，于诱导前 1/2 小时肌内注射。

（三）麻醉前的特殊用药

根据不同的病情决定。如有支气管哮喘者，术前给氨茶碱；有过敏史者，给苯海拉明或异丙嗪、氯苯那敏；糖尿病者，给胰岛素等。

（四）麻醉前用药选择

麻醉前用药应根据疾病种类，麻醉方法和手术方式确定用药的种类、剂量、时间和给药途径。一般手术前 1 晚临睡前可口服地西泮 0.1 ~ 0.3 mg/kg 或咪达唑仑 0.05 ~ 0.01 mg/kg，消除患者的紧张情绪，使其能安眠。手术当日除用地西泮催眠药外，加用抗胆碱药，剧痛患者加用镇痛药。现将几种常用麻醉方法的麻醉前用药举例如下：

1. 椎管内麻醉

苯巴比妥 0.1 ~ 0.2 g 或地西泮 5 ~ 10 mg，或咪达唑仑 5 ~ 10 mg 加阿托品 0.01 mg/kg，或东莨菪碱 0.3 mg（小儿 0.01 mg/kg）于麻醉前 30 分钟肌内注射。

2. 全身麻醉

地西泮 0.1 ~ 0.2 mg/kg，或咪达唑仑 0.05 ~ 0.1 mg/kg（如为胸、心手术，则用吗啡 0.1 mg/kg 或哌替啶 1 mg/kg）和阿托品 0.01 mg/kg，或东莨菪碱 0.3 mg（小儿按 0.01 mg/kg），于麻醉前 30 分钟给予。

3. 麻醉前用药的注意事项

1）一般状况欠佳、年老、体弱、恶病质、休克和甲状腺功能低下者，吗啡、哌替啶、巴比妥类药物剂量应酌减，呼吸功能欠佳、颅内压升高或产妇，应禁用吗啡、哌替啶等麻醉性镇痛药。

2）青年、体壮、情绪激动或甲亢患者麻醉前用药应酌增。

3）剧痛者应给镇痛药。

4）心动过速、甲亢患者、高热、暑天或炎热地区，应不用或少用抗胆碱药，必须用者以东莨菪碱为宜。

5）施行硫喷妥钠或芬太尼静脉麻醉、椎管内阻滞或氟烷麻醉时，阿托品剂量应增大，因为它能减低迷走神经张力，对硫喷妥钠麻醉时的迷走神经兴奋可有一定的缓解效果，对椎管内麻醉时伴随的交感神经阻滞有平衡作用，且能对抗氟烷的心率减慢作用。

6）对于急症患者，必要时以经静脉小量用药为宜。

7）丙嗪类药物有产生低血压之虑，一般不做常规用药。椎管内麻醉时慎用。

8）多种麻醉前复合用药时，应根据药物的作用相应酌减剂量。

四、麻醉前护理

（一）给予心理支持

根据患者的年龄、文化层次等具体情况，耐心地讲解有关麻醉知识，鼓励患者表达自己的情感，纠正患者对麻醉的错误认识，并对麻醉时患者的配合提出要求。良好的心理准备，不但能缓解患者的紧张、恐惧，而且对平稳进入麻醉也有极大的帮助。为了保证患者手术当日有良好的身心状态，术前晚9点给患者口服地西泮或苯巴比妥，以保证充足的睡眠。对于过度紧张而难以自控者，应以药物配合治疗。有心理障碍者，应请心理学专家协助处理。

（二）戒除不良习惯

为降低麻醉并发症发生率，对有吸烟史的患者，应劝其戒烟，并向患者说明吸烟可增加呛咳、气道阻力等，导致术后肺萎陷等并发症的发生。同时指导患者注意口腔卫生，矫治口鼻病灶。

（三）指导患者腹式呼吸

术前应教会患者练习深呼吸和腹式呼吸，以锻炼肺部功能。

（四）纠正水、电解质失衡

病情较重的患者，应注意纠正脱水和电解质失衡，补充血容量及电解质，保持内环境稳定。

（五）纠正贫血

严重贫血患者术前应积极纠正，一般纠正至血细胞比容30%以上，血红蛋白大于100 g/L。

（六）纠正心力衰竭

对于心功能失代偿或已出现心力衰竭的患者，术前应给予低盐饮食。输液时控制滴速，注意观察强心利尿药物的效果和不良反应，使患者心律、心率调整到最佳状态。

（七）控制血糖

对于糖尿病患者，术前应正确地测血糖或尿糖，以便医生准确调整饮食及使用降糖药物控制血糖。

（八）取得患方同意

与患者家属进行交谈，说明麻醉中及麻醉后可能发生的问题。征得家属同意后，双方签字认同，既可使家属了解麻醉与手术安全的密切关系，又可提高麻醉医生的责任感。

（九）物资准备

准备好麻醉用具、抢救器械和药品，严防麻醉意外的发生。

（十）麻醉前用药

麻醉前为减轻患者精神负担和完善麻醉效果，在病室内预先给患者使用某些药物的方法，称麻醉前用药。

1. 目的

主要是减轻患者焦虑不安的心理应激状态；减少麻醉药的不良反应；抑制唾液及气道分泌物；提高疼痛阈值，缓解术前疼痛；降低基础代谢，减少麻醉药用量，使麻醉经过比较顺利。

2. 种类

常用药物包括：①镇静催眠药，苯二氮䓬类，如地西泮；酚噻嗪类，如异丙嗪等；巴比妥类，如苯巴比妥。②镇痛药，常用吗啡、哌替啶等。③抗胆碱药，常用药物为阿托品和东莨菪碱。

对于伴有内科疾病患者可给特殊用药，如糖尿病患者给胰岛素，以控制或预防糖代谢紊乱的发生。6 个月内曾用肾上腺皮质激素超过 1 周者，应在术前晚给予可的松 100 mg 肌内注射，手术日早晨再给 1 次，术中再用氢化可的松 100 mg，稀释于 5% 葡萄糖液中静脉滴注，防止肾上腺皮质功能不全的发生。

3. 用药注意事项

对年老、体弱及心、肺功能不全者，注意所用药物对呼吸、循环功能的抑制。炎热季节用抗胆碱药后，应防止患者体温升高，尤其是小儿。用药后不宜下地行走。

五、患者入手术室后的复核

患者入手术室后，麻醉医生应以友善关心的态度问候患者，询问昨夜睡眠情况及有无特殊情况发生（如发热、来月经等）。然后逐项检查、询问，包括：姓名、拟施手术（应与病历、手术通知单上一致，确认系术前访视过该患者），禁食情况，麻醉前用药是否已执行及给药时间。观察麻醉前用药效果，了解最新的化验结果特别是访视时建议检查的化验项目，检查血型化验单及拟行的输血（成分输血）和输血浆代用品的准备情况。对有活动义齿的患者应检查义齿是否已取出，对女性患者要注意指甲染色和唇膏是否已揩拭干净。此外，要了解皮肤准备是否合乎要求，患者的贵重饰物和手表等是否均已取下。然后开始监测患者各项重要生理指标及心电图，建立好静脉输液通道并开始输液。

（李岩）

第二节　局部麻醉及监护

局部麻醉简称局麻，是指患者神志清醒，身体某一部位感觉神经传导功能暂时被可逆性阻断，运动神经可能被部分阻断或保持完好。局麻适用于较表浅小手术或术中应用以阻断不良神经反射等，临床常用的局麻方法有局部浸润麻醉、表面麻醉、神经或神经丛阻滞等。广义的局麻还包括椎管内麻醉，其将在下一节讨论。

一、局部麻醉常用药物

（一）局麻药的分类

1. 按化学结构分类

按化学结构分类可分为两大类，即酯类局麻药如普鲁卡因、丁卡因；酰胺类局麻药，如利多卡因、丁哌卡因、罗哌卡因等。目前，临床常用局麻药多为酰胺类。

2. 按临床作用时效分类

依局麻药在临床麻醉中的作用持续时间不同可分为长效（如丁哌卡因、罗哌卡因、丁卡因等）、中效（如利多卡因等）及短效局麻药（如普鲁卡因等）。

（二）局麻常用药物

局麻常用药物主要分为两类：①酯类药物，如普鲁卡因、丁卡因、可卡因等；②酰胺类药物，如利多卡因等。

1. 普鲁卡因

普鲁卡因作用快、效果好、毒性低。在体内易被血浆、肝和其他组织中普鲁卡因酯酶所分解。麻醉有效时间为 30～60 分钟，其中 0.25%～0.5% 溶液常用于局部浸润麻醉；1%～2% 溶液常用于神经阻滞。

2. 丁卡因

丁卡因麻醉作用强于普鲁卡因 10 倍，但毒性大 12 倍，组织渗透能力强。临床常用 1% 溶液作表面麻醉，0.3% 溶液用于神经阻滞和椎管内麻醉，注射后 10～20 分钟起作用，可维持 1.5～2 小时。

3. 利多卡因

利多卡因是透过能力最快、播散范围较广的药物，作用迅速而充分，维持时间为 1～1.5 小时。其 1%～2% 溶液用于表面麻醉、神经阻滞和椎管内麻醉；0.5% 溶液用于局部浸润麻醉，可以应用于普鲁卡因过敏的患者。

二、局部麻醉方法和不良反应

（一）局部麻醉方法

1. 表面麻醉

利用局麻药的渗透作用，使其透过黏膜阻滞浅表的神经末梢，称为表面麻醉。通常用 1%～2% 丁卡因或 2%～4% 利多卡因溶液喷雾或涂敷在鼻、口腔、咽喉黏膜表面，使局部痛觉消失。眼科表面麻醉常用 0.5% 丁卡因或 1% 利多卡因。

2. 局部浸润麻醉

将局麻药按组织层次由浅入深注射在组织中，使神经末梢传导阻滞，称为局部浸润麻醉，是应用最广泛的局麻方法。常用 0.5%～1% 普鲁卡因，或 0.25%～0.5% 利多卡因作局部浸润。

3. 区域阻滞

将局麻药注射在病灶的四周及基底部的组织中，使通向病灶的神经末梢和细小的神经干阻滞，称为区域阻滞。此法常与局部浸润麻醉合用。

4. 神经干（丛）阻滞

将局麻药注射到神经干（丛）周围，使所支配的区域无痛的麻醉方法，称为神经干（丛）阻滞。例如，颈丛神经阻滞用于颈部手术，臂丛神经阻滞用于上肢手术，指（趾）神经阻滞用于指（趾）手术等。常选用渗透力较强的局麻药，如利多卡因、丁卡因。若用普鲁卡因时，应取 2% 的溶液。

1）臂丛神经阻滞：臂丛神经丛由 $C_{5\sim8}$ 和胸、脊神经前支所组成，有时 C_4 及 T_2 脊神经前支分出的小分支也参与。各前支从相应的颈椎和胸椎横突的椎旁沟分出，$C_{5\sim6}$ 合并为上干；C_7 为中干；C_8 和胸神经合为下干，其周围由椎前筋膜和斜角肌筋膜包裹形成鞘膜，于前斜角肌和中斜角肌之间下行，经过颈后三角走向第 1 肋骨。臂丛神经阻滞常采用以下几种方法。

肌间沟穿刺法：是将局麻药注入颈后三角的前斜角肌和中斜角肌间隙，阻滞臂丛神经的各神经干，阻滞范围广，包括肩关节、上臂、前臂和手，有时可高达颈部。患者取仰卧位，患侧肩下垫一薄枕，头转向对侧，肩尽量下垂，让患者做抬头动作以显露胸锁乳突肌，从该肌后缘向后可摸到一条细长的肌肉。左手固定前斜角肌，右手持针在锁骨上 1.5～2 cm 处靠前斜角肌后缘刺入。穿刺方向为后、内、下方向。当刺入神经血管鞘并接触神经干时，有时有突破感，患者出现触电样异感，并向前臂或手指放射，回抽无血即可注药。常用 2% 利多卡因和 0.3% 丁卡因混合液 20～30 ml。优点：①易于掌握，对肥胖或不易合作的小儿较为适用；②小容量局麻药即可阻滞上臂及肩部；③不引起气胸。

锁骨上穿刺法：体位同肌沟法。穿刺点在锁骨中点上方 1～1.5 cm 处做一皮丘，经皮丘向内、下、后方刺入，进针 1～2 cm 可刺中第 1 肋骨表面，紧贴肋骨寻找臂丛神经，当出现异感后固定针头，回抽无血即可注药。在第 1 肋骨表面寻找异感时，不应刺入过深，以免造成气胸。操作时偶尔可刺中锁骨下动脉造成出血，如发现穿刺针溢出鲜血时，可将针头退出，局部压迫片刻再行穿刺。优缺点：本法的优点仅仅在于定位简便，对肌间沟触不清的患者适用，因有气胸发生率高的缺点，临床上已较少采用。

腋窝穿刺法：是将局麻药注入腋窝顶部的腋鞘内。患者取仰卧位，头偏向对侧，患侧肩下垫一薄枕，患肢外展外旋90°，前臂呈90°屈曲，先在腋窝处触及腋动脉搏动，在其最高点用左食指固定腋动脉，右手持针头直接从动脉上方刺入，针尖通过腋鞘时有突破感，但小儿不明显，找到针头搏动最明显处后，接上注射器，抽吸无回血，即可注药，一般应用2%利多卡因、0.3%丁卡因混合液25~30 ml。

优点：①臂丛神经分支均包在腋血管神经鞘内，因其位置表浅，动脉搏动明显，故易于阻滞；②不会引起气胸；③不会阻滞膈神经、迷走神经或喉返神经；④无误入硬脊膜外隙或蛛网膜下隙的危险。

缺点：①上肢外展困难或腋窝部位有感染、肿瘤或骨折无法移位患者不能应用此法；②局麻药毒性反应发生率较高，多因局麻药量大或误入血管引起，故注药时要反复回抽，确保针不在血管内；③上臂阻滞效果较差，不适用于肩关节手术及肱骨骨折复位等。

2）肋间神经阻滞：肋间神经在相应的肋骨下缘和肋间血管下方，走行于肋间肌之间，主要分布于胸、腹部肌肉和皮肤。肋骨角离皮肤较近，该处适用于肋间神经阻滞。根据手术的需要来确定阻滞的范围，一般至少阻滞手术野可能涉及的神经及其上下各一肋间神经。如上腹部手术需阻滞第6~10肋间神经，下腹部手术需阻滞第10~12肋间神经，手术范围越过中线需做双侧阻滞。常用1%普鲁卡因，每一穿刺点注药5~7 ml，如果用1%利多卡因，则一次总量应限至在400 mg以内。

（二）局麻药的不良反应

临床上局麻药的不良反应分毒性反应和过敏反应两种。毒性反应系局麻药直接接触细胞和组织或因局麻药被吸收入血所致，前者称局部毒性反应，后得称全身毒性反应。过敏反应系局麻药作为抗原或半抗原注入机体后产生的抗原抗体反应。局麻药引起的过敏反应较少见。

1. 毒性反应

临床应用的药物浓度很少引起局部毒性反应，通常不会引起永久性神经损伤。

1）全身毒性反应常见原因：①一次用量超过患者的耐量；②误注入血管内；③作用部位血供丰富未酌情减量或局麻药液内未加肾上腺素；④患者因体质衰弱等原因而耐受力降低。局麻药的全身反应以中枢神经系统和心血管系统最为常见且中枢神经系统对局麻药的作用更敏感。

2）毒性反应的预防

（1）严格掌握剂量，尤其是对老年、小儿和病情危重者。

（2）注射时先回抽无血方可注入。

（3）对无心脏病和高血压的患者，局麻药加入0.1%肾上腺素。

（4）单位时间内应用局麻药总量不要过大。

（5）术前应用巴比妥类药物。

（6）密切观察患者，如有反应立即停药。

3）毒性反应处理

（1）发现后，立即停药。

（2）轻者给予吸氧，无须处理。

（3）肌肉抽动或惊厥时，2.5% 硫喷妥钠静脉注射，此药抑制呼吸，须缓慢注射，惊厥停止时停止注药。必要时用肌松药，琥珀胆碱 1～1.5 mg/kg 静脉注射，如疗效不持久可重复 1～2 次，必须控制呼吸，充分供氧，维持足够的通气量。

（4）血压下降，心率减慢时，麻黄碱 15～30 mg 静脉注射以升高血压，心率每分钟 <60 次，给阿托品 0.3～0.5 mg 静脉注射。

（5）呼吸抑制给予辅助呼吸或控制呼吸。

（6）心跳停止时，立即进行心肺复苏。

2. 过敏反应

过敏反应罕见。酯类发生机会较酰胺类多。临床上常易将毒性反应及血管收缩反应（因局麻药加用肾上腺素过多所致）误认为过敏反应。如一旦有荨麻疹、咽喉水肿、支气管痉挛、低血压等症状，立即按过敏反应或过敏性休克的常规进行抢救处理。

三、局部麻醉的准备

（一）术前准备和术中辅助用药

术前应向患者介绍手术和麻醉的主要过程，并向患者保证手术不痛，消除一切顾虑。详细询问有无手术、麻醉史及局麻药和其他药物过敏史。术前应注意对心、肺功能的评价，检查有无凝血功能障碍，纠正脱水和血容量不足、贫血、电解质紊乱以及酸碱失衡等。同时注意皮肤有无感染或瘢痕组织，穿刺部位体表解剖标志是否清楚。术前应禁食 6 小时，术前 2 小时肌内注射地西泮，成人 5～10 mg，或苯巴比妥 0.1 g，可使患者入手术室前保持安静，减轻局麻药引起中枢神经毒性反应的症状如惊厥等。此外，较大手术时除上述药物外，宜另加吗啡 10 mg 或哌替啶 50 mg 肌内注射。

术中辅助药物的使用要及时，用量不宜过大，以免患者处于昏睡状态反而影响手术进行。若局麻效果安全，而患者情绪紧张不安，宜酌情增加地西泮用量。若麻醉效果不够完善，可以重复局麻穿刺，同时补充小量镇痛药；经上述处理后依然无效，可考虑更改麻醉方法。

（二）局部麻醉的用具准备

用具准备包括 2 ml、5 ml 和 10 ml 注射器各一副；6～8 cm 20 G 注射针、24～25 G 皮内小泡注射针和抽取麻药液注射针各一根；药杯一只，供盛局麻药液用，容量 50～100 ml；镊子、锯刀、血管钳、海绵钳各一把；消毒巾、棉球、纱布等若干。用双层包布包好，经高压蒸汽透热消毒（121℃，15 lb① 压力，30 分钟）后备用。临用前必须查看消毒日期，一般不超过 1 周。

上述的局麻用具包可以根据不同的阻滞部位和方法而增添不同的注射针头和用具。临床上常用的神经阻滞有臂丛神经阻滞、颈浅神经阻滞、肋间神经阻滞等。

---

① 1 lb = 0.45 kg。

（三）局部麻醉的基本操作

1）检查所用的器材是否消毒、齐全，不同的局麻方法准备不同的消毒器材包。

2）患者置于舒适体位，防止穿刺过程中因体位移动而发生意外。

3）根据手术和麻醉方法选择合适的麻醉药，并准备核对局麻药液标签名称和浓度。

4）穿刺时应熟悉体表解剖标志，选择正确的穿刺点。

5）注药前须回抽无血、无气、无液体（如脑脊液），然后将局麻药分次注入，并注意有无不良反应，反复测试局麻效果。

四、局部麻醉的护理

（一）一般护理

局麻药对机体影响小，一般无须特殊护理。门诊手术者若术中用药多、手术过程长应于术后休息片刻，经观察无异常后方可离院，并告之患者若有不适，即刻求诊。

（二）局部麻醉药不良反应护理

局麻药不良反应包括局部和全身性。

局部不良反应多为局麻药和组织直接接触所致。若局麻药浓度高或与神经接触时间过长可造成神经损害。故用药必须遵循最小有效剂量和最低有效浓度的原则。

全身不良反应包括高敏、变态、中枢神经毒性和心脏毒性反应。应用小剂量局麻药即发生毒性反应者，应疑为高敏反应。一旦发生立即停药并积极治疗。绝大部分局麻药过敏者是对酯类药过敏；对疑有变态反应者可行结膜、皮内注射或嗜碱细胞脱颗粒试验。血中局麻药浓度骤升可致中枢和心血管毒性。中枢毒性按程度依次表现为：舌或口唇麻木、头痛头晕、耳鸣、视物模糊、眼球震颤、言语不清、肌肉颤搐、语无伦次、意识不清、惊厥、昏迷、呼吸停止。心血管毒性表现为心肌收缩力降低，传导速度减慢，外周血管扩张。关键在于预防，注射局麻药前须反复进行"回抽试验"，证实无气、无血、无脑脊液后方可注射。局麻后加强观察，一旦发生上述不良反应应有效供氧、维持呼吸、循环，对症处理，必要时行气管插管控制呼吸。

（三）局部麻醉操作并发症

操作中若将局麻药误注入血管，可致局麻药中毒反应；如直接刺入神经干或肾上腺素浓度过高可致神经损伤，主要表现为术后该神经支配区域出现局灶性感觉异常和（或）运动障碍，症状一般在 1~2 周逐步消退，无须特殊治疗。

（李岩）

第三节　椎管内麻醉及监护

椎管内麻醉包括蛛网膜下隙阻滞、硬脊膜外阻滞和骶骨阻滞。

一、椎管解剖和生理

（一）椎管解剖

1. 脊柱的生理弯曲

脊椎上下重叠构成脊柱。脊椎前方的椎体和其后方的椎弓所围成的椎孔上下连接即为椎管。椎管上自枕骨大孔，下止于骶裂孔。正常脊柱有 4 个生理弯曲，即颈曲、胸曲、腰曲和骶曲。仰卧位时，其最高点位于第 3 腰椎和第 3 颈椎，最低点位于第 5 胸椎和骶部。这一生理弯曲对蛛网膜下隙内局麻药液的移动有重要影响，是通过改变患者体位调节阻滞平面的重要解剖基础。

2. 脊椎的结构

正常脊椎由椎体、后方的椎弓及其棘突三部分组成。位于上、下两个棘突之间孔略呈梯形称棘间孔，此孔是椎管内麻醉穿刺必经之路。颈椎和腰椎的棘突基本呈水平排列，而胸椎棘突则呈叠瓦状排列。

3. 韧带

从外至内依次有棘上韧带、棘间韧带和黄韧带。黄韧带是三层韧带中最坚韧的一层，针尖穿过时有阻力，穿过后有落空感。

4. 脊髓

脊髓上端从枕骨大孔开始，在胚胎期充满整个椎管腔，发育到 6 个月时脊髓终止于第 2 腰椎上缘或第 1 腰椎。在腰穿时多选择第 2 腰椎以下的间隙，小儿应在第 3 腰椎以下进行腰穿，以免损伤脊髓。

5. 脊膜与腔隙

脊髓有三层被膜：软脊膜、蛛网膜和硬脊膜。软脊膜与蛛网膜之间形成的腔隙称蛛网膜下隙。蛛网膜与硬脊膜之间形成的潜在腔隙称为硬脊膜下隙。硬脊膜与椎管内壁（即黄韧带）之间构成硬脊膜外隙。

6. 骶管

骶管是硬脊膜外隙的一部分。骶管上自硬脊膜囊即第 2 骶椎水平，终止于骶裂孔，是骶管穿刺部位，其容积 25 ~ 30 ml。

（二）椎管内生理

1. 蛛网膜下隙的生理

蛛网膜下隙除脊髓外，还充满着脑脊液。成人脑脊液总量为 120 ~ 150 ml，在蛛网膜下隙仅占 25 ~ 30 ml。正常成人脑脊液压力侧卧位为 70 ~ 170 cmH$_2$O，坐位时为 200 ~

300 cmH$_2$O。脑脊液呈无色透明，pH 值 7.35，比重 1.003 ~ 1.009，男性较女性稍高。

2. 硬脊膜外隙的生理

硬脊膜外隙总容积约为 100 ml，其中骶部占 25 ~ 30 ml。在妊娠晚期和老年人，硬脊膜外隙均可相对变小。硬脊膜外隙呈现负压。许多因素可影响硬脊膜外隙负压，如年轻人前屈位幅度大，呼吸功能良好，使硬脊膜外隙负压增大；相反老年患者由于韧带硬化，脊柱屈曲受限，呼吸功能差，使硬脊膜外隙产生负压现象减少且不明显。

3. 脊神经根及体表标志

人体共有 31 对脊神经，包括 8 对颈神经、12 对胸神经、5 对腰神经、5 对骶神经和 1 对尾神经。神经根可分为颈、胸、腰和骶段。脊神经对躯干皮肤的支配区按体表的解剖标志记述为：甲状软骨部位皮肤为 C$_2$，胸骨上缘是 T$_2$，双乳头连线是 T$_4$，剑突下是 T$_6$，平脐是 T$_{10}$，耻骨联合部是 T$_{12}$，大腿部为 L$_{1~3}$，小腿和足背为 L$_{4~5}$，大小腿后部及足底、会阴部由 S$_{1~5}$ 神经支配。

二、椎管内麻醉方法

（一）蛛网膜下隙阻滞

将局麻药注入蛛网膜下隙从而使脊神经根、背根神经节及脊髓表面部分产生不同程度的阻滞称为蛛网膜下隙阻滞，简称腰麻。

1. 分类

可根据给药方式、麻醉平面和局麻药药液的比重分类。

1）给药方式：可分为单次法和连续法。

2）麻醉平面：阻滞平面达到或低于 T$_{10}$ 为低平面，高于 T$_{10}$ 但低于 T$_4$ 为中平面，达到或高于 T$_4$ 为高平面腰麻。现已不用高平面腰麻。

3）局麻药液的比重：所用药液的比重高于、等于、低于脑脊液比重时，分别称为重比重、等比重、轻比重腰麻。

2. 适应证

1）下腹及盆腔手术：如阑尾切除术、疝修补术、膀胱手术、子宫及附件手术等。

2）肛门及会阴部手术：如痔切除、肛瘘切除术等，采用鞍区麻醉则更合理。

3）下肢手术：如骨折或脱臼复位术、截肢术等，其止痛效果比硬脊膜外阻滞更完全，还可避免止血带不适。

3. 禁忌证

1）中枢神经系统疾病：特别是脊髓或脊神经根病变，麻醉后有可能长期麻痹，应列为绝对禁忌。对脊髓的慢性或退行性病变，如脊髓前角灰白质炎，也应列为禁忌。疑有颅内高压的患者也应列为禁忌。

2）全身性严重感染：穿刺部位有炎症或感染者，腰麻穿刺有可能使致病菌带入蛛网膜下隙引起急性脑脊膜炎，故应禁忌。

3）高血压患者只要心脏代偿功能良好，高血压本身并不构成腰麻禁忌，但如并存冠状动脉病变，应禁用腰麻。如果收缩压在 160 mmHg 以上，舒张压超过 110 mmHg，应慎用或不用腰麻。

4）休克患者应绝对禁用腰麻。休克处于代偿期，其症状并不明显，但在腰麻发生作用后，可突然出现血压骤降，甚至心搏骤停。

5）慢性贫血患者只要血容量无显著减少，仍可考虑施行低位腰麻，但禁用中位以上腰麻。

6）脊柱外伤或有严重腰背痛病史者，应禁用腰麻。脊柱畸形者，只要部位不在腰部，可考虑用腰麻，但用药剂量应慎重。

7）老年人由于常并存心血管疾病，循环储备功能差，不易耐受血压波动，故仅可选用低位腰麻。

8）腹压明显增高者，如腹腔巨大肿瘤、大量腹水或中期以上妊娠，腰麻的阻滞平面不易调控，一旦腹压骤降，对循环影响剧烈，故应列为禁忌。

9）精神病、严重神经症以及小儿等不合作患者，除非术前已用基础麻醉。一般不采用腰麻。

4. 腰麻穿刺术

穿刺时患者一般取侧卧位，屈髋屈膝，头颈向胸部屈曲，腰背部尽量向后弓曲，使棘突间隙张开便于穿刺。鞍区麻醉常为坐位。成人穿刺点一般选 $L_{3\sim4}$ 间隙，也可酌情上移或下移一个间隙。在两侧髂嵴最高点做一连线，此线与脊柱相交处即为 L_4 棘突或 $L_{3\sim4}$ 棘突间隙。直入法穿刺时，以 0.5%～1% 普鲁卡因在间隙正中做皮丘，并在皮下组织和棘间韧带逐层浸润。腰穿针刺过皮丘后，进针方向应与患者背部垂直，并仔细体会进针时的阻力变化。当针穿过黄韧带时，常有明显落空感，再进针刺破硬脊膜和蛛网膜，出现第二次落空感。拔出针芯见有脑脊液自针内滴出，即表示穿刺成功。有些患者脑脊液压力较低，穿刺后无脑脊液流出或流出不畅，可由助手压迫患者的颈静脉，升高脑脊液压力使其流畅。穿刺成功后将装有局麻药的注射器与穿刺针衔接，注药后将穿刺针连同注射器一起拔出。侧入法穿刺时是在棘突中线旁开 1～1.5 cm 处进针，针干向中线倾斜，约与皮肤呈 75°角，避开棘上韧带而刺入蛛网膜下隙。适用于棘上韧带钙化的老年患者、肥胖患者或直入法穿刺有困难者。

5. 麻醉平面调控

临床上常以针刺皮肤试痛或用冷盐水浸过的棉棒试冷温觉测知阻滞平面。阻滞平面的调控是腰麻操作技术最重要的环节，应在极短时间内，将麻醉平面控制在手术所需要的范围内，从而避免平面过高对患者过多的生理扰乱，或平面过低不能满足手术要求致麻醉失败。影响阻滞平面因素较多，如穿刺脊间隙的高低，患者身高、体位，局麻药的种类、浓度、剂量、容量及比重，以及针口方向和注药速度等。如果局麻药的配制方式和剂量已经确定，则穿刺部位、患者体位、针口方向和注药速度成为主要影响因素：

1）穿刺部位：正常脊柱生理弯曲，患者仰卧位时最高点为 L_3，最低点为 T_5 和骶椎，当注药后患者转为仰卧位时，从 $L_{3\sim4}$ 注入的大部分药液向骶段移动，则麻醉平面偏低，而从 $L_{2\sim3}$ 穿刺注药时大部分向胸段流动，则麻醉平面偏高。

2）患者体位：由于重比重药液在蛛网膜下隙向低处移动扩散，因此调控患者的体位对麻醉平面起重要作用，一旦平面确定后，则体位影响较小。故注药后一般应在 5～10 分钟调节患者体位，以获适宜阻滞范围。

3）针口方向和注药速度：这两个因素应统一考虑，如针口方向朝头部，注药速度愈快，药液按针口方向愈向上扩散，麻醉范围愈广；如针口方向朝尾，即使注药速度较快，麻醉平面也不易上升，注药速度愈慢，麻醉平面愈窄。一般以每 5 秒钟 1 ml 的注药速度为宜。鞍区麻醉时，注药速度可减慢至 1 ml/30 s，以使药物集中在骶部。

6. 并发症观察及护理

1）血压下降：主要是脊神经阻滞后，麻醉区域血管扩张所致。多数患者在注药后 15 ~ 30 分钟发生。处理方法是快速补充血容量，如无效可静注麻黄碱等升压药。

2）呼吸抑制：麻醉平面过高，可因肋间肌麻痹引起呼吸抑制。

3）恶心呕吐：多为呼吸和循环被抑制引起脑低氧所致。常见原因：①麻醉平面过高；②迷走神经亢进，胃肠蠕动增强；③内脏牵拉反应；④患者对术中辅用的哌替啶的催吐作用敏感。

4）头痛：多发生于麻醉后 1 ~ 3 日，7 ~ 14 日消失，少数人持续时间较长，其原因至今尚不完全清楚。除患者的精神因素外，一般认为是脑脊液压力降低所引起的。

5）心率减慢：阻滞平面超过 T_4 时，心率减慢较著。处理：静脉注射阿托品 0.5 mg；如伴血压下降，可静脉注射麻黄碱 15 ~ 30 mg。

6）尿潴留：肛门、会阴部手术后多见。处理：下腹部热敷；诱导小便，可在尿盆中持续滴水引起患者尿意；针刺足三里、三阴交、中极、关元等，注意不要误刺膀胱；必要时导尿。

7）背痛：与其他麻醉方法一样，腰麻后也可发生背痛，其发病率并不比全麻高，主要是由于手术时患者取仰卧位使腰背肌受压，又因术后病床床垫太软，对腰背部缺乏支持的结果。术前患者有腰肌劳损、慢性腰背痛者，术后可复发，症状加重。治疗上对症处理即逐渐恢复。

8）神经系统并发症：腰麻并发神经损害，虽然并不多见，发生率很低，由于后果严重，应引起重视和警惕。但有许多并发症是可以预防的，如化脓性脑膜炎、粘连性软膜蛛网膜炎（化学性、梅毒等）、直接损伤脊髓以及眼外展神经麻痹、第八对听神经障碍等。蛛网膜下隙穿刺误伤马尾神经丛，可出现马尾综合征。临床表现为会阴或下肢端有固定的灼痛区，有的有明显的感觉或运动障碍，轻症可伴有尿潴留或排尿困难，重症有大小便失禁，一般经几周或几个月自愈。患者体位安置不当，神经局部长时间受压，如盆腔内手术时取截石位，腓总神经受压可引起下肢运动障碍。临床表现为周围神经损伤，但诱因不同，应做出鉴别。

9）感染：由消毒或无菌措施不够严密所致，硬脊膜外脓肿和脊髓炎均可致截瘫，脑膜炎也极其凶险。防治要求严格执行无菌操作，万一发生则须及早给予大量抗生素治疗；硬脊膜外脓肿的诊断确凿后，即须切开排脓减压。

10）局部损伤：穿刺时损伤了软组织，事后局部压痛常需历经 3 ~ 4 日才消失；损伤了骨膜或骨质，则不仅痛点明显，而且脊柱扭转时腰痛更剧烈，历经 2 ~ 4 周才可逐渐好转。

（二）硬脊膜外阻滞

将局麻药注入硬脊膜外隙，使脊神经根产生暂时的阻滞称为硬脊膜外阻滞。硬脊膜外阻滞分为单次法和连续法两种，临床上一般都用连续法。

1. 应用解剖

椎管内的硬膜是硬脑膜的延续，称为硬脊膜。硬脊膜在枕骨大孔边缘与枕骨骨膜密着。从枕骨大孔以下分为内、外2层。外层与椎管内壁的骨膜和黄韧带融合在一起；内层则包绕脊髓，抵止于第2骶椎。此2层硬脊膜之间的潜在间隙，即为硬脊膜外隙。该隙在枕骨大孔处闭合，与颅内无直接相通。内有疏松结缔组织和脂肪组织及丰富的静脉丛。在穿刺及置入导管时，操作要轻揉，避免损伤静脉丛发生出血，对于有出血倾向的患者更应注意。硬脊膜外隙前方较窄，并与椎管前壁相附着；后方较宽，一般在胸段为2～4 mm，在腰段第2腰椎处附近可为4～6 mm。硬脊膜外隙总容积为100 ml，其中骶部占25～30 ml。包绕脊髓的硬脊膜也包绕脊神经根经相应的椎间孔穿出椎管，一般终止于椎间孔内，偶有沿神经根出脊间孔数厘米者。椎间孔内神经鞘膜远比椎管内神经鞘膜为薄，能被一定的局麻药浸透，而使神经根麻醉硬脊膜外阻滞和腰麻的不同点在于，前者用药后药物不会被脑脊液所稀释，因此所用局麻药浓度较腰麻为低。但因局麻药不是直接作用于裸露的神经根，故所用剂量较大，其阻滞范围主要取决于药液容量的大小，硬脊膜外阻滞为节段麻醉，与腰麻比较其阻滞范围小，因此对循环的干扰也较轻。硬脊膜外隙穿刺时常呈现负压，一般认为其形成原因是患者采取极度前屈的体位，致使硬脊膜外隙增大所致。也可能是穿刺针进入硬脊膜外隙后，针尖将硬脊膜推向前方，使间隙增大而产生负压。硬脊膜外隙穿刺时，胸段负压发生率高，腰段发生率低，也不明显；而在骶部穿刺时则很少出现负压现象。

2. 适应证与禁忌证

硬脊膜外阻滞主要适用于腹部手术。颈部、上肢及胸部手术也可应用，但在管理上稍复杂。此外，凡适于腰麻的下腹及下肢等手术，均可采用硬脊膜外阻滞。

硬脊膜外阻滞的禁忌证：①循环功能不全，休克、血容量不足、心力衰竭、水电解质失衡等未纠正前不用。②呼吸功能不全，高平面脊神经阻滞不够安全。③高龄、体弱、病危等患者，包括重症机械性肠梗阻、脓毒血症、重症高血压等，使用应格外慎重，例如做连续阻滞时，每次仅注入药液2～3 ml，然后仔细观察机体的效应和反应，切忌用药逾量。④中枢神经功能状态和病变，脊髓反射或传导功能失常者不用；精神病或精神过分紧张者，须于基础麻醉或浅全麻下进行阻滞。⑤脊椎畸形、黄韧带硬化（骨化）、穿刺时体位安置有困难，以及穿刺邻近局部感染未愈等不用。

3. 常用局麻药和注药方法

1）常用药物有：①利多卡因（1.0%～2.0%），起效时间需5～8分钟，维持时间1～1.5小时；②丁卡因（0.2%～0.33%），起效时间10～20分钟，维持时间1.5～2小时；③丁哌卡因（0.5%～0.75%），起效时间7～10分钟，维持时间3.5～5小时；④罗哌卡因（0.5%～0.75%），起效时间10～20分钟，维持时间4～6小时。局麻药用于硬脊膜外阻滞时，其维持时间较用于神经阻滞为短。

2）注药方法：①用起效时间短的利多卡因，先注入3～4 ml的试探剂量，观察5～10分钟；②如无腰麻现象，可根据试探剂量所出现的麻醉平面和血压变化决定追加剂量；③试探剂量之和称为首次总量或初量。如麻醉作用完全即可开始手术，在初量作用将消失时，再注入第二次量，其剂量为初量的 1/3 ~ 1/2。

4. 硬脊膜外穿刺术

硬脊膜外穿刺可在颈、胸、腰、骶各段间隙进行。由于硬脊膜外隙内无脑脊液，药液注入后依赖本身的容积向两端扩散，故一般选择手术区域中央的相应间隙穿刺。硬脊膜外穿刺有直入法和侧入法两种。穿刺体位、进针部位和针所经过的层次与腰麻基本相同。但硬脊膜外穿刺时，当针尖穿过黄韧带即达硬脊膜外隙。硬脊膜外穿刺成功的关键是不能刺破硬脊膜，故特别强调针尖刺破黄韧带时的感觉，并可采用下列方法来判断硬脊膜外针尖是否到达硬脊膜外隙。

1）阻力消失法：在穿刺过程中，开始阻力较小，当抵达黄韧带时阻力增大，并有韧性感。这时将针芯取下，接上内有生理盐水和小气泡的注射器。推动注射器芯有回弹阻力感，气泡被压小，说明仍未到达硬脊膜外隙。继续缓慢进针，一旦刺破黄韧带时有落空感，注液无阻力，小气泡不再缩小，回抽无脑脊液流出，表示针尖已达硬脊膜外隙。

2）毛细管负压法：穿刺针抵达黄韧带后先用盛有生理盐水和小气泡的注射器试验阻力，然后取下注射器，并在针蒂上连接有液体的毛细管，继续缓慢进针，当针进入硬脊膜外隙时，除有落空感外，管内液体可被吸入，此即硬脊膜外隙特有的负压现象。

确定针尖已在硬脊膜外隙后，可通过针管插入聚乙烯塑料导管，超过针尖 5 cm，退出穿刺针，留置塑料导管，术中可按需要随时经导管给药。

5. 麻醉平面的调节

主要决定因素有：

1）局麻药的容积：注入的量愈多，扩散愈广，麻醉范围愈宽。

2）穿刺间隙：如间隙选择不当有可能上或下，平面不符合手术要求而导致麻醉失败。

3）导管方向：导管向头侧插时，药液易向胸、颈段侧扩散，向尾侧插，则多向腰骶段扩散。

4）注药方式：同剂量下，如一次集中注入则麻醉范围较广，分次注入则范围缩小。

另外药物浓度、注射速度和患者体位等均可产生一定的影响。

6. 失败原因分析

硬脊膜外阻滞操作方法比腰麻难度大，且局麻药注入硬脊膜外隙后作用开始缓慢，麻醉失败率较高。分析失败原因，从中吸取经验和教训，采取有效措施，可以不断提高麻醉效果。

1）患者选择不当：如患者术前严重脱水、大出血、心肺功能减退等，又未经充分准备，选择硬脊膜外阻滞，即便局麻药用量小，也可出现严重低血压、呼吸通气不足等，以致不得不改换麻醉方法。

2）穿刺失败：除少数因患者有脊椎畸形、骨质增生、韧带钙化等外，大多为技术不够熟练所致。

3）导管插管问题：如导管插入过长偏于一侧或导管进入椎间孔；或导管进入硬脊

膜外隙发生扭曲及方向改变；或导管过软、硬脊膜外隙阻力过大，导管不能进入硬脊膜外隙；导管插入太短或固定不牢；导管腔被血凝块堵塞或导管折曲等。

4）阻滞的范围和程度不符合手术要求。

5）用药不合理：如局麻药的种类、浓度、容量选择不够恰当，以致阻滞平面、范围、程度和时效不能满足手术要求。术前用药过量或不足都影响穿刺操作和麻醉效果等。

7. 操作和管理中注意事项

1）掌握好适应证和禁忌证。

2）根据手术要求，包括切口、内脏牵拉的神经支配范围，选择好穿刺点。

3）确定穿刺点后，注意穿刺占的定位，按各单位常规选择直入或侧入法，针尖方向应指向脊柱后正中线。当针尖进入黄韧带后，每次进针应控制于 1~2 mm，切忌进针过深。能否识别黄韧带和感受过黄韧带的落空感是掌握硬脊膜外阻滞的关键。

4）辨别是否是硬脊膜外隙方法很多，常用的是阻力骤减，即针尖穿过黄韧带进入间隙时，感觉阻力突然消失，而推注射器芯时，阻力也顿时消失。

5）检查导管的质量，测试导管畅通无阻，导管完整无损。测量从皮肤穿刺点至硬脊膜外隙的距离，导管插入硬脊膜外隙的深度不宜超过 3 cm。插管遇有阻力时，不可硬插，穿刺针未拔出前，导管切勿逆向后退。拔出穿刺针时，防止导管也随之带出。操作毕翻身安置体位时，须确切、可靠地固定导管。

6）测量血压、脉搏后，上胸和颈硬脊膜外阻滞的患者须先做静脉穿刺输液。接着，于导管内注射局麻药数毫升，注射后 5 分钟内，用针尖刺下肢皮肤，注意有无感觉和运动改变或消失，若确证无腰麻现象后，才可第二次注射局麻药。

7）麻醉平面和范围的调节与以下因素有关：①患者情况和个体差异，对下列情况应提高警惕，例如老年患者、血容量不足、贫血、高热、脱水、肠梗阻、妊娠、肥胖等，对局麻药耐量小，局麻药扩散范围广；②局部药浓度、容量、剂量和注射速度；③穿刺点和导管位置，枕骨大孔至 C_2 硬脊膜外隙狭小，局麻药液不易扩散，往往向胸椎硬脊膜外隙扩散；④体位改变的影响不如腰麻那样明显，调节体位对麻醉范围有所影响，但不是主要的，甚至毫无临床意义。参照上述各项因素，结合患者情况和手术要求，进行综合性调节麻醉平面和范围。

8）合理使用辅助药，使患者术中保持安静，消除内脏牵拉反应，必要时采用局麻或神经浸润，注意呼吸管理，准备好全身麻醉机、面罩给氧和气管插管等设施。

9）手术时间较长，根据局麻药的维持时间，于作用消失前 15~20 分钟追加首次量（包括试验剂量在内的切皮前的总量）的 40%~60%。各种局麻药多次反复使用容易产生抗药性，特别是利多卡因。

10）术毕，根据要求继续留置或拔出导管，检查导管是否完好。

8. 并发症观察及护理

1）全脊髓麻醉：行硬脊膜外阻滞时，如穿刺针或硬脊膜外导管误入蛛网膜下隙而未能及时发现，超过腰麻数倍量的局麻药注入蛛网膜下隙，可产生异常广泛的阻滞，为全腰麻，发生率平均为 0.24%（0.12%~0.57%）。临床表现为患者首先感到胸闷不适，继而出现心慌、烦躁、恶心、血压下降、面色苍白、进行性呼吸麻痹，以至昏迷、心跳停止而死亡，是硬脊膜外阻滞最危险的合并症。处理应争分夺秒，立即进行人工呼吸，争取气管插管；吸氧；静脉滴注升压药；心跳停止者给予心肺脑复苏。预防全腰麻的措施包括：①预防穿破硬脊膜，措施见前述；②强调注入全量局麻药前先注入试验剂量，观察 5 ~ 10 分钟有无腰麻表现出现；改变体位后若需再次注药，还应再次注入试验剂量，首次实验剂量不应大于 5 ml；麻醉中如患者发生躁动，易使导管移位而刺入蛛网膜下隙，有报道硬脊膜外阻滞开始时为正常的节段性阻滞，以后再次注药时出现了全腰麻，经导管能抽出脑脊液，证明在麻醉维持期间导管还会穿破硬脊膜。

2）血压下降：多发生在胸段硬脊膜外阻滞。可能是由内脏大、小神经麻痹，腹内血管扩张，血液存积于周围血管所致。多在注药后 15 分钟左右出现。遇血压下降时，应加快输液或静脉注入麻黄碱 15 ~ 30 mg，常可获纠正。

3）呼吸抑制：在颈段和上胸段硬脊膜外阻滞时，因部分呼吸肌麻痹，常有不同程度的呼吸抑制，操作者应注意经常观察患者有无缺氧征象，必要时及时给氧，并做好辅助呼吸的器械准备。

4）局麻药毒性反应：硬脊膜外隙中血管丰富，药物吸收迅速，尤以颈部、胸部及骶部阻滞时较易发生毒性反应。其症状及处理详见局麻药毒性反应。

5）神经损伤：脊神经损伤有 2 种类型。一种是穿刺针直接刺伤脊髓或脊神经根，造成身体某一区域永久性的运动和感觉障碍，应当绝对避免。另一种是间接压迫脊神经根或脊髓（硬脊膜外隙出血或脓肿），表现为某一部位有运动障碍或感觉过敏现象。这些症状可于麻醉后数日内得到改善，但完全恢复需数周或数月。症状严重者应及时进行椎板切开探查，以免造成永久性瘫痪。

6）空气栓塞：行硬脊膜外穿刺，利用注气试验判断穿刺针是否进入硬脊膜外隙，是常用的鉴别手段，也为空气进入循环提供了途径。硬脊膜外穿刺针粗，针口斜面大，易损伤硬脊膜外血管，而妊娠或腹部巨大肿瘤患者，硬脊膜外血管增粗，更增加损伤血管的机会。硬脊膜外穿刺注气量如仅 2 ml 左右，则不致引起明显症状，若注气速度达 $2 ml/(kg \cdot min)$ 或进气量超过 10 ml，则有致死可能。

7）硬脊膜外血肿：硬脊膜外隙有丰富的静脉丛，穿刺出血率为 2% ~ 6%，但形成血肿出现并发症者，其发生率仅 0.0013% ~ 0.006%。形成血肿的直接原因是穿刺尤其是置入导管的损伤，促使出血的因素如患者凝血功能障碍及抗凝血治疗。硬脊膜外血肿虽然罕见，但在硬脊膜外阻滞并发截瘫的原因中占首位。

临床表现：开始时背痛，短时间后出现肌无力及括约肌障碍，后发展至完全截瘫。诊断主要依靠脊髓受压迫所表现的临床症状及体征，脑脊液检查除蛋白含量略高外，无更重要的发现，奎肯试验可提示椎管阻塞。椎管造影、CT 或 MRI 对于诊断及明确阻塞部位很有帮助。

预防血肿的措施是：对有凝血障碍及正在使用抗凝治疗的患者，应避免应用硬脊膜外阻滞；对一般患者硬脊膜外穿刺及置管应细致轻柔，遇有出血可应用生理盐水多次轻柔冲洗，每次用量 5 ml，待回流液血色变淡后，改用其他麻醉方法。

8）感染：硬脊膜外隙及蛛网膜下隙感染是最严重的并发症。

（1）硬脊膜外隙感染：病原菌以葡萄球菌为最多见。细胞侵入途径有：①污染的麻醉用具或局麻药；②穿刺针经过感染组织；③身体其他部位的急性或亚急性感染灶细菌经血行播散感染硬脊膜外隙。

（2）蛛网膜下隙感染：多在硬脊膜外阻滞后 4 小时左右出现脑脊膜炎症状，即寒战、头痛、发热及颈项强直；脑脊液混浊，白细胞增多，涂片常难发现细菌。但经青霉素、链霉素治疗后迅速恢复。

（三）骶管阻滞

骶管阻滞是经骶裂孔将局麻药注入骶段硬脊膜外隙即骶管腔以阻滞骶脊神经，是椎管内阻滞的一种方法。它适用于直肠、肛门及会阴部手术，也可用于小儿腹部手术。

1. 穿刺体位

患者取侧卧位或俯卧位。侧卧位时髋膝关节尽量屈向腹部，俯卧位时髋关节下垫一厚枕，充分显露骶部，两腿略自然分开使臀肌放松。

2. 穿刺点定位

用手指先摸到尾骨尖，再沿尾骨中线向上（约 4 cm）摸，可摸到一呈"V"形或"U"形的弹性凹陷，即为骶裂孔。在孔的两侧可触到蚕豆大的骨质结节即为骶角。在此点向两侧髂后上嵴分别连线及两嵴连线成等边三角形，即为骶管三角区。髂后上嵴连线处在第 2 骶椎水平，即硬脊膜囊的终止部位，骶管穿刺不得越过此连线水平，否则有误入蛛网膜下隙发生全腰麻的危险。

3. 穿刺术

皮肤消毒，铺无菌巾后，在骶裂孔中心皮肤做一小皮丘。用 22G 穿刺针垂直刺进皮肤，穿破骶尾韧带时有阻力消失的感觉。此时将针体向尾侧倾斜与皮肤成 30°～45°角，顺势进针 2 cm 即进入骶管腔。衔接注射器回抽无脑脊液、无血液，注射生理盐水或空气无阻力，也无皮肤隆起，证实针尖确在骶管腔内，即可注入试验剂量局麻药液 3～5 ml，观察 5 分钟后如无腰麻现象，即可将全量局麻药分次注入。另外，也可用 7 号短针做简易骶管穿刺法，穿破骶尾韧带后即可注药。

4. 常用局麻药及剂量

常用 1.33%～1.6% 利多卡因或 0.5% 丁哌卡因，需加入 1：20 万肾上腺素，用药剂量依需要阻滞平面的高低而不同，如阻滞平面需在 T_{12} 以下，成人为 20 ml；达 T_{11} 平面需 30 ml。

5. 并发症

骶管有丰富的静脉丛，除容易穿刺损伤出血外，对麻药的吸收也快，故较易引起轻重不等的局麻药毒性反应。此外，当抽吸有较多回血时，应放弃骶管阻滞，改用腰部硬脊膜外阻滞。

近年对国人骶管进行解剖学研究发现自 S_4 至 S_2 均可裂开，故骶管阻滞可以在 S_2 以下穿刺，自中线垂直进针，与腰部硬脊膜外阻滞法相同。此种穿刺方法失败率少，并发症发生率也降低。

（四）蛛网膜下隙与硬脊膜外隙联合阻滞

蛛网膜下隙与硬脊膜外隙联合阻滞，简称为 CSE 阻滞。近年来已广泛应用于下腹部及下肢手术，并取得了满意效果。CSE 阻滞，显示出腰麻起效迅速，镇痛及运动神经阻滞完善的优点，同时也发挥硬脊膜外阻滞可经导管连续间断给药以满足长时间手术的需要并弥补了两者的各自不足。CSE 阻滞有 2 种穿刺方法：

1. 两点穿刺法

先于 $T_{12} \sim L_1$ 或 $L_{1 \sim 2}$ 硬脊膜外穿刺，置入硬脊膜外导管；然后再于 $L_{3 \sim 4}$ 或 $L_{4 \sim 5}$ 棘突间隙行蛛网膜下隙穿刺，注入局麻药行腰麻。

2. 一点穿刺法

一般选 $L_{2 \sim 3}$ 或 $L_{3 \sim 4}$ 脊间隙用特制的联合穿刺针穿刺，当硬脊膜外穿刺成功后，用 25G 腰麻穿刺针经硬脊膜外穿刺针管腔行蛛网膜下隙穿刺，当有脑脊液缓慢流出后，注入所需局麻药于蛛网膜下隙。然后拔出蛛网膜下隙细穿刺针，再经硬脊膜外穿刺针向头侧置入硬脊膜外导管 3 ~ 4 cm 后，将硬脊膜外穿刺针拔出，固定好导管。将患者转为仰卧位，调节麻醉平面。25G 腰麻穿刺针很细，注药时间需 45 ~ 60 秒钟，与两点穿刺法相比对患者损伤小，尤其几乎无脑脊液外漏，术后头痛并发症发生率明显减少。已为临床广泛应用。

（李岩）

第四节　全身麻醉及监护

麻醉药经呼吸道吸入、静脉和（或）肌内注射，产生中枢神经系统抑制，呈现神志消失、周身不感疼痛、反射抑制和肌肉松弛等表现，这种方法称为全身麻醉。根据其给药途径和方法的不同分为吸入麻醉、静脉麻醉和复合麻醉。

一、吸入麻醉

凡经气道吸入麻醉药产生全身麻醉作用称为吸入麻醉。

1. 吸入麻醉常用药物

1）氧化亚氮：氧化亚氮又名笑气，化学结构式 N_2O，是一种不燃烧、不爆炸、作用微弱的气体麻醉药，必须与氧合用，以防缺氧，而且与氧合用时的容积应在 70% 以下。其最低肺泡浓度（MAC）为 101.00%，单独以氧化亚氮和氧进行麻醉是不够的，必须和其他吸入麻醉药同用。氧化亚氮于短时内使用，是毒性最小的吸入麻醉药，对循环系统基本上无抑制，不引起心律和血压的变化，对呼吸道无刺激性，不增加分泌物和喉部反射；对肝、肾实质器官也无影响。因此，凡一般状况欠佳，肝、肾功能不良及危重患者，氧化亚氮—氧吸入并复合应用其他麻醉，采用半密闭式装置，是这类患者常用的麻醉方法。

2）氟烷：氟烷为无色透明液体，带有苹果香味，无刺激性，用药后无不舒适感觉。不燃烧，不爆炸。其麻醉效能较强，MAC 为 0.77%，有效的安全浓度为 0.5% ~

2%。氟烷麻醉时咽喉反射消失很快，不易引起喉痉挛或支气管痉挛；也无咳嗽、分泌物增加和呕吐等现象。浅麻醉时对呼吸、循环系统无明显影响。氟烷麻醉时肌松不全，一般仅用于浅麻醉。颅内压增高患者禁用，肝病患者慎用或禁用。麻醉中不宜用去甲肾上腺素，以防心律失常。肾上腺素可引起严重心律失常，甚至心室颤动，应谨慎使用。氟烷无明显肌松作用，但能增强非去极化类的肌松药效果。它还具有神经节阻滞作用，因此与筒箭毒碱合用时能引起明显的血压下降。戈拉碘铵使心率增快、血压升高，用于氟烷麻醉较为合适。氟烷对产妇子宫收缩有一定影响，能引起产后出血，故难产与剖宫产患者禁用。

氟烷对肝脏的损害可能与其在体内的代谢有关，尤以在低氧状态下更易发生，因此，凡患者处于低氧状态，均以不用氟烷吸入麻醉为妥。

氟烷使用方法：通常用半密闭法，国内亦常用密闭法。

3）安氟醚：安氟醚为一种新的含卤素的、在各种浓度都不燃烧的吸入麻醉药，化学性能稳定，其麻醉效能好，其MAC为1.70%。本品在世界范围内广泛应用表明，其具有较好的肌松和止痛作用，对呼吸、血压、心率影响小，麻醉诱导时间5~10分钟，较氟烷快，对呼吸抑制轻微。较少发生恶心、呕吐现象。具有麻醉效果好、苏醒快、安全范围大等特点，是一种理想的麻醉药物。本品适用于全麻的诱导和维持，可与静脉全麻药和全麻辅助药联合使用。肾功能不全者慎用。不能与麻黄碱或儿茶酚胺类药同时应用。癫痫患者或对含卤素的吸入麻醉剂过敏者禁用。安氟醚在体内代谢数量也少，时间也短，比氟烷安全。它对肝脏基本上不致引起毒害。但为安全起见，凡肝功能受损害者以不应用此药为好。

4）乙醚：乙醚是具强烈刺激味的无色液体，很易挥发。遇光、热、空气会分解，宜用棕色瓶或铜罐储藏，并需加少量二苯胺或对苯二酚等还原剂减缓其分解。乙醚蒸汽比空气重2.6倍，由于其易燃易爆，应用时禁用电灼。乙醚麻醉性能强，其MAC为1.90%，安全界限广，发生逾量的危险小。麻醉分期征象典型而明显，而在兴奋期时患者呼吸、循环系统可有剧烈波动。因此，麻醉诱导时宜先用其他静脉或吸入麻醉药，以减少对患者的刺激和兴奋。乙醚80%~90%从肺排出，对呼吸道黏膜和唾液分泌有刺激作用，故会产生呼吸道分泌增多，同时亦会抑制消化道平滑肌而造成术后腹胀。此外，乙醚尚有促进糖原分解、抑制胰岛素分泌、致使血糖升高的作用，故糖尿病患者应用乙醚应慎重。目前乙醚多已不用。

5）甲氧氟烷：甲氧氟烷为无色透明液体，带有轻度的刺鼻香味，对呼吸道无刺激性。在室温下不燃烧、不爆炸。全麻及镇痛效能极强，但诱导及苏醒较氟烷为慢，其MAC为0.16%。有良好的肌松作用。对循环及呼吸功能的影响较氟烷轻微，但对肝、肾均有毒性，长时间使用有引起肾功能不全的报告。多用于复合麻醉，很少单独作用。

6）安氟醚：为无色透明挥发性液体，有果香。

7）异氟醚：本品是一种新的吸入麻醉药，其理化特性与安氟醚相近，其麻醉性能好，其MAC为1.30%，介于氟烷与安氟醚之间。从药理作用来看，异氟醚有许多优点，胜于氟烷和安氟醚。心脏功能维持更好，室性心律失常不易发生；浅麻醉时脑血流量和颅内压增加轻微；对生物降解有抗力，毒性很小。可安全地用于各年龄组、各种身体状况的患者和各类手术；可与临床麻醉中常用的药物并用。突出优点为心血管状态十分稳定，尤其在危重患者；肌松良好，肌松药用量可减至常用量的30%；由于其溶解度低，诱导和苏醒迅速；本品副作用和并发症少，未发现毒性反应。本品能导致流产，故产科慎用。

2. 吸入麻醉分期

传统的分期以乙醚为典型，但目前常用静脉和吸入麻醉药复合应用，难以用典型分期判断。目前临床将麻醉分为浅麻醉、手术期麻醉和深麻醉（见表9－1）。

表9－1　临床麻醉深度判断标准

麻醉深度	呼吸	循环	眼征	其他
浅麻醉	不规则呛咳，呼吸加压时有阻力	血压升高，脉搏增快，有刺激时明显	瞬目反射（－），眼睑反射（＋），眼球运动（＋），偏视，流泪	吞咽反射（＋），出汗（＋），分泌物多，手术操作体动（＋）
手术期麻醉	有规律，呼吸加压时阻力减弱	血压稍低，但平稳，手术操作无改变	眼睑反射（－），眼球固定中央，眼压减弱	手术操作患者无反应
深麻醉	膈肌呼吸，呼吸次数增加至减慢	血压下降	各种反射均（－），瞳孔散大	手术操作患者无反应

麻醉深浅变化是一连续的过程，患者的个体差异、病情轻重、手术刺激强弱、麻醉前用药等因素都会影响麻醉分期。所以，麻醉各期各级的征象并非千篇一律。临床实践中，要多方面分析，才能正确判断。

3. 麻醉方法

1）开放滴入麻醉：用麻醉药液点滴在麻醉口罩的纱布上，患者吸入药液的挥发气体而进入麻醉状态。此法目前少用。

2）气管内麻醉：是用特制的导管经口腔或鼻腔插入气管，连接麻醉机，通过麻醉机供给氧和麻醉药气体而进入麻醉状态。

二、静脉麻醉

凡药物经静脉注射作用于中枢神经系统而产生全麻的方法称为静脉麻醉。

1. 静脉麻醉药的特点

①该类药对呼吸道无刺激，诱导迅速，苏醒快，患者舒适；②操作比较简单；③不燃烧，不爆炸；④该类药多数镇痛不强或无镇痛作用；⑤肌松差；⑥注入后无法人工排除，一旦过量只能依靠机体自身代谢，故其可控性不如吸入麻醉药；⑦可能有过敏反应，体内有蓄积的可能；⑧对呼吸循环系统均有不同程度的影响。

2. 常见静脉麻醉剂

1）硫喷妥钠：为超速效巴比妥类药，是微黄色粉末，易溶于水，呈强碱性。其水溶液在室温下不稳定，容易破坏，临床用粉针剂，溶解后应立即使用。本品主要作用于中枢神经系统大脑皮质和网状结构，产生镇静催眠作用，易于通过血脑屏障，使脑血流减少、降低颅内压，有抗惊厥作用。对呼吸有明显抑制作用，可诱发喉及支气管痉挛。对循环系统可使排血量减少。用量过大或注入速度过快可引起血压下降，对心功能不全患者慎用。临床常用：2% ~2.5% 溶液肌内或静脉注射。常用作全麻诱导，维持、基础麻醉和小手术等。溶解后的硫喷妥钠如发现混浊，不可应用。由于它的强碱性，一般不从肘部静脉注射，以防漏出血管，易使正中神经受损，通常选用远端的手背静脉注射。

2）γ-羟丁酸：为人体脑组织的正常成分。具有镇静和催眠作用。毒性很小，对循环和呼吸系统无抑制作用。由于此药无明显镇痛作用，很少单独使用，只作为其他麻醉药的辅佐药，或作为重危患者、心脏病患者的麻醉诱导剂。常用剂量为 50 ~ 100 mg/kg，单次和分次静脉注射。维持时间为 45 ~60 分钟。此药也常用作小儿基础麻醉用药。

3）氯胺酮：是一种非巴比妥类速效静脉麻醉药。其水溶液为酸性，pH 值为 3.5 ~ 5.5。主要作用于大脑中的丘脑—新皮质系统，用药后麻醉浅，镇痛完全，并使患者处于浅睡状态。多数患者用药后术中能睁眼，表情淡漠，眼睑或张或闭，眼球有活动，但痛觉消失。本品发挥作用及恢复均较快，安全性大。可使血压、颅内压升高，偶有抑制呼吸，因此高血压、青光眼、颅内压高的患者禁用。麻醉苏醒期常发生精神激动、梦幻现象，给予地西泮后可缓解。临床常用：5% 溶液 1 ~ 2 mg/kg 静脉注射，5 ~ 10 mg/kg 肌内注射，也可用1% 溶液静脉滴注。氯胺酮适用于烧伤换药和浅表手术，特别适合于短小手术的麻醉，也广泛应用于各种复合麻醉中。

4）异丙酚：本品是一种新型、快速、短效静脉全麻药，与已知的任何一类静脉全麻药均不同。临床应用表明，本品起效快，诱导平稳，苏醒快而完全，没有兴奋现象。静脉滴注或间断注射维持麻醉 5 小时而未发现明显蓄积现象。初步认为是一种有前途的静脉麻醉药。适用于一般外科、产科和五官科等手术的麻醉。静脉注射：诱导量 1 mg/kg；维持量可按每分钟 50 μg/kg 的速度静脉滴注，同时可吸入氧化亚氮。本品对呼吸有短暂的抑制作用，故麻醉时应密切注意。

5）依托咪酯：本品为非巴比妥类静脉麻醉药。临床资料表明，本品起效快，催眠作用强，但持续时间短，因耗氧量变化小，对冠状动脉有轻度扩张作用，尤适用于心功能受损的患者。本品对血糖、血清胆碱酯酶活性及脂肪代谢均无显著影响，也不引起组胺释放。但因缺乏镇痛作用和诱导麻醉时有不良反应，故临床应用受限。对其他静脉全麻药过敏或心功能受损的患者，其可作为全麻诱导药；简短手术或检查操作的患者，成人单次 0.3 mg/kg 静脉注射，亦可在术中静脉滴注，如用芬太尼辅助，可加强镇痛效果。癫痫患者和严重肝、肾功能不全者禁用。

6）肌松药：按作用方式不同分为去极化和非去极化以及双相肌松药。临床使用的有：琥珀胆碱、右旋筒箭毒碱、左旋氯甲箭毒、泮库溴铵、阿曲库铵等，可酌情选用。

3. 麻醉方法

静脉全麻复合方法较多，在此仅介绍临床应用广泛的普鲁卡因静脉复合麻醉。普鲁卡因原系局麻药，国内应用作为全麻药已有 40 多年历史，单独使用普鲁卡因做静脉麻醉，欲达到一定的麻醉深度，往往用药量过大，缺乏安全性。临床实践证明，巴比妥类、γ-羟丁酸、氧化亚氮等均能增加机体对普鲁卡因的耐受性，故常先用硫苯妥钠静脉注射，使患者进入全麻状态后，再用普鲁卡因静脉滴注，维持浅麻醉。如维持期间再配合使用哌替啶、氯胺酮、酚噻类或肌松药，则可减少普鲁卡因用量，增强麻醉效果，提高安全性。术前常规应用镇静、镇痛及抗胆碱药。

1）麻醉诱导：应用 2.5% 硫喷妥钠 5～8 mg/kg 静脉注射，琥珀胆碱 1～2 mg/kg，静脉注射。麻醉起效，肌肉已松弛可行气管插管。

2）麻醉维持：麻醉诱导后静脉滴注 1% 普鲁卡因混合液。1% 普鲁卡因混合液的组成成分为普鲁卡因、镇静镇痛药和肌松药。常用的 1% 普鲁卡因复合液的配方为普鲁卡因、哌替啶和琥珀胆碱。500 ml 复合液为一单元，由 5% 葡萄糖液、5% 普鲁卡因、100 mg 哌替啶和 200 mg 琥珀胆碱组成。根据手术对肌松的要求，可不加或单次静脉注射肌松药。在第二单元的复合液中，哌替啶的用量应酌减，或根据需要单次静脉注射。复合液的用量，一般成人第 1 小时需 200～300 ml，第 2 小时为 100～200 ml，第 3 小时约 100 ml。在与麻醉诱导相衔接时，开始滴速可较快，普鲁卡因约 1 mg/（kg·min），待进入外科麻醉期后即应减慢滴速，一般的维持量为 1～0.3 mg/（kg·min），随着麻醉时间延长而逐渐减量。

3）1% 普鲁卡因复合液的配方除普鲁卡因、哌替啶和琥珀胆碱外，还有以下几种：①1% 普鲁卡因、1% 氯胺酮和琥珀胆碱；②1% 普鲁卡因、芬太尼和琥珀胆碱；③1% 普鲁卡因、依诺伐和琥珀胆碱；④1% 普鲁卡因、γ-羟丁酸或地西泮和琥珀胆碱；⑤1% 普鲁卡因滴注前或中辅以冬眠合剂等；⑥亦可在上述复合液中用阿曲库铵代替琥珀胆碱。

注意事项：普鲁卡因—麻醉性镇痛药静脉复合麻醉的应用适应证广泛，可用于头、颈、胸部、腹部、四肢和脊柱各部位的大、中型手术。对于普鲁卡因过敏、严重心功能不全、房室传导阻滞和严重肝肾功能障碍以及液体输入量受限、重症肌无力等患者，应不用或慎用。

普鲁卡因的麻醉效能较弱，且增加用量并不能加深麻醉。麻醉过程中，应严密观察患者的麻醉体征，切忌以增加普鲁卡因用量的方法来加深麻醉，以免因 1% 普鲁卡因复合液中镇静镇痛药和肌松药的过量而产生麻醉过深、心血管功能抑制、术后呼吸抑制延长、惊厥以及其他普鲁卡因所致的毒副作用。麻醉减浅时应通过追加辅助药如 2.5% 硫喷妥钠 5 ml 或芬太尼 0.05 mg 或其他药物来加深麻醉。

三、麻醉期间的管理与监测

1. 麻醉期间呼吸管理

麻醉期间易干扰呼吸，随着呼吸的改变，循环及其他功能也可以受到影响，严重时可危及生命。因此，麻醉期间维持和观察呼吸功能极其重要，是保证患者安全的关键。有些心搏骤停的原因就是呼吸管理不妥。引起的术后呼吸系统并发症，大多也与此有关。手术的适应证越来越广泛，危重患者不断增多，所以呼吸的管理越来越引起重视。麻醉期间通过视、听、触诊到复杂的肺功能监测，重点了解患者的呼吸频率、呼吸方式、潮气量、通气量、胸廓起伏程度、肺内情况、皮肤颜色、PaO_2 及 $PaCO_2$ 等。对呼吸功能障碍及呼吸紊乱的患者，应及时查明原因，并给予有效的处理，必要时可通过辅助呼吸或机械通气以维持患者的气体交换。其原则是：维持呼吸道通畅、维持有效通气量。其具体方法可因人及条件灵活掌握。

2. 麻醉期间的循环管理

麻醉期间的循环管理在整个麻醉管理中占重要地位，尤其老年患者在麻醉和手术过程中循环系统的变化较青壮年常见和显著，并且直接影响到患者的生命安全和术后的恢复。麻醉期间发生循环功能紊乱的原因很多，如麻醉药物和方法的影响，手术创伤，出血与刺激，缺氧、二氧化碳蓄积，水、电解质、酸碱失常，术前存在的病理状态等，都足以引起循环紊乱，甚或出现心搏骤停。因此，麻醉中除常规进行动态心电监测之外，还应对脉搏、血压、微循环变化进行仔细地观察，尤其是血压参数应经常测量，以大概了解循环情况的变化。临床常以收缩压与心率乘积（RPP）作为心肌耗氧量的指标。当 RPP＞15 000 时表示心肌耗氧量增加。在心肌供氧不能相应增加的情况下，就有引起心肌缺血的可能。对一些病情较重或手术较复杂的患者还应进行有创血流动力学的监测，如中心静脉压、桡动脉压、平均动脉压、肺毛细血管楔压及各项心功能监测，从而尽早发现严重的心律失常及血流动力学改变及其发生的原因，以便得到及时有效的治疗和处理，使循环功能维持相对稳定的状态。

3. 麻醉期间的其他管理

如尿量监测、体温监测、神经肌肉阻滞监测等。此外，对有些患者和手术还须进行一些特殊监测，如颅脑手术时需监测颅内压，糖尿病和胰岛细胞瘤患者需监测血糖，体外循环下手术的患者需监测凝血功能指标和血钾等。

四、全身麻醉期间严重并发症的防治

麻醉及护理人员在手术期间除了解患者疼痛、维护其生命安全并为施行手术提供方便条件外，如何积极防治麻醉期间并发症的发生，也是至为重要的任务。

1. 反流与误吸

全麻时容易发生反流和误吸，尤其以产科和小儿外科患者的发生率较高。因反流或误吸物的性质和量的不同，其后果也不同。误吸入大量胃内容物的死亡率可高达 70%。全麻诱导时因患者的意识消失，咽喉部反射消失，一旦有反流物即可发生误吸。各种原因引起的胃排空时间延长，使胃内存积大量胃液或空气，容易引起反流。全麻后患者没有完全清醒时，吞咽呛咳反射未恢复，也易发生胃内容物的反流及误吸。由于误吸入物的性质（胃液、血液或固体）、pH 值、吸入物的量不同，临床表现也有很大差别。无论误吸物为固体食物或胃液，都可引起急性呼吸道梗阻。完全性呼吸道梗阻可立即导致窒息、缺氧，如不能及时解除梗阻，可危及患者的生命。误吸胃液可引起肺损伤、支气管痉挛和毛细血管通透性增加，结果导致肺水肿和肺不张。肺损伤的程度与胃液量和 pH 值相关，吸入量越大，pH 值越低，肺损伤越重。麻醉期间预防反流和误吸是非常重要的，主要措施包括：减少胃内物的滞留，促进胃排空，降低胃液的 pH 值，降低胃内压，加强对呼吸道的保护。手术麻醉前应严格禁饮禁食，减少胃内容物。肠梗阻或肠功能未恢复者，应插胃管持续吸出胃内容物以减少误吸的发生率。H_2 受体阻滞剂如西咪替丁、雷尼替丁等，可抑制胃酸分泌，减少胃液量。抗酸药可以提高胃液 pH 值，以减

轻误吸引起的肺损害。饱胃患者需要全麻时，应首选在清醒时行气管插管，可减少胃内容物的反流和误吸。对于麻醉前估计插管不困难者，也可选择快速诱导，但必须同时压迫环状软骨以防发生反流。

2. 呼吸道梗阻

以声门为界，呼吸道梗阻可分为上呼吸道梗阻和下呼吸道梗阻。

1）上呼吸道梗阻：上呼吸道梗阻最常见的原因是舌后坠及咽喉部积存分泌物，由于麻醉后患者下颌肌肉松弛，舌根后坠，使上呼吸道不全梗阻而产生鼾音。咽喉部有分泌物则呼吸时有粗啰音。舌后坠时应用手托起下颌骨，使下颌门齿咬合于上颌门齿之前，鼾音即消失，同时放入口咽导管并吸除分泌物后，呼吸梗阻可解除。此外，麻醉过浅或乙醚浓度突然过高或有外物触及喉头均可能诱发喉痉挛。患者吸气困难，吸气呈鸡鸣声并有发绀，应立即设法解除诱发原因，加压给氧后仍不见好转时，可用一针头经环甲膜刺入气管输氧。如痉挛仍不能解除，需用肌松药静脉注射后行气管插管，以麻醉机控制呼吸。

2）下呼吸道梗阻：下呼吸道常见原因则为气管、支气管分泌物积聚，或唾液、呕吐物误入气道，也有患者原有哮喘或慢性支气管炎而在麻醉中出现支气管痉挛。早期肺部可闻及啰音，晚期则出现呼吸困难、发绀、潮气量小、血压下降、脉速，患者可因缺氧而死亡。预防措施：麻醉前给予足量的阿托品能减少唾液及呼吸道分泌，麻醉中避免乙醚浓度突然加深。此外，下呼吸道梗阻发生于有哮喘病史或慢性支气管炎患者，可用氨茶碱 0.25 g 加入 50% 葡萄糖液 40 ml 中缓慢静脉注射，或用抗过敏药异丙嗪 25 mg 静脉注射；有呼吸困难者给氧吸入。婴儿以鼻腔呼吸为主，鼻腔气道管腔狭小，声门的血管及淋巴丰富，组织脆弱，在麻醉药刺激分泌物增多。加之，插管时的机械刺激甚或损伤，可导致呼吸道梗阻或喉痉挛，乃至窒息，故应注意观察，倍加小心。

3. 急性肺不张

麻醉过程中痰液堵塞支气管是引起肺不张的主要原因。小区域肺不张，一般临床无明显的症状或体征，易被忽略。急性大面积肺不张时，可突发气急、咳嗽、发绀，以及急性循环功能障碍。肺底部或背部可出现小水泡音，呼吸音和语颤消失。气道梗阻性肺不张，通过 X 线检查多可确诊。预防措施：①术前禁烟 2~3 周。②有急性呼吸道感染的患者，至少应延期手术 1 周，待体温恢复正常，气管分泌物显著减少后方可进行。③术前发现有明显危险因素的患者，也应延期手术，经 5~7 日加强呼吸道的治疗。④对 COPD 或慢性支气管炎患者，术前应加强胸部物理治疗（如体位引流、胸壁叩击等），以减少气道的梗阻，增强排痰能力，训练深呼吸和咳嗽，以增加肺容量。⑤麻醉期间保持气道通畅，避免长时间固定潮气量的通气，应定期吹张肺。此外，手术后由于切口疼痛、腹胀或肌松药的残余作用，可使呼吸通气不足，部分肺泡充气不佳，逐渐形成肺不张。已发生者可行肋间神经阻滞止痛后鼓励咳痰，或行气管镜吸痰，吸痰后加压呼吸使肺泡重新扩张。其他如雾化吸入、祛痰药、支气管扩张剂、肾上腺皮质激素等应用有助于改善通气功能。也可选用有效抗生素，必要时可行气管造口术。

4. 肺栓塞

多发生于中年以上患者，常见于胸、腹部大手术中或术后短时间内，如血栓栓塞、脂肪栓塞、空气栓塞、羊水栓塞。其促发因素有腹部手术、恶性肿瘤、心脏瓣膜病、血液病、肥胖、下肢静脉曲张、盆腔或下肢肿瘤、长期口服避孕药等。因临床上极易误诊或漏诊，因此对施行大手术或骨折、心脏病患者，突然出现胸痛、咯血、原因不明的气急、窒息感，并出现严重休克的意识障碍，或在麻醉时已有足够的通气和给氧的条件下，患者仍呈进展性发绀、低血压，应考虑有发生肺栓塞的可能。预防措施：①避免术前长期卧床休息。②下肢静脉曲张患者应用弹力袜，以促进下肢血液循环。③纠正心力衰竭。④血细胞比容过高者，宜行血液稀释。⑤对有血栓性静脉炎患者，可预防性应用抗凝药。⑥保持良好体位，避免影响下肢血液回流。⑦避免应用下肢静脉进行输液或输血。⑧一旦有下肢或盆腔血栓性静脉炎时，应考虑手术治疗。处理措施：对急性大面积栓塞的治疗原则是进行复苏、支持和纠正呼吸与循环衰竭。主要方法包括吸氧、镇痛、控制心力衰竭和心律失常、抗休克和抗凝治疗。若临床上高度怀疑有急性肺栓塞，且又无应用抗凝药的禁忌，则可应用肝素或链激酶、尿激酶进行血栓溶解。发生气栓时，应立即置患者于左侧卧头低位，使空气滞留于右心房内，防止气栓阻塞肺动脉，再通过心脏机械性活动使气泡成为泡沫状而逐渐进入肺循环；亦可经上肢或颈部静脉插入右心导管来吸引右心内空气。通过高压氧舱治疗，以促进气体尽快吸收并改善症状。

5. 支气管痉挛

浅麻醉下行气管插管，常可引起剧咳及支气管痉挛，患哮喘的患者可诱发或加重支气管痉挛，麻醉中应用硫喷妥钠等相对兴奋副交感神经、筒箭毒碱等释放组胺、β受体阻滞剂均可诱发支气管痉挛，分泌物过多、气管内吸引、气管导管过深刺激隆突等均可引起反射性支气管痉挛。支气管痉挛患者临床表现为频繁呛咳，呼气性呼吸困难，肺部闻及哮鸣音，发绀，血压升高，心率加快可伴心律失常。预防措施：①对既往有呼吸道慢性炎症或哮喘史的患者应进行呼吸功能的检查，术前可用肾上腺皮质激素、支气管扩张剂（包括雾化吸入）、抗生素。②避免应用诱发支气管痉挛的药物。处理措施：①消除病因，分泌物过多时应吸除之，气管插管过深刺激隆突时应拔出少许，停止使用硫喷妥纳、筒箭毒碱、吗啡等药物。②药物治疗，以氨茶碱最有效，0.25%氨茶碱加50%葡萄糖液20 ml，缓慢静脉注射防止血压下降。亦可用0.5%异丙肾上腺素雾化吸入，过敏者可用地塞米松10 mg或异丙嗪静脉注射。③加深麻醉，氯胺酮可加深麻醉、恢复并稳定血压，又可缓解支气管痉挛。小剂量（50 mg）静脉注射能迅速起效。对上述治疗无效的严重支气管痉挛吸入少量氟烷往往即可缓解，它能使支气管更松弛。吸入量少且副作用小。④实施持续间歇正压通气，正压通气可使支气管痉挛在消除局部刺激及改善缺氧和二氧化碳蓄积后缓解。

6. 低血压

原因：①麻醉药引起的低血压，全身麻醉药对循环功能均有不同程度的抑制作用，如给药相对过量或给药太快，可引起不同程度的血压下降。②血流动力学改变，麻醉中骤然变动体位可致血压降低。剖宫产患者，子宫压迫下腔静脉时可出现严重低血压。③呼吸管理不当，正压通气时，压力过高致静脉回流受阻，心排血量减少致血压下降。④术中失血过多，快速输注大量冷库存血。⑤迷走神经反射，浅麻醉下气管插管探查胸腔、椎管内麻醉探查腹腔、牵拉腹腔脏器等均可引起反射性血压下降。⑥急性心力衰竭。⑦肾上腺皮质功能衰竭，术前肾上腺皮质功能不全者，麻醉和手术刺激容易诱发肾上腺功能衰竭导致血压下降。⑧患者本身因素，心脏病、高血压长期服用降压药的患者，肾上腺手术、瘤体摘除后的患者，术中均可发生低血压。其他如术中低血糖，水、电解质紊乱，药物过敏，均可致低血压。处理措施：①补充血容量，血容量不足或失血过多者给予输血、补液。慢性贫血者输入红细胞提高血红蛋白。②心脏病患者应给予强心、利尿，改善心功能，提高心肌代偿能力。③长期大量应用肾上腺皮质激素的患者，术前加大用量。④麻醉过深者应减浅麻醉。⑤术者应力求稳、准、轻、快，以防引起神经反射。⑥保持呼吸道通畅，充分供氧。⑦浅麻醉下或椎管内麻醉下牵拉内脏，往往在低血压同时伴有心动过缓，应给适量阿托品以抑制迷走神经张力过高。⑧应用升压药，要避免滥用升压药，根据病情及病因慎重使用。椎管内麻醉所致血管扩张引起的低血压，常用麻黄碱以提高血压。其他升压药如美芬丁胺、间羟胺、多巴胺可酌情应用。

7. 高血压

原因：①麻醉过浅，镇痛不全，手术刺激可引起血压骤升。②缺氧和二氧化碳蓄积。③血容量增加，术中输血输液过多。④术中升压药选用不当或用量过大。⑤颅脑手术牵拉额叶或刺激第 V、IX、X 对脑神经。⑥其他：原发性高血压，肾上腺肿瘤，妊娠中毒症，甲亢。处理措施：①麻醉诱导期应保证心肌供氧并防止心肌耗氧量增加。②麻醉浅时，辅以吸入麻醉，如异氟醚、安氟醚、氟烷等。既加深了麻醉又扩张了血管。镇痛不全时，可用芬太尼静脉注射。③充分供氧，保持呼吸道通畅，防止二氧化碳蓄积。④减慢输血、输液速度。⑤手术应尽量减少刺激。⑥降压药应用：高血压持续不降时可静脉滴注 0.01% 硝普钠或静脉滴注酚妥拉明，伴有心动过速者可用普萘洛尔 1～3 mg 静脉注射。

8. 急性心肌梗死

原因：①麻醉期间和手术后发生急性心肌梗死，多与术前有潜在冠状动脉供血不足有关，如冠心病患者、高龄患者、动脉硬化患者、高血压患者（其心肌梗死发病率为正常人 2 倍）。②手术期间有较长时间的低血压、长时间手术、手术的大小、手术后贫血。③患者精神恐惧和疼痛。④血压过低或过高均可影响心肌的供血、供氧。⑤麻醉药物对心肌收缩力的抑制。⑥麻醉期间供氧不足或缺氧，势必使原冠状动脉狭窄患者的心肌供氧进一步恶化。预防措施：对手术患者，特别是有高血压或冠状动脉供血不足的患者，要力求心肌氧供求平衡。对原心肌梗死患者的择期手术，尽量延迟到 4～6 个月施行。处理措施：①做好心电及血流动力学的监测，及时请心血管专科医生会诊和协同处理。②充分供氧。③应用主动脉内囊反搏，通过降低收缩压、减少左心室做功，使心肌耗氧量随之下降，同时还增加舒张压，有利于冠状动脉血流和心肌供氧。④药物治疗：参见心肌梗死章节。

9. 恶性高热

恶性高热是一种麻醉药引起的突发性代谢亢进危象，其死亡率可高达 60%。虽然各年龄组均可发病，但以小儿多见。据估计其发生率，小儿约 1：15 000，成人约 1：50 000，男性多于女性，具有家族遗传性。此麻醉并发症在我国罕见，务必与麻醉过程中发热或中暑高热相鉴别，不应草率做出恶性高热的诊断。原因：①家庭遗传因素，半数患者的家族史中可发现有麻醉意外死亡或体温的异常。②容易诱发恶性高热的药物，最常见的是氟烷和琥珀胆碱，还有中氧氟烷、安氟醚、氧化亚氮、乙醚、环丙烷、三氯乙烯、哌替啶、戈拉碘铵、右旋筒箭毒碱、异氟醚、利多卡因、甲哌卡因、丁哌卡因、氯胺酮、阿托品及酚噻嗪类（如氯丙嗪）等都可诱发此病。③恶性高热患者及其家属肌细胞存在遗传性生理缺陷，患有肌疾患，其 CK 含量增高，且主要为 CK－BB（神经型）同工酶增高，而非 CK－MM（肌肉型）增高，与正常人不同，其离体肌纤维对氟烷、琥珀胆碱、氯化钾或咖啡因溶液反应异常，肌纤维收缩的强度明显超过正常人。家族遗传因素与诱发因素相结合是恶性高热的病因。发病机制至今尚未完全清楚，一般认为其病灶位于肌细胞本身，在某些诱发药物的刺激下，调整肌质 Ca^{2+} 浓度的肌质网对 Ca^{2+} 易于释放但却出现再吸收的障碍，线粒体摄取 Ca^{2+} 也减少，导致肌质内 Ca^{2+} 急剧升高，使肌纤维呈持续收缩状态，产生大量的体热。由于肌代谢亢进，消耗大量 ATP，导致出现代谢性酸中毒、高钾血症和呼吸循环衰竭。临床特点：①有自主呼吸的患者呼吸频率及通气量异常增加，完全肌松及控制呼吸的患者呼出的二氧化碳浓度增加（超过 10%），挤压气囊费力，二氧化碳吸收器异常发热。②不明原因的心动过速、发绀、出汗。③缺氧、呼吸性及代谢性酸中毒。④用琥珀胆碱后骨骼肌不松弛，全身肌肉呈强直样收缩（首先表现为下颌不松），加大剂量肌肉强直反而加重。⑤体温急剧升高，数分钟升高 1℃，甚至高达 46℃（常为后期症状。）⑥其他症状如心律失常，血压不稳定，肌球蛋白血症，肌球蛋白尿，CK 增高及消耗性凝血障碍，肾衰竭，脑水肿，脑损害。处理措施：①立即终止手术，应用纯氧进行过度通气。②积极降温，体表可用乙醇纱布、冰袋等。若是开腹或开胸手术，可用冷却的乳酸钠林格氏溶液反复冲洗，或经胃管进行冷生理盐水冲洗；在体外循环时，则可用变温器降温。③纠正酸中毒。④用正性肌力药物，维持循环稳定，正确应用抗心律失常药物。⑤补充液体和利尿，保护肾功能，减轻脑水肿。可在 90 分钟内静脉滴注冷却平衡液 1 500～2 500 ml，并应用甘露醇和呋塞米，尿量保持在每小时 2 ml/kg。大剂量地塞米松疗法有大脑保护和降温作用。⑥肝素的应用。⑦应用 ATP、脑活素等促进脑功能恢复的药物。应用特异性药物丹曲林。该药作用于横纹肌终板和肌纤维，防止 Ca^{2+} 从肌质网释放，而不影响其吸收，故使肌肉松弛。首次静脉注射 3 mg/kg，5～10 分钟重复 1 次，总量可达 10 mg/kg，或将丹曲林 1 000 mg 溶解在 1 000 ml 甘露醇中静脉滴注，直至肌强直消失、高体温下降为止。另外需加强各种监测，留 ICU 观察治疗。

对恶性高热易感患者需行手术时，应选用神经安定镇痛术，区域阻滞，但不能应用酰胺局麻药。必须全麻者，应避免去极化肌松药、氯胺酮和卤族类全麻药。可用地西泮、巴比妥类、芬太尼和泮库溴铵、阿曲库铵等。麻醉期间必须加强体温、血气和循环功能监测。

五、全身麻醉监护

全麻后至苏醒前易发生呼吸系统、循环系统和中枢神经系统的并发症，如发现不及时或处理不当可造成严重后果甚至危及患者生命。所以护士要仔细观察病情，认真收集临床主、客观资料，准确估计有关并发症的发生和危险性。

（一）麻醉中监测

麻醉中的监测设备日益增多并完善，这些监测设备可以更敏捷、更直观地向麻醉医生及手术组人员提供患者各种生理参数变化的情况，也监控麻醉机的安全使用，但并不能代替麻醉医生或医护人员对患者全面情况的分析。护士应熟知这些监测项目及其临床意义，并在输液、输血、导尿、胃肠减压、临时用药、麻醉意外的抢救等方面做好密切配合。

1. 常规监测

麻醉下的常规监测，基本上还是物理诊断的延伸（视、触、叩、听）和生命体征的连续测定。例如，皮肤颜色、毛细血管充盈度、皮疹、水肿、湿润度等；甲床颜色、毛细血管充盈度；黏膜颜色、湿润度、水肿；手术野的组织及血液颜色、出血速度、肌松度；出血情况、吸引血量、纱布块用量；有意义的活动或反射、胸部呼吸动度；结膜颜色、水肿、瞳孔大小、对光反应程度；脉搏的充盈度、速率；肌肉张力；膀胱、胃的膨胀程度，气胸；肺部的呼吸音、心音情况；血压及鼻胃管定位情况等。此外，麻醉中还要经常测试痛触觉，神经肌肉阻断程度和范围，肌松度，麻醉呼吸机回路、气道通畅度、气体浓度、报警系统。静脉穿刺、动脉测压、取血、导尿、插管等操作都与常规监测工作有关。

2. 患者的安全监测

保证患者安全与舒适是麻醉工作常规监测的内容之一，由于麻醉后自身保护防卫机制中如疼痛、躲避、肢体移动都将随着麻醉诱导而丧失，故对患者易损部位应给予一定的保护并经常查看。

1）位置：要根据手术情况调整好，易受损部位要加保护垫，注意麻醉患者的肢体及头部移动方向。

2）眼睛：应使患者眼睛闭合，防止角膜擦伤、受压、干燥。

3）感染：要注意及提醒对消毒隔离技术的破坏行为，术前还要检查各类用品消毒的可靠性。

4）避免用药和输血的错误：如养成查对习惯。

5）电器烧伤：如各类电子仪器均应有完好的接地与声光报警、电灼极片放置应平整可靠，各类电器故障应及时修复。

6）其他：防止误伤，危险物品不应放在患者周围，床旁系好安全带等。

3. 麻醉深度监测

在麻醉过程中，对麻醉的分离现象、止痛程度、记忆力丧失、肌松度、神经内分泌的反应程度、血流动力学稳定性均要做到心中有数，对麻醉的深度要仔细监测。

1）全麻的深浅要依据镇痛、意识、呼吸、循环、骨骼肌张力、眼征、反射来判断，根据表现随时加以调整，既要为手术提供方便，又要保证患者安全，避免用药过量。

2）全麻维持中须注意患者各项生理功能改变，如肌松度的变化和对强刺激的反应程度等。

3）全麻过程中，要求麻醉医生能全面、快速、准确、及时地观察与判断全麻深度的变化，给予相应处理，以适应手术操作的需要。

4）麻醉药物作用强度，同吸入麻醉药物浓度或 MAC 有关。

5）镇痛完全是全麻的一项基本要求。全麻浅，肌松不完全，镇痛也不全，患者可出现皱眉、鼓唇、屏气、挣扎或躁动。

4. 呼吸功能监测

手术过程中呼吸功能可发生一系列变化，主要是功能残气量降低，V/Q 下降，引起肺分流，肺泡 PO_2 增大，导致低氧血症。近年，呼吸器已在临床广泛应用，术中监测各项呼吸功能指标尤为重要。因此，加强术中呼吸管理，仔细观察各项临床体征，通过监测呼吸功能指标，尽可能减少手术和麻醉对呼吸功能的干扰，显然十分重要。

1）临床观察：麻醉期间对患者呼吸的观察主要看呼吸频率、幅度和呼吸道通畅度，呼吸道不通畅又会引起呼吸频率和幅度的改变。最简单的措施是应用一听诊器置于胸部前后细听呼吸音的变化，要善于识别呼吸异常情况。浅而快的呼吸是呼吸功能不全的表现，常使通气量锐减，引起低氧血症。呼吸道梗阻时往往表现为呼吸困难，吸气时胸廓软组织凹陷，辅助呼吸肌用力，出现鼻翼呼吸，甚至全身发绀。潮气量减低者，可能因麻醉过深使呼吸中枢受抑制，或肌松药的残余影响，或椎管内麻醉平面过高所致。

2）呼吸功能测定：麻醉、手术中除做上述观察外，还应做呼吸功能的测定，如潮气量、每分通气量、吸入气体 O_2 浓度、呼气终末 CO_2 浓度、通气压力等。对危重患者和大手术患者还应做血气分析和血氧饱和度测定。查看血液酸碱值及 O_2 和 PCO_2，供麻醉医生判断病情时参考。

呼吸管理是临床麻醉中一项重要基本操作，理想的呼吸管理应做到气道通畅，保证通气良好，换气功能接近正常，血氧饱和度 95% ~ 98%，$PaCO_2$ 在 35 ~ 45 mmHg，血 pH 值正常，不引起呼吸道和肺实质损伤，不降低回心血量、心排血量和血压。

5. 循环功能监测

麻醉期间对患者循环功能的了解，除一般观察外，最简单的办法是用置于心前区的听诊器或食管内听诊器辨别心音异常的改变及根据血压、脉搏、脉压以及每小时尿量的变化衡量循环系统的状态。麻醉过程中患者血压下降，脉搏增速，脉压减小，尿量减少，全身皮色苍白，是休克的表现。主要手术出血较多而未及时补充，血容量不足，脱水或严重的全身性感染等原因所造成。若患者在出现上述症状的同时，还伴有颈静脉怒张，听诊时肺部出现啰音，触诊时发现肝脏肿大，中心静脉压又急剧升高，则是心力衰竭的表现。麻醉药过量或麻醉加深时都可使循环系统受抑制。由于神经反射引起的血压下降，常伴有心动过缓。

麻醉中应用心电图监测可以观察心脏的电生理活动情况，它对监测心律失常、心脏传导异常、心肌供血优劣及是否有心肌梗死、评价麻醉药对心肌的影响、观察某些心脏药物的疗效和不良反应以及显示电解质钾、钙等的作用很有参考价值。因此，每一麻醉患者，尤其是进行大手术、重危及老年患者，均应用心电图，特别是连续的心电示波仪监测。这样可以在临床观察尚未观察到某些变化前，得到及时处理。

麻醉和手术过程中，循环系统功能常会发生不同程度的变化，其严重性取决于患者的术前情况以及麻醉与手术的影响。术前有高血压、心脏病、贫血、血容量不足和水、电解质紊乱等，心血管系统的自身调节和功能低落，若手术创伤较大，病变纠正又不理想，则术中循环功能可能发生急剧下降，以致十分严重的后果，术中可能发生严重心律失常、低血压、休克、心肌缺血或梗死、心力衰竭和心搏骤停。因此，术前应对患者的循环功能做出正确估价，进行充分的术前准备，术中需加强各项监测，全面了解麻醉和手术对循环的影响，提高麻醉水平，采取支持和改善循环功能的有效措施，以保持心率和心律、血压、心排血量等平稳，预防和及时处理并发症和意外。

6. 肾功能监测

由于肾功能与患者的血流动力学变化关系十分密切，尿量及其成分的变化是循环功能不全和血容量不足较敏感的指标，且术中有许多因素能影响肾功能，尤其是重危患者，术后并发肾功能不全也不少见。因此，术中对肾功能进行监测显然有其重要意义。术中肾功能监测主要涉及尿的收集，常用的监测方法是：

1）安置稽留导尿管，记录每小时尿量，并做尿检查，但插导尿管容易并发尿路感染，应掌握其适应证。①血容量不足（如脱水、出血）；②严重创伤；③需要大量输血者；④体外循环手术；⑤主动脉或肾血管手术；⑥肾脏疾病；⑦阻塞性黄疸，胆管系统大手术；⑧败血症时，使用对肾功能有影响的抗生素；⑨老年和重危患者施行大手术或长时间手术；⑩复杂的产科手术（如胎盘早剥等）。尿量 <0.5 ml/(kg·h)，提示有少尿症，但需结合临床情况，排除导尿管脱出、扭曲和黏液堵塞等。

2）尿液检查和血液生化测定：术中除监测尿量外，同时做尿常规检查和镜检，急性肾衰竭时尿镜检有红细胞、透明管形等。糖尿病患者需检查尿糖和尿酮。疑有急性肾衰竭时，需测定血清尿素氮、肌酐等，血清肌酐值升高程度可反映肾小球功能损害的程度（血清肌酐的正常值为 60~120 μmol/L），当肾小球滤过率减退 50%，则血清肌酐为 100~200 μmol/L。血清尿素氮正常值为 3~7 mmol/L，升高至 16 mmol/L，提示肾功能严重损害。发生少尿或肾功能不全时，应经常监测血钾，防止高钾血症出现。

术中影响肾功能的因素很多，包括麻醉药、手术创伤、缺氧、大出血、低血压、休克、肝功能不全以及术前有肾脏疾病、肾功能不全等。因此，除术前应充分估计肾功能外，术中须采取综合措施，包括维护循环和呼吸功能，避免深麻醉，及时补充血容量等。当术中出现少尿时（指尿量 <20 ml/h 或 <400 ml/24 h），首先应针对引起少尿的原因采取措施，其原因大致分为：①肾前性，如血容量不足（大出血、腹膜炎、大量利尿药）、循环功能不全（心力衰竭、心律失常、严重酸中毒、败血症）等；②肾性，输血反应、各种原因引起的溶血、肝肾综合征等；③肾后性，如手术操作意外等。由于少尿可能是急性肾衰竭体征之一，除上述病因治疗外，进一步排除急性肾衰竭。若补充血容量，使肾脏获得必要的血液灌注而仍然无尿，或给利尿剂如呋塞米、依他尼酸钠等又无尿，则考虑有器质性的急性肾小管坏死，此时必须严格控制输液量，而按急性肾衰竭的要求给予处理。

7. 其他监测

如对周身情况的观察，除注意患者神志变化外，还要注意患者对各种刺激的应激反应。休克时患者表情往往淡漠，对周围事物漠不关心，严重休克时患者甚至昏迷。麻醉、手术中患者发生缺氧时亦常昏迷不醒或苏醒延迟。局麻药中毒轻度者起初常出现精神兴奋症状，中毒明显时则多从面部开始出现肌肉抽搐，接着扩展至全身发生惊厥。对体温变化的观察，要注意谨防高热的发生，特别是小儿体温易受周围环境室温的影响，随室温上升或下降。因此，小儿麻醉中体温的连续监测为必不可少的项目。在监测体温时应观察中心的体温而非体表体温，所以，应将热电耦温度计的电极插入直肠或食管内进行观察，或将电极插入耳内测量鼓膜的温度以可靠地反映脑血流的温度，而非置于腋下或体表某处。观察眼球和瞳孔的变化，除有助于对麻醉深度的判断外，还可了解有无缺氧。眼球固定和瞳孔散大及对光反应迟钝甚至消失均为脑深度抑制或缺氧的表现。

麻醉期间各项生理指标的观察非常重要。密切而细致地观察患者，常能及早发现一些先兆，及时予以处理，使险情消失在萌芽之中。粗枝大叶地观察或漫不经心地了解"情况"，即使患者已出现明显的变化，有时也不易察觉，以致贻误病情，失去治疗良机，造成不可收拾的后果。

为了避免麻醉意外事件和总结经验，要求于麻醉期间把每隔 5～10 分钟测定的血压、脉搏、呼吸等各项数据与手术重要步骤及输液、输血和用药与患者反映和表现联系起来，详细记录在麻醉单上，参考患者原有的某些疾病特点，进行综合分析，找出成功的经验。

（二）密切观察和协助处理并发症和意外

全身麻醉的并发症主要见于呼吸系统、循环系统和中枢神经系统。如未及时发现或处理欠妥往往造成严重后果甚至危及患者的生命。故护理人员应熟悉其临床特点与紧急处理措施，以便必要时配合麻醉医生及时进行有效处理。

（三）麻醉后苏醒期间的监护

麻醉停止后，药物对机体的影响仍将持续一定时间，在这期间患者的保护性反射都还不足，其潜在危险性并不亚于麻醉诱导时，随时可出现循环、呼吸、代谢等方面的异常而发生意外。因此，必须充分重视麻醉后、苏醒前的护理。

1. 专人护理

全麻苏醒前，患者应有专人护理。在接收患者时，立即测血压、脉搏 1 次，并听取护送人员介绍手术中情况。然后根据不同情况，每 15～30 分钟测脉搏、血压、呼吸各 1 次，直至患者完全清醒、循环和呼吸稳定。有的医院中设有苏醒室，备有各种监测仪器和急救设备，重大手术后或严重患者最好先进入苏醒室监测，以便随时抢救。

2. 保持呼吸畅通

全麻后苏醒前患者容易发生舌后坠、喉痉挛、呼吸道黏液堵塞、呕吐物窒息等，引起呼吸道梗阻。如为气管内麻醉，还有发生喉头水肿可能。为防止呕吐物误吸，患者应去枕平卧，头转向一侧，也可取侧卧位，以防误吸而引起窒息。各种呼吸道梗阻均须紧急处理。喉头水肿需用地塞米松静脉注射，儿童喉头水肿易迅速发展为完全性呼吸道阻塞，应在床边准备好气管切开包和吸痰器。

对于痰液黏稠、量多的患者，应鼓励进行有效咳痰，并使用抗生素、氨茶碱、皮质类固醇以及雾化吸入等，帮助排痰和预防感染。

3. 维持循环功能

麻醉药和手术创伤对循环系统的抑制，并不因为手术结束而消除。因此，麻醉后应继续对循环系统进行监测及治疗。如患者血压过低常因血容量不足引起，应检查输液是否顺利，有无内出血等。如发现心律失常，应以心电图连续监测，及时处理。

4. 保持正常体温

多数大手术后患者体温过低，乃因手术中内脏暴露过久、大量输液输血等因素造成。患者有寒战，增加耗氧量及心搏量，应注意保暖。如无休克，宜给予50℃以下的热水袋，用布包好，以防烫伤。小儿体温调节中枢发育未全，全麻后常有高热抽搐，应给予吸氧、物理降温，抽搐不止时给硫喷妥钠肌内注射。

5. 疼痛的治疗

全麻苏醒后患者会感到疼痛难忍，常出现脉搏增快、血压升高及出汗。在开胸和上腹部手术后，由于切口痛可致呼吸抑制，很容易引起呼吸系统的并发症。手术后应用神经阻滞、硬脊膜外阻滞或注射镇痛药，可以使疼痛得到缓解。近几年来硬脊膜外隙注射吗啡镇痛是手术后疼痛治疗的新发展。操作方法简单，用量小（一般吗啡2 mg溶于生理盐水10 ml中做注射），但效果确切，维持时间较长。

6. 防止意外损伤

麻醉后的体位应安放妥适。患者苏醒过程中常出现躁动、不安和幻觉，应加以保护。长时间未苏醒患者，应定时帮助患者翻身。如见患者眼球活动，睫毛反射恢复，瞳孔稍大，呼吸加快，甚至有呻吟、转动，是即将苏醒的表现。此时最易发生躁动，必要时需加约束，防止患者不自觉地拔除静脉输液管和各种引流导管，以免造成意外。

7. 清醒后护理

完全清醒指患者能认识事物和回答问题。除消化道手术外，在完全清醒后如无呕吐，4~6小时可开始饮少量水，手术次日起开始饮食。

（李岩）

第十章　创　伤

第一节 颅脑损伤

颅脑损伤多见于交通、工矿等事故，以及爆炸、火器伤、坠落、跌倒以及各种锐器、钝器对头部的伤害，常与身体其他部位的损伤复合存在。颅脑损伤可分为头皮损伤、颅骨损伤与脑损伤，三者虽皆可单独发生，但须警惕其合并存在，其中，对预后起决定性作用的是脑损伤的程度及其处理效果。

一、颅脑的解剖与生理功能

头颅内部由内向外，分软脑膜、蛛网膜和硬脑膜 3 层包裹头部内容物。软脑膜紧贴于脑表面而且伸入脑沟内，有丰富的血管网，蛛网膜系一无血管透明膜，覆盖于软脑膜表面，但不伸入脑沟内。蛛网膜和软脑膜之间，称蛛网膜下隙，内充满脑脊液。硬脑膜为一层厚而坚韧的纤维膜，是保护脑组织抵抗外来直接感染的屏障。硬脑膜与蛛网膜之间的一潜在间隙，称为硬脑膜下隙。硬脑膜在颅腔内形成隔膜，将颅腔分为若干部分，颅顶部共分为内外两层。

头颅内部主要有 3 种内容物构成：即脑组织、脑脊液和血液。它们相互之间保持着一定的比例，且占满了颅腔，除脑脊液可以有所变动外，其他内容物都无法伸缩和改变。如脑外伤或脑水肿，侵占了颅腔内一定容积时，脑脊液的数量可以减少，以代偿和缓冲，但不能超越限度，否则就会发生颅内压增高。

脑组织是中枢神经系统的主要组成部分，可分为左、右两大脑半球，以大脑纵裂为分界，每一大脑半球分为额叶、颞叶、顶叶和枕叶。额叶主管运动，顶叶主管感觉，颞叶主管听觉、嗅觉和味觉，枕叶主管视觉。听、嗅、味、视等感觉都是支配双侧的，所以当一侧因损伤而丧失功能时，不致严重影响另一侧功能，但运动和感觉只支配单侧，而且是交叉的。从大脑皮质发出的运动纤维（锥体束）及从周围传入脊髓的感觉纤维，分别在脑干及脊髓内发生交叉。小脑由左右两小脑半球与中间的小脑蚓部所组成。小脑的生理功能主要是调节和维持身体在各种姿势中的平衡作用，使身体在运动时保持平衡。这种功能是不交叉的，就是说右侧小脑半球只支配右侧肢体的协调作用，左侧小脑半球只支配左侧肢体的协调动作，而小脑蚓部则支配躯体肌肉的协调功能。

脑干是脑部所有重要神经传导束的共同通道，含有除嗅、视两神经以外的所有脑神经的核，是重要的中枢神经枢纽。它分为中脑、脑桥和延髓三部分，延髓支配呼吸、循环、心脏、胃肠道、吞咽、发音等功能，是一个重要的生命中枢。

脑神经共 12 对，除嗅神经、视神经进入大脑，副神经由延髓和上颈髓前角共同发出外，其余均发自中脑、脑桥与延髓的同名神经核。

二、病因与发病机制

颅脑损伤多由暴力直接作用头部或通过躯体传递间接作用于头部引起。平时多为交通事故、高处坠落、挤压伤、刀刃伤、拳击伤等。战时多为火器伤或爆炸性武器引起的冲击波所致。颅脑损伤的方式和机制有下列几种。

（一）直接损伤

1. 加速性损伤

为运动中的物体撞击于静止的头部，使头部沿外力方向做加速运动发生的脑损伤。

2. 减速性损伤

为运动的头部撞击于静止的物体而突然减速时发生的脑损伤。

3. 挤压性脑损伤

为头部两侧同时受硬物体挤压所发生的脑损伤。一般加速性损伤常较轻，脑损伤通常仅发生在受力侧；而减速性损伤常较重，受力侧和对侧均可发生脑损伤，往往以对侧损伤较重。

（一）间接损伤

1. 传递性损伤

如坠落时臀部或双足着地，外力沿脊柱传递到头部所致。

2. 挥鞭式损伤

外力作用于躯体使之急骤运动时，静止的头部由于惯性被甩动致伤。

3. 胸腹挤压伤

骤升的胸膜腔内压或腹压沿血流冲击脑部致伤。

4. 爆炸气浪伤

如鞭炮厂爆炸时造成人体各种气浪伤害。

（三）旋转损伤

外力使头部沿某一轴心做旋转运动时，除上面提到的一些因素外，高低不平的颅底、具有锐利游离缘的大脑镰和小脑镰，均对脑在颅内做旋转运动时产生障碍，并形成剪力（切应力），从而使脑的相应部位因受摩擦、牵扯、撞击、切割等机械作用而受损。

关于颅脑损伤的病理生理的变化是多方面的、复杂的。早期对颅脑损伤的临床表现和病情发展机制的理解，是以外伤的局部机械作用的因素为基础的，随着对颅脑损伤患者的治疗和观察，发现患者多有脑缺氧的现象，继之出现脑水肿、脑肿胀等一系列症状，又提出了物理化学变化的理论。近年来，一些学者在临床工作和实验工作中证明颅脑损伤的急性期或于危笃状态时，周围血流速度明显降低，脑血流有明显障碍，继之出现脑血管痉挛、脑水肿，故又提出了血流动力学理论和血管运动的理论。更有人注意到重症颅脑创伤患者，在出现意识、体温、呼吸、血压等明显改变的同时，心、肺、胃肠、泌尿系统等常发生严重并发症，认为这些变化是垂体、下丘脑的功能紊乱，引起神经营养性障碍的结果，故主张努力改善自主神经的功能，以降低颅脑损伤的病死率和提高其治愈率。

三、损伤类型

（一）原发性损伤

颅骨骨折，由暴力引起颅骨变形所致，包括穹隆线形骨折、压缩性骨折及粉碎性骨折、颅底骨折。穹隆骨折主要靠影像学诊断，颅底骨折因涉及前、中、后颅窝而有所不同，常伴有脑脊液鼻漏和（或）耳漏。

（二）脑挫裂伤

1. 冲击伤

为直接外力引起的局部伤。

2. 对冲伤

常发生于外力作用点的对侧，特别是枕部着力时，易发生于一侧或双侧额颞极。

3. 中间冲击伤

头部受力后，脑相对于颅骨做速度不同直线或旋转运动，使脑组织在中线结构如大脑镰、小脑幕等处受到冲击造成的损伤。症状决定于挫伤部位，并可有颅内压增高征，多数可发现影像学异常，轻型挫裂伤有时仅能靠腰穿发现脑脊液中含少量血液建立诊断。

（三）颅内血肿

按形成部位可分为：①硬脑膜外血肿：多见于冲击部位。②硬脑膜下血肿：对冲及冲击部都可见，前者较多，常伴发于挫裂伤。③脑内血肿：常为剪力所致，老年人易发于基底节部位，需与高血压脑出血鉴别。血肿的症状及体征取决于局部占位征、颅内压增高征、继发脑疝征及其他继发改变。

颅内血肿按形成缓急分为：①特急性颅内血肿，伤后 3 小时内出现颅内血肿致脑受压或脑疝形成。②急性颅内血肿，血肿发生在伤后 3 日内。③亚急性颅内血肿：血肿发生在伤后 3 ~ 12 日。④慢性颅内血肿，血肿发生在伤后 21 日以上。

此外，还有所谓的"延迟性颅内血肿"，是指伤后第一次 CT 检查未见到颅内血肿，而在急性或亚急性期第二次 CT 检查时所证实的颅内血肿（临床症状可明显或不明显加重）。

（四）脑震荡

外力弥散作用传达于脑干，引起短暂意识丧失，患者常有逆行健忘，即近事遗忘，一般不留明显神经功能障碍。可有嗅觉缺失。

四、病情评估

（一）受伤史

详细了解受伤过程，如暴力大小、方向、性质、速度，患者当时有无意识障碍，其程度及持续时间，有无中间清醒期、逆行性遗忘，受伤当时有无口鼻、外耳道出血或脑脊液漏发生，是否出现头痛、恶心、呕吐等情况；初步判断是颅骨损伤、脑损伤或是复合损伤；同时应了解现场急救情况；了解患者既往健康状况。

（二）临床表现

1. 头皮损伤

1）头皮挫伤：损伤累及皮下组织。临床可见头皮肿胀、淤血。

2）头皮血肿：多为钝力直接损伤所致。可分为皮下血肿、帽状腱膜下血肿及骨膜下血肿3种，有时也可同时发生，混杂存在。

（1）皮下血肿：皮下层与表皮层和帽状腱膜层在组织结构上连接甚紧，使损伤后的出血受到限制，因此血肿通常较局限。血肿一般不大，呈半球形，触之较硬，胀痛。触诊时中央有凹陷的感觉，容易误诊为颅骨凹陷性骨折，此时常须X线摄片方能断定是否合并有颅骨骨折。

（2）帽状腱膜下血肿：外力作用于头皮时，头皮移动，帽状腱膜下层受撕拉，血管断裂形成血肿，其范围可波及整个腱膜下层。临床上较皮下血肿为大，其范围越过中线或骨缝是诊断要点。血肿中心有波动，周边有血液渗入，但组织尚未完全剥离，所以触之较硬而高起，与中心比较宛如凹陷性骨折。诊断时需加注意。

（3）骨膜下血肿：出血发生在某一颅骨的骨膜下，由于骨膜在骨的边缘是愈合的，所以血肿不超过该颅骨的范围。常见于有产伤史的新生儿，即所谓"头颅血肿"。

3）头皮裂伤：裂伤发生在外力作用部。外力的形式不同，边缘亦异。锐性外力，创缘较整齐；钝性外力，创缘常有挫。裂伤的程度不等。如帽状腱膜横向（与其纤维垂直）断裂，由于两端肌肉收缩，伤口便开大。由于头皮血管丰富，出血很多，严重时可引起休克。

4）头皮撕脱伤：头皮撕脱伤为头皮受到强烈的牵扯，如多因发辫卷入转动的机器中，使头皮由帽状腱膜下方部分或全部撕脱，伤者常因大量失血和创口疼痛发生休克。

2. 颅骨骨折

外伤后患者出现头皮局部肿胀，或有擦伤、挫伤等，有时头皮肿胀，头颅变形，易误诊为凹陷性骨折。

1）颅盖骨折：发生率较高，可分线形骨折和粉碎凹陷性骨折。线形骨折伤处头皮可有压痛、肿胀或血肿。粉碎凹陷性骨折在伤处可触及骨质凹陷，但局部有头皮血肿时，不易鉴别。

2）颅底骨折：分颅前窝、颅中窝和颅后窝骨折3种，以颅中窝骨折最为多见，颅前窝骨折次之，颅后窝骨折较少见。

（1）颅前窝骨折：可见有鼻出血或脑脊液鼻漏，多见于额窦后壁及筛板骨折。此外尚有嗅觉丧失，眶周皮下及球结膜下淤血，似熊猫样外观。视神经管受累时可引起视力丧失。

（2）颅中窝骨折：在咽部黏膜下和乳突部皮下出现淤斑。如鼓膜及脑脊膜均有破损时，血液、脑脊液可自耳道流出，成为脑脊液耳漏；合并面神经、听神经损伤，引起周围性面瘫、听力障碍、耳鸣等症状；损伤颈内动脉或海绵窦时，血液经蝶窦流入鼻咽腔，出现口鼻剧烈出血，甚至血流因流入气管而发生窒息。

（3）颅后窝骨折：乳突后、枕下区皮下可出现淤斑，偶有第Ⅸ、Ⅹ、Ⅺ、Ⅻ对脑神经损伤而引起的症状。

颅底骨折时，因硬脑膜损伤，血液可流入蛛网膜下隙，引起头痛、烦躁、恶心、呕吐等症状。检查颈部有抵抗感，克氏征阳性；并发脑和脑干损伤时，可有意识障碍等脑损伤症状，病情危重。

3. 脑震荡

脑震荡是指头部受外力打击后，由于脑干网状结构受损而立即发生的一时性广泛的脑功能障碍。伤后患者立即出现短暂的意识障碍，其时间由数秒到数分钟，一般不超过半小时。在意识障碍的同时，可有皮肤苍白、出汗、瞳孔或大或小、血压下降、心动徐缓、呼吸减慢、肌张力降低、各种生理反射迟钝或消失等"脑性休克"的表现，但很快随着意识的恢复而消失。醒后常有头痛、头昏、恶心、呕吐等症状。患者对受伤当时，乃至受伤前一段时间的情况不能回忆，称为逆行性遗忘。通常在1周内逐渐好转。神经系统检查无阳性体征可见，脑脊液化验亦属正常。

4. 颅内血肿

1) 硬脑膜外血肿：占颅脑损伤的1%～3%。多见于穿隆部线形骨折处，更多见于颞部。常因颅骨骨折跨越脑膜中动脉骨管沟，或当颅骨变形硬脑膜与之突然分离时，使穿行在颅骨骨管沟中的脑膜中动脉撕裂，形成急性硬脑膜外血肿。也可能是线形骨折处板障静脉破裂或颅骨变形时硬脑膜自颅骨内板剥离，硬脑膜表面小血管撕裂出血引起的过程缓慢的幕上硬脑膜外血肿。

（1）头皮有擦伤、挫伤、裂伤或血肿，骨折线越过大脑中动脉沟，或骨折线越过静脉窦，特别像骨折线在后枕骨越过横窦，应警惕发生本病的可能性。

（2）伤后患者常呈现昏迷（脑震荡）—清醒—昏迷（天幕裂孔疝）的典型症状。中间清醒期短者为2～3小时或更短，大多为6～12小时或稍长，中间清醒短，表明血肿形成迅速，但也有昏迷可能阙如或者时间很短，清醒程度不充分等。

（3）随着意识变化，脑受压进行性加重，临床可出现单瘫、偏瘫、浅反射减弱或消失等症状，病理反射阳性、病侧瞳孔散大、对光反应消失。

2) 硬脑膜下血肿：症状及体征由血肿形成速度而不同。

急性硬脑膜下血肿：①往往与脑挫裂伤同时并存。②昏迷进行性加重，中间清醒期不明显。③病情进展迅速，短时内出现单侧或双侧瞳孔散大。④颅内压增高症状明显。⑤腰穿有血性脑脊液。

亚急性硬脑膜下血肿：一般患者于伤后3～4日出现意识障碍和颅内压增高症状，原有的症状逐渐加重，或出现新的体征，这种情况应考虑亚急性颅内血肿。

3) 慢性硬脑膜下血肿：血肿有包膜，其中的血块常液化，致血肿长大，覆盖大脑半球凸面的大部分。临床特点是：①多由轻微的外伤引起。有时患者已将外伤史遗忘，不能主动提供医生病史。②伤后数月，患者逐渐出现头痛、呕吐、复视、视力减退、眼底水肿等，与颅内肿瘤症状很相似。

4) 脑内血肿：常发生于脑挫伤的基础上，多为急性型。

（1）伤后多呈现持续性昏迷或昏迷程度逐渐加重，中间清醒或好转期较少，血肿破入脑室者，意识障碍更加明显。

（2）颅内压增高症状。

（3）脑局灶性症状，位于运动区、语言区和其邻近的血肿，多有偏瘫、失语，有时产生局灶性癫痫。

脑内血肿与急性硬脑膜下血肿相似，单凭临床表现难以与其他血肿区别，头颅 CT 检查可确诊。

5）颅后窝血肿：颅后窝血肿包括硬脑膜外、硬脑膜下及小脑内血肿等类型，见于枕部直接暴力伤。出血来源有横窦或乙状窦、脑膜后动脉及板障血管等。急性颅后窝硬脑膜外血肿，病情凶险，往往又缺乏特征，易被误诊。提高对此病的警惕性，实为早期诊断的关键。

（1）多由枕部着力的外伤引起，常有枕骨骨折，造成的血肿以硬脑膜外者最多。

（2）呈急进发展，伤后持续昏迷，颅内压增高症状明显。

（3）可有脑干及小脑受压症状。

（4）易发生枕骨大孔疝。

6）多发性颅内血肿：可是同一部位不同类型（如颞部硬脑膜内、外血肿），不同部位同一类型（如两侧颞部硬脑膜外血肿）或不同部位不同类型（如左顶硬脑膜外血肿及右颞硬脑膜下血肿）。

（1）伤后持续昏迷，并常继续加深，少有中间清醒期。

（2）颅内压增高症状明显，病情发展快，脑疝出现早。

（3）常是撞击伤和对冲伤的结果，定位体征不能以单一部位的血肿来解释。

5. 脑挫裂伤

1）意识障碍：患者受伤当时立即出现意识障碍的程度和持续时间与脑挫裂伤的程度、范围直接相关，绝大多数在半小时以上，重症者可长期持续昏迷。在意识恢复过程中，多为渐进性，不能完全清醒，常呈半昏迷状态伴躁动不安。醒后有头痛与恶心、呕吐等症状。

2）局灶症状和体征：这类症状随脑受损的部位、范围和程度不同而异，也并不是每个患者都具备。临床上如出现这类症状，对诊断和判定脑伤的部位很有意义。若大脑功能区受损可立即呈现相应的神经功能障碍或体征，如运动区损伤出现锥体束征、肢体抽搐或偏瘫；语言中枢损伤出现失语等。发生于"哑区"的损伤，则无局灶症状或体征出现。

3）颅内压增高与脑疝：为继发脑水肿或颅内血肿所致，使早期的意识障碍或瘫痪程度有所加重，或意识好转，清醒后又变为模糊，同时有血压升高、心率减慢、呼吸加深、瞳孔不等大及锥体束征等表现。

4）其他表现：脑挫裂伤后常合并蛛网膜下隙出血，因而出现脑膜刺激征如颈项强直、克氏征阳性并有血性脑脊液；若合并颅底骨折，则引起附近软组织出血征象和脑脊液漏。

6. 开放性颅脑损伤

易于诊断，根据伤口有无脑脊液、脑组织外流可鉴别有无脑膜及脑组织损伤。

1）创口：先剃去患者头发，注意创口的部位、大小、出血情况，有无脑脊液溢出，污染的程度，可见的异物等。检查不要轻易撬动骨折碎片或试图取除骨片或大的异物，以免引起大出血和脑损伤。

2）全身情况：患者多有休克，血压下降，脉搏快而弱，呼吸稍快。但如颅内有血肿，脑挫伤脑水肿严重，颅内有较大骨片或异物时，颅内压增高，则血压上升，脉慢有力，呼吸慢深。血压下降，脉搏快，潮式呼吸时，说明脑干严重受累。

3）意识障碍：由锐器伤引起，主要损伤脑的某一局限部分，很少引起脑震荡和弥漫性脑损伤，伤后患者多不发生意识障碍。钝器伤引起者与闭合性损伤者相似，伤后可出现不同程度意识障碍。

4）脑的局部损伤严重：致伤物和碎骨片可直接损伤脑组织，伤后可发生脑脊液外流，脑组织外露，但全脑症状却不明显，脑水肿及颅内压增高症状较轻。

5）脑局灶症状：重要功能区的创伤可出现明显的定位症状，如偏瘫、偏盲等。

（三）实验室及其他检查

1. 头颅 X 线片

头颅 X 线片可发现骨折线的长短、走行、骨折凹陷深度，是颅脑损伤最基本的检查方法。硬脑膜外血肿患者颅骨 X 线片常可发现骨折线跨越硬脑膜血管沟。

2. 头颅 CT 检查

头颅 CT 可显示颅骨骨折、脑挫裂伤及颅内血肿等，是目前脑损伤最理想的检查方法。

3. 颅骨钻孔检查

既是一种检查方法，又是一种治疗措施。尤其适用于无其他检查设备，又怀疑颅内血肿引起脑疝的患者。钻孔部位应考虑到头部着力部位、受伤机制、临床表现及血肿好发部位等。

（四）诊断和鉴别诊断

根据上述临床表现，结合实验室及其他检查可诊断。

五、治疗措施

（一）急救处理

1）迅速、扼要、准确地判断伤情。

2）处理紧急情况：首先是保持呼吸道通畅，保证有效通气，积极行抗休克治疗，有大量外出血者及时加压包扎止血，对有脊髓损伤、大的骨折者，进行必要的简易固定。

（二）非手术治疗

1）伤情较轻，原发意识障碍不超过 20 分钟，醒后仅有轻微头痛、头晕、恶心、呕吐，神经系统无阳性体征，生命体征平稳，头颅 X 线片无骨折。如有条件做 CT，无阳性改变，可留急诊室短期观察至少 6 小时，定时检查生命体征和神经体征。

2）颅脑损伤较重，原发意识障碍超过 20 分钟，不超过 6 小时，神经系统有阳性表现，生命体征有轻度改变，有颅骨尤其有颅底骨折，但无明显颅内压增高征象，CT 检查有阳性表现，但尚不需行急救手术者可收住院密切观察，依据具体伤情给予必要的非手术治疗。

3）伤后病情发展迅速，患者持续昏迷或迅速出现再昏迷，有明显脑疝体征或有脑干损伤症状，生命体征明显改变者，应积极抢救，立即气管插管，机械通气，应用大剂量肾上腺皮质激素，脱水减压，有休克者积极抗休克，尽快纠正低血压。同时尽快做必要的辅助检查，需手术者尽快手术，术后送 ICU 病房积极救治。

（三）手术治疗

1. 开放性脑损伤清创术

应尽早进行，最迟不应超过伤后 72 小时。其原则为由浅入深，在直视下清除一切异物、血块和失活肌组织，彻底止血，变污染创口为清洁创口。

2. 急性颅内血肿的手术治疗

要强调手术时机，尽早诊断，及时手术。

3. 外减压的应用

对严重脑损伤伴颅内高压，术前已发生脑疝，引起继发性脑干损害，清除血肿后肿胀或水肿较重、张力大、脑搏动恢复欠佳者，均应行去除骨瓣减压。

六、护理要点

（一）一般护理

1）不同病情采用不同的体位。颅内高压者可采用头高位（15°～30°），有利于静脉血回流和减轻脑水肿。急性期患者意识不清并伴有呕吐或舌后坠者，应采用平卧位，头偏向一侧，或采用侧卧位，以利呕吐物和口腔分泌物的外引流；休克者宜采用平卧位；有脑脊液耳、鼻漏者应避免头低位，采用半卧位常能明显减轻脑脊液漏。

2）加强基础护理：昏迷患者易发生坠积性肺炎，需加强肺部护理，定时为其拍背吸痰；肢体偏瘫者，要保持肢体功能位，防止足下垂；眼睑闭合不全者注意保护眼睛，可涂眼药膏，防止角膜溃疡；留置导尿管时需预防尿路感染；预防压疮发生，每 2～3 小时翻身 1 次；准确纪录出入水量，对于大量应用脱水剂（尤其是应用甘露醇）者，要注意尿量的增减，及早发现肾功能的变化。

3）对不能进食者，可给予鼻饲饮食，满足机体的营养需要。

4）保持呼吸道通畅，及时清除呼吸道分泌物；维持正常呼吸功能，行持续低流量吸氧。在血气分析和呼吸功能监测下，争取尽早切开气管，尽快施行机械通气。保持吸入空气的温度和湿度，气管切开应注意无菌操作，定期做呼吸道分泌物细菌培养，防止呼吸道感染。

5）帮助患者树立战胜疾病的信心，积极配合治疗。对植物人应加强基础护理和支持疗法的治疗护理。防止各种并发症，注意饮食营养卫生。应鼓励肢体瘫痪的患者坚持运动，由小到大、由弱到强，循序渐进，直到恢复。

（二）病情护理

1. 观察患者意识、瞳孔、血压、脉搏、肢体活动、各种反射

每 5～10 分钟观察 1 次，并做好记录。根据病史，临床表现，结合辅助检查，对病情做出初步判断，使心中有数，以便进行及时、有效的抢救。诊断不明确者更应严密观察病情变化，以利及早明确诊断。

1）意识观察：伤后意识障碍的程度和持续时间是反映颅脑损伤轻重的一个重要标志，可以测知预后。

2）瞳孔观察：观察瞳孔变化对于病情及预后的估计有很大价值。

3）生命体征观察：颅脑损伤后患者通常有血压下降、脉搏细数、呼吸慢等症状。如患者血压持续升高，脉搏洪大，呼吸减慢常提示有颅内压增高，应提高警惕，预防脑疝的发生。

4）肢体运动障碍的观察：伤后患者立即出现一侧肢体运动障碍，而且相对稳定，多系对侧原发性脑损伤。如伤后一段时间才出现一侧肢体运动障碍而且呈进行性加重，伴有意识障碍和瞳孔的变化，则考虑幕上血肿引起的小脑幕切迹疝，使锥体束受损。

2. 准确记录出入量

颅脑损伤患者常有呕吐、高热、强直抽搐等症状，容易引起代谢紊乱，加上早期限制其水钠的摄入，脱水利尿剂的利用，患者常有不同程度的脱水，所以要准确记录出入量，及时补充电解质。

3. 其他情况观察

观察患者有无呕吐、呕吐物性质等。颅内高压引起的呕吐与进食无关，呈喷射状。脑脊液漏是颅底骨折的典型临床表现。重型颅脑伤患者胃内容物或呕吐物呈咖啡样，或患者出现黑便，提示应激性溃疡。重型颅脑伤患者出现血尿，应考虑并发泌尿系损伤或甘露醇、磺胺嘧啶、苯妥英钠等药物损害肾脏所致。若颅脑伤患者出现血性痰，应考虑肺损害。若颅内血肿清除术后头部引流袋内出现大量新鲜血，应考虑手术区域再出血。

4. 对已发生脑疝患者，应立即抢救

颞叶沟回疝，即刻静脉输入脱水剂，降低颅内压力，使移位的脑组织复位；枕骨大孔疝呼吸停止者，应即刻行人工辅助呼吸，继而行气管插管，用呼吸机辅助呼吸，协助医生行脑室穿刺减压。必要时行腰穿，由蛛网膜下隙加压注入适量生理盐水，促使疝入枕骨大孔的小脑扁桃体复位，解除对脑干的压迫。凡有经明确诊断者，脑疝复位后应立即行手术治疗，以免再次形成脑疝。

（三）症状监测

1. 休克

开放性颅脑损伤患者可因失血而出现休克。应首先处理伤口，有效地止血，即刻输血，补充血容量。闭合性颅脑损伤合并休克时，很可能有胸腹内脏损伤或严重骨折，护理人员在观察中切勿忽略复合伤的临床表现。

2. 中枢性高热

严重颅脑损伤时损害了丘脑下部体温调节中枢，使散热作用失灵，出现持续高热，即中枢性高热。表现为体温突然升至40℃，突然又降至35℃以下。脑干损伤时，也可出现中枢性高热。对烦躁不安、高热患者要行低温疗法。

1）低温疗法的作用：降低脑细胞的耗氧量及代谢率，提高对缺氧的耐受性。体温每降低1℃，脑代谢率下降6.7%，体温降低到33℃时，脑细胞耗氧量可降低35%，还可降低脑血流量，减轻脑水肿，降低颅内压。体温每降低1℃，颅内压降低55%。据测定，在体温降到33℃时，脑体积缩小1/3，可保护神经系统，减轻反应性高热。

2）降温方法

（1）头部降温：用冰帽，冰囊，冰袋等。

（2）体表降温：颈、腋下、腹股沟等大动脉处冷敷或置冰袋，或用冰水毛巾湿敷全身，每 3～5 分钟更换 1 次。

（3）体内降温：4℃生理盐水 25～30 ml 注入胃内，保持 5～10 分钟抽出，反复多次。

3）降温的注意事项

（1）及早降温：在脑水肿高峰之前（伤后 2～4 日）完成，半小时内降至 37℃以下，数小时逐渐降到要求的体温。

（2）适度低温：降温不足难获疗效，过低易发生心律失常，通常脑温度为 28℃，肛温为 32℃。

（3）时间足够：病情稳定，神经功能恢复（出现听觉反应），一般需 3～7 日，必要时延长 2～3 周，最少不能短于 48 小时。

（4）降温要稳，温度不可忽高忽低。为防止出现寒战反应，可给适量镇静药，但不要用氯丙嗪，以免抑制 ATP 酶的活性，不利于脑水肿消除以及脑功能的恢复。

（5）逐渐复温：当听觉反应出现，大脑皮质功能恢复时逐渐复温，自下而上的撤离冰袋，24 小时体温上升 1～2℃为宜，若体温不升可适当保暖，也可静脉推注 0.5～1 mg 阿托品。近年来有人主张低温疗法仅用于脑损害反应性高热，降温深度接近正常体温为宜，多主张进行头部低温疗法。

3. 头痛与呕吐

颅内压增高时，刺激、牵拉了颅内敏感结构（如脑膜、血管、神经等）而致头痛；刺激呕吐中枢、前庭系统而出现恶心、呕吐。可根据医嘱给镇痛药，行降颅内压治疗。临床上常用 20 % 甘露醇 250～500 ml，以每分钟 12.5 ml 的滴速静脉滴入，使颅内压降低，症状缓解。

4. 躁动不安

烦躁患者要有专人护理。加用床栏，以防坠床。排除引起烦躁的有关因素，如尿潴留、疼痛、卧位不适等。避免不加分析地应用镇静药，以免抑制呼吸中枢，或抑制大脑皮质而影响病情观察。

5. 消化道出血

重型颅脑损伤，尤其是丘脑下部损伤，易出现神经源性胃肠道出血。应及时用止血药，补充新鲜血液，补充血容量。

6. 呃逆

重型颅脑损伤或较大颅脑手术后，常因病变累及脑干出现呃逆，影响患者的呼吸、饮食，患者的体力消耗，严重者可引起胃出血。

7. 脑脊液外漏的处理

1）保持正确的体位：正确体位可减少脑脊液流出，使漏口早日愈合。清醒患者可取半卧位，保持头部抬高，促进硬脑膜漏口的粘连而封闭漏口。一般头高位应维持到脑脊液漏出停止后 3～5 日，以免复发。意识不清或不配合者应将床头抬高 30°，头侧卧位，防止漏液流入呼吸道而造成误吸，禁止向健侧卧位，以免漏出液流入颅内引起感染。

2）保持局部清洁：注意无菌操作，防止颅内感染，枕头上铺无菌巾。及时清除鼻前庭及外耳道内的血迹、结痂及污垢，用盐水棉球擦洗，用乙醇棉球消毒局部，每日1~2次。用无菌干棉球置耳、鼻孔处，以吸附脑脊液。棉球饱和时要及时更换，棉球切勿严堵深塞，防止脑脊液流出不畅，发生逆流。

3）禁做腰穿：凡脑脊液漏的患者，一般不做腰穿，以免引起颅内逆行性感染和颅内积气。

4）病情观察：脑脊液外漏可推迟颅内压增高症状的出现，故应严密观察病情变化，及时发现脑挫裂伤、颅内血肿，以免延误抢救时机。

8. 脑室引流的处理

侧脑室引流可以清除血性脑脊液，减轻头痛和脑膜刺激征；能及时了解颅内压情况，可免去多次腰穿取液，可代替或减少脱水剂的应用。患者术后接无菌引流瓶悬挂床头，高度为10~15 cm。过高放置会导致引流不畅，达不到治疗目的；放置过低会致大量脑脊液流出，使幕上压力突然下降，幕下压力相对升高，使小脑中央叶被挤于小脑幕孔上，形成幕孔上疝，危及生命。一般引流3~7日，停止引流前先夹闭管24小时，观察患者有无头痛、呕吐等。如无头痛可在无菌条件下拔管，拔管后穿刺道要"U"字缝合结扎，以防脑脊液漏。

七、健康指导

1）恢复良好者，可恢复工作或继续上学。因脑外伤患者有时会出现一些神经精神症状（如头痛、头昏、失眠、心慌、记忆力减退等），故应在进行对症治疗的同时做好解释工作。

2）中度残废者，应鼓励患者树立信心，保持心情舒畅。尽量参加各种活动，增加生活乐趣。对各种后遗症应采取适当的治疗措施。有癫痫发作者，应嘱其按时服药，不能做危险性活动，以防发生意外。

3）重度残废者，因患者一般生活都不能自理，在不同程度上丧失了独立生活的能力，影响其个人卫生、仪容仪态，也难以进行正常的学习和工作，不能顺利回归社会给患者造成了很大的心理负担，往往出现烦躁、焦虑、自卑乃至抗拒等心态。护士作为健康指导者，对废损功能的再训练应非常耐心。指导家属务必让患者随时感到被关怀、支持和鼓励。通过暗示、例证及权威性疏导，增强患者的信心。

（唐文海）

第二节　胸部损伤

胸部损伤不论在战时或平时均相当多见。胸部损伤有胸壁软组织、骨骼、胸膜和胸内脏器的损伤。在损伤时常常是在一个人身上出现多种损伤，诊断十分困难，病情非常危重，造成严重的呼吸和循环功能障碍。病情发展迅速，如抢救不及时，患者可在短期内死亡。

一、病因及发病机制

根据损伤暴力性质不同，胸部损伤可分为钝性伤和穿透伤；根据损伤是否造成胸膜腔与外界沟通，可分为开放性胸部损伤和闭合性胸部损伤。钝性胸部损伤多由减速性、挤压性、撞击性或冲击性暴力所致，损伤机制复杂，多有肋骨或胸骨骨折，常合并其他部位损伤。器官组织损伤以钝挫伤与裂伤为多见，心肺组织广泛钝挫伤后继发的组织水肿常导致 ARDS、心力衰竭和心律失常。伤后早期容易误诊或漏诊，钝性伤患者多数不需要开胸手术治疗。穿透性胸部损伤多由火器或锐器暴力致伤，损伤机制较清楚，损伤范围直接与伤道有关，早期诊断较容易。器官组织裂伤所致的进行性出血是伤情进展快、患者死亡的主要原因，相当部分穿透性胸部损伤患者需要开胸手术治疗。

二、病理生理改变

胸部外伤时，呼吸系统和循环系统的结构和功能发生一系列程度不同的病理生理改变。

（一）部分胸壁软化的影响

多根多段肋骨骨折，使该处胸廓失去支撑作用而浮动，正常胸壁部分与浮动胸壁部分随呼吸动作的运动正好相反，出现矛盾运动（"反常呼吸""连枷胸"）。其危害如下。

1. 通气障碍

吸气时浮动部分的胸壁下陷压迫伤侧肺组织，影响空气进入肺内；同时因伤侧肺内压力相对高于健侧肺，而使伤侧肺内的残气经过气道进入到健侧肺内。呼气时正常部分胸壁下落，膈肌升高，胸腔容积缩小，压力升高，使浮动部分胸壁外凸，不能排出伤侧肺内的全部气体，而健侧肺内的气体却可通过气道压入到伤侧肺内，胸壁反常运动可导致潮气量的降低。

2. 换气障碍

严重的胸外伤常伴有肺挫伤。强大的暴力作用于胸壁，使胸壁内陷，胸腔缩小，胸内压力骤增，导致肺实质水肿和出血，出现换气障碍甚至 ARDS。

当存在连枷胸的矛盾运动时，肺的原发损伤会更加严重。研究发现，肋骨骨折数与呼吸窘迫现象并不经常成正相关。反常呼吸的程度主要取决于肺挫伤的程度。因为正常呼吸时，胸腔内平均负压为 $-6 \sim -3$ cmH$_2$O，能产生 600~800 ml 的潮气量。肺挫伤后，因肺出血和水肿等引起呼吸功增加和肺顺应性减低，肺必须在 -15 cmH$_2$O 时才能维持 600 ml 的潮气量，从而使反常呼吸更为明显，反过来又进一步加重了肺挫伤，如此形成恶性循环，最终导致换气障碍。

3. 排痰能力减弱

部分胸壁塌陷加之疼痛，可使咳嗽排痰能力减弱，痰液积聚，使支气管阻塞和痉挛，出现肺不张，加重了通气和换气障碍。

（二）胸腔开放的影响

在正常情况下，胸腔是一个具有负压的密闭腔，其压力随着吸气和呼气在 $-12 \sim -3$ cmH$_2$O 浮动。

1. 开放性气胸—纵隔摆动

当胸膜腔的密闭性遭到破坏，形成开放气胸时，空气经伤口随呼吸运动自由地出入胸腔。可导致下列情况发生。

1）伤侧胸腔负压消失，肺组织被压缩。

2）呼气时空气经开放性伤口进入胸腔，使伤侧胸腔变成正压，而健侧仍为负压，故纵隔向健侧推移，进而压迫健侧肺组织，使其也不能充分膨胀，减少了通气量和换气面积。

3）呼气时，伤侧胸腔内的空气经伤口逸出体外，纵隔便随之向伤侧移动，于是随呼吸运动而发生了纵隔的左右摆动，导致纵隔内大血管扭曲，影响回心血量和心排血量，造成微循环系统功能紊乱，同时纵隔不断地摆动直接刺激神经，可导致休克。

4）开放性伤口越大，出现的紊乱便越重。当伤口大于声门（约 2.5 cm）时，如不及时抢救，可迅速导致死亡。

5）咳嗽无力，不能排出支气管内的分泌物或血液，使其堵塞呼吸道，即可导致肺不张，直接影响肺的通气和换气功能。

2. 张力性气胸—纵隔移位

胸壁穿透伤，肺、气管、支气管或食管的破口呈活瓣状，吸气时伤口敞开，空气进入胸腔；呼气时胸腔内压力增高，活瓣被压向伤口而使伤口闭合。随着反复呼吸，空气进入胸腔后不能完全排出体外，使伤侧胸腔内积气不继增多，压力不断升高，变成正压，导致下列情况发生。

1）伤侧胸腔正压，肺被完全压缩，肺泡内不通气。肺间质阻力增大，毛细血管受压，血流减少。

2）纵隔被明显推向健侧，气管、大血管和心脏均受不同程度的挤压，影响通气和回心血量及心排血量。

3）纵隔被压向健肺，使其亦不能完全膨胀，从而更加重了通气和换气障碍。

（三）张力性纵隔气肿的影响

胸部损伤和食管、气管破损均可引起纵隔气肿，严重的张力性纵隔气肿可压迫气管、支气管、大血管和心脏，导致呼吸循环紊乱。尤其近年来临床上正压人工呼吸广泛应用，张力性纵隔气肿的发生率和死亡率不断增加。其主要病理生理改变如下。

1. 张力性纵隔气肿影响呼吸功能

1）纵隔气肿后纵隔增宽和移位，直接压迫肺组织，使肺扩张受限。

2）张力性纵隔气肿的高压气体压迫上腔静脉，血液回心受阻，使颅内压升高，产生中枢性呼吸抑制。

3）纵隔内高压，可压迫气管引起阻塞性通气不足或窒息。

4）高压气体进入肺间质，对肺泡产生"夹板"作用，使小气道阻塞，也使肺充血、变硬，降低了肺顺应性。

5）高压气体扩散至胸壁和膈肌，使胸腔活动受限，肺顺应性下降。

6）胸壁软组织（肌间、皮下）气肿引起胸壁疼痛，限制了呼吸运动。

上述病理生理改变，最终导致动脉血氧分压下降，肺内分流（Q_s/Q_t）增加。

2. 张力性纵隔气肿影响循环功能

动物实验和临床都观察到纵隔气肿对心脏、体循环和肺循环的影响。

1）对心脏的压迫：产生类似心脏压塞的作用，称为心包外心脏压塞征。

2）对体循环的影响：张力性纵隔气肿可压迫腔静脉，导致回流受阻，回心血量减少，心排血量也随之下降，如果纵隔气肿压力超过中心静脉压，静脉回流可停滞，即可出现心力衰竭或心脏停搏。

3）对肺循环的压迫：张力性纵隔气肿可压迫肺静脉，回心血量减少，肺小静脉和肺毛细血管受压，阻碍肺循环，引起肺水肿、充血。加之肺间质内的气体还可以沿血管鞘向心性扩散而进入心包，导致心包气肿，出现心脏压塞。

4）对冠状循环的影响：由于高压气体压迫心脏和体循环造成心排血量下降，以及压迫冠状血管，使其血流亦减少，同时肺静脉系统受压使右心淤血，导致肺小静脉和冠状静脉窦回流受阻，冠状循环淤血，可导致心肌缺血或急性心肌梗死。此外，尚有人工通气呼吸并发纵隔气肿，引起冠状动脉气栓的报告。

3. 张力性纵隔气肿并发症的危害

1）张力性气胸：由于高压气体穿破纵隔胸膜导致气胸，直接压迫肺组织和心脏大血管，因此加重了对呼吸和循环功能的影响。

2）沿颈部筋膜扩散到颈部，可产生皮下气肿或沿食管裂孔穿过膈肌进入腹膜后间隙。这虽然可以暂时缓解纵隔内压力，但张力性皮下气肿可影响呼吸功能，使中心静脉压升高。

（四）胸腔出血和心包积血的影响

出血和积血是导致循环紊乱的直接原因，同时呼吸功能也受到干扰。

1. 血胸（含血气胸）

胸腔内血管丰富，外伤时除开放性损伤可看到大量失血外，闭合性损伤时胸腔内可出现大出血，导致血胸或血气胸的发生。

1）大量失血，可引起失血性休克。

2）胸腔内压力升高，腔静脉和心脏受压，回心血量减少，心排血量也相应减少，进一步引起血压下降。

3）胸腔内积血，压迫同侧肺组织，使其萎陷；同时积血也将纵隔向健侧推移，使对侧肺组织不同程度地被压缩，造成通气功能障碍。

4）肺泡被压迫、萎陷；肺间质压缩，毛细血管内血流阻力增大。结果是血流量减少或只有血流而没有通气，故换气功能也下降。

2. 心包积血

心脏刺伤，冠状血管损伤，心包内的升主动脉、肺动脉、肺静脉等损伤均可导致心包内积血和急性心脏压塞。

三、病情评估

（一）外伤病史

详细询问患者受伤的时间、地点、致伤方式、处理经过。但紧急情况下需立即进行救命性措施，如开放气道、控制大出血、解除心脏压塞和张力性气胸等，再向患者或护送者询问病史，尽可能得到有助于诊断的信息。

（二）临床表现

1. 胸痛

胸部损伤的主要症状是胸痛，常位于受损处，伴有压痛，呼吸时加剧。

2. 呼吸困难

胸部损伤后，疼痛可使胸廓活动受限、呼吸浅快。血液或分泌物堵塞气管、支气管；肺挫伤导致肺水肿、出血或淤血；气胸、血胸致肺膨胀不全等均致呼吸困难。多根多处肋骨骨折，胸壁软化引起胸廓反常运动，更加重呼吸困难。

3. 咯血

大支气管损伤者，咯血量较多且出现较早。小支气管或肺泡破裂，出现肺水肿及毛细血管出血者，多咳出泡沫样血痰。

4. 休克

胸膜腔内大出血将引起血容量急剧下降；大量积气特别是张力性气胸，除影响肺功能外还可阻碍静脉血液回流；心包腔内出血引起心脏压塞；疼痛及继发感染等，均可致患者陷入休克状态。

5. 胸壁隆起或凹陷

胸骨或肋骨骨折或表现局部凹陷，或因骨折断端错位造成局部隆起。气胸特别是张力性气胸时，可见患侧胸部膨隆，肋间隙扁平。创伤性膈损伤，可因腹腔内脏器大量疝入一侧胸腔，亦可出现该侧胸壁饱满状，肋缘下或上腹部凹陷。

6. 反常呼吸

在多根多处肋骨骨折连枷胸的患者，可看到反常呼吸，即失去骨性支撑部分胸壁于吸气时向内凹陷，呼气时住外凸出。

7. 皮下气肿

皮下气肿为胸部创伤常见的体征，可见局部肿胀，触诊有捻发感。常见于张力性气胸，气管或食管破裂可先引起纵隔气肿，并迅速经颈根部而向四周蔓延，因而发现有皮下气肿，应高度警惕肺、气管、食管等脏器的损伤。

8. 上胸皮肤及眼结膜下淤斑、淤点

面、颈、肩及上胸部皮肤出现不同程度的紫蓝色淤点，但在有帽子、帽带、硬领或背包带等部位多不明显，眼睑皮肤呈青紫色的淤斑，眼球结膜下出血，此为创伤性窒息的典型表现。

9. 创口和伤道

开放伤局部可见创口，其位置、外观、径路、有无出口及入口与出口的大小等，可帮助推断伤情。估计可能损伤的组织和脏器。

10. 气管移位

提示有肺不张或气胸。

11. 听诊异常

如创伤性血胸、气胸、肺不张等可引起呼吸音减弱甚至消失；肺水肿、肺冲击伤时两肺均可听到广泛干、湿啰音；分泌物积聚可听到痰鸣音；严重心肌挫伤有时可听到心律不齐和（或）心包摩擦音；心内结构损伤包括室间隔穿孔、心肌瓣膜破裂及乳头肌或腱索断裂，在心前区均可听到相应的病理性杂音。

（三）辅助检查

1. X 线检查

X 线检查是胸部伤首选检查，可明确有无肋骨骨折及其部位，有无血胸、气胸及血气胸的量，有无皮下气肿、纵隔移位等。还有助于判断有无肺挫伤和 ARDS。

2. 超声检查

胸部超声可用于判断有无胸腔积液和积液量。其他部位如腹部超声和心脏彩超可用于判断有无相应器官损伤。

3. CT 检查

X 线检查不能明确诊断者，可选择 CT 检查。

4. 血常规检查

用于估计出血量，指导补血液的量和速度。

四、治疗措施

一般轻的胸部损伤，只需镇痛和固定胸廓。胸部伤口，无严重污染，应清创缝合；在战伤情况下，一般多不缝合，而用敷料覆盖包扎，待 4 ~ 7 日再行延期缝合。有气胸、血胸者需行胸膜腔引流术，并应用抗生素防治感染。重度胸部损伤而有积气、积血者，应迅速抽出或引流胸膜腔内积气、积血。解除肺等器官受压，改善呼吸和循环功能，并输血、补液，防治休克。有胸壁软化、反常呼吸者，需局部加压包扎稳定胸廓。开放性气胸应及时封闭伤口。同时，必须清除口腔和上呼吸道分泌物，保证呼吸道通畅。呼吸困难者，经鼻孔或面罩供氧，必要时，可行气管插管或气管切开，以利排痰和辅助呼吸。

下列情况，应及时剖胸探查：

1）胸膜腔内进行性出血。

2）经胸膜腔引流后，持续大量漏气，呼吸仍很困难，提示有较广泛肺裂伤或支气管断裂。

    3）心脏损伤。

    4）胸腹联合伤。

    5）胸内存留较大的异物。

五、护理要点

（一）非手术治疗的护理或术前护理

现场急救：患者如出现危及生命的征象时，护士应协同医生施以急救。对于严重肋骨骨折，尤其是胸壁软化范围扩大、出现反常呼吸且危及生命的连枷胸患者应妥善固定胸壁；出现开放性气胸立即用敷料封闭胸壁伤口，使之成为闭合性气胸；如果是闭合性或张力性气胸，积气量多者，应立即协助医生行胸腔穿刺抽气或胸腔闭式引流。

1. 保持呼吸道通畅

呼吸困难和发绀者，及时给予吸氧，及时清理口腔、呼吸道内的呕吐物、分泌物、血液及痰液等，保持呼吸道通畅。痰液黏稠不易咳出者，应用祛痰药，超声雾化吸入；对气管插管或切开以及应用呼吸机辅助呼吸者，应加强呼吸道护理，主要包括湿化气道、吸痰及保持管道通畅等。

2. 减轻疼痛

包括妥善固定胸部，遵医嘱使用镇痛药，患者咳嗽、咳痰时，协助或指导其用双手按压患侧胸壁，以减轻疼痛。

3. 病情观察

动态观察患者的生命体征和意识等变化。重点观察患者呼吸的频率、节律和幅度；有无缺氧症状；有无气管移位或皮下气肿的情况；有无活动性出血及低血容量休克的情况。

4. 静脉补液

建立静脉通路，积极补充血容量和抗休克治疗；遵医嘱合理安排输注晶体和胶体溶液，根据血压和心肺功能状态等控制补液的量与速度。

5. 预防感染

有开放性伤口者，遵医嘱使用破伤风抗毒素及抗生素。

6. 术前准备

做好血型及交叉配血试验、手术区域备皮等术前准备。

（二）术后护理

1. 病情观察

患者术后返回病房，密切观察其生命体征的变化，给予心电监测，并详细记录。妥善安放、固定各种管路并保持通畅。

2. 基础护理

由于切口疼痛及留置有各种管道，患者自理能力下降，根据患者病情和需要做好基础护理和生活护理，如口腔护理、皮肤护理、会阴护理等；鼓励并协助患者早期下床活动，促进疾病康复。

3. 呼吸道管理

①密切观察呼吸形态、频率及呼吸音变化；②根据病情给予吸氧，观察血氧饱和度变化；③若生命体征平稳，可取半卧位，以利呼吸；④协助患者叩背、咳痰，教会其深呼吸和有效咳嗽的方法，以清除呼吸道分泌物；⑤实施气管插管、气管切开呼吸机辅助呼吸者，做好呼吸道护理，主要包括气道的湿化、吸痰及保持管道通畅等，以维持有效气体交换。

4. 胸腔闭式引流的护理

1）保持管道密闭：①用凡士林纱布严密覆盖胸壁引流管周围；②水封瓶始终保持直立，长管没入水中 3~4 cm；③更换引流瓶或搬动患者时，先用止血钳双向夹闭引流管，防止空气进入；④放松止血钳时，先将引流瓶安置低于胸壁引流口平面的位置；⑤随时检查引流装置是否密闭，防止引流管脱落。

2）严格无菌操作：①保持引流装置无菌，并严格遵守无菌操作原则；②保持胸壁引流口处敷料清洁、干燥，一旦渗湿，及时更换；③引流瓶位置低于胸壁引流口平面 60~100 cm，依靠重力引流，以防瓶内液体逆流入胸腔，造成逆行感染。

六、健康指导

1）胸部损伤患者常需要做胸膜穿刺、胸腔闭式引流，操作前向患者或家属说明治疗的目的、意义，以取得配合。

2）向患者说明深呼吸、有效咳嗽的意义，鼓励患者在胸痛的情况下积极配合治疗。

3）告知患者肋骨骨折愈合后，损伤恢复期间胸部仍有轻微疼痛，活动不适时疼痛可能会加重，但不影响患侧肩关节锻炼及活动。

4）胸部损伤后出现肺容积显著减少或严重肺纤维化的患者，活动后可能出现气短症状，应嘱患者戒烟并减少或避免刺激物的吸入。

5）心肺损伤严重者定期来院复诊。

（周丽丽）

第三节　腹部损伤

腹部损伤是一常见的外科急症。累及腹内脏器的腹部损伤，多数患者有伤情严重、复杂、变化多而快的特点，同时合并腹外损伤可达 50% 左右，其误诊率为 10%~40%，死亡率可为 10%~20%。

一、病因和分类

腹部损伤可分为闭合性损伤及开放性损伤，在平时多为闭合性损伤，在战时多为开放性损伤。损伤的严重程度一般与外界的暴力大小有关，但亦与腹腔内脏器解剖特点有关。闭合性腹伤的暴力为直接冲击、减速、旋力与剪力。直接冲击可造成明显冲击、减速、旋力与剪力。直接冲击可造成明显损伤，其严重程度与暴力大小、冲击过程及接触范围密切相关。突然减速多为车祸及高空坠落，身体已停止而内脏仍继续向前运动，因此其较为固定处的血管与组织可撕裂。旋力易造成撕裂伤，剪力往往产生脱手套型损伤，多有大片组织丢失，皮肤与皮下组织丧失来自其下方肌肉的血供。开放性损伤的致伤原因有刀戳与枪弹伤2种。刀戳伤除直接伤及大血管与生命器官外，很少有致命性结局及严重并发症。枪弹伤则常造成腹内严重破坏，其破坏程度与速度及距离有关。

在诸多致伤因素中，以机械性损伤最多见。平时以坠落伤、撞击伤、挤压伤、压砸伤等多见，且多引起闭合性腹部损伤；战争时则主要为锐器伤和火器伤，多为开放性损伤或多发性复合性损伤。

腹部损伤又可按损伤脏器分为实质性脏器损伤及空肠脏器损伤。实质性脏器损伤可引起腹腔内出血或腹膜后血肿，空腔脏器损伤内容物外溢可引起腹膜炎。因此对腹部损伤的患者，应当及早做出诊断，积极治疗。

二、病情评估

（一）受伤史

患者有外伤史，应注意详细询问，如受伤情况、受伤部位、受伤至就诊时间，以及受伤后至就诊时的病情变化。

（二）临床表现

1. 症状

1）腹痛：腹部损伤后的最主要症状即是腹痛。伤后早期，患者指出的疼痛最重部位往往是脏器损伤部位，但早期无剧烈腹痛者并不能排除内脏损伤的可能。如脾破裂患者，有时疼痛并不显著，而以失血性休克为主要症状。

2）恶心、呕吐：空腹脏器、实质性脏器损伤均可刺激腹膜，引起反射性恶心、呕吐，腹膜炎引起麻痹性肠梗阻，多发生持续性呕吐。

3）腹胀：多在伤后晚期出现，为腹膜炎造成的肠麻痹所致，多呈持续性，且常伴有肠鸣音减弱或消失。一旦出现水、电解质平衡紊乱，可出现腹胀。

4）胃肠道出血：胃、十二指肠损伤常表现为呕血，多混有胃液、胆汁和食物残渣。如在伤后出现上腹部绞痛，随之出现呕血多半是胆管损伤。伤后大便有鲜血，说明结肠或直肠有损伤。

5）血尿：提示肾脏、输尿管、膀胱和后尿道可能有损伤。

6）肩部疼痛：肝、脾损伤后，刺激膈肌可发生放射性肩部疼痛。左肩疼痛表示可能为脾损伤；右肩疼痛表示可能为肝损伤。

7）右侧大腿放射性疼痛：腹膜后十二指肠损伤，十二指肠液流入腹膜后间隙，刺激右侧腰神经，可引起右侧大腿放射性疼痛。

2. 体征

1）伤口与淤斑：开放性腹部损伤者见腹壁伤口，腹壁挫伤有皮下淤斑或伴大小不等的腹壁内血肿。

2）腹膜刺激征：腹部压痛、肌紧张及反跳痛是急性腹膜炎的主要体征。压痛、肌紧张最明显处也往往是损伤病灶处。实质性脏器破裂出血，腹膜刺激征程度一般较空腔脏器破裂为轻。

3）腹部移动性浊音：腹腔内有 500 ml 的积血或渗液，当患者体位由平卧转为侧卧时，叩诊检查有移动性浊音，对确定腹内脏器损伤较有价值。

4）肝浊音界改变：胃肠破裂，尤以胃十二指肠、结肠破裂，胃肠内气体溢至腹腔，可致肝浊音界缩小或消失。肝脾破裂时因其周围有凝血块积存，故肝浊音界可增宽。

5）肠鸣音减弱或消失：判断应以频率、音调、音响三方面来分析，听诊时间应在 3~5 分钟。腹腔内出血、腹膜炎及肠麻痹都可引起肠鸣音减弱、稀疏或消失。

（三）实验室及其他检查

腹部创伤实验室检查项目的选择必须注意"必要性"和"合理性"，常需做下列几项化验检查。

1. 血常规、血细胞比容

观察红细胞计数及血细胞比容是否下降，对腹内出血者的诊断有重要价值。必要时应连续检查对比。

2. 尿常规检查

如有肉眼血尿和显微镜血尿，有助于泌尿系损伤的诊断。

3. 血清淀粉酶测定

在胰腺创伤后 12~24 小时血清淀粉酶正常，以后逐渐增高，有助于胰腺损伤的诊断。若淀粉酶持续升高超过 6 日，提示有假性胰腺囊肿形成。在严重胰腺创伤，胰腺组织大量毁损，血清淀粉酶也可在正常范围。因此，血清淀粉酶正常者不能排除胰腺损伤。

4. X 线检查

凡腹内脏器伤诊断已经确定，尤其是伴有休克者，应抓紧时间处理，不必再行 X 线检查，以免加重病情，延误治疗。但如伤情允许，有选择的 X 线检查还是有帮助的。例如，胸腹部 X 线检查可发现膈下游离气体、腹内积液，以及某些脏器的大小、形态和位置的改变、是否合并胸部损伤等。此外，对于诊断不能肯定而病情尚稳定的腹部损伤患者，必要时可行选择性腹腔动脉或肠系膜上动脉造影，这对确定实质性脏器（如肝、脾）及腹膜后脏器损伤颇有帮助。钡餐检查对胃的移动和十二指肠壁血肿有诊断价值。钡剂灌肠在腹部损伤的评估上罕有帮助。如疑有结肠穿孔则钡剂灌肠是禁忌的。

5. B 超检查

B 超检查可发现腹腔内有无积液，脏器外形是否增大。

6. CT 检查

CT 检查对于腹部损伤，特别是某些实质性器官（如肝、脾、胰、肾）损伤包括后腹膜血肿，CT 检查相当可靠，比选择性血管造影操作简便安全。

7. 腹腔穿刺

如抽出不凝固血液为实质性脏器损伤，抽出炎性渗液为空腔脏器损伤。

8. 腹腔灌洗

一般在脐下中线处做小切口或直接用套管针进行穿刺，将一多孔塑料管或腹膜透析管插入腹腔 20 ~ 30 cm。如能引流出血性物即可决定手术。如无液体可抽得，则注入生理盐水 1 000 ml（10 ~ 20 ml/kg），放低导管另一端并连接无菌瓶，令液体借助虹吸作用缓缓流出。有下列情况之一即为阳性：①肉眼血性液（25 ml 血可染红 1 000 ml 灌洗液）；②有胆汁或肠内容物；③红细胞计数超过 $100 \times 10^9/L$ 或白细胞计数超过 $0.5 \times 10^9/L$；④淀粉酶测定超过 100 U。腹腔灌洗早期诊断阳性率比腹腔穿刺高，还能进行连续观察，而不必多处反复穿刺。

（四）诊断

病史和体格检查是诊断外科疾病的主要依据，腹部损伤也不例外。但有时因伤情重、时间紧，不允许对患者进行详细的询问病史和体格检查，为了尽可能做到正确的诊断和及时的治疗，这时应该一边询问病史，一边进行体格检查，同时采取一些必要的救治措施，如维护呼吸道通畅、暂时控制出血、输血补液及抗休克等。

无论是开放性还是闭合性腹部损伤，诊断中最关键的问题是确定患者是否有内脏损伤，其次是什么性质的脏器受到损伤和是否为多发性损伤。很明显，有上述几种情况者，其病情远比内脏损伤者严重，而且一般都需尽早手术治疗，否则，就有可能因延误手术时机而导致严重后果。对于开放伤，因为腹部有伤口，诊断一般不困难，从伤口的部位和伤道的方向，结合受伤当时身体的姿势，可以判断腹内有无脏器伤。若伤口内有内脏脱出，流出肠内容物或较多的血液，诊断便可确定。对于有腹部闭合性损伤的患者，由于在受伤早期，因此症状和体征表现尚不很明显，此时要确定有无腹内脏器的损伤往往比较困难。对于这类患者应当进行严密观察，反复检查，争取及时做出诊断，防止延误病情。其中以体格检查最为关键，病史也不能忽视，但由于情况较紧迫，不允许全面询问，应重点询问损伤情况。如本人无法诉说，应询问家属及现场目击者。

（五）鉴别诊断

主要是实质性脏器损伤与空腔脏器损伤的鉴别。

三、治疗措施

（一）现场急救

首先处理威胁生命的因素，如窒息、开放性气胸、明显的外出血等，包括恢复气道畅通、止血、输液抗休克。若腹部有开放性伤口且有内脏脱出，不能将脱出物强行回纳腹腔，以免加重腹腔污染，应用洁净器皿覆盖脱出物，初步包扎伤口后，迅速转送。全身损伤情况未明时，禁用镇痛药；确诊者可使用镇痛药以减轻创伤所致的不良刺激。

（二）治疗要点

1. 非手术治疗

适应于轻度的单纯性实质性脏器损伤或一时不能确定有无内脏损伤且生命体征平稳者。治疗方法包括：禁食、胃肠减压、补充血容量、应用抗生素、不随便搬动伤者、禁用镇痛药，需严密观察病情变化。

2. 手术治疗

对确认腹腔内脏器损伤者，或非手术治疗者在观察期间出现以下情况时，应终止观察，及时进行手术探查：①腹痛和腹膜刺激征有进行性加重或范围扩大者。②肠鸣音逐渐减弱、消失或出现腹胀明显者。③全身情况有恶化趋势，出现口渴、烦躁、脉率增快或体温及白细胞计数上升者。④红细胞计数进行性下降者。⑤血压由稳定转为不稳定甚至下降者。⑥胃肠道出血不易控制者。⑦膈下有游离气体，或腹腔穿刺出不凝固血液或胃肠道内容物者。⑧经积极抗休克治疗情况不见好转反而继续恶化者。手术方法为剖腹探查术，待查明损伤部位和器官后再做针对性处理。

四、护理要点

（一）急救

腹部损伤可合并多发性损伤，在急救时应分清轻重缓急。首先处理危及生命的情况，如心搏骤停、窒息、张力性气胸、大出血等。对已发生休克者应迅速建立畅通的静脉通路，及时输液，必要时输血；对开放性腹部损伤者，妥善处理伤口、及时止血和包扎固定。若有肠管脱出，可用消毒或清洁器皿覆盖保护后再包扎，以免肠管受压、缺血而坏死。

（二）一般监测

1. 休息与体位

患者绝对卧床休息，若血压平稳，应取半坐卧位，避免随便搬动，以免加重病情。

2. 心理护理

做好心理护理，消除患者紧张和恐惧心理。

3. 保持呼吸道通畅

检查有无呼吸道梗阻和呼吸功能障碍，消除呼吸道内的分泌物和异物，必要时给予吸氧。

4. 密切观察病情变化

观察内容包括生命体征；周围循环情况；腹膜刺激征的程度和范围；腹胀及呕吐的性质和量；肝浊音界是否缩小或消失；有无移动性浊音；肠鸣音是否存在等。发现问题要及时报告医生，并做好记录，在观察期间患者应禁食，禁灌肠，慎用止痛药，对有烦躁不安者可使用镇痛药。

5. 做好胃肠减压准备

对于较重的腹部闭合性损伤的患者应尽早做胃肠减压，这样既可减轻腹胀，减少可能存在的肠液外漏，又能间接反映腹内脏器出血情况，为腹部手术探查前做准备。

另外，必要时留置导尿管，观察尿量，有休克者按休克患者护理，并协助医生抢救。

（三）症状护理

几乎所有的腹部损伤（除腹壁软组织挫伤外）均需手术治疗。故腹部损伤患者的手术前后护理十分重要。其次，肠瘘是其重要并发症，其专科性较强，也是腹部损伤的护理重点之一。

1. 腹部损伤的术前监护

1）心理护理：向患者及家属做好解释工作，说明手术的必要性以取得合作，消除患者的紧张和恐惧心理。

2）做好输血、补液准备：尽早采血送检、配血，用同一针头快速输入平衡液。最好选用上肢静脉补液，因为腹部损伤患者可能有下腔静脉系统的血管损伤，用下肢静脉补液有增加出血的可能。

3）留置鼻胃管，抽出胃内容物，观察有无出血，并持续引流，以防急性胃扩张和吸入性肺炎。

4）一般行剖腹探查术的患者，均宜留置导尿管，有助于了解有无泌尿系器官损伤，有利手术中、术后观察补液情况和预防尿潴留。

5）备皮：按常规备皮。

2. 腹部损伤的术后监护

目的是观察伤情，预防、发现和处理并发症，尽量减少患者痛苦，促进功能恢复。

1）术后监护：接患者回病房后，要平稳和细心地将患者移上病床，尽量减少震动，以免引起血压突然下降。要保护好手术部位和输液肢体，并注意防止体内引流管脱出，了解手术方式进行护理。

2）加强生命体征的观察：患者在术后 1～3 日体温皆略有升高，通常较少超过 38.5℃（术前腹膜炎严重者除外），并逐步降至正常，此为术后反应，不须特殊处理。如术后第三日体温不降反而升高，应考虑术后感染。脉搏如在每分钟 100 次以上，且与体温不成比例，血压有下降趋势，应结合全身情况考虑血容量不足或有内出血的可能。应进一步检查和处理。注意呼吸频率及有无呼吸困难，必要时给予吸氧。

3）饮食护理：术后应禁食，经静脉输液，维持营养和水、电解质平衡。准备记录每日出入量。一般禁食 48～72 小时，待胃肠道功能恢复，腹胀消失，排气或排便后，开始少量流质饮食，逐日加重，6～7 日酌情改为半流质饮食。

4）做好各种引流管的护理：腹部损伤重的患者引流管较多，如胃肠减压管、腹腔引流管、胃肠造瘘管、留置导尿管、输液管、胸腔闭式引流管、T 形引流管等。能否保持这些管道的通畅，关系到患者的预后及生命安全。因此加强各种管道的护理，是腹部损伤护理的重点之一。

胃肠减压时，必须持续吸引至肠蠕动功能恢复为止，对胃肠减压护理要注意以下几点：①胃管与玻璃接管大小要适宜，保持胃管通畅，防止内容物阻塞。②使用胃肠减压器前应检查减压装置有无漏气，是否通畅和吸引力的大小要调整适宜。③插管深度要适宜（成人一般 50～55 cm），固定要稳妥，连接要正确。④保持减压管通畅，如有引流不畅现象，应及时处理，确保其通畅，每日用生理盐水冲洗胃管，每次 30～50 ml。⑤观察并记录引流液的量与性质，一般胃肠手术后 24 小时内，胃液多呈暗红色，2～3 日渐变浅。如有鲜红胃液吸出，说明有术后出血，应停止胃肠减压，及时与医生联系并协助处理。⑥减压期间禁饮食，必要经口服药时，应将药物研碎，以温开水调成液状经胃管注入，然后夹管 30 分钟，以免将药物吸出，影响疗效。

T形管引流用于胆管手术后：①引流管要固定牢，严防脱出。导管的长度要合适，在患者翻身起床时，嘱其注意引流管，不要牵拉，以防脱出。②保持引流管通畅，如分泌物过稠或沙石堵塞引流管，应立即报告医生，必要时可用生理盐水冲洗；但压力不可过大。严格执行无菌操作，以免引起逆行性感染或胆汁外溢扩散感染。③观察并记录胆汁量，包括性质（色泽、浊度）。同时应注意观察患者皮肤、巩膜有无黄疸，大便色泽是否正常，以了解胆汁是否已流入肠道。④每日更换引流管及引流瓶，并更换引流口处的敷料，防止引流口感染。⑤T形管一般留置两周左右，当引流管排出的胆汁逐日减少，清晰，呈黄色，大便颜色正常，皮肤、巩膜无黄疸时，经造影证实胆管远端通畅，可试行夹管观察，48小时后未出现发热、恶心、上腹胀痛、黄疸等，则可拔管。

腹腔引流中，常用的有烟卷引流、管状引流及双套管引流：①烟卷引流。换药时纱布上可见有分泌物，有可能是引流不畅，应通知医生，做相应处理，使引流发挥作用。②管状引流（乳胶管引流）。应接无菌瓶，必要时接受负压吸，引流不多时也可不接床边瓶，将引流管剪短后以厚敷料包扎即可。③双套管引流。多用于有大量持续渗液或漏液时的引流。如高位肠瘘、胆瘘、胰腺脓肿引流等。一般均需接负压吸引装置。应注意观察各管道是否通畅，保护好腹壁皮肤，使创面干燥。如在负压吸引期间仍有液体自管周溢出，或引流液突然减少，患者出现腹痛、腹胀、发热等征象时，则说明引流管放置不当，或内导管没有发挥应有的作用，应及时采取措施。若吸出血性渗液，可能为组织糜烂致小血管破裂出血或吸力太大造成，须及时查明原因，进行处理。④腹腔引流物的拔除。应根据分泌物的多少而定。一般术后48小时如无渗液即可拔除。结肠损伤引流物多在术后3～5日逐渐取出，腹膜后间隙引流保留时间宜稍长，烟卷引流如需超过5日，应更换新的或其他引流物。为止血用的填塞物可在5日后，每日抽出一小段，10～12日完全取出。

5）密切观察伤情变化

（1）对伤口的观察。随时观察患者伤口有无出血、渗出，包扎是否严密，敷料有无脱落和移动，局部皮肤有无发红、坏死，伤口疼痛程度等，如有异常情况时应酌情给予处理。手术后2～3日切口疼痛逐渐减轻、加重或一度减轻后又加重，体温、白细胞计数增高，则可能有切口感染，应检查切口情况。如已有早期炎症现象，应尽早使用广谱抗生素和局部理疗等。对于健康情况较差，组织愈合能力差或切口感染的患者，在其咳嗽、呕吐、喷嚏时，应特别注意防止腹压突然增加，可用双手扶持切口两侧腹壁，预防切口裂开，同时也可减轻疼痛，有利于咳嗽。

（2）对腹部症状、体征的观察。主要观察腹痛、腹胀、腹膜刺激征、肠鸣音恢复及肛门排气等情况。当麻醉作用消失后，患者开始感觉切口疼痛。手术后24小时内最为剧烈。为了减轻患者痛苦，术后1～2日应给予镇痛药及镇静药。腹部手术后患者常有不同程度的腹胀。但随着胃肠的蠕动恢复，肛门排气后即可缓解。如术后数日，仍未有肛门排气，腹胀明显，肠鸣音消失，可能有腹膜炎或其他原因所致的肠麻痹。后期出现阵发性腹痛、腹胀、排便及排气停止，应考虑为粘连性肠梗阻。大便次数多，体温高，下腹胀痛，要考虑盆腔脓肿。应密切观察，记录并及时报告医生及时采取措施。

6）鼓励患者早期活动：早期活动可增加呼吸深度，扩大肺活量，促进呼吸道分泌物排出，预防肺部并发症；可促进胃肠道功能恢复，减少腹胀，增进食欲，预防肠粘连；可促进血液循环，减少静脉淤血，预防下肢静脉血栓形成影响伤口愈合。还可防止尿潴留及便秘等。所以护理上要做到以下几点：①当患者麻醉清醒后即开始鼓励其做深呼吸，协助其咳嗽、翻身和四肢活动。②除有禁忌者外，一般于手术后 2～3 日开始在床上活动四肢，注意保暖，拔除胃管后可酌情下地活动（在护理人员协助下）。活动量及活动范围要逐步增加，不可过分活动。

7）加强口腔及皮肤的护理，防止口腔炎和压疮的发生。

3. 肠瘘的护理

肠瘘护理工作量大，除了病情观察，基础护理外，还要防止压疮及瘘口局部的护理工作，是腹部损伤护理重点之一。

1）高位肠外瘘的护理

（1）发生瘘的初期，由于炎症、水肿的存在，因此治疗上应充分引流，及时吸除消化液，使炎症、水肿迅速消退。保证瘘管通畅，必要时可用生理盐水冲洗。吸引力不宜过大，以免损伤组织，详细记录冲洗液和引流液的量及性质。

（2）经吸引后，已形成完整的瘘管，但未愈合或已形成唇状瘘，为了减少肠液的流失，可进行"堵"。常用的是硅胶片，将其从瘘口放入肠腔将瘘口堵住，使肠内容物不外漏，达到缩小瘘口，维持营养的目的。注意观察其效果，及早防治营养不良。

2）肠造瘘术后的处理

（1）结肠造瘘口的局部护理：造瘘口开放后初期，一般粪便稀，次数多，易刺激皮肤而致湿疹。应以油纱布外翻的肠黏膜覆盖，四周皮肤涂氧化锌软膏保护。瘘口敷料需及时更换。保持局部及床铺的整洁。待 3～5 日黏膜水肿消退，大便变稠即可用清水洗净皮肤后使用肛门袋收集粪便。肛袋宜间断使用，否则可致造瘘口黏膜受损。

（2）对瘘口周围伤口很大，不易固定粪袋的患者，应加强局部吸引。

（3）注意饮食调节，术后肠鸣音恢复即可给予流质饮食，能量不足部分可由静脉补充。以后酌情改为半流质至普通饮食。

五、健康指导

1）加强对劳动保护、安全生产、安全行车、遵守交通规则知识的宣传，避免意外损伤的发生。

2）了解和掌握各种急救知识，在发生意外事故时，能进行简单的急救或自救。

3）发生腹部外伤后，一定要及时去医院进行全面检查，不能因为腹部无伤口、无出血而掉以轻心、贻误诊治。

4）出院后要适当休息，加强锻炼，增加营养，促进康复。若有腹痛、腹胀、肛门停止排气排便等不适，应及时到医院就诊。

（周丽丽）

第四节　脊髓损伤

脊髓损伤为脊柱骨折或脱位的严重并发症。随着交通事故逐渐增加，脊髓损伤者日渐增多。因此，对脊髓损伤的急救显得更为重要。

脊髓损伤常由脊柱的震荡、压缩致椎体后部的畸形或附件碎片压迫、挫裂、穿刺或切割而引起。损伤的结构各有不同，损伤的程度轻重不一。按照不同的损伤结构，可有损伤节段以下的躯干和肢体的感觉、运动、反射和交感神经的功能障碍。胸段或腰段脊髓损伤者可有躯干和下肢的神经功能障碍，称为截瘫；颈段脊髓损伤者则引起上下肢和躯干的神经功能障碍，称为四肢瘫痪，圆锥体或马尾损伤，则仅有会阴部的感觉障碍和大小便失禁。

一、病因

脊髓损伤有开放性与闭合性之分。开放性脊髓损伤多由战时火器外伤所致；闭合性脊髓损伤多见于高处坠下、重物压砸、翻车撞车等工矿、交通事故或地震灾害。其是脊椎骨折脱位的严重并发症。

（一）根据其功能障碍程度分类

此分类分为暂时性、不完全性和完全性三种。

（二）根据脊髓损伤平面的高低分类

此分类分为高位与低位两种。损伤在颈膨大或其以上者，则出现高位截瘫；损伤在颈膨大以下者，不论损伤平面上胸段或腰段，则仅出现下肢瘫痪，称低位截瘫。高位截瘫上肢和下肢均瘫痪。

（三）根据脊髓损伤由轻到重的程度和临床表现分类

1. 脊髓震荡

脊髓震荡是指脊髓的功能性损害，无器质性改变。脊髓实质在电镜下无明显改变或有少许渗出甚至点状出血。损伤后早期表现为完全或不完全截瘫，24 小时内开始恢复，且在 3~6 周可完全恢复，不留后遗症。其早期表现与脊髓实质损伤相似，均称为弛缓性瘫痪，两者的鉴别点为：脊髓震荡导致的瘫痪为不完全性，在数小时内可逐渐恢复；若损伤后经过一段时间，感觉和运动完全消失，则可能为脊髓实质损伤或脊髓完全断裂。如疑有脊髓断裂，可在 24 小时后做阴茎反射及肛门反射试验，其中之一恢复者，提示为不完全损伤。

2. 脊髓受压

脊柱骨折或脱位合并脊髓损伤的部分患者，其脊髓在受到挫裂伤的同时，还可被碎骨片、脱出的椎间盘组织、血肿、椎体或椎板及紧张的硬脊膜所压迫。这些压迫因素都存在于脊髓之外，故称之为外在的压迫因素。若脊髓内部发生出血坏死，或因伤后水肿，脊髓增援，使软脊膜内压力增高，软脊膜紧张，为内在的压迫因素。外在和内在的压迫因素，均可导致受损伤的脊髓组织进一步缺血、缺氧，最后使残余的神经组织进一步坏死、液化，导致瘢痕组织的形成。

3. 脊髓挫裂伤

脊髓挫裂伤可分为完全和不完全挫裂伤，一般是由于脊柱骨折或脱位所致。若系钝性损伤，则损伤范围较广泛，所引起的截瘫也较严重。挫裂伤可导致硬脊膜、脊髓和脊髓血管发生病理改变。病变的轻重与暴力的大小有直接关系，暴力强大者可导致局部脊髓完全被挫裂伤，上下相邻数节的脊髓组织也可能因牵拉、水肿、压迫或血运障碍而受到不同程度的损伤。根据脊髓内部损伤的部位不同，可将脊髓不全挫裂伤分为以下几种情况。

1）脊髓前角损伤综合征：前角损伤是因前角内出血或空洞形成所致，可为单侧或双侧，可累及多个节段。临床表现为受累肌群呈弛缓性瘫痪。

2）脊髓前部损伤综合征：脊髓前部损伤多累及脊髓侧角、前角、侧束和前束，甚至可损伤部分后束。临床表现为损伤平面以下痛觉、温度觉、运动、大小便功能、血管舒缩功能部分或完全丧失，但后束功能大部分或全部正常。

3）脊髓半横贯损伤综合征：多发生于颈段脊髓或上段胸段脊髓。临床表现为损伤侧平面以下神经元瘫痪及各种感觉丧失，对侧痛、温度觉丧失。

4）脊髓中央损伤综合征：脊髓灰质血供丰富，对损伤敏感，因而脊髓挫伤后易发生中央出血性坏死，临床常见于颈段脊髓损伤，其特点为上肢瘫痪较重，而下肢瘫痪较轻。

4. 马尾神经损伤

第 2 腰椎以下的脊柱骨折或脱位，可损伤马尾神经，脊髓损伤较少见。部分或全部马尾神经可被挫伤、撕裂、撕脱或横断，硬脊膜也常同时受损。表现为损伤平面以下的感觉、运动和反射均消失，大小便及性功能也可能障碍。不全损伤患者可合并持久的神经痛。若为半侧损伤，则损伤侧运动和感觉功能多同时丧失。

各种较重的脊髓损伤后，均可立即发生损伤平面以下弛缓性瘫痪，这是失去高级中枢控制的一种现象，为脊髓休克。2 ~ 4 周，发生损伤平面以下程度不同的痉挛性瘫痪。脊髓休克与脊髓震荡是完全不同的两个概念。

二、病情评估

（一）临床表现和诊断

患者常有部分遭受外力或高处跌坠史。

1. 脊髓震荡

脊髓震荡与颅脑损伤中的脑震荡相似，也是各类脊髓损伤时都可能有的早期症状。表现为损伤平面以下脊髓功能，包括运动、感觉和反射等完全消失伴有大小便潴留，数小时或数日后即可恢复正常。如脊髓实质性损伤，持续时间则较长，一般 3 ~ 4 周。

2. 脊髓损伤程度

在脊髓损伤度过无反射期后，则转入反射增强期，出现肌张力增高，反射亢进和锥体束征阳性，此时才出现典型的脊髓损伤的临床表现。脊髓损伤可分为完全性和部分性损伤两种：

1）完全性损伤：呈脊髓横断综合征，损伤平面以下的运动、感觉功能完全丧失，永不恢复。伤后早期出现肛门反射（刺激会阴部出现肛门括约肌收缩）及阴茎反射（刺激阴茎头引起阴茎球海绵体肌收缩）和跖伸反射，可作为脊髓完全性横断的依据。

2）部分性损伤按脊髓横断面损伤的部位不同有：

（1）脊髓半横断综合征：常出现在锐器直接刺伤某一侧的一半脊髓所致。表现伤后出现同侧运动和深感觉障碍，对侧痛觉和温度觉障碍。

（2）脊髓中央损伤综合征：表现为痛觉和温度觉消失而触觉保存的浅感觉分离。如发生在颈段脊髓，出现四肢瘫，以上肢为重，下肢较轻，伴括约肌功能障碍。

（3）脊髓前部损伤综合征：表现为损伤平面以下完全性瘫痪及浅感觉（痛温觉）迟钝或消失，但因后索完整，故深感觉尚保存。有括约肌障碍。

（4）脊髓后部损伤综合征：以深感觉障碍为主，痛觉、温度觉仍存在。

（5）脊髓内出血：产生节段性症状，受伤节段分布区痛温觉消失、触觉基本正常的分离性感觉障碍。肌肉呈下运动神经元瘫痪，与脊髓空洞症的神经损害症状相似。

3. 脊髓压迫

早期常由碎骨片、移位椎体、异物、椎间盘突出、硬脑膜外血肿和硬脑膜下血肿等引起，晚期可由硬脊膜增厚、慢性血肿等所致。脊髓各节段受压损伤的症状亦有所不同。

4. 脊髓各节段损伤的特点

1）颈段和上胸段损伤

（1）高颈段（$C_{1\sim4}$）损伤：部分病例也可能合并脑干损伤。$C_{1\sim2}$段损伤患者可立即死亡。$C_{2\sim4}$段因有膈神经中枢，无论直接挫伤或下部挫伤，水肿向上扩延，可使膈肌和其他呼吸肌瘫痪，患者呼吸困难，但也很快致命。损伤水平以下四肢瘫均为痉挛性瘫痪。括约肌功能和性功能也完全丧失。感觉障碍方面，由于三叉神经脊髓束损伤，面部感觉丧失，而口唇和其周围、鼻尖、鼻翼的感觉保留（此部感觉纤维终于延髓下端的三叉神经脊束核故不受损），呈"洋葱皮型"感觉障碍（Dejerine 型脊髓损伤综合征）。此外，自主神经功能障碍明显，由于排汗和血管运动功能障碍而出现高热 Guttmann 征（鼻腔因黏膜血管扩张、水肿而出现鼻塞），由丘脑下部下降至睫状脊髓中枢（$C_8\sim$胸外侧角）的自主神经纤维受损，出现单侧或双侧的 Horner 征。

（2）颈膨大（$C_5\sim T_1$）损伤：此部损伤可引起肋间神经麻痹，严重地影响呼吸，四肢瘫痪。两上肢表现为弛缓性瘫痪，两下肢呈痉挛性瘫痪。损伤平面以下感觉消失。如 $C_{5\sim7}$ 节尚未受损时，上肢运动功能仍有部分保存，肘关节能屈曲，此时应争取手术，可能挽回 1~2 个神经根，使四肢瘫痪在某种程度上转化为截瘫。括约肌功能和自主神经功能障碍与高颈段脊髓损伤相同。

所有颈段脊髓损伤的患者，在度过脊髓休克期后可出现集合（或总体）反射，表现为刺激下肢时立即出现肌肉痉挛，即引起膝和髋关节屈曲，踝部跖屈，两下肢内收，腹肌强力收缩，反射性排尿（或伴直肠排空），阴茎勃起甚至射精，并有出汗立毛反射。一般在损伤后 7~8 周可建立反射性膀胱。

2）胸中下段（$T_{3~12}$）损伤：除有下肢截瘫及损伤平面以下感觉消失外，可因肋间神经部分麻痹致呼吸功能不全。脊髓休克期度过后可有集合反射，并出现反射性膀胱，阴茎勃起及射精等症状。T_6 节段以上（包括颈段脊髓）的损伤，在脊髓休克期中可出现交感神经阻滞综合征，表现为血管张力丧失、血压下降、脉搏徐缓、体温随外界的温度而变化，并可呈嗜睡状态。在晚期也可出现自主神经反射过度综合征，表现为严重头痛、头晕、心悸、恶心，偶有呼吸困难。

3）腰膨大（$L_2~d_2$）损伤：第 10 胸椎与第 1 腰椎髓节相对应，此部以下损伤的特征为下肢呈弛缓性瘫痪，提睾、膝腱反射均可消失，腹壁反射存在，而跟腱反射保留甚至可能增强并出现踝阵挛。此部损伤时须注意腰神经有无损伤，保留腰神经就可以保留髋和膝关节的运动，有利于患者站立及步行。

4）脊髓圆锥（$d_{3~5}$）及马尾损伤：正常人脊髓终止于第 1 腰椎体的下缘，因此，第 1 腰椎骨折可发生脊髓圆锥损伤。脊髓圆锥内有脊髓排尿中枢，损伤后不能建立反射性膀胱，只能形成自律性膀胱，出现大小便失禁，并有阳痿、直肠括约肌松弛及臀肌萎缩，会阴部皮肤鞍状感觉缺失。膝腱和跟腱反射存在，肛门和阴茎反射消失。如果损伤仅只在圆锥部可无肢体瘫痪。第 2 腰椎以下的椎骨骨折及脱位，仅能损伤马尾神经，且多为不完全性损伤。表现为平面以下下肢弛缓性瘫痪，腱反射消失，感觉障碍不规则，括约肌和性功能障碍明显，没有病理性锥体束征。

（二）脊髓损伤的检查方法

1. 全身检查

要注意有无其他脏器复合伤存在。做任何检查及搬动患者时，注意勿加重脊髓损伤。

2. 局部检查

清醒患者在脊髓损伤的局部有压痛、肿胀、畸形及棘突分离等现象。

3. 神经系统检查

脊髓损伤患者的神经系统检查所见一般与相应部位的脊髓肿瘤相同，只是在病理改变及其临床经过有不同而已。

4. X 线检查

骨 X 线摄片检查可以判断脊柱损伤的部位、类型、程度、移位方向以及有无骨片刺入椎管等，可根据 X 线片估计脊髓损伤平面及其程度。骨 X 线检查需拍摄标准前后位、侧位和双斜位片，尤其是颈椎损伤。若结合临床神经系统检查结果，可以进一步判断脊髓和神经损伤的程度和平面。

损伤时的骨折或脱位的移位情况，有时不一定在 X 线片中正确显示，因为外力作用消失之后，移位的骨折端有时可自行复位，"所谓瞬间脱位"，同样引起神经损伤。此外，也可因患者在被搬运过程中出现骨折端的移位增加或部分获得纠正，甚至完全复位。如颈椎高位瞬间脱位，引起严重的脊髓损伤，但在 X 线片中却不存在骨折或脱位，反之有的在侧位像上显示明显椎体移位，可能没有脊髓神经完全横断症状，只表现为部分损伤。这种情况多发生在下腰部，由于该部位椎管直径较大，相对马尾神经较细，神经不易被压迫。因此 X 线检查必须与临床检查相结合，才能做出正确的诊断。

5. CT 检查

CT 检查可以了解骨折部位、移位情况以及椎间盘、黄韧带对硬脊膜、脊髓及神经根的压迫情况，对治疗方案的选择也有一定的参考价值。

6. MRI 检查

MRI 能较好地显示椎管内及神经根内软组织的成像。能通过冠状面和矢状面的成像，并根据硬脊膜外或神经根周围脂肪的减少、消失等差异来判断硬脊膜或神经根是否受压，尤其对椎管侧隐窝狭窄，较 CT 成像更清晰。MRI 的优势在于显示椎管内病变分辨力强。对神经根、硬脊膜压迫程度，对椎间盘突出物的形成和它对后纵韧带骨化类型以及椎管狭窄程度和脊髓是否受到压迫，都比 CT 检查显示得完整。在观察脊髓和椎管损伤，以及确定其部位和脊髓损伤的性质是水肿、血肿、压迫或萎缩等方面也优于 CT。

7. 电生理检查

最主要的目的是确定截瘫程度。完全性脊髓损伤时 SEP 无诱发电位波形出现，不完全损伤时，则可出现诱发电位，但波幅降低及（或）潜伏期延长，其中尤以波幅降低意义更大。

8. 腰椎穿刺及压迫颈静脉试验

观察椎管是否阻塞，脑脊液是否含血等，对进一步诊断处理有帮助。但必须注意患者体位，防止加重骨折脱位造成的症状。

（三）鉴别诊断

1. 脊椎结核

脊椎结核可引起截瘫，但无明显外伤史，病程进展缓慢，可见椎体破坏，椎间隙变窄，且有椎旁脓肿，并伴有低烧、消瘦、血沉增快等临床表现。

2. 脊椎肿瘤

脊椎肿瘤可引起截瘫，无外伤史，病程缓慢，椎体有破坏，但椎间隙一般不变窄，无椎旁脓肿，伴有恶病质表现。

3. 颈椎病

颈椎病可引起截瘫，多见于中老年人，无明显外伤史，椎体前后缘及小关节均有增生，钩椎关节变尖，椎间隙可变窄等。

三、治疗措施

（一）正确的急救与运送

必须采用防止脊柱脊髓损伤加重的搬运方法和器具，最好快速直达有相应救治条件的医院。瘫痪发生率的高低与有无急救训练及运送工具有显著关系，故应加强宣传教育，提高全民急救防瘫的意识和能力。

（二）早期治疗

脊髓损伤发生后，局部将出现由出血→水肿→细胞变性→脊髓坏死的一系列进行性的病理变化，只有在脊髓发生坏死之前进行有效治疗，才能对保存脊髓结构的完整和促进功能的恢复发挥作用。脊髓损伤后 6~10 小时是治疗的黄金时期，如伤后入院已超过

24 小时，也应积极创造条件尽早手术。

（三）手术治疗

手术处理包括脊柱骨折处的减压、不稳定性骨折的内固定以及应用大网膜脊髓血运重建等。

1. 手术指征

①符合脊柱骨折的手术指征者，如损及中柱或后柱的不稳定性骨折，以及脊柱骨折脱位；②不完全性脊髓损伤，或脊髓恢复过程突然中止，需做脊髓探查者；③影像学证实有椎间盘突出、椎体或椎板突入椎管压迫脊髓者。对完全截瘫及患者条件甚差以及局部有感染者，不宜手术或宜慎重考虑。

2. 手术入路

常选用后路减压探查并同时经椎弓根行复位固定；亦有人提倡用经前路切除后凸的椎体，同时植骨融合，并行椎体钢板固定；亦可对胸腰椎骨折经侧前方切除部分椎板及椎弓根，并行环形或半环形减压。手术入路应根据病情及部位而定，颈椎椎体爆裂骨折或骨折脱位，可经前路椎间盘及椎体切除，植骨融合。

3. 脊髓探查

软脊膜对脊髓有较大约束力，脊髓肿胀出血时，需切开软脊膜才能使脊髓得到减压。有肿胀感或囊肿感者，可切开硬脊膜，并经后中线切开软脊膜减压；有囊肿或血肿表现者，可在后中线避开血管，以利刀刃沿后中线切开脊髓，引流出血液及坏死组织，利于改善局部血液循环，保护白质不受损伤。

（四）药物治疗

药物治疗脊髓损伤的作用在于停止或逆转损伤后病理生理改变，包括防止神经组织进一步破坏，减轻病变周围的水肿和炎症，抑制胶质屏障形成和胶原瘢痕组织，刺激纤维再生并穿过病变部位，构成完整的突触，以恢复正常的功能。实验证明，一些药物对脊髓损伤有明显的治疗作用。

1. 脱水剂

各种急性脊髓损害中，组织的水肿反应是一种重要的病理改变，由于软脊膜的包裹，使脊髓组织受压而发生坏死，易导致不可恢复的瘫痪，故积极处理病变组织的水肿，有相当重要的作用。由于有些患者因条件限制不能立即手术，因此选用较强的脱水剂，如尿素、甘露醇、甘油等，可减轻脊髓水肿，达到一定治疗效果，但脱水剂使用不宜过长，否则有引起低血钾和肌无力症等潜在危险。在治疗时要密切观察肾功能情况。此外，脱水剂仅能减轻脊髓病变的水肿，但不能阻止缺血或出血和防止瘫痪的进展。

2. 肾上腺皮质激素

地塞米松 5 ~ 10 mg 或氢化可的松 100 mg，静脉滴注。脱水药和肾上腺皮质激素一般使用 1 周左右。此外，甲泼尼龙可增加脊髓血流量，减少脊髓类脂质过氧化和组织变性，促进脊髓冲动的产生。Mean 报告脊髓损伤后 1 小时使用大剂量甲泼尼龙可保持脊髓微血管灌注，明显增强脊髓伤后功能的恢复。

3. 甲状腺激素

文献报道，在动物和患者脊髓损伤后均有甲状腺功能受抑制。国外有人实验证明，甲状腺激素能促进脊髓损伤的功能恢复。机理推测可能是增加了脊髓的血流。

4. 纳洛酮

脊髓损伤后可释出内腓肽使自动调节丧失，从而引起局部血流降低，纳洛酮可阻断内腓肽的这种病理生理反应，增加局部血流，减轻脊髓损伤。实验证明纳洛酮对脊髓损伤早期（伤后1小时）和后期（伤后4小时）均有治疗作用，功能恢复比对照组明显。

5. α-甲基酪氨酸

研究认为，脊髓伤后去甲肾上腺素含量增加，是灰质出血坏死的直接因素。α-甲基酪氨酸是去甲肾上腺素的抑制剂，可减少病变处去甲肾上腺素的堆积。在损伤后15分钟给药，可防止出血性坏死。

6. 胰蛋白酶

机理可能与胰蛋白酶有助于脊髓神经再生抗炎和减少胶原、结缔组织瘢痕有关。苏联学者用胰蛋白酶和弹性蛋白酶的实验观察，同对照组比较，显示出酶治疗的效果，且以两种酶合用者为著。

7. 可乐定

可乐定是一种α₂受体激动剂，对中枢神经系统的α₂受体有高度选择性，并能影响在脊髓回路中相互密切联系的5-羟色胺能及多巴胺能神经元，故被试用于脊髓损伤而取得显著效果。有人报告脊髓损伤（胸段）后用可乐定处理者，原已消失的皮质感觉诱发电位均重新出现，肢体的感觉运动及自主神经功能均完全恢复，即使伤后数周才用药也一样出现功能恢复，但以伤后立即进行治疗效果为好。

8. 二甲亚矾（DMSO）

这是一种特殊的化学药品，兼有脂溶性和水溶性，易透过血脑屏障，许多实验显示DMSO以脊髓损伤的疗效较肾上腺素为高，恢复运动功能更为迅速。机制相当复杂，归纳起来有稳定溶酶体膜，保护细胞膜和神经组织的作用，增加中枢神经系统的血流，可能同抑制血小板聚集，防止产生血栓及阻塞血管有关。此外还可增加组织的氧代谢、利尿以减轻或消除水肿，包括消除脊髓水肿，抗炎和抑菌作用。

9. 其他

文献报道氨茶碱、α-甲基多巴、6-羟基多巴胺、双硫醒、异丙肾上腺素、胍乙啶及溴苄胺等均有减轻脊髓病变的作用。

（五）高压氧治疗

高压氧可提高脊髓损伤段的氧张力及弥散率，改善其缺氧，从而保存脊髓白质神经纤维，免于退变坏死而使截瘫恢复。

对完全性脊髓损伤与较重不完全性脊髓损伤患者，只要全身情况许可，应于伤后6~8小时进行，每次高压氧治疗用2个大气压①，2小时治疗，一天行2~3次，两次间隔6个小时，共进行1~3天。

（六）预防和治疗并发症

除上颈段脊髓损伤可致患者很快死亡外，脊髓损伤后呼吸肌麻痹，呼吸道及泌尿系

---

① 1个大气压=0.1 MPa。

感染、压疮等，都是截瘫早期的常见并发症和死亡的主要原因。因长期截瘫导致的心肺肾功能不全、慢性消耗营养不良等则是截瘫后期的主要死因。从受伤发生截瘫的急救运送之时起，直至其恢复期中，都应积极预防及治疗并发症，尤其强调预防重于治疗的积极作用，才能使患者顺利康复。

（七）功能锻炼

功能锻炼可促进全身气血流通，加强新陈代谢，提高机体抵抗力，防止肺部感染、压疮和尿路感染等并发症。早期功能锻炼，应在保护脊柱稳定性的同时，鼓励患者对未受累的肌肉和肢体进行主动锻炼，以防止肌肉萎缩，并可为功能重建打下基础。患者应在医护人员的指导下每日定时锻炼，主动锻炼，重点是颈部、上肢和腰脊部的锻炼。也可以借助器械进行锻炼，如扩胸器和握力器等，以增强上肢肌肉和胸大肌的肌力。对瘫痪的下肢，亦应在医护人员的指导下进行被动活动，防止肌肉萎缩和关节僵直。活动由足趾开始，循序锻炼踝、膝、髋关节的屈伸运动，预防爪形趾及足下垂的发生。3个月后可练习抓住床上支架坐起，或坐轮椅活动，然后练习站立位所需的平衡动作。站立时，应注意保护膝部，防止摔倒，亦可采用靠墙手推双膝法，或用下肢支架保护，在双杠扶手中学习站立。站稳后，再练习前进和后退步行动作。最后练习扶双拐行走，达到生活自理，到户外活动的目的。

在整个功能活动期间，可配合针灸、理序和按摩。针灸和理疗可提高瘫痪肌肉的肌力，帮助肢体功能重建。早期按摩可以预防肌肉萎缩和关节僵直。

功能锻炼期间，应根据截瘫的平面和功能恢复情况，做好职业训练，如写字和画图等，使患者学会技术和专业知识，以增强战胜疾患的信心。

四、护理要点

（一）做好基础护理

大多数脊髓损伤患者是四肢瘫或截瘫，长期卧床易发生三大并发症。因此做好基础护理，预防三大并发症是早期康复训练的基础。

1. 压疮的预防

卧床患者因为截瘫部位无感觉，又不能随意翻动体位，皮肤及皮下组织长期受压易发生压疮。因此，应坚持为患者2小时翻身1次，颈段脊髓损伤患者翻身时要保持头颈躯干成一直线并固定好颈部，使用气垫床，保持床铺平整干燥，保持患者皮肤清洁干燥。擦浴后在骨隆突处涂以滑石粉，并按摩受压部位。

2. 肺部感染的预防

脊髓损伤患者因疼痛不敢深呼吸，平卧位也不利于呼吸。因此肺及气管内分泌物不易排出，容易发生肺炎。特别是颈段脊髓损伤患者，肋间肌及腹肌均麻痹，只剩膈肌作用。因此肺的膨胀不全，更易发生肺炎。因此要帮助患者定时翻身拍背排痰，鼓励患者多饮水，痰液黏稠者雾化吸入稀释痰液，利用痰液排出，保持呼吸道通畅。

3. 泌尿系感染的预防

脊髓损伤患者伤后多有排尿功能的暂时性或长期性改变，因此大部分患者要留置导尿，加上患者长期卧床易发生泌尿系感染，因此要帮助患者保持尿道口清洁，鼓励患者多饮水，每日用氯己定棉球消毒尿道口2次并更换尿袋，保持尿管引流通畅。

（二）防止关节挛缩

躯干和肢体的正确体位，有助于预防关节挛缩和压疮。肩关节应处于外展位，以减少后期发生挛缩和疼痛；腕关节通常用夹板固定于功能位；手指应处于微屈位，每日进行髋膝关节被动伸屈外展内旋活动5~6次，每次5分钟。给患者双足穿防旋鞋或使踝关节处于背屈90°，防止踝关节屈曲挛缩。

（三）日常生活活动的训练

具有不同程度躯干和上肢障碍的四肢瘫患者，训练日常生活活动尤为重要，自理活动，如吃饭、梳洗、上肢穿衣，患者在床上进行移动，并逐渐过渡到从床上移动到轮椅上，大多数截瘫患者可独立完成。

（四）心理护理

患者大部分是在正常劳动情况下，突然受到外来伤害，思想上没有任何准备，常表现为焦虑、惊恐不安，担心生命有危险，以后生活不能自理，没有经济来源，以致悲观绝望，不思饮食，不配合治疗工作。因此应针对这些情况主动关心体贴患者，了解患者的心理情况，鼓励患者树立战胜疾病的信心，向患者讲述脊髓损伤患者肢体功能锻炼的基本知识及简单的操作方法，告诉患者只要坚持锻炼与治疗是会取得不同程度的功能恢复，告诉患者保持正常饮食会增加机体抵抗力，预防并发症发生。

五、健康指导

（一）早期的功能干预

康复应在患者入院后尽早介入，以预防并发症。预防关节挛缩和压疮的发生非常重要，让患者进行一些主动活动以防止失用性萎缩，同时给患者一种参与训练的感觉，而不是简单的被动接受治疗，应早期对患者及家属进行教育，积极配合康复训练。

（二）预防肌肉萎缩的训练

脊髓损伤的患者可运用工作肌群完成平时不能做的活动代偿丧失功能的肌群，如颈部损伤的患者可用肩外展和外旋通过重力来使肘伸展。选择性牵拉特定肌群，对脊髓损伤患者完成功能性作业是重要的，如牵拉绳肌，使仰卧位与直腿抬高接近120°，有利于进行转移性活动和穿袜、裤、鞋及膝、踝、足活动。牵拉胸前肌使肩关节充分后伸，有利于床上运动转移和轮椅上的作业。牵拉髋和踝屈肌对行走摆动和站立稳定很重要。每日定时进行肌肉按摩和牵拉，再配以针灸理疗。制订肌力训练计划，每日按计划训练，并每日评估肌力进展情况。

（三）手功能训练

四肢瘫患者大部分时间应训练手功能。运用指屈肌缩短来发展功能性的肌腱固定术抓握，提供给患者健身球或让患者主动抓握笔来训练患者抓握和手指屈曲灵活性，对于不能主动伸腕的患者可用夹板来保持该关节活动度，或被动帮助患者伸腕关节。

（王桂兰）

第五节　四肢血管损伤

四肢血管损伤多见于战时，但日常的创伤日趋复杂，以及某些特殊部位的创伤骨折，或对其处理不当等，也常造成肢体血管损伤。对肢体血管损伤必须及时、准确地做出诊断，争分夺秒地予以处理。否则，轻者引起肢体缺血性挛缩、畸形，严重者影响功能，甚至引起肢体坏死截肢或引起其他严重后果。

一、病因

四肢血管损伤在战时、平时均较常见，大多数表现为开放性损伤，如切割伤、枪弹伤和炸伤等，闭合性损伤较为少见。近年来，医源性如血管穿刺、插管造影以及手术误伤血管也有所增加。其中股浅动脉、肱动脉和腘动脉的损伤占总数的80.5%。四肢动脉损伤常合并伴随的静脉、神经及附近骨骼损伤。

二、损伤类型

（一）完全断裂

血管完全断裂后，断端收缩痉挛，同时因失血性休克血压下降，促进血栓形成而使管腔闭塞。

（二）部分断裂

血管部分断裂时，由于血管壁收缩，使裂口更加扩大，出血不易停止，后果更为严重。

（三）血管挫伤

血管挫伤时，由于内膜及管壁损伤。引起血栓形成，血流中断。由于没有出血现象，易延误诊断。

（四）血管受压

由骨折、脱位、骨筋膜室高压等因素所致。

三、病情评估

（一）受伤史

有四肢主要血管径路的各种外伤、火器伤、骨折、脱位等病史。

（二）症状和体征

1）四肢火器贯通伤或非贯通伤，有喷射性大出血，若伤口小，可迅速形成搏动性血肿，患者常伴有休克等全身症状。

2）闭合伤时，由于直接或冲击波损伤，可发生大血管破裂或挫伤，可见损伤处软组织严重肿胀，有时可触及与脉搏一致的搏动，或搏动性血肿。

3）肢体远侧循环不佳，皮肤颜色苍白，毛细血管反应差，伤侧足背动脉或桡动脉搏动微弱或消失，皮肤温度较健侧低。合并神经损伤时，也可出现神经功能障碍。

4）静脉损伤后常有血栓形成，迅速出现肢体肿胀。动脉、静脉同时损伤，则在恢复动脉血流后开始出现肢体肿胀。静脉血栓形成范围较广，如下肢的股深静脉或髂静脉、上肢的腋静脉等有血栓形成，充血及肿胀十分严重，可导致肢体缺血坏死。

5）动脉和伴行的静脉一同受伤而且互相沟通时，即形成动脉瘘，可听到连续性隆隆性杂音，左心收缩期增强，摸诊可摸到明显的持续性震颤。

6）诊断可疑或有困难时，多普勒超声血流检查和血管造影对诊断有帮助。但血管造影是损伤性检查方法，应掌握指征。

有时血管痉挛可以使伤部远端脉搏消失，皮肤发凉，与动脉挫伤、栓塞和完全断裂不易鉴别。可给用交感神经节阻滞和盐酸罂粟碱观察反应，如症状仍不能改善，应果断进行手术探查。

7）确诊血管损伤后，术中尚需了解损伤的类型，如血管裂伤、横断伤、挫伤等。要仔细探查，严重挫伤可致血管肌层剥脱，但外膜仍完整，易漏诊或误诊。数小时后损伤处还可形成血栓，造成血流中断，有时血管破孔处被血凝块堵住，出血暂停，但有血凝块被冲击而再度引起大出血的可能。

（三）诊断和鉴别诊断

应和四肢神经损伤和动脉、静脉、毛细血管损伤相鉴别。四肢血管损伤常合并神经损伤，神经损伤的特点是损伤肢体远端出现畸形、感觉障碍、运动障碍和反射障碍，还可伴有血管舒缩、汗腺分泌和营养障碍等。动脉出血，血色鲜红，呈喷射状，随心脏的搏动而增强，发生于血管断裂的近心端；静脉出血，血色暗红，持续溢出，发生于血管断裂的远心端；毛细血管出血，血色虽鲜红，但来势缓慢，从伤口组织间缓慢渗出。

四、急救措施

治疗原则是紧急的暂时止血和血管重建手术。

（一）急救止血

1. 指压法

亦称压点法。是用手指、手掌或拳头压迫伤口近心端动脉经过骨骼表面的部位，阻断血液流通，达到临时止血的目的。适用于中等或较大动脉的出血，以及较大范围的静脉和毛细血管出血。指压法止血属应急措施，因动脉有侧支循环，故效果有限，应及时根据现场情况改用其他止血方法。实施指压法止血，应正确掌握四肢等处的血管行径和体表标志。

2. 加压包扎法

体表及四肢出血，大多可用加压包扎和抬高肢体来达到暂时止血的目的。用急救敷料压迫创口加压包扎即可止血，若效果不满意，可再加敷料用绷带或叠成带状的三角巾加压包扎。包扎时敷料要垫厚、压力要适当、包扎范围要大，同时抬高患肢以避免因静脉回流受阻而增加出血。此方法适用于小动脉和小静脉出血。

3. 填塞止血法

将无菌敷料填入伤口内压紧，外加敷料加压包扎。此方法应用范围较局限，仅在腋窝、肩部、大腿根部出血，用指压法或加压包扎法难以止血时使用，且在清创取出填塞物时有再次大出血的可能，应尽快行手术彻底止血。

4. 屈曲肢体加垫止血法

多用于肘或膝关节以下的出血，在无骨关节损伤时可使用。在肘窝或腘窝部放置一绷带卷，然后强屈关节，并用绷带、三角巾扎。此法患者痛苦较大，有可能压迫到神经、血管，且不便于搬动患者，不宜首选，对疑有骨折或关节损伤的患者，不可使用。

5. 止血带止血

适用于股动脉、腘动脉和肱动脉损伤引起的大出血而不能用加压包扎法止血时。一般上臂缚在上 1/3，大腿在中部；如肢体已无法保留，止血带应缚在伤口稍上方处。缚止血带处应加衬垫，以免压坏皮肤。止血带的松紧度，以阻断动脉出血为度，但不可过松，否则只能阻断静脉血回流，而不能阻断动脉血，反而增加出血。上止血带的时间应尽量短，应争取在 1.5～2 小时采取进一步的止血措施。若止血带使用不当，则可带来严重并发症，以致引起肢体坏死、肾衰竭。

6. 钳夹止血法

禁忌用血管钳盲目钳夹出血血管，特别是动脉钳夹后管壁破坏，丧失直接修补的机会。宜在损伤动脉近端用压迫止血法。

（二）抗休克

血管损伤伴有休克者，应及时补充有效血容量。一般先输入乳酸钠林格氏溶液，或右旋糖酐和血浆。待配血后，改输入库存血或新鲜血液，并应立即准备手术探查。

（三）手术疗法

大血管的严重损伤，如果处理不及时，会遗留功能障碍，甚至丧失肢体，威胁生命。

1. 损伤血管的清创处理

清洁、消毒伤口周围皮肤。肢体血管损伤时，应将整个肢体的皮肤消毒，以便在术中能检查远段动脉搏动和皮肤颜色，以及必要时可切取自体大隐静脉作移植用。随后冲洗伤口，去除异物，切除无活力的组织，控制出血，先游离出损伤血管的远近两端，直至可应用无创伤血管钳阻断。大血管的横断伤在血压下降时，血管断端可回缩，管腔变窄，断端有凝块，出血可暂时停止，宜仔细寻找，不要遗漏。对钝性挫伤、撕裂伤或爆炸伤，需切除受伤的血管壁直至正常血管壁为止。对损伤血管清创后，应松开近远端动脉的血管夹，观察血流情况，如动脉近端应看到喷射状出血，远端也能看到回血。如无回血，就需用 Fogarty 带囊导管插入远段管腔内取除血栓。如取除血栓后仍无回血，则宜行术中动脉造影，以了解远段动脉血流不畅原因。

2. 血管修复重建术

1）血管吻合术：适合于血管缺损不多，对合后张力不大者。一般吻合小动脉多采用间断缝合，中等动脉可用连续缝合，大动脉也可以用间断褥式缝合。

2）血管移植术：血管缺损较大、断端不能对合或对合后张力较大者，应行血管移植术。自体静脉为理想的移植材料。

3）血管修补术：大血管损伤经清创后，管壁缺损不超过周径的 1/3 者，可取自体静脉片修补缺损。

4）动脉结扎术：适用于①非主干动脉者，如桡或尺动脉、胫前或胫后或腓动脉等；②肢体严重损伤无法保留者；③呈现严重休克及重要器官功能衰竭者。因此，为了挽救患者的生命，只有在可行外围血管转流手术的条件时，才能结扎大血管干。

3. 截肢术仅在下列情况采用

①软组织和骨损伤广泛而不能重建修复时；②肢体组织因缺血已发展成坏死；③保留肢体发生严重脓毒症而无法控制以至威胁患者的生命时。

（四）及早使用抗生素

使用抗生素以预防血管修复或重建术的感染而导致手术失败，伤口污染严重的，同时要注射破伤风抗毒血清。

此外，术后要注意定时观察伤肢血液循环情况，包括伤肢远端动脉搏动、皮温、肤色、浅静脉及毛细血管充盈情况。如远端动脉搏动突然减弱或消失，皮温下降，肤色苍白，须考虑损伤、修复或移植血管并发血栓栓塞，应及时再次手术。术后每日静脉滴注低分子右旋糖酐 500 ml，3～5 日，以抑制血小板聚集和对血管壁的黏附性，从而改善伤肢的微循环。

五、监测

1）血管损伤伴有休克者，应迅速建立输液通道，及时补充有效血容量，给予验血型、配血，并立即做好手术探查前的准备工作。

2）血管损伤合并复合伤者，应严密观察、监护重要生命征象，包括神志意识、呼吸、脉搏、血压及尿量等。术后定时观察伤肢及血液循环情况，包括伤肢远端动脉搏动、皮温、肤色、浅静脉及毛细血管充盈情况，发现异常及时报告医生。

3）术后石膏固定伤肢于血管松弛位，嘱患者 5～6 周开始练习活动。

4）术后伤肢置于与心脏同一平面，过低会影响静脉回流，过高可因肢端供血不足引起手指或足趾坏死。

5）保持室温在 23～25℃，避免寒冷、疼痛刺激、情绪变化等不良因素影响。室内禁止吸烟。

大血管损伤若救治不当，可危及生命。应根据受伤史及临床检查，做到早期诊断、早期治疗，避免漏诊。

（王桂兰）

第十一章 常用护理技术

第一节　环甲膜穿刺

环甲膜穿刺仅仅是呼吸复苏的一种急救措施，不能作为确定性处理。

一、适应证

1）注射麻醉药物，为气管内其他操作做准备，如支气管镜检查时做气管内麻醉。
2）注射治疗药物，如支气管内膜结核的治疗。
3）湿化痰液。

二、禁忌证

有明显出血倾向者及不能合作的患者。

三、物品准备

备常规消毒用治疗盘、环甲膜穿刺包［内有细硅胶管（长 15 ~ 20 cm）、血管钳、5 ml 和 10 ml 注射器、7 ~ 9 号针头（解除喉梗阻时用粗套针）、16 ~ 18 号针头（留置导管用）］、纱布、棉球、无菌手套、2% 普鲁卡因、1% 丁卡因。

四、操作方法

1）穿刺前向患者说明目的，消除顾虑，以取得合作。
2）有剧烈咳嗽者术前半小时给予可待因 0.03 g（急救者除外）。
3）做普鲁卡因皮内试验（急救者除外）。
4）取平卧位或半卧位，垫高肩背部，头向后仰，常规消毒皮肤，铺孔巾。
5）术者以一手的拇指及中指固定气管，食指紧压穿刺点，另一手持连接细硅胶管的穿刺针头于穿刺点垂直刺入，当到达喉腔待有落空感即形成人工气道，患者可有反射性咳嗽，拔出针芯，留置导管于气管内，以胶布固定，外露部分以消毒纱布覆盖。

五、护理

1）穿刺时进针不要过深，以免损伤喉后壁黏膜。
2）必须回抽有空气，确定针尖在喉腔内才可注射药物。
3）注射药物时嘱患者勿吞咽及咳嗽，注射速度要快，注射完毕后迅速拔出注射器及针头。
4）用消毒干棉球压迫穿刺点片刻。针头拔出以前应防止喉部上下运动，否则容易损伤喉部的黏膜。
5）注入药物以等渗盐水配制，pH 值要适宜，以减少对气管黏膜的刺激。

6）在初期复苏成功后应改做正规气管切开或立即做消除病因（如异物的摘除等）的处理。

7）环甲膜穿刺通气用的针头及 T 形管应作为急救常规装备则消毒备用。接口必须紧密不漏气。

8）个别情况下穿刺部位有较明显的出血时应注意止血，以免血液反流入气管内。

（王立香）

第二节　气管插管

将一特制的气管内导管经声门置入气管的技术称为气管插管。气管插管是建立人工气道的可靠途径，也是进行人工通气的最好办法。它便于清除呼吸道分泌物，维持气道通畅，减少气道阻力，也有利于减少呼吸道解剖无效腔，保证有效通气量，为给氧、加压人工呼吸、气管内给药等提供了条件。因此，气管插管不但是临床麻醉中不可缺少的，而且在急重症患者的救治中也具有极其重要的作用。

一、适应证

1）严重呼吸衰竭，需人工吸痰、供氧及气管内给药者。

2）昏迷患者自主清理气管、支气管分泌物能力较差者。

3）需要在一段时间内使用机械辅助通气者。

4）上呼吸道梗阻，需迅速建立人工气道者，如颈部肿块或颈部炎性肿胀压迫喉及支气管，食管巨大异物压迫气管引起呼吸困难者。

5）心肺复苏时。

6）其他，如外科手术中施行气管内麻醉者；胸部手术后因疼痛不能深咳痰液潴留等。

二、禁忌证

1）主动脉瘤压迫气管者。

2）咽喉部脓肿。

3）颈椎骨折脱位者。

4）下呼吸道分泌物潴留所致呼吸困难，难以从插管内清除者，应做气管切开。

5）喉头水肿、急性喉炎、喉头黏膜下血肿、插管创伤引起的严重出血等。此类患者在面罩给氧下行气管切开较安全。

三、物品准备

①喉镜。②气管导管：多采用一次性的塑料管，根据患者年龄、性别、体型等选择

不同长度和粗细的导管。成年男性一般 36～40 号，女性 32～36 号；小儿号数常为：1～7 岁，年龄＋19；7～10 岁，年龄＋18；10～14 岁，年龄＋16。③其他：牙垫、导管管芯、吸引装置、给氧装置等。

四、操作方法

（一）经口气管插管

选用适当号码的气管导管，其套囊以大容量低压型较好。8 岁以下儿童选用无套囊的导管。选用适合患者的咽喉镜片。对半清醒患者以 2%～4% 利多卡因对口腔、舌面、舌根、咽喉部喷雾局麻 3～5 次。但抢救急、危、重患者时，可以在无麻醉下插管，清醒患者宜作气管切开。操作步骤如下：

1. 患者仰卧，头尽量后仰，检查口腔有无义齿及牙齿松动。如喉头暴露欠佳，可肩背部下垫薄枕。

2. 左手持喉镜柄，右手拇指推开患者下唇，用喉镜片将舌体推向左侧，沿舌背面向咽喉部缓慢进入，先暴露悬雍垂，后暴露会厌。

3. 喉镜片前端置于会厌软骨前，并向上提起，暴露声门。

4. 看到声门后，将气管导管轻轻插入声门，其深度以越过声门 3～5 cm 为宜，过浅易致导管滑出，过深则易插入一侧主支气管。如看不到声门，可在会厌缘的正中方向插入导管，探索声门。

5. 放入牙垫，用胶布将导管固定。

6. 将套囊注入空气（3～5 ml），注气量不宜过多，以气囊恰好封闭气管而不漏气为原则。

7. 胸部听诊以确定导管的位置和深度，如一侧呼吸音降低常提示导管插入过深。

（二）经鼻气管插管

较经口插管困难、损伤大，但患者对导管留置较长时间易于耐受。

1. 经鼻盲探插管

1）插管前用麻黄碱滴鼻数次，再滴入少许液状石蜡，清醒患者应做咽后壁 1% 丁卡因喷雾表面麻醉。

2）右手持导管顺鼻腔的方向插入，出后鼻孔后左手托患者枕部并改变头颈部的前俯或后仰角度，右手调整导管口位置，找到导管气流响声最强的部位。

3）在患者吸、呼气时将导管插入，进入气管后导管的推进阻力减退，管内呼吸音清晰。插入过程中，禁忌用暴力推进。如头部前驱过度，常误入食管，虽有阻力减退感觉，但管内无呼吸音；如头部太后仰又易使导管抵触到会厌与舌根之间，推进阻力增大。如果一侧鼻孔屡试无效，可换另一鼻孔。

2. 经鼻明视插管术

气管导管插入后鼻孔操作同经鼻盲探插管，以后步骤同经口气管插管。

五、护理

1）对呼吸困难或呼吸停止者，插管前应先行人工呼吸、吸氧等，以免因插管费时而增加患者缺氧时间。

2）插管前检查各种用具必须完备无缺，导管套囊无漏气现象。

3）根据患者年龄、性别、身体大小选择粗细适当的气管导管进行插管，男性选用F36～40号，女性可用F32～36号。

4）插管动作要轻巧、准确、迅速。

5）导管插入气管后应检查两肺呼吸音是否对称，防止误入一侧支气管导致对侧肺不张。

6）插管后随时检查导管是否通畅，有无扭曲。吸痰时尽量注意无菌操作，并且每次吸痰时间不应大于15秒。必要时，先予吸氧片刻后再吸引，以免加重缺氧。

7）插管时间一般不超过48小时。

8）插管后患者禁食，并插胃管从胃管注入流质以维持胃肠营养，由于口腔失去咀嚼运动，口干、异味加重；另外，口腔插管者，由于口内插管时要用牙垫填塞固定，不利口腔清洁。对此，应用过氧化氢液加生理盐水冲洗，去除口腔异味，减少溃疡面发生。还应用温水棉签擦洗鼻腔，湿润鼻黏膜，保持清洁，液状石蜡涂于口唇或鼻腔保护黏膜。

9）气管插管本身增加了食管的长度和阻力，加之失去鼻黏膜的正常保护，因此宜经食管滴注适量的生理盐水，刺激患者咳嗽，防止黏稠的分泌物结痂。生理盐水配制：液体内加入适量抗生素，每次吸痰前滴注气道5～10 ml。

（王立香）

第三节　气管切开术

通过气管切开，防止或迅速解除呼吸道梗阻，或取出不能经喉取出的较大的气管内异物。气管切开可减少呼吸道解剖无效腔的50%，增加有效通气量，也便于吸痰、气管内滴药、加压给氧等。

一、适应证

1. 喉梗阻

咽喉部炎症、肿瘤、异物、外伤或瘢痕性狭窄等因此引起的急、慢性喉梗阻，导致缺氧、窒息者。

2. 下呼吸道分泌物阻塞

各种原因引起的昏迷、下呼吸道炎症、胸部外伤或手术后不能有效咳嗽排痰以致下呼吸道分泌物阻塞者。

3. 需辅助呼吸者

需要较长时间应用呼吸机辅助呼吸者。

4. 预防性气管切开

某些头颈、颌面部、口腔等部位的手术，为了便于气管内麻醉及防止血液、分泌物流入下呼吸道，可做预防性气管切开。

5. 其他

某些需行气管内麻醉手术而又不能经口鼻插管者，呼吸道异物不能经喉取出者等。

二、禁忌证

严重出血性疾病或气管切开部位以下占位性病变引起的呼吸道梗阻者。

三、物品准备

气管切开包、2%碘酒棉球、75%乙醇棉球、无菌钳1把（消毒皮肤用）、无菌纱布数块、弯盘1个、10 ml注射器及7号针头各1个、皮下麻醉剂。

四、操作方法

1）患者仰卧肩背部垫一小枕，头向后仰并固定于正中位。如患者呼吸极度困难，不能平卧，可先采取半卧位，显露气管时再平卧。患者头部必须保持正中位，必要时，由专人固定患者的头部。

2）颈部皮肤常规消毒后，在颈正中线，甲状软骨下，做局部浸润麻醉。

3）以左手拇指、中指固定甲状软骨，食指置于环状软骨上方，右手持刀在颈前正中自环状软骨至胸骨上窝上1~1.5 cm处，做一3~5 cm长的切口。分离皮下组织。再沿中线切开颈浅筋膜，分离舌骨下肌群，将甲状腺峡部向上推开，暴露气管。

4）切开气管的第3、第4或第4、第5软骨环，撑开气管切口，吸出气管内分泌物及血液。

5）插入合适的气管套管或带气囊气管套管（用于接人工呼吸机），如气管切口过小可适当延长，也可将已切开的软骨环切除一部分，使其成圆孔。

6）在切口缝合1~2针，套管口周围覆盖消毒湿纱布。将气管套管系带在颈后结扎，使套管固定。

五、护理

1）危急患者，以紧急切开气道为原则，可不麻醉，先切开气道后止血。或者先做环甲膜穿刺，保证气道通气后再做气管切开。

2）术后最好有专人护理，初期吞咽流质饮食可发生呛咳，成人应训练吞咽食物后呼吸稍停。婴儿可给鼻饲。

3）注意检查气管套管系带的松紧度，太紧容易压迫颈部血管，太松容易使套管脱管。一般系带与颈部皮肤之间能插入一食指较为适宜。定时更换套管口处覆盖的湿纱布。术后，将盐水湿纱布（无菌）双层轻盖套管口上面，经常更换，保持湿润，以便湿润空气、滤过空气并防止异物坠入气管。

4）必须经常保持套管通畅，气管内分泌物较多时，应及时清除，分泌物过于黏稠，可采用 0.5% ~ 2% 新霉素或庆大霉素 4 万 U 以及 α - 糜蛋白酶液套管内滴入，每日 3 次（或随时滴入）；蒸汽吸入疗法，或雾化疗法，每日 2 ~ 3 次。此外，内管需每 1 ~ 2 小时取出清理 1 次，每日消毒 3 次。在拔出内管时，应固定好外管，以防一并拔出。并鼓励患者咳嗽。应注意无菌操作，防止感染。外管要在手术 1 周后方可更换。伤口纱布根据污染情况，每日最少更换 1 次。如患者呼吸困难，应检查内管是否堵塞。用氧时不可将橡皮管直接插入套管内，可用漏斗或面罩。

5）注意观察有无创口出血、皮下气肿及感染情况。皮下气肿伴有呼吸困难者，应想到合并气胸、纵隔气肿的可能。如发生异常情况，应及时报告医生，予以处理。

6）气管切开术后，应禁用吗啡、可待因、阿托品等镇咳剂及麻醉剂，防止抑制咳嗽，使气管内分泌物不易咳出。如果咳嗽剧烈影响休息或促使皮下气肿扩展以及加重伤口出血时，可考虑给以少量祛痰药或缓和性镇咳药。

7）拔管前，先试行堵管 24 ~ 48 小时，若发生呼吸困难、烦躁不安、面色发绀，应立即拔除堵塞物，并通知医生。无呼吸困难者可拔管。拔管后仍应注意患者的呼吸，继续观察 1 ~ 2 日。伤口处以蝶形胶布拉紧皮肤，盖以无菌敷料，一般无须缝合。

8）气管切开术后或插管患者，口腔正常的咀嚼减少或停止，很容易导致口腔黏膜或牙龈感染、溃疡。正确的口腔清洁冲洗每日不少于 2 次，用过氧化氢液 + 生理盐水，1 : 5 000 呋喃西林，4% 碳酸氢钠漱口液等，用纱球清洗后再用注射器冲洗口腔，导管给予吸引。昏迷患者禁忌漱口。每日清晨口腔护理前采集分泌物标本，进行涂片和细菌培养检查，指导临床护理及用药。

六、并发症

1. 呼吸、心搏骤停

呼吸、心搏骤停常发生在手术中，多与缺氧有关。

2. 出血

少量出血可用纱布压迫止血。出血量大时，应打开伤口，重新结扎出血血管。

3. 皮下气肿

皮下气肿与气管切口过长或皮肤缝合过紧有关，一般能自行吸收。

4. 脱管

一旦发生，应迅速做出判断，重新插管。

5. 腹胀

多见婴幼儿，为气管套管大小及位置不合适构成刺激。更换套管，胃肠减压后可解除。

（叶新燕）

第四节　中心静脉压的监测与护理

中心静脉压是指血液流经右心房及上下腔静脉胸段时产生的压力。经皮穿刺插管至中心静脉，主要的途径是将导管经颈内静脉或锁骨下静脉插入上腔静脉，或用较长导管经股静脉插入下腔静脉，以测量中心静脉压。中心静脉压主要反映右心室前负荷，其高低与血管内容量、静脉壁张力和右心功能有关。

一、适应证

1）原因不明的急性循环衰竭，借以辨别是否容量不足或心功能不全。

2）大手术或其他需大量输血、补液时，借以示血容量的动态变化。

3）临床上遇到血压正常而伴有少尿或无尿应用中心静脉压测定，可鉴别少尿原因是心力衰竭还是脱水或低血容量所致，从而指导输液。

二、禁忌证

穿刺部位感染。

三、物品准备

输液管、三通管、硅胶管、测压管、测压板、20 ml 及 5 ml 注射器、套管针、切口膜、无菌注射用水、1% 普鲁卡因、零点测量器、无菌注射盘（1 套）、换药包、无菌治疗巾、无菌手套、静脉输入液体。

四、操作方法

1）患者取平卧位。进路一般采用一根静脉导管，通过静脉切开或穿刺法经前正中静脉或腹股沟大隐静脉插至上下腔静脉近右心房处（一般深为 35～45 cm）。

2）测压装置可用普通输液管，在其下端接一个三通管，一端接静脉导管（或硅胶管），一端接测压管，保持测血管的"0"点与患者右心房在同一水平。

3）测压时先将输液管与测压管相通，待液体充满测压管后，用夹子夹紧输液管；再使或硅胶管与测压管相通，可见测压管内液面下至液面稳定时，所指刻度数据即为中心静脉压。

4）测压毕，使硅胶管与测压管关闭，开通输液管继续输液。

五、临床意义

1. 中心静脉压正常值

用下腔静脉插管法测量，一般认为正常值为 6～12 cmH_2O。用上腔静脉插管法测量，正常值为 $2 \sim 7\ cmH_2O$，一般不高于 $+10\ cmH_2O$ 或低于 $-1\ cmH_2O$。

2. 中心静脉压与补液的关系

1）中心静脉压低，血压低，说明血容量严重不足，应充分补液。

2）中心静脉压低，血压正常，说明血容量不足，应适当补液。

3）中心静脉压高，血压低，说明心功能不全或血容量相对过多，应给予强心药物及纠正酸中毒治疗。

4）中心静脉压高，血压正常，容量血管过度收缩，可给予舒血管治疗。

5）中心静脉压正常，血压低。说明心功能不全或血容量不足，应试验性补液，进一步观察治疗（取等渗盐液 250 ml，于 $5 \sim 10$ 分钟经静脉注入，如血压升高而中心静脉压不变，提示血容量不足；如血压不变而中心静脉压升高 $3 \sim 5\ cmH_2O$，则提示心功能不全）。

3. 影响中心静脉压的因素

1）病理因素：可使中心静脉压升高的因素有右心及全心衰竭、心房颤动、心脏压塞、缩窄性心包炎、张力性气胸及血胸、肺动脉高压及肺水肿、缺氧性肺血管收缩、支气管痉挛、肺梗死、纵隔压迫、腹内高压、输血或输液过量等；使中心静脉压下降的因素有失血引起的低血容量、脱水、周围血管张力下降等。

2）神经、体液因素：交感神经兴奋导致静脉张力升高，体内儿茶酚胺、抗利尿激素、肾素、醛固酮分泌升高可使中心静脉压上升。

3）药物因素：应用血管收缩剂使中心静脉压升高，而血管扩张剂或强心剂的应用可使中心静脉压下降，用高渗液测压可使中心静脉压下降，因此一般应用等渗盐水测压。

4）其他因素："0" 点位置不正确、体位的改变、插管的深浅都会影响中心静脉压的结果；若患者正在使用间歇正压通气或呼气末正压通气，则可使中心静脉压升高 $2 \sim 5\ cmH_2O$。

六、护理

监护中心静脉压时，应做到"三防一注意"。

1. 防栓塞

排尽管道内空气，尤其注意输液时不能留空，以免大量空气进入血管或右心房造成空气栓塞。每次测压完毕或在三通管注射药物后，需将三通管拧回到输液位置，以免堵塞静脉。导管更换时，确保连接管牢固可靠。

2. 防感染

测压管道和输液管道系统留置 24 小时以上时，应每日更换 1 次，严格遵守无菌操作，防止感染。加强穿刺导管处局部的护理，每日更换敷料，更换时用 75% 乙醇浸湿半剪开的小纱布，湿敷于导管经皮肤入口处。病情稳定后要及早拔除导管，以免引起上行性感染。

3. 防心力衰竭

根据中心静脉压和血压来调节输液速度，以免导致一时性液体过量，加重心脏负担。

4. 测压注意

心血管手术后，中心静脉压应每小时或半小时测量 1 次并及时记录，病情不平稳时，随时测量并记录。当患者体位改变时，测压前应重新测"0"点。中心静脉压测定管道内不得输入血管活性药物以免血管周围组织坏死。必要时可重新建立静脉通道。

（叶新燕）

第五节　胸腔闭式引流术与护理

胸腔闭式引流术是急诊的基本技术操作，主要目的是排除胸膜腔内的气体和（或）液体，恢复胸膜腔内的正常负压，使肺完全复张，恢复肺功能。

一、适应证

1）外伤性血气胸，影响呼吸、循环功能者。
2）损伤性气胸或自发性气胸，肺压缩 30% 以上者。
3）胸部大手术后。
4）脓胸。

二、主要器械与用物

1. 消毒盘

碘酒、乙醇、镊子等。

2. 胸腔闭式引流包

内有引流管、套管穿刺针（内径 >0.5 cm）、无菌巾、玻璃接头、小药杯、药碗、血管钳、纱布、注射器等。

引流管长 60~75 cm。内径 0.5 cm 左右的导管或医用塑料管均可用以排气；内径 1.5 cm 左右，可用以排液。引流管端头剪成椭圆形，距头端 1.5 cm 处开一两个侧孔。引流管应有一定弹性和硬度。

3. 无菌水封瓶

容积为 2 000~3 000 ml，瓶内装 1/2 量的生理盐水。水平面应做标记，以观察引流量。瓶内装有长、短 2 根玻璃管，胸腔引流管长管下端插入水面下 2~3 cm，短管与外界相通。

三、定位

血胸或液气胸取腋后线第 6~7 肋间或根据 X 线及超声波检查确定最低部位。气胸取患侧第 2 肋间，锁骨中线稍外侧。

四、操作方法

1）根据需引流部位选择患者适合的体位。

2）常规消毒、铺无菌巾，以1%普鲁卡因做局部浸润麻醉。

3）切开皮肤约1 cm，用血管钳分离皮下组织及肌层，沿下一肋骨的上缘分离肋间肌达壁层胸膜，并进入胸腔，此时有落空感，并可见有气体或液体溢出，撤出血管钳，将准备好的引流管，用直血管钳将其顶端沿通道置入胸腔，深度3～5 cm。也可用引流管直接经切口处刺入。

4）先夹闭引流管，确定其位置、深度均合适后，缝合固定引流管。

5）将引流管与无菌水封瓶连接，开通引流管，确定引流良好后，封闭伤口。

6）手术成功后，拍胸片，确定引流管位置。

五、注意事项

1）应注意无菌操作，防止院内感染，注意操作前洗手，更换负压瓶内液体，注意开瓶日期，要以无菌纱布包裹瓶口。

2）每日引流量＜50 ml，可以拔管，拔管时应嘱患者憋气配合，注意伤口处换药。

六、术后护理

1）术后患者取半卧位，以利气体或液体排出。保持胸导管通畅，不弯曲受压，避免牵拉胸导管过紧，以防滑脱。

2）引流管放置应低于胸腔水平面60～100 cm，太短影响引流，太长则易扭曲增大无效腔，影响通气。检查水封瓶是否密闭，然后连接开放引流夹。

3）观察引流管是否通畅，水封瓶水柱波动是否正常，正常水柱波动4～6 cm，如出现气胸和张力性气胸的早期表现，先检查管道是否通畅，有无阻塞、扭曲、脱落等现象。

4）维持引流系统的密封性，更换引流瓶时要注意用血管钳夹闭引流管，再连接检查无误后方可松开。

5）密切观察引流液的色、质、量。如果术后每小时引流量持续在200 ml以上，连续3次应做好标记，瓶上贴上记录时间的胶布条，并报告值班医生及时处理。正常引流量每24小时500 ml。

6）一般术后积气，引流比较顺利，如术后患者肺膨胀良好，又能很好地咳嗽。48小时后，不应再有气泡引出，如还有气泡且伴有呼吸快、心率加速等，应考虑是否有瘘发生，并及时通知医生处理。

（叶新燕）

第六节　三腔两囊管的应用与护理

一、适应证

三腔两囊管压迫止血适用于肝硬化食管、胃底静脉曲张破裂出血的患者，通过气囊压迫胃底部黏膜下静脉而达到止血目的，是一项及时有效的抢救措施。

二、物品准备

1. 治疗盘

内盛三腔二囊管、止血钳 2 把、镊子 2 把、纱布、弯盘、液状石蜡、50 ml 注射器。

2. 其他用物

血压计，听诊器，宽胶布，冷生理盐水，胃减压管和胃减压器，床边牵引装置有 500 g 的沙袋，滑车牵引固定架，绷带。

三、操作方法

1）检查三腔二囊管有无漏气，分别做好三个管腔的标记。

2）告诉置管的必要性及配合事项，安定患者的情绪，取得患者的合作。

3）清洁鼻腔，润滑三腔二囊管前端及气囊，由鼻腔慢慢插入。

4）三腔二囊管插入 50～55 cm，明确已达胃腔，暂作固定后向胃囊充气 200～300 ml（压力维持在 40～50 mmHg），提拉三腔二囊管有轻微阻力，则提示胃气囊已压于胃底贲门部，立刻夹紧管口。然后将三腔二囊管轻轻向外牵拉至感到有中等阻力、不能再向外拉出为止，此时膨胀的气囊压在胃底部。用宽胶布将三腔二囊管外端固定于患者鼻孔处。

5）经胃腔管注入冷生理盐水洗胃，如无继续出血则不必向食管囊充气；若冲洗胃液仍有出血，须再向食管囊充气。可用 50 ml 注射器向食管囊注气 100～150 ml，囊内压力 30～50 mmHg，即可压迫食管下段。用止血钳夹住食管囊管，然后改用管夹。胃囊和食管囊须分别标记。

6）利用滑车装置，悬以重量 500 g 的沙袋作牵引，以固定压迫位置，避免三腔二囊管滑入胃内。

7）冲洗胃减压管，然后连接于胃肠减压器，观察胃内是否继续出血。

8）出血停止 24 小时后，可放掉食管囊内气体，放松牵引，继续观察有无出血。24 小时后无出血者，拔除三腔二囊管，先口服液状石蜡后 20～30 ml，抽尽食管囊及胃囊内气体，缓缓拔管。

四、注意事项

1）用前应检查管和囊的质量，橡胶老化或气囊充盈后囊壁不均匀者不宜使用。

2）防止三腔二囊管被牵拉出来，必须先向胃囊内充气，再向食管囊充气。其充气量太少达不到止血目的；充气量过多，食管易发生压迫性溃疡。

3）定时用注射器抽取胃液，以观察出血是否停止。必要时可于胃管内注入冷生理盐水，加去甲肾上腺素 4~8 mg，或注入其他止血药物。

五、术后护理

1）气囊压迫期间，密切观察脉搏、呼吸、血压、心律的变化，防止并发症发生。

2）观察气囊有无漏气，2~3 小时检查气囊压力 1 次。每隔 12 小时食管囊应放气 1 次，每次 30 分钟，如减压后有出血，可缩短放气时间，然后仍按上法充气压迫。

3）置管期间，注意口、鼻腔清洁，做好口腔护理，2~3 次/日。

4）三腔二囊管压迫止血一般为 72 小时，病情平稳，可考虑拔管，若出血不止，可适当延长。出血停止 24 小时后，可放出食管囊内气体，放松牵引，继续观察 24 小时，如有新的出血，则按上述方法继续压迫。确无出血时，先口服液状石蜡 20~30 ml，抽尽食管囊及胃囊的气体，夹住外口，缓缓将三腔二囊管拔出。

（张瑞云）

第七节　吸痰法

吸痰是利用机械吸引的方法，经口、鼻或人工气道将呼吸道分泌物吸除，以保持呼吸道通畅的一种治疗手段。适用于无力咳嗽、排痰的患者，如昏迷、新生儿、危重症、气管切开、会厌功能不好等。紧急状态下可用 50~100 ml 的注射器抽吸痰液，或者是口对口深吸气吸取呼吸道分泌物。

一、目的

清除呼吸道分泌物，保持呼吸道通畅。

二、操作步骤

（一）物品准备

电动吸引器及电插板。治疗盘内放：有盖无菌罐 1 个（内放 12~14 号消毒吸痰管，气管插管患者用 6 号吸痰管），生理盐水 1 瓶，治疗碗 1 个，弯盘 1 个，镊子 1 把（浸置于消毒液中），纱布，必要时备压舌板、开口器、舌钳、盛有消毒液的试管 1 个。

（二）操作方法

1. 电动吸引器吸痰法

1）吸引前检查吸引器的橡皮管是否接错或漏气。先接电插板再接通电源，打开开关，检查吸引器性能是否良好。连接吸痰管，用生理盐水检查吸痰管是否通畅。

2）将患者头侧向操作者，并略向后仰。用无菌镊夹持吸痰管，插入口腔颊部、咽喉部及气管内将口腔、咽喉部及气管内的分泌物吸尽。如口腔吸痰有困难，可由鼻腔插入（颅底骨折者禁用）。如痰或分泌物的部位较深时可将吸痰管直接插入气管将痰吸出。插入吸痰管前先打开吸引器开关，控制负压，将吸痰管插入到一定深度时，再放松控制，将吸痰管自下慢慢上提，并左右旋转，以吸净痰液。每次抽吸不超过 15 秒，并随时将导管头端插入生理盐水中吸水冲洗，以保持导管的通畅。

3）吸痰完毕，冲洗吸痰管，将吸痰管放入治疗碗内待浸泡煮沸或高压消毒后备用。关上吸引器开关。用盐水棉签清洁口腔或鼻腔，同时检查黏膜有无损伤，用纱布擦净患者面颊部分泌物。将储液瓶、皮管消毒冲洗干净备用。

目前，墙壁管道化吸引装置已广泛应用于大中型医院。其方法是将电动吸引器固定在机房，然后连接多项吸引管道，通过墙壁管道装在患者床头，经导管连接储液瓶。使用时，拧开开关，先调节负压控制钮，连接吸痰管，吸痰方法及注意事项同电动吸引器吸痰。

2. 注射器吸痰术

用 50～100 ml 注射器，连接吸痰管，当吸痰管插入至有痰液处，用力拉筒栓将痰液吸入注射器内。

3. 口吸术

当患者生命受到严重威胁，又无吸痰设备，可进行口对口吸痰。

4. 中心吸引装置吸痰法

该装置利用管道通路到达各病室单位，应用时装上吸痰管，开动小开关即可抽吸。用物及操作方法同电动吸引器吸痰法。

三、护理

1）使用前须检查吸引器效能是否良好，电源的电压和吸引器的电压是否相等，各管连接是否正确，吸气管和排气管不能弄错。

2）严格执行无菌操作。储液瓶不宜过满。应及时倾倒，以免液体吸入马达内损坏机器。

3）电动吸引器连续使用时间不宜过长，每次不可超过 2 小时。用后要清洁、消毒其管道和储液瓶。

4）治疗盘内的吸痰用物应每日更换 1 次，气管切开所用治疗盘应保持无菌。

5）小儿吸痰时，吸痰管要细，吸力要小些。

6）患者痰液潴留于喉或气管内，可于患者吸气时，迅速将吸痰管送入气管内进行吸痰。或用拇指指尖点压胸骨上窝天突穴处，诱发患者咳嗽，使痰液排到咽部，再用吸痰管吸痰。

（张瑞云）

第八节 膀胱穿刺术

一、适应证

适用于尿道狭窄或前列腺肿大引起的尿潴留、导尿失败，又无条件行膀胱引流术者。

二、操作步骤

1. 向患者解释膀胱穿刺的目的、意义。

2. 患者仰卧位。穿刺点在耻骨联合上方 2 cm 处。

3. 局部常规消毒，术者戴无菌手套，局麻后，用穿刺针从穿刺点垂直向下刺入膀胱（有落空感），抽得尿液后，将带有胶管的玻璃接头插入针头上放尿，或用注射器反复抽取尿液。术毕，拔除穿刺针，碘酒、乙醇消毒，无菌纱布覆盖，胶布固定。

三、注意事项

1）严格掌握膀胱穿刺指征。注意无菌操作，操作中注意观察病情。

2）大量尿液潴留者的尿液不可一次放完，应多次逐渐放出，以免膀胱内压力减低过快而充血或出血，甚至发生休克。

3）在决定膀胱穿刺之前，应肯定膀胱确系充盈膨胀，以免穿刺误入腹腔或穿破其他脏器。

四、术后护理

穿刺完毕后，局部应用棉球消毒，盖无菌纱布。

（张瑞云）